斜视诊断
与手术详解

Comprehensive Diagnosis and Surgery of Strabismus

第 2 版

主　编　胡　聪　刘桂香

副主编　孙春华　岑　洁

人民卫生出版社

图书在版编目（CIP）数据

斜视诊断与手术详解／胡聪，刘桂香主编．—2 版．—北京：人民卫生出版社，2018

ISBN 978-7-117-27219-3

Ⅰ.①斜…　Ⅱ.①胡…②刘…　Ⅲ.①斜视－诊断②斜视－眼外科手术　Ⅳ.①R777.404②R779.6

中国版本图书馆 CIP 数据核字（2018）第 167438 号

| 人卫智网 | www.ipmph.com | 医学教育、学术、考试、健康，购书智慧智能综合服务平台 |
| 人卫官网 | www.pmph.com | 人卫官方资讯发布平台 |

斜视诊断与手术详解
第 2 版

主　　编：胡　聪　刘桂香
出版发行：人民卫生出版社（中继线 010-59780011）
地　　址：北京市朝阳区潘家园南里 19 号
邮　　编：100021
E - mail：pmph @ pmph.com
购书热线：010-59787592　010-59787584　010-65264830
印　　刷：中国农业出版社印刷厂
经　　销：新华书店
开　　本：787 × 1092　1/16　印张：29
字　　数：724 千字
版　　次：2013 年 12 月第 1 版　2018 年 9 月第 2 版
　　　　　2018 年 9 月第 2 版第 1 次印刷（总第 2 次印刷）
标准书号：ISBN 978-7-117-27219-3
定　　价：128.00 元

打击盗版举报电话：010-59787491　E-mail：WQ @ pmph.com
（凡属印装质量问题请与本社市场营销中心联系退换）

参编（按姓氏笔画排列）

于淑娟　山东大学齐鲁儿童医院

马　刚　潍坊眼科医院

马玉娜　青岛大学附属医院

王　弘　上海交通大学医学院附属上海儿童医学中心

王　琪　山东省立医院

王　玲　青岛大学附属医院

王亚夫　上海交通大学医学院附属新华医院

王剑锋　潍坊眼科医院

王超庆　济南市明水眼科医院

牛洪明　南京同仁医院

孔庆兰　青岛大学附属医院

卢秀珍　山东中医药大学附属眼科医院

田巧霞　青岛华厦眼科医院

付景珂　山东大学齐鲁医院（青岛）

乔　彤　上海市儿童医院

刘　红　复旦大学附属眼耳鼻喉科医院

刘　冰　青岛市妇女儿童医院

刘　娟　南京同仁医院

刘　艳　复旦大学附属眼耳鼻喉科医院

刘　彬　莱西市人民医院

闫桂刚　烟台毓璜顶医院

孙春华　天津市眼科医院

许金玲　温州医学院附属眼视光医院

杜　红　昆明医科大学第二附属医院

李　健　潍坊眼科医院

李燕飞　济南市明水眼科医院

杨　先　青岛大学附属医院

岑　洁　上海交通大学医学院附属新华医院

范晓军　潍坊眼科医院

赵春风　潍坊眼科医院

赵春宁　青岛市市立医院

胡晶晶　南京同仁医院

徐　进　哈尔滨医科大学附属第一医院

徐琳琳　淄博市中心医院

高　岩　青岛大学附属医院

唐　凯　山东中医药大学附属眼科医院

葛金玲　济南市明水眼科医院

喻文倩　潍坊眼科医院

满　辉　潍坊眼科医院

瞿正旭　莱西市人民医院

图像及文字处理（按姓氏笔画排列）

胡　欣　青岛大学

胡家骏　山东省青岛第二中学

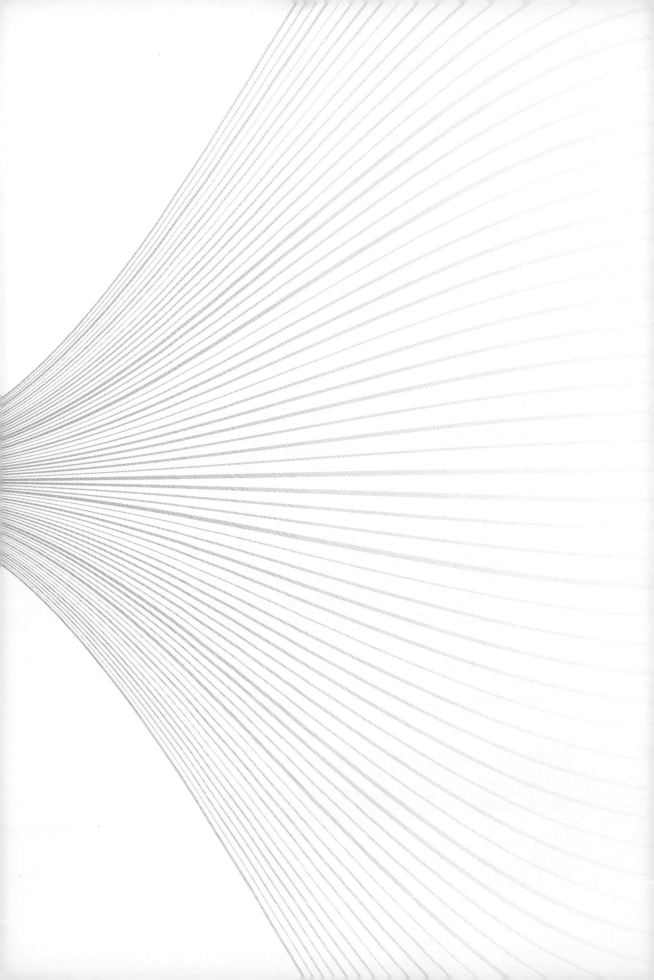

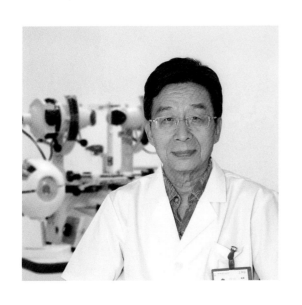

主编简介

　　胡聪　青岛大学医学院教授，硕士生及博士生导师，从事斜视弱视专业医教研工作四十余年。

　　1976年赴天津眼科医院赫雨时门下进修眼肌专业，1985年开始得到孟祥成教授指导，1989年涉足临床视觉电生理，重点研究双眼视觉及眼球运动电生理，同年开始招收硕士研究生，1991年组建斜视弱视屈光研究室，并聘请日本丸尾敏夫及久保田伸枝教授为青岛医学院名誉教授、本研究室名誉主任、副主任。1993年应邀赴日本帝京大学短期参观，1999年开始招收博士生。

　　自2003年退休前至今已主编斜视专著四部（人民卫生出版社三部、北京科学出版社一部），参编高校眼科统编教材三部（人民卫生出版社）。受聘国内多家医学院名誉教授、客座教授、眼科首席专家及技术指导，培养一批有才干的斜视专业医师。

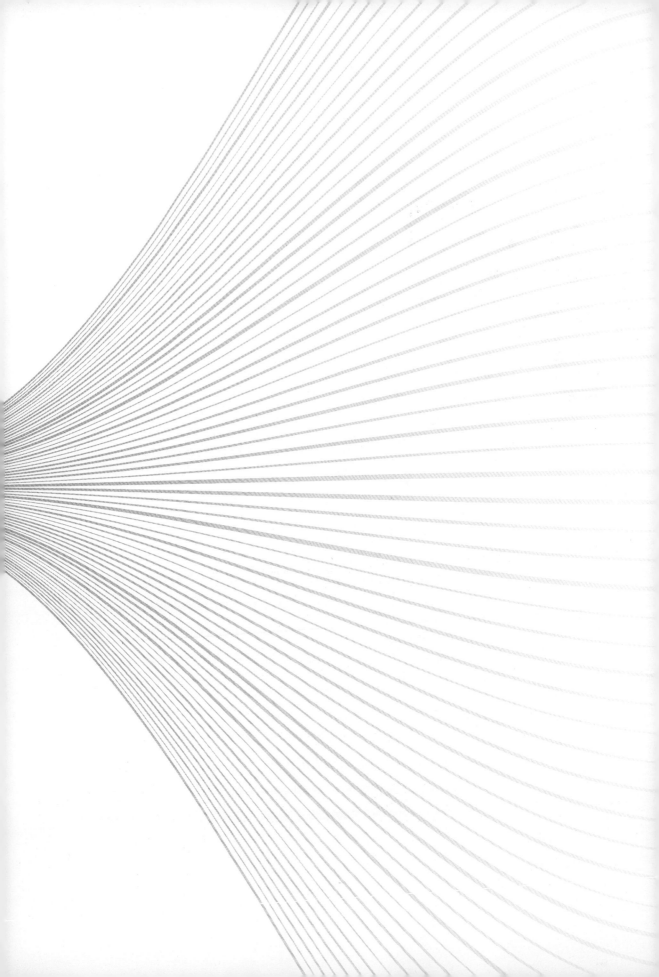

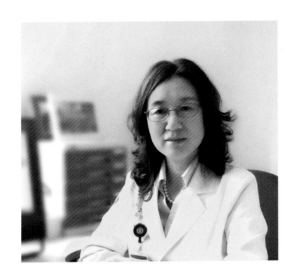

主编简介

刘桂香　教授、主任医师、博士、博士研究生导师。兼任中华眼科学会斜视弱视专业委员、山东省眼科学会斜视弱视专业委员,中国眼科医师分会斜视与小儿眼病专业委员。

从事眼科临床及科研工作30多年,擅长各类斜视、弱视,眼眶及眼睑肿瘤的诊治。尤其在斜视、弱视专业领域积累了丰富经验,具有解决疑难复杂斜视(如特殊类型斜视、眼球震颤等)的能力。针对不同类型间歇性外斜视,根据患者的年龄、工作状况、个性化设计手术方案,不仅合理矫正了病人的远近斜视度,重要的是为双眼视觉的发育或重获创造了条件。年门诊量1万多人次,年手术量近600台。多年来,主要进行斜视病因学及弱视、近视基础及临床研究,主持省科技厅课题2项、教育厅课题1项,参与课题8项。撰写论文100余篇,其中,SCI、Medline等收录20余篇、中华系列杂志40余篇。主编或参编书籍10部,培养研究生40余名。

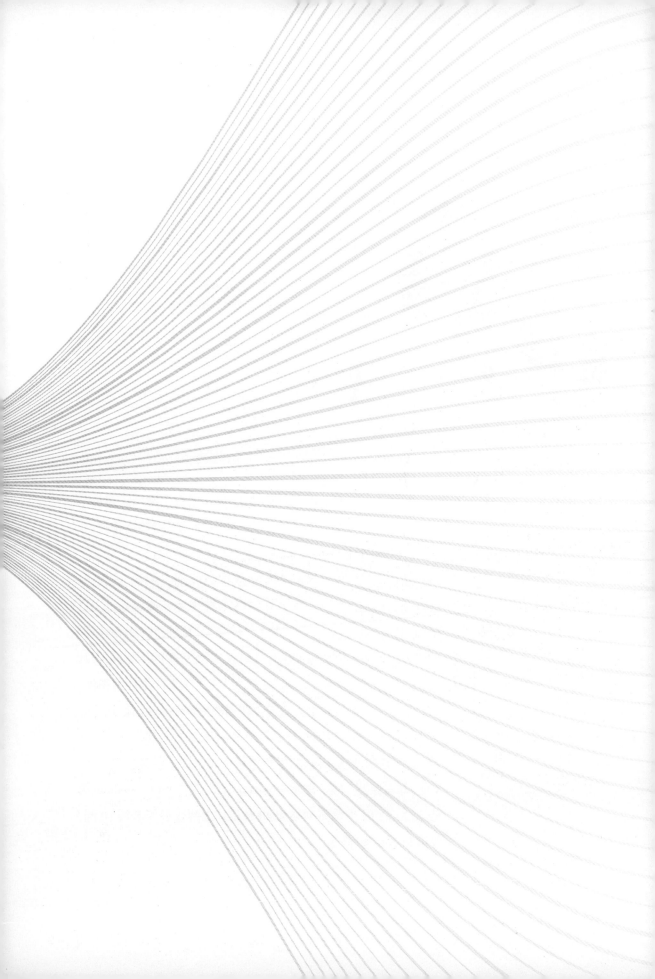

序

我很高兴接受胡聪教授的邀请，为他的《斜视诊断与手术详解》(第2版)这本新作作序。

斜视是眼科的重要亚专科之一，是指由于眼外肌不平衡而引起一眼不能同另一眼取得双眼视觉的状况，临床发病率较高。儿童斜视与视觉发育密切相关，可严重影响患儿视力及外观，因此斜视的及时诊断和治疗具有十分重要的临床意义。由于斜视的临床检查方法繁多且复杂难懂，因此斜视的临床诊断和治疗一直是眼科的难点之一。近年来，我国斜视的防治和研究工作稳步前进，探索疾病诊治规律的热情不断高涨，学术争鸣气氛浓烈。我国斜视手术的开展日益广泛，很多眼科医生为斜视手术的发展做了很大的贡献，与此同时对于手术方式的改进和术后出现的一些问题也进行了深入研究，并不断总结经验。胡聪教授就是这样一位著名的斜视专家，从事眼科斜视专业相关工作40余年，曾主编斜视专著四部，参编高校眼科统编教材三部。曾在青岛大学附属医院、上海新华医院、上海儿童医学中心、上海儿童医院及南京同仁医院等医院工作，培养了一批斜视临床和科研骨干人才，如刘桂香教授。胡教授具有教书育人的思想、精益求精的态度和朴实无华的作风。在眼科学尤其是斜视诊疗领域一些新兴、前沿专业技术的引领上，胡教授更是有着突出的贡献。

本著作的前版《斜视诊断详解》于2013年由人民卫生出版社出版，字数达535千字，包含3000多幅插画，500余组照片，专门论述了斜视的诊断，深受广大读者厚爱，被认为是最贴近临床的案头枕边工具书。该书的写作形式非常贴近当面答疑解惑、言传身教的形式，很适合眼科临床医师学习参考。在学术会议上几次被外国学者褒为"世界上插图最好、最多的斜视专著"，"诊断讲的最透彻的斜视专著"，还有外国学者建议翻译成英文出版等。在前作取得如此成功的基础上，时隔四年，《斜视诊断与手术详解》(第2版)又与广大读者见面，本书涵盖了各类斜视疾患的处理，从相对简单的水平斜视，到复杂的垂直旋转斜视，增加展示了多种手术技巧。为保证新书质量，作者对旧作做了大刀阔斧的修正，并增加了手术治疗章节。该书回避了笼统阐述，分别对各个斜视病例一一解析手术方法，可读性及实用性倍增。

　　眼科疾病的诊断往往依赖于形态学检查,良好的影像图谱胜过精深的文字描述,本书从万余斜视病例照片中,精选出近4000张图片,借用图片形象展现文字描写的特征,对于广大眼科医生和研究生,特别是斜视和小儿眼科医生,是非常好的参考书。

　　胡聪教授对自己要求十分严格,致力于斜视领域临床、科研、教学工作,一直以来孜孜不倦地追求和探索。如今已76岁高龄的他,仍然关注着斜视诊疗技术的发展,可谓呕心沥血、鞠躬尽瘁。感谢胡聪教授的辛劳和对祖国医学事业的奉献! 眼科学的发展和进步,需要更多像胡聪教授这样的学者来助力。

王宁利

2018 年 3 月 18 日

前　言

　　系统专著是攻读斜视专业的良师益友。面对病人,由有经验的医生当面答疑解惑、言传身教是该专业更重要的学习方式。但是,广大斜视专业医师难以得到如此良好的学习机会。所以,本著作打破系统论著形式,尽力模拟促膝交谈形式,借助主编毕生积攒的珍贵资料和经验,通过典型病例图片逐一展现斜视学的检查、诊断和手术方法,当某种斜视体征复杂、一个病例不足以涵盖疾病诸多体征时,配以补充病例(字体与正文不同),从不同角度反复展示疾病特征。当病史对诊断有价值时,还选取了患者的历史照片。为了使读者了解病情发展、转归、术后效果及家族史对诊断治疗的价值,编者亲自登门入户随访患者搜集资料。展示斜视体征之后笔者根据该病症的难点、要点及疑点,借助毕生临床实践证实的经验,参考专业书籍进行了深入讨论,这些讨论点还为临床医师如何积累病例资料,积累方向及选题写论文作出了示范。

　　本著作在编纂技术方面始终贯穿老中青相结合的医风和教学相长的学风,以主编的《临床斜视诊断详解》为蓝本,反复征求和挑选临床常见议题和焦点,综合医疗教学中经常被问到的疑点,日积月累、精心改写三年中:①由有临床经验的弟子组成资料查阅及翻译组,根据主编要求大量翻译资料;②于2017年初再次请富有造诣的高年弟子按章分工查阅资料、全面添加内容;③不但设立独立章节增述斜视手术方法,还逐病讲述了手术要点,深入讨论了手术注意事项及技巧;④由斜视病人较多的弟子编写或提供病例素材;⑤修改稿完成后再经过高才弟子反复数次修改;⑥最后由两位主编根据广泛查阅的资料深入修改讨论内容,轮番数遍逐字逐句推敲锤炼,统一全文术语、撰写风格及文件图像格式等;⑦从万余斜视病例照片中,精选出224个典型病例、381个图组、4069余张图片,力求图片清晰、体征准确,尽力借用图片形象展示文字能所不及;⑧全书文字浅入深出,通俗简练,力求图文并茂。

　　本著作面向斜视专业和各级眼科医师,视光医师,防疫站学校卫生科、儿少保健医务工作者及美容科医师,甚至对神经内科医师也有一定参考价值。

至此,向关心本著作出版的同仁和帮助制图及文字处理付出辛勤劳动的胡家骏及胡欣表示衷心的感谢。由于我们学识短浅、经验局限,难免存在不足和错误,敬请读者批评指正。

胡　聪　刘桂香

2018 年 4 月 5 日于青岛

目　录

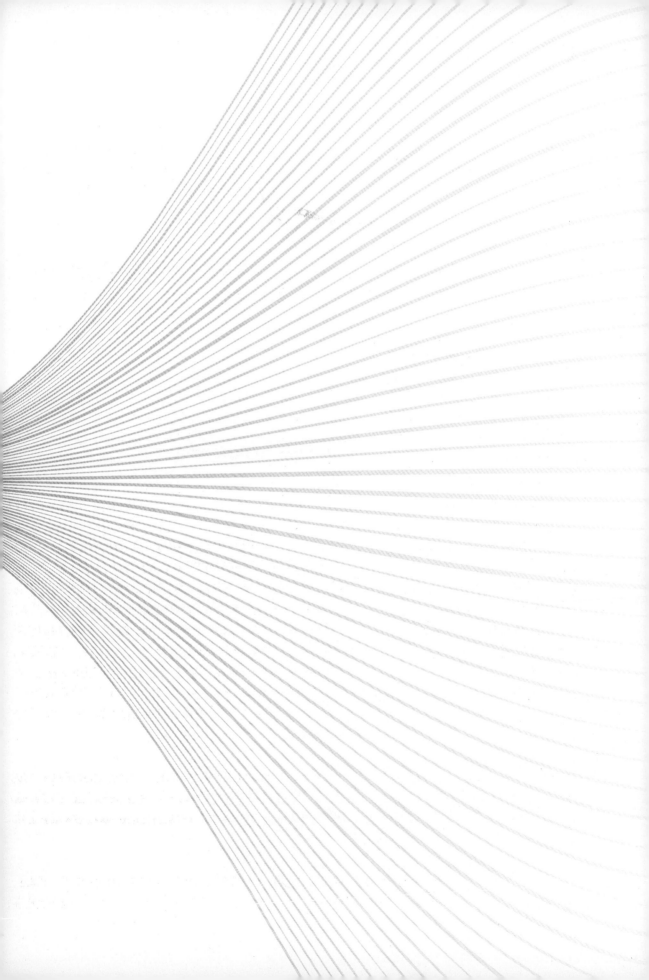

第一章

与斜视相关的基础知识及概念

一、眼外肌解剖与生理

（一）眼外肌及其起止点

各眼有 6 条眼外肌（extraocular muscles），分别为内直肌（medial rectus，MR）、下直肌（inferior rectus，IR）、外直肌（lateral rectus，LR）、上直肌（superior rectus，SR）、上斜肌（superior oblique，SO）和下斜肌（inferior oblique，IO）。除下斜肌起自眶内下缘后的浅凹，其余 5 条眼外肌均起于眶尖部的 Zinn 总腱环，其中 4 条直肌止于角膜缘后的不同距离，内直肌最近为 5.5mm，下直肌 6.5mm，外直肌 6.9mm，上直肌最远为 7.7mm。水平直肌（内直肌、外直肌）的附着点与角巩膜缘平行，收缩时分别引起眼球内转、外转；垂直直肌（上直肌、下直肌）的附着点与角巩膜缘不平行，颞侧距角巩膜缘近、鼻侧远，其作用力方向与视轴成 23°夹角，上直肌的主要作用是上转，次要作用是内转、内旋，下直肌的主要作用是下转，次要作用是内转、外旋。上斜肌到达眶内上缘后穿过滑车向后转折，与视轴呈 51°夹角，经上直肌下面呈扇形展开附着于眼球上部的后外侧巩膜，收缩时主要作用是使眼球内旋，次要作用为下转、外转；下斜肌经下直肌与眶下壁之间与视轴呈 51°夹角，向后附着于眼球下部的后外侧巩膜，收缩时主要是使眼球外旋，次要作用为上转、外转。

（二）Fick 轴及眼球运动

眼球通过大致的旋转中心可以引出三个互相垂直的轴：水平轴（x 轴）、垂直轴（z 轴）和前后轴（y 轴），即所谓的 Fick 轴。眼球沿 x 轴行使上、下转（supraduction、infraduction），沿 z 轴行使内、外转（adduction、abduction），沿 y 轴行使内、外旋（incycloduction、excycloduction）。各条眼外肌的作用及神经支配（表 1-0-1）。

（三）眼外肌 Pulley

眼外肌 Pulley 由胶原纤维、弹力纤维和平滑肌组成的包绕在眼外肌周围的环状结构，位于眼球近赤道部的 Tenon 囊内，借由胶原、弹力纤维和平滑肌组成的悬带状结构与眼眶骨壁相连。

表 1-0-1　眼外肌作用及神经支配

肌肉	主要作用	次要作用	神经支配
内直肌	内转		动眼神经
外直肌	外转		展神经
上直肌	上转	内转、内旋	动眼神经
下直肌	下转	内转、外旋	动眼神经
上斜肌	内旋	下转、外转	滑车神经
下斜肌	外旋	上转、外转	动眼神经

广义的 Pulley 包括两种类型：

1）上斜肌滑车（Trochlea），因其主要成分是纤维软骨，又被称为纤维软骨滑车（fibrocartilagious Pulley）。

2）直肌 Pulley（rectus Pulley），因其主要成分是胶原纤维、弹力纤维和平滑肌，又称为纤维肌肉 Pulley（fibromusclous Pulley）。但是，从其功能和成分综合考虑应将 Pulley 译为纤维滑车，将 Trochlea 译为骨性滑车。

（四）眼外肌功能及斜视检查、诊断常用术语

1）眼球运动：分为单眼运动（duction）和双眼运动（version）。

单眼向某方向运动时起主要作用的肌肉称主动肌（agonist），辅助主动肌作用的肌肉称协同肌（synergist），与主动肌作用相反的肌肉称拮抗肌（antagonist）。

双眼同向运动时，两眼作用方向一致的一对肌肉，称为配偶肌（yoke muscles），双眼共有 6 对配偶肌。

双眼异向运动（vergence movement）：即集合（convergence）和分开（divergence）。

2）诊断眼位（position of gaze）：为了观察眼外肌运动功能而规定的注视方向称为诊断眼位，共有 6 个。斜视诊断时，借助 6 个诊断眼位来分析 6 对配偶肌的运动功能。

3）眼球运动法则：①单眼运动法则（Sherrington 法则）：主动肌收缩的同时伴有一致的拮抗肌弛缓；②双眼运动法则（Herring 法则）：双眼配偶肌所接受的神经冲动强度相等、方向一致且效果相同。

4）双眼视觉（binocular vision）：也称双眼单视（binocular single vision）。指双眼同时注视同一目标，外界物体的影像在两眼视网膜对应点产生刺激形成神经冲动，沿视觉通路到达大脑枕叶视觉中枢，经大脑分析整理、综合成为一个完整的、具有三维空间的生理功能。

双眼视觉的正常发育建立在正常眼球结构和良好视觉知觉基础上，生后 1~2 月龄婴儿开始发育，处于雏形阶段，经过环境的反复刺激和适应，约 5 岁左右接近成熟。但此时的双眼视觉仍然需要不断强化、完善，才能发育到稳定的成人型双眼视觉，双眼间联系极易因视觉阻断（visual derivation）、斜视（strabismus）等影响而受到损害。故矫正双眼视觉功能异常宜在 6 岁之前。

5）三级视功能：第一级：同时视，指双眼同时看到两个不同物体的能力；第二级：融合，指大脑能综合来自两眼的相似物像，并将被视物体中基本相同的主体及少部分相似的信息合成一个完整印象的能力；第三级：立体视，指双眼能将两个具有视差的相似图像综合成为一个具有三维空间的立体知觉。

二、斜视对双眼单视的影响

双眼眼外肌间力量的平衡及密切合作是维持双眼单视的必要条件，一旦这种平衡破坏，眼球就会偏斜，形成斜视(strabismus)，并产生一系列双眼视觉功能异常改变：

1）复视(diplopia)和混淆视(visual confusion)：复视为同一物像落在两眼视网膜非对应点上，被大脑认知为两个；混淆视为不同物像落在两眼视网膜对应点上，反映到大脑知觉中枢时不能融合为一；

2）视觉抑制(visual suppression)：为了避免复视和混淆视的干扰，在大脑高级中枢引起的主动抑制；

3）弱视(amblyopia)：单侧、年龄小、内斜视易形成；

4）偏心注视(eccentric fixation)；

5）异常视网膜对应(anomalous correspondence)：重新建立视网膜对应关系，年龄越小、内斜视易形成。

三、斜视检查

斜视检查比较复杂，主要包括眼外肌检查(定性检查、定量检查)，视功能检查，特殊检查(影像学等)，临床常用方法如下：

(一) 遮盖试验

1. 交替遮盖试验(alternative test) 两只眼分别交替遮盖以最大程度分离双眼，从而发现隐斜视，和(或)显斜视。当交替遮盖双眼不动时说明双眼正位(单眼盲等特殊情况除外)，当交替遮盖双眼移动时，可根据移动方向判断斜视类型。

2. 遮盖试验(cover test) 斜视患者及第一眼位正位者还应当进行单眼遮盖试验。当遮盖一眼后另眼有眼动，例如由非注视位转为注视，说明：①该眼可能为斜视眼，应当根据移动方向进一步检查斜视；②该眼可以注视。但如角膜映光点不在瞳孔中心位置，可能为偏心注视、Kappa角、固定性斜视或严重麻痹性斜视。当眼乱动不能稳定注视，可能患有低视力或"游走注视"。

3. 单眼遮盖-去遮盖试验(cover-uncover test) 通过单眼遮盖-去遮盖试验可以发现：①水平和垂直斜视，但不能发现旋转斜视；②鉴别真性斜视和假性斜视；③鉴别隐性斜视及间歇性斜视，前者去遮盖后被盖眼立刻由斜位跳转到正位，后者短暂或停留在斜位；④每只眼单眼遮盖-去遮盖试验时作常规眼动时可能患有符合眼球运动法则的斜视；否则可能为其他斜视(例如DVD、异常神经支配等)。

(二) 斜视角检查

分客观检查和主观检查两大类，客观斜视角检查法不需患者理解反应，可信性高，临床应用广泛，几乎适合于包括婴幼儿和欠合作的所有患者。主要包括角膜映光法、三棱镜+遮盖试验、同视机等。主观斜视检查法要求患者合作，用于有一定的智力、能与检查者交流感觉的患者，主要包括复视像检查、Maddox杆检查等。

1. 角膜映光(corneal reflection test) ① Hirschberg法，适合几乎所有患者，尤其小儿、不合作，或视力差而不能用三棱镜者。此方法粗糙，只能获得大致的斜视度，也不能测量远斜视度，且受Kappa角影响。以4mm瞳孔为例，每偏移1mm相当于7°或15$^\triangle$斜视度。如映光点位于瞳孔缘相当于 15°或 30$^\triangle$斜视度;瞳孔缘与角巩膜缘之间中部相当于 30°或 60$^\triangle$斜视度;角巩膜缘相当于 45°或 90$^\triangle$斜视度;② Krimsky 法,较角膜映光法准确,适用于单眼视力差、不能注视患者。常用的方法是将三棱镜放在正位眼,更换三棱镜直到视力差眼的映光点移至中央,此时的三棱镜度数即是此患者的斜视度。但有人认为此方法查的是第二斜视角,建议将三棱镜放在斜视眼眼前,此方法要通过三棱镜观察视力差眼映光点是否正位,判断上会有一定困难;③弧形视野计检查法,利用弧形视野计观察角膜映光的度数来记录患者斜视度,也比较粗糙。

2. Bruckner 试验　暗室条件下,用直接检眼镜的光束照到鼻梁距两眼等距离处,检查者观察(或照相)比较两眼眼底反光明亮度,通常情况下斜视眼反光更亮一些。此方法敏感,但存在假阳性,如两眼色素不同、瞳孔直径不等和屈光参差都会影响该试验,因而,此方法常用作斜视的筛查。

3. 三棱镜 + 遮盖试验(prism and cover test)　也称为三棱镜中和试验,是精确测量斜视角最常用方法。此方法既可测量近斜视角也可测量远斜视角;既可测量原在位也可测量 6 个诊断眼位斜视角,以及头左、右倾时的斜视角。该检查操作关键:①放置三棱镜时保证后平面平行于眶缘;②确定中和点,检查外斜视时可先用大度数三棱镜反转眼动再测量,以获得最大的斜视角;③三棱镜度数越大误差越大,两个以上三棱镜叠加的度数要比用单个三棱镜测量度数大;④该方法不能用于偏心注视患者,也不能查旋转斜视。

4. 同视机检查　同视机(Synoptopore)又称大型弱视镜(a major amblyoscope),可测量水平、垂直及旋转斜视的主观和客观斜视角,也可检查集合和分开的异向运动,及立体视功能。正常融合范围:①水平方向的集合为 20°~30°,分开为 4°~7°;②垂直分开为 2°~4°;③旋转为 15°~25°。同视机的缺点是检查所得内斜视度数要比实际大;而外斜视度数要比实际小。这是因为为了检查视远斜视角,人为在同视机两侧镜筒加入 +6D 凸透镜,画片呈现在近前,诱发了被检者的近点集合。

(三) 复视检查(diplopia tests)

1. 红玻璃检查(red-glass test)　这是一种眼球运动障碍定性检查法。主要观察:第一眼位复视是垂直还是水平分离;哪个方向分离最大;周边物像属哪只眼。最大分离处的周边物像即是麻痹或运动限制的肌肉。如图 1-1~ 图 1-8 为不同类型斜视的典型复视像,黑实条示左眼,空心白条示右眼(均以右眼为例)。

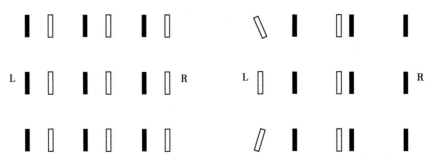

图 1-1　共同性斜视复视像　　　　图 1-2　非共同性斜视复视像

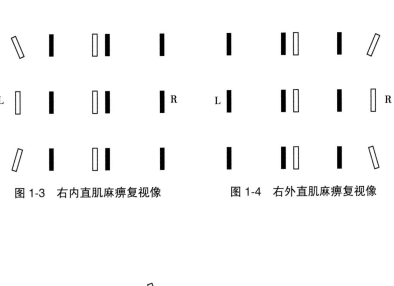

图 1-3　右内直肌麻痹复视像　　　　图 1-4　右外直肌麻痹复视像

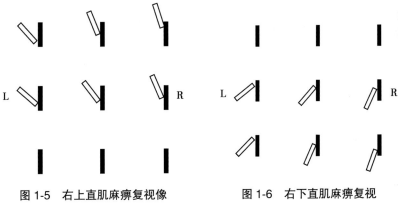

图 1-5　右上直肌麻痹复视像　　　　图 1-6　右下直肌麻痹复视

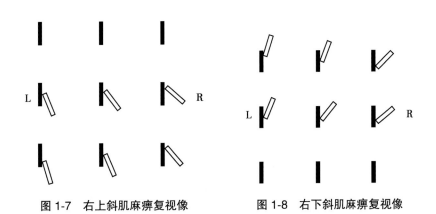

图 1-7　右上斜肌麻痹复视像　　　　图 1-8　右下斜肌麻痹复视像

2. Hess 屏检查（Hess screen test）　这是一种正常视网膜对应患者眼球运动功能的主观定性检查方法。图 1-9~ 图 1-14 为不同肌肉麻痹的典型 Hess 屏检查结果图(均以右眼为例)。

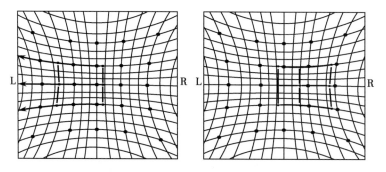

图 1-9　右眼内直肌麻痹(右图为右眼注视,左图为左眼注视)

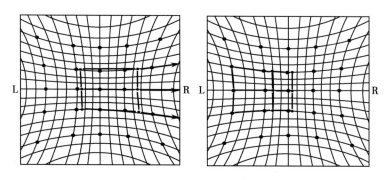

图 1-10　右眼外直肌麻痹(右图为右眼注视,左图为左眼注视)

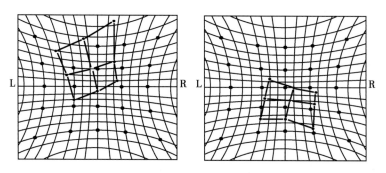

图 1-11　右眼上直肌麻痹(右图为右眼注视,左图为左眼注视)

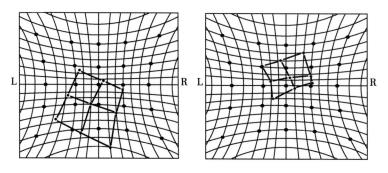

图 1-12　右眼下直肌麻痹(右图为右眼注视,左图为左眼注视)

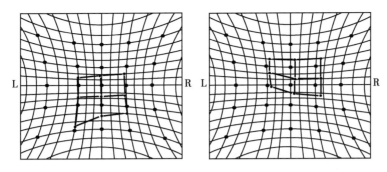

图 1-13　右眼上斜肌麻痹（右图为右眼注视，左图为左眼注视）

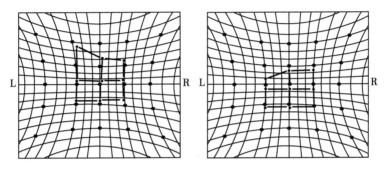

图 1-14　右眼下斜肌麻痹（右图为右眼注视，左图为左眼注视）

3. Lancaster 红绿检查（Lancaster red-green test）　一种用于正常视网膜对应患者的眼球运动功能检查，类似 Hess 屏检查。屏幕是由黑线等分屏幕为边长 7cm 的小方格组成。患者戴红绿色眼镜，检查者手持红色条状光向屏幕投射红色光条，患者手持绿色条状光向屏幕上投射绿色条光，将两条光重合在一起。分别在 9 个诊断眼位上重复进行，然后左、右眼交换红绿眼镜片重复检查得到第一、二斜视角。可检测眼球旋转运动功能，这一点优于 Hess 屏检查。

（四）马氏杆 + 三棱镜试验

马氏杆 + 三棱镜试验（Maddox rod and prism test）是一种用于视网膜对应正常患者的定量、主观斜视检查法。利用马氏杆（并列透光圆柱）分视双眼，再用三棱镜进行中和。临床常见结果如图组 1-15、图组 1-16 所示。

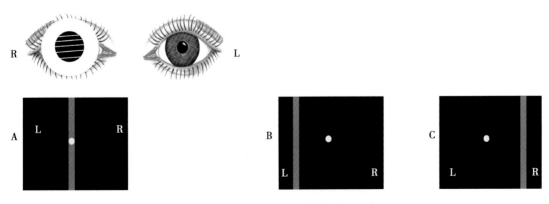

图组 1-15　马氏杆检查水平斜视结果示意图

A：无水平斜视；B：外斜视，交叉复视，用底向内三棱镜矫正；C：内斜视，同侧复视，用底向外三棱镜矫正

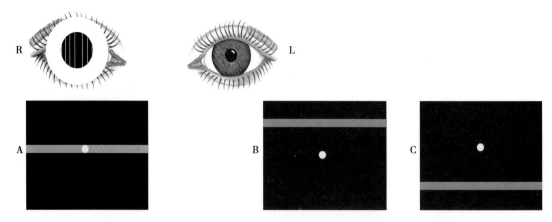

图组 1-16　马氏杆检查垂直斜视结果示意图
A：无垂直斜视；B：右眼下斜视，右眼底向上三棱镜矫正；C：右眼上斜视，右眼底向下三棱镜矫正

（五）双马氏杆试验（Maddox double rod test）

定量检查旋转斜视度的主观斜视检查方法。检查时左、右眼试镜架同方向放置马氏杆，右眼红色、左眼白色，在垂直方向加三棱镜使两条线垂直分离。检查时，注视灯光观察两条线是否平行。如有倾斜，转动马氏杆使之二线平行，所转动角度即为此患者的旋转斜视度，见图组 1-17。

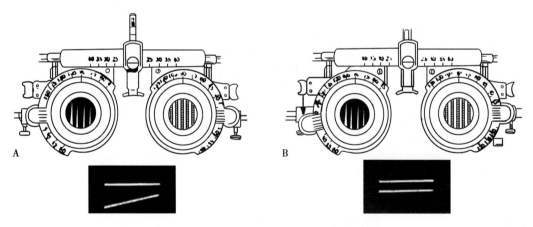

图组 1-17　双马氏杆试验检查结果示意图
A：一眼线倾斜示旋转斜视；B：转动马氏杆使两线平行

（六）Bagolini 线状镜

一种检查视网膜对应情况及旋转斜度的接近自然视的定性检查。检查时由于双眼存在共同视觉背景，所以在轻微抑制的情况下检查双眼视觉优于同视机。图 1-18 为几种常见检查结果。

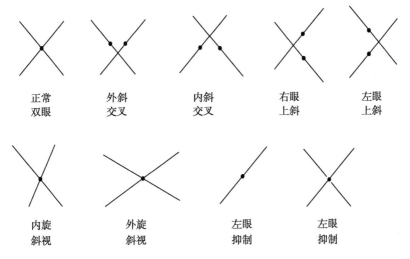

图 1-18　Bagolini 线状镜不同检查结果示意图

（七）检眼镜和眼底照相

散瞳后用眼底镜检查可以观察黄斑注视性质，如图 1-19 所示为不同注视性质示意图。另外，通过眼底镜或眼底照相，还可以观察中心凹与视盘中心线的位置关系，发现旋转斜视。正常黄斑中心凹位于视盘颞侧缘外 2.5PD 视盘下 1/3 处，向上移位则说明有内旋；向下移位说明有外旋（图 1-20）。

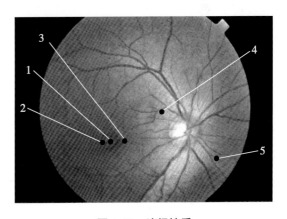

图 1-19　注视性质
1:中心注视;2:旁中心注视;3:黄斑旁注视;4、5:周边注视

（八）代偿头位检查

斜视发生后，通过头位来代偿某条肌肉的功能，从而减轻或消除复视，保存双眼视觉。观察代偿头位可帮助麻痹性斜视的诊断，包括：①面水平左右转（face turning），代偿水平肌功能不足；②下颏内收或上举（chin elevation or depression），代偿某垂直肌功能不足；③头向左、右肩倾（head tilting），代偿

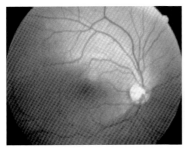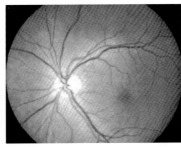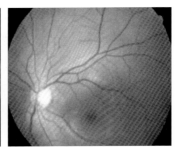

图 1-20　正常及旋转性斜视眼底像
左:内旋;中:正常;右:外旋

旋转斜视。

（九）头位倾斜试验（Bieschowsky test）

用于鉴别是斜肌还是直肌麻痹。如上斜肌麻痹患者代偿头位为头歪向低位眼，当头向代偿头位反方向即向高位眼歪时眼球上转，称为头位倾斜试验阳性，提示垂直斜视为高位眼侧上斜肌麻痹，而非对侧眼上直肌麻痹。

（十）眼球运动检查

包括单眼运动、双眼运动，双眼运动又包括同向和异向双眼运动。

1. 单眼运动（ductions）　检查时遮盖对侧眼，观察该眼眼球运动。正常情况下，眼球外转时颞侧角巩膜缘可达外眦角；内转时鼻侧瞳孔缘可达上、下泪小点连线；上转、下转时下、上角膜缘与内、外眦连线相切。

2. 双眼运动（versions）　①同向眼球运动（version movement），即在某诊断眼位，观察该诊断眼位一组配偶肌运动的协调情况，以鉴别是共同性还是麻痹性斜视、判断麻痹肌肉以及发现 A-V 型斜视；②异向眼球运动（vergence movement），包括集合、分开及垂直方向的异向运动。异向运动幅度可用三棱镜和同视机检查。三棱镜法：患者注视视标，置串型三棱镜在患者眼前，检查集合运动底向内（base in）、检查分开运动底向外（base out），逐渐增加三棱镜度数，直到患者诉出现复视或检查者观察到斜视出现，此"破裂点（breakpoint）"即是此距离和此眼位的异向运动幅度。如逐渐减小三棱镜度数复视像又会重叠，此点即"恢复点（recovery point）"。正常情况下恢复点低于破坏点 $2^{\triangle}$~$4^{\triangle}$，如在间歇性外斜视低于更多，预示一旦融合破坏很难再建立。同视机法用融合画片进行，可同时查集合、分开及垂直融合，缺点为非自然视状态下检查。检查时，在自觉斜视角位置放置融合画片，锁住机器，转动旋钮产生两臂等量的集合和分开，直到两张画片分开，即是集合和分开的融合范围；③集合近点（NPC）：判断肌性视疲劳的依据。患者注视由眼前 30cm~40cm 缓慢移向鼻尖的视标，直到出现一眼斜视或主诉复视的那一点，正常 8cm~10cm。

（十一）被动牵拉试验

被动牵拉试验（forced duction test）用于鉴别麻痹性、机械限制性斜视或两者皆有的单眼运动障碍。

（十二）双眼视功能检查

判断双眼视功能状态、估计预后。包括同时知觉、融合力和立体视。同时知觉可用 Worth 四点灯，Bagolinni 线状镜检查判断。融合力用同视机、三棱镜法进行测量。立体视分为近、中、远立体视，前者用随机点图、Titmus 等检查，后者用同视机法。

（十三）其他

如甲状腺功能检查排除甲状腺相关眼病，新斯的明试验排除重症肌无力，影像学检查排除眶骨骨折以及颅脑疾病引起的麻痹性斜视等。

（刘桂香　王　玲　马玉娜）

第二章

内　斜　视

内斜视(esotropia)是常见斜视类型,常合并屈光不正和弱视,严重影响患者外观和双眼单视功能,不同类型的内斜视病因不同,例如解剖因素、调节因素或者神经因素等。

如果存在潜在的内斜视倾向,但可被融合机制控制而保持正位,称为内隐斜视。内隐斜视的主要症状是视疲劳,患者为了维持双眼单视,要用融合储备来维持眼位正位,从而引起一系列不适症状,包括视物久后出现眼部酸胀不适、畏光、头痛。视远时明显,休息后不易缓解。当融合功能障碍时可偶尔出现间歇性内斜视,伴有复视。当患者的内斜视倾向不能被融合机制控制,眼位不能保持正位时则称为显性内斜视。

第一节　婴儿性内斜视

婴儿性内斜视(infantile esotropia),又称先天性内斜视(congenital esotropia),是指 6 月龄前出现的、原因不明且与屈光无关的显性内斜视,发病率在 0.1%~1%。

(一) 主要特征

(1) 6 月龄前发生。

(2) 大角度、恒定性斜视,内斜角度较大($30^\triangle$~$50^\triangle$以上)。

(3) 最初内斜视可能间歇出现,以后稳定,受检查距离、注视眼及调节因素影响较小。

(4) 一般临床检查方法难以发现中枢神经系统异常。

(二) 其他特征

(1) 屈光:一般为生理性的、轻度的远视,戴充分矫正眼镜后斜视角不减小。

(2) 视力:如两眼视力相当、注视良好,较少形成弱视。而单眼注视者非注视眼易形成弱视。

(3) 交叉性注视(crossed fixation):即注视右侧时使用已经位于内斜的左眼,注视左侧时使用已经位于内斜的右眼,多见于两眼视力相当者。

(4) 眼球运动:严重者可出现轻度内转功能亢进、外转功能不足,但多数患者表现为假性外转功能不足。

(5) 可以存在视动性眼球震颤(optokinetic nystagmus):电生理检查可见眼球水平平滑追随运动存在非对称性。

(6) 常合并垂直斜视:①单眼或双眼斜肌运动功能异常;②A 或 V 征;③分离性垂直偏斜等。

(7) 常合并显性或隐性眼球震颤(manifest or latent nystagmus)。

(8) 异常头位:头位异常可能与以下因素有关:①轻度外转不足,此时面向患侧转;②若合并 DVD,头常向非注视眼倾斜;③眼球震颤阻滞综合征的患者,面朝向注视眼侧转。

(9) 可有遗传性。

(三) 治疗要点

(1) 手术时机:婴儿性内斜视发病早,斜视角度大,对双眼视觉发育影响大,在检查明确情况下应早手术,一般不超过 2 岁。

(2) 手术适应证:双眼可交替注视,斜视度稳定。如果双眼不能交替注视,说明双眼视力不均衡,一只眼可能存在严重弱视时应先治疗弱视,待双眼视力平衡后手术,以帮助术后眼位的稳定。

(3) 手术禁忌证:斜视度不稳定,有非生理性远视未配镜治疗者。

(4) 术前注意事项:充分睫状肌麻痹后验光,如果有远视就要戴充分矫正眼镜一定时间,观察斜视角的变化,有弱视的患儿先治疗弱视。

(5) 术中注意事项:手术多采用内直肌后徙术,若内斜角度较大即使单眼弱视也应行双眼内直肌后徙术。对合并 DVD、下斜肌功能亢进者可同时矫正。由于婴儿型内斜视的特殊性,手术一次正位率偏低,可能需要二次甚至多次手术。

(6) 术后注意事项:随访有无弱视及斜视度的变化,术后的弱视治疗可以巩固眼位和促进双眼视功能发育。

(四) 典型病例

例 2-1-1 │ 婴儿性内斜视,斜视性弱视

患儿男,5 岁

5 月龄被发现内斜视,各眼均能注视,内斜角度逐渐稳定,两、三岁后固定为左眼内斜视。

【检查】

视力:右 0.7+1.00DS+0.50DC×90=0.9,左 0.1+2.75DS+1.75DC×90=0.2

右眼中心注视,左眼不能注视(图组 2-1-1A 之图 1),右眼注视时左眼恒定性内斜视 55$^\triangle$(图组 2-1-1A 之图 1-1)。充分睫状肌麻痹及戴镜半年后斜视角不减小。右转眼位左眼假性内转功能亢进,左转眼位假性外转功能轻度不足(图组 2-1-1A 之图 2、图 6)。AC/A=4$^\triangle$/D,双眼无同时视及融合。百日龄照片示双眼正位(图组 2-1-1A 之图 10),5 月龄照片内斜视(图组 2-1-1A 之图 11)。

【讨论】

(1) 一般认为婴儿性内斜视与屈光无关,Costenbader 统计了 500 例婴儿性内斜视,5.6% 为近视,46.4% 是轻度远视,41.8% 为中度远视,6.4% 为高度远视。本例的远视为生理性,内斜视与远视关系不大。

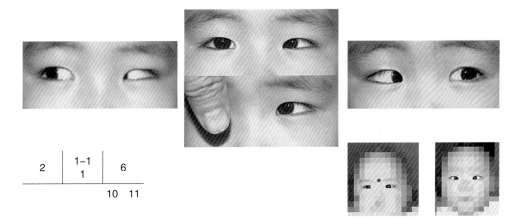

图组 2-1-1A 婴儿性内斜视

(2) 患儿右眼是注视眼,左眼不能注视,在右转眼位右眼注视时,左眼因内斜视形似内转功能亢进;而在左转眼位,仍使用右眼注视,左眼因内斜视形似外转功能不足,即为左眼假性内直肌功能亢进及假性外直肌功能不足。

(3) 关于存在弱视的患者是先治疗弱视还是斜视? 一般来说,如果双眼不能交替注视,说明一只眼存在严重弱视,会影响术后眼位的稳定,应先治疗弱视,使其能够交替注视后再手术,术后继续弱视治疗,以巩固正位的眼位和促进双眼视功能发育。

(4) 严格来说,出生时即存在的内斜视才可认为是真正的先天性内斜视。但是临床上见到的内斜视并非全部为出生时即存在,即便生后早期发现内斜视也不宜立即诊断先天性内斜视,原因是:①人类出生时并不存在双眼视觉,双眼视觉的发育与视皮质内眼优势柱的发育密切相关,眼优势柱的完全形成是初级视皮质成熟的重要特征之一,约 6 个月前逐渐完善,此时,双眼视觉也开始发育,眼位也趋稳定;②新生儿眼位不稳定,Somdhi 等(1988)用角膜映光法检查了刚出生至 4 个月婴儿的眼位,发现 2271 名婴儿中,正位眼的比例仅占29.9%,出生 1 个月后开始逐渐增加,至 6 个月时达 97.2%。Nixon 等也观察 1219 例正常婴儿,40% 正位,33% 外斜视,3% 内斜视,余不合作;③出生数月内注视反射没有形成;④内眦赘皮造成假象等。

因而,多数学者认为采用"婴儿性内斜视"较先天性内斜视诊断更恰当。我们临床工作中也发现,婴儿期间出现一过性外斜视者比较多,内斜视者较少(图组 2-1-1B、图组 2-1-1C)。

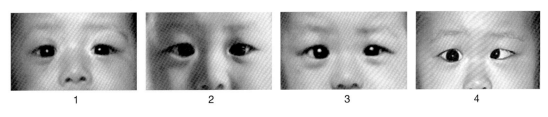

图组 2-1-1B 婴儿性内斜视患儿 4 月龄前的眼位

图 1:3 周龄,左眼有时外斜视;图 2:2 月龄,双眼正位;图 3:3 月龄,右眼轻度内斜视;图 4:4 月龄,明显内斜视

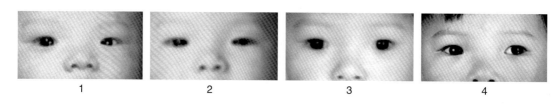

图组 2-1-1C　婴儿性外斜视患儿 1 岁前的眼位

图 1:3 周龄左眼有时内斜视;图 2:1 月龄双眼正位;图 3:3 月龄有时外斜视;图 4:1 岁外斜视

（5）该病常有家族史,但遗传规律尚待探讨,Waardenburg 报道单卵双胎斜视发生率为 81.2%,双卵双胎为 8.9%。图组 2-1-1D 为 5 个有血缘关系的病例。

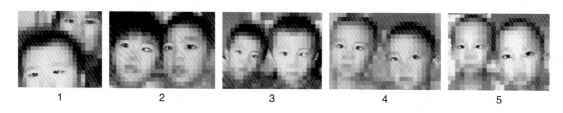

图组 2-1-1D　有血缘关系的婴儿性内斜视患者

图 1,母子均患;图 2,双卵双胞胎内斜视;图 3、4、5 同卵双胞胎,其中各有 1 人患婴儿性内斜视

（6）除检查斜视外,应认真查明视力及注视性质,若患儿不合作,可以耐心观察双眼是否能自发地交替注视。一般情况下,能交替注视者双眼视力比较均衡(图组 2-1-1E 之图 1),反之则不均衡。但值得注意的是,von Noorden 研究发现,交替注视的婴儿性内斜视患者仍有 50% 可发生弱视。斜视性弱视患者经常使用非弱视眼注视,弱视眼不能注视(图组 2-1-1E 之图 2),如果患儿不愿意遮盖某一眼时说明被盖眼视力较好,非遮盖眼视力较差。临床经常见到幼儿用手指揉眼的特殊动作,这是视力非常差的表现(图组 2-1-1E 之图 3)。

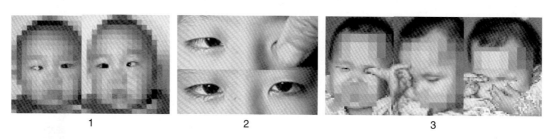

图组 2-1-1E　根据患儿行为估计斜视患者视力

图 1:双眼能自发地交替注视;图 2:右眼不能注视;图 3:视力差患儿揉眼

（7）一些大度数内斜视患者常存在交叉注视(crossed fixation)或假性外转功能不足体征。

交叉注视的临床表现为:患者注视右侧物体时使用处于内斜位的左眼,而注视左侧物体时使用处于内斜位的右眼(图组 2-1-1F 之图 2、图 6)。甚至有时会将两眼对称放在内斜位,总是用内转眼注视对侧视野的物体,以便节省注视两侧物体时的双眼运动度,但会造成假性外转功能不足(或称假性展神经麻痹),所以,在检查眼球运动时常表现外转眼外转不到位(图组 2-1-1F 之图 2、图 6),在注视左、右侧物体时既不转眼也不转头,仅仅改换内转眼注视,用左眼注视右侧物体(图组 2-1-1F 之图 10)、用右眼注视左侧物体(图组 2-1-1F 之图 11)来交叉注视。外转眼外转不到位形似外直肌麻痹(图组 2-1-1-F 之图 5~ 图 7、图 3、图 2、图 9),若改用外转眼注视时外转眼运动到位(图组 2-1-1F 之图 5-1~ 图 7-1,图 3-1、图 2-1、图 9-1),即外转眼假性外转功能不足。因此,应认真鉴别内斜视患者的外转不足是真性还是假性,方法是行外转眼单眼运动检查或用外转眼作注视眼,尽力引导其外转,若此时外转正常则为假性外转功能不足。如患儿不配合检查时可引逗患儿注视正前方玩具,用手左、右转动患儿头部,借头位侧转试验观察内、外直肌功能。

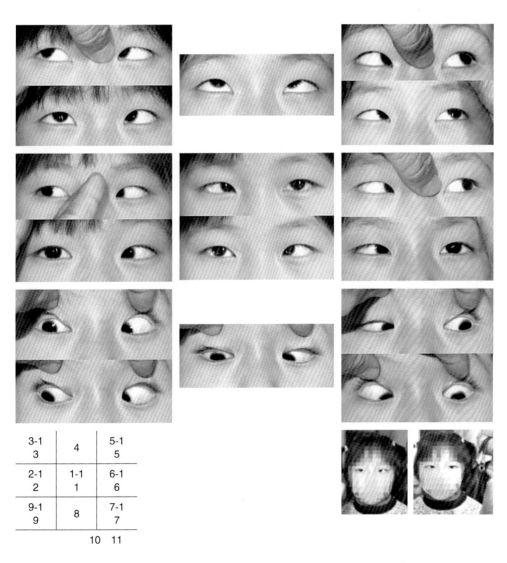

3-1 3	4	5-1 5
2-1 2	1-1 1	6-1 6
9-1 9	8	7-1 7

10　11

图组 2-1-1F　内斜视患者双眼的交叉注视及假性展神经麻痹

（8）婴儿性内斜视需与假性内斜视鉴别方法的讨论

家长常因幼儿"内斜视"来就诊,甚至强烈要求手术,但实际上是假性内斜视。Costenbader统计了753例家长主诉内斜视的婴幼儿,其中352例(47%)是假性内斜视。婴儿性内斜视交替遮盖时双眼由内向外移动,充分睫状肌麻痹及屈光矫正后斜视角不减小;而假性内斜视角膜映光正位,交替遮盖时双眼不动,捏起内眦赘皮后内斜视假象消失,立体视觉良好。除此之外,内眦赘皮还易造成假性下斜肌功能亢进,特别表现在向左、右及左上、右上转眼位。若难以判断是否下斜肌功能异常时,可人为助开内眦充分暴露角膜,观察角膜映光位置(图组2-1-1G),或在该方位进行交替遮盖观察是否存在眼动。

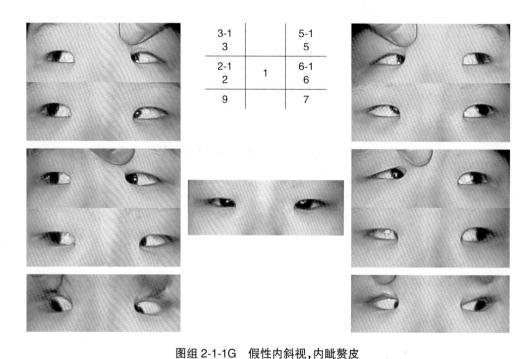

图组 2-1-1G　假性内斜视,内眦赘皮

向右、左侧注视时内转眼角膜钻进内眦形似患内斜视及下斜肌功能亢进(图2、3、5、6),人为助开内眦后映光正位(图2-1、3-1、5-1、6-1),各眼位交替遮盖双眼不动

在检查内斜视患儿斜视角及眼球运动功能时,不但易受内眦赘皮影响,例如图组2-1-1H各眼注视时内眦赘皮加重了另眼的内斜视,而且经常见到睑裂大小改变,例如任何眼在内斜视时睑裂均略小(图组2-1-1H之图1、图1-1),左、右转眼时内转眼睑裂更小(图组2-1-1H之图2、图6),但是外转眼无运动障碍,内转时无眼球后退及上、下射体征(图组2-1-1H之图2、图6),人为开睑后双眼运动正常(图组2-1-1H之图2-1、图6-1)。临床上内转眼睑裂小、外转时睑裂大体征并非罕见,仅凭此体征不能诊断Duane眼球后退综合征。

（9）婴儿性内斜视合并症的讨论

婴儿性内斜视常合并斜肌异常、眼球震颤、DVD等,故有人称为内斜视综合征。von Noorden报告婴儿性内斜视合并下斜肌功能亢进者占37%。Scodee统计457例内斜视(无

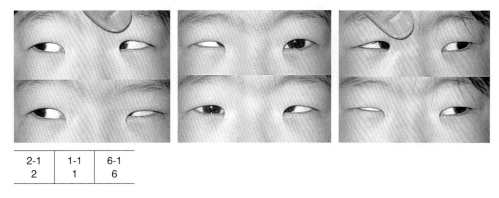

2-1	1-1	6-1
2	1	6

图组 2-1-1H　内眦赘皮对观察内斜视及眼球运动功能的影响

详细分类)患者中 43% 有垂直斜视。Lang 报告婴儿性内斜视中 70% 合并斜颈,50% 合并隐性眼球震颤,36%~60% 合并下斜肌功能亢进且多为双侧性,有时仅表现为单侧,手术后方能发现另侧异常。Parks 认为下斜肌功能亢进多出现在 1 岁后的婴儿性内斜视患者,原因不明。有些轻度下斜肌功能亢进者在一侧内直肌后徙后立即消失,还有一些上斜肌麻痹患者在解决水平斜视后数年又出现下斜肌功能亢进(补充病例 2-1-2 及补充病例 2-1-3)。

补充病例 2-1-2　婴儿性内斜视,V 征,下斜肌功能亢进(双)

患儿女,13 岁

三月龄出现内斜视,双眼均经常内斜视,10 岁戴镜矫正至今斜视无好转。

【检查】

视力:右 0.7+1.25DS+0.25DC×180=1.0,左 0.6+1.25DS+0.75DC×180=1.0

各眼注视另眼内斜视约 37$^\triangle$(图组 2-1-2A 之图 1、图 1-1),远、近斜视角大致相同。充分睫状肌麻痹及充分屈光矫正后斜视角不减小(图组 2-1-2A 之图 1-2)。左上、右上转眼位内转眼下斜肌功能轻微亢进(图组 2-1-2A 之图 2-1、图 5-1),左下、右下转眼位内转眼上斜肌功能轻微落后(图组 2-1-2A 之图 7、9),正上方注视时双眼 -2$^\triangle$隐性斜视(图组 2-1-2A 之图 4),正下方注视时内斜视 40$^\triangle$(图组 2-1-2A 图 8),提示存在 V 征。AC/A=5$^\triangle$/D。Bielschowsky 头位倾斜试验双眼均阳性(图组 2-1-2A 之图 12、13)。3 月龄及 1 岁照片均内斜视且头向左肩倾(图组 2-1-2A 之图 10、图 11),但现在已无代偿头位(双眼视觉破坏)。

【手术】

双眼下斜肌切断 + 部分切除,双眼内直肌后徙各 4mm。术后次日检查(图组 2-1-2B):第一眼位正位,各眼位双眼运动协调,Bielschowsky 头位倾斜试验双眼均阴性,V 征消失。

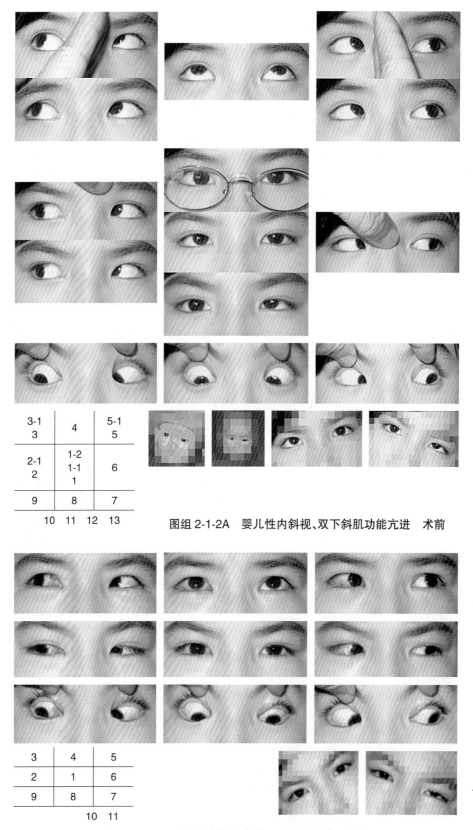

3-1 3	4	5-1 5
2-1 2	1-2 1-1 1	6
9	8	7
	10 11 12 13	

图组 2-1-2A　婴儿性内斜视、双下斜肌功能亢进　术前

3	4	5
2	1	6
9	8	7
	10 11	

图组 2-1-2B　婴儿性内斜视合并双上斜肌麻痹　术后

补充病例 2-1-3 婴幼儿性内斜视合并垂直斜视,斜视性弱视(左),远视(双)

患儿女,13 岁

出生后 3 月发现内斜视,未注意何时开始歪头,自幼左眼视力不良,无复视,未进行任何治疗。

【检查】

视力:右 1.0+1.00DS=1.0,左 0.4+1.50DS=0.5

第一眼位:右眼注视左眼内下斜视(图 2-1-3A 之图 1),左眼勉强能注视(图 2-1-3A 之图 1-1)。右转时右眼注视左眼内下斜视(图 2-1-3A 之图 2),右上转、正上方眼位双眼运动大致正常(图 2-1-3A 之图 3、4)。左上方及左转眼位,左眼注视时右眼轻度下斜视(图 2-1-4A 之图 5、6),右眼注视左眼轻度上斜视(图 2-1-3A 之图 5-1、6-1)。左下方注视眼位无明显运动异常(图 2-1-3A 之图 7)。代偿头位:头向右肩倾(图 2-1-3A 之图 12)。百日龄双眼正位(图 2-1-3A 之图 10),7 月龄左眼内斜视,但是出现轻度头位(图 2-1-3A 之图 11)。

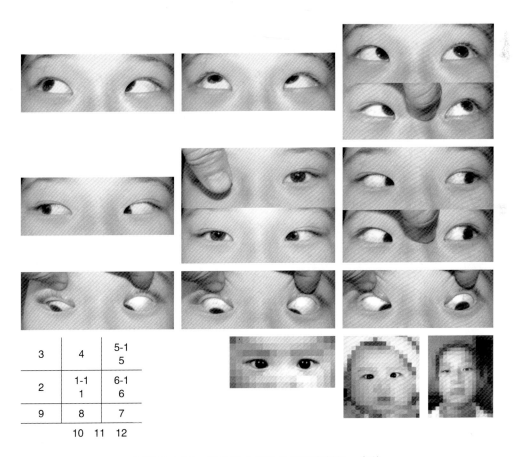

3	4	5-1 5			
2		1-1 1	6-1 6		
9	8	7			
	10	11	12		

图组 2-1-3A 婴儿性内斜视合并垂直斜视 术前

【手术】

　　术前牵拉试验发现左眼上直肌略紧张,手术时左眼上直肌后徙 3mm,双眼内直肌后徙各 6mm。术后第 1 天检查:第一眼位双眼正位(图组 2-1-3B 之图 1),各诊断眼位双眼运动大致正常(图组 2-1-3B 之图 2~图 9)。代偿头位明显改善,仅存轻度下颌上举。

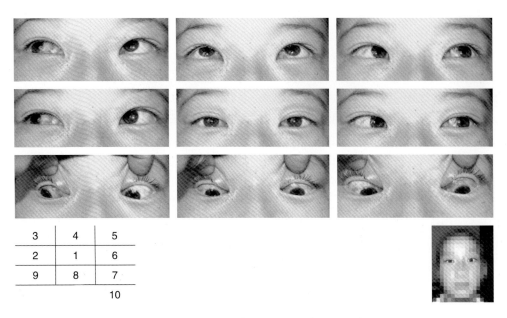

3	4	5
2	1	6
9	8	7

10

图组 2-1-3B　婴儿性内斜视合并垂直斜视　术后

【补充病例 2-1-3 讨论】

●　患者经常说不清楚内斜视及垂直斜视的发生顺序,这不但为诊断原发、续发或并发关系带来困难,而且判断垂直斜视性质亦有一定困难。本例家长未注意到存在代偿头位及垂直斜视,主要表现左眼下直肌异常,致使左转各眼位左眼眼位高,但是第一眼位左眼眼位略低,左上直肌牵拉试验有阻力,所以为垂直斜视诊断带来一定困难。

●　术中牵拉试验发现左眼上直肌有阻力,将其后徙 3mm,该患者的垂直运动异常及头位得到改善,考虑垂直斜视限制性因素有关。

●　另外,有些婴儿性内斜视患者在解决水平斜视后,眼球运动异常明显改善,原有的垂直斜视也随之消失(多见于轻度垂直斜视)。所以,当水平、垂直斜视诊断不明时,可以将最明显的斜视进行手术。手术中边观察边深入诊断及决定是否继续手术,否则应当留作第二次手术。

第二节　共同性内斜视

一、调节性内斜视

　　调节性内斜视(accommodative esotropia)是指因调节增加或高 AC/A 引起集合过量导致的内斜视,分为以下 3 类:

(一) 屈光性调节性内斜视

屈光性调节性内斜视(refractive accommodative esotropia)是指远视性屈光不正患者为了看清物体,过度使用调节而引起了过多集合造成的内斜视,充分睫状肌麻痹或完全矫正远视性屈光不正后,眼位变为正位或轻度内隐斜。其发生的原因除远视引起过多的集合外,还与分开性融合或外展肌肉的储备力不足,以及双眼视功能不良有关。屈光性调节性内斜视约占共同性内斜视的1/4,占儿童共同性内斜视的1/3。

1. 主要特征

(1) 最常发生在2~3岁,会表达的幼儿偶诉复视(例如两个妈妈),或有时闭一只眼。

(2) 斜视角不稳定,变化较大,早期间歇出现。视近时内斜角增大,视远时减小。斜视角的大小还与患者的精神状态及视近时所用的调节量有关,尤其集中精力视物时易出现内斜视,而用电筒光作为视标检查时较少使用调节可不出现内斜视。因此,检查本病时应当使用调节性视标(精细或图案视标,accommodative fixation target)以诱发内斜视。

(3) 充分麻痹睫状肌或完全矫正远视性屈光不正后,内斜视变为正位或内隐斜视。

(4) 多为中度远视(+2~+6D之间),AC/A正常。

(5) 随着远视性屈光不正的"正视化",内斜角度会减少甚至消失,有些患者可发展成部分调节性或微小内斜视。

(6) 多数患者能获得双眼视觉,只要及时配戴矫正眼镜,多数弱视可治愈。

2. 治疗要点

(1) 屈光性调节性内斜视患儿必须应用1%阿托品充分麻痹睫状肌后验光,充分暴露远视性屈光不正,给予足矫配镜。

(2) 初次使用1%阿托品的患儿受依从性及家长熟练程度影响,不一定能够充分麻痹睫状肌。若患儿戴镜视远正位而视近内斜视时,可以在确保安全前提下教会患儿配戴双光眼镜。

(3) 若配戴全矫正眼镜半年至一年后眼正位,应按患儿正视化发展更换眼镜。此时可以在非睫状肌麻痹状况下验光,给予确保双眼正位的最好视力眼镜。

(4) 经戴充分矫正眼镜后多数人可以正位,但要注意部分患儿发展为微小度数斜视或部分调节性内斜视。

(5) 若戴充分矫正眼镜后双眼不能正位,要询问患儿是否能自愿戴镜和是否依赖眼镜,对眼镜无依赖感说明未能持续戴镜,要嘱家长认真监护,对根本不愿意戴镜的患儿可以各眼分别点一次甚或早晚各一次1%阿托品后戴镜。

(6) 对于戴镜半年后斜视未得到充分矫正,适当增加眼镜度数后斜视相应减小的患儿,应当再次充分睫状肌麻痹,进一步暴露隐性远视,然后增加远视度或由单光眼镜更换成双光眼镜。

(7) 若戴镜一段时间后出现外隐斜视甚或外斜视时,应当适当减少远视度数或去除双光镜的眼镜。

(8) 认为戴镜眼正位了就自行停止戴镜、或认为眼镜模糊不如不戴镜的患儿,应当先在自然瞳孔情况下验光,若给予最好视力的最高度数远视眼镜后眼能正位,就可处方配镜,若不能正位时应当再次充分睫状肌麻痹后验光配戴充分矫正眼镜。

(9) 如果伴有弱视,需要同时治疗弱视。

3. 典型病例

例 2-2-1 屈光性调节性内斜视,远视

患儿男,12岁

3~4岁发现有时内斜视,视近加重、视远减轻。7岁开始戴镜治疗,视力提高,斜视得到矫正。半年前1%阿托品眼膏一日两次点眼,共用7天后仍约有10△内斜视。

【检查】

视力:右 0.6+4.50DS=1.0,左 0.7+3.75DS=1.2

双眼均能注视,戴全矫眼镜后正位(图组2-2-1A之图1),摘镜后视远时还能较长时间维持正位(图组2-2-1A之图1-1),但是视近时仍内斜视(图组2-2-1A之图1-2),各诊断眼位双眼运动大致正常(图组2-2-1A之图2~图9)。1、2岁照片示双眼正位(图组2-2-1A之图10、图11)。立体视60″(交叉视差)。

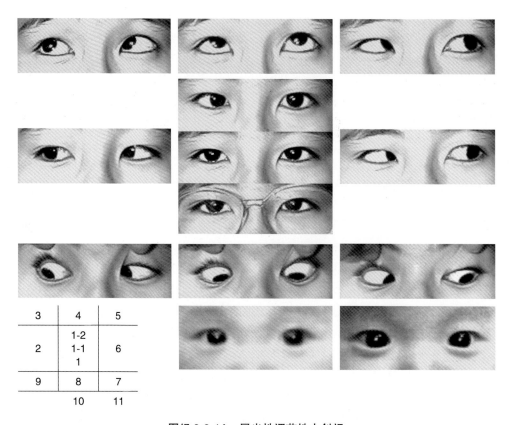

图组 2-2-1A　屈光性调节性内斜视

【讨论】

(1) 远视患者为了视物清晰,过度使用调节可以引起内斜视。该例是典型的屈光性调节性内斜视,视近物时内斜视,充分睫状肌麻痹、戴完全矫正眼镜、甚至裸眼在视远放松调节时均可正位。临床上若观察到正位与内斜视交替出现时,即使未经睫状肌麻痹、未戴全矫眼镜也可诊断。

（2）内斜视患儿初诊时必须充分麻痹睫状肌后检查屈光度及斜视角是否改善。但是，并非每个患者初次验光后都能立即确定是否为屈光性调节性内斜视，如本例患者充分睫状肌麻痹验光、配戴充分矫正眼镜 11 个月后双眼才正位。既往也曾遇到多例 1、2 年后方才正位者，追问病史发现多数是初次眼镜处方度数较低，戴镜也不严格。因此，对于伴有远视的内斜视患者，在手术治疗前应至少戴足矫眼镜观察 6 个月以上，甚至再次充分麻痹睫状肌后检查斜视角后确定。

（3）远视与内斜视和弱视关系密切，一般情况下中度远视可以通过调节得到清晰成像，所以较少形成弱视，却容易引起调节性内斜视；而高度远视患者即使用最大调节也不可能明视，所以常常放弃调节，较少形成调节性内斜视，却容易引起屈光不正性弱视。经充分戴矫正眼镜后多数人双眼可以正位，但部分可发展为微小度数斜视或部分调节性内斜视，甚至出现外斜视。其原因不明，可能与患者的双眼视觉、调节集合及融合功能有关。

（4）屈光性调节性内斜视发生在调节功能发育之后，一般认为发生在 1~7 岁之间，平均 2.5 岁。Pollard 观察到有 4 月龄发病，也有成人发病者，发生的早晚可能受融合和双眼视功能的协调和平衡影响。但多数学者认为发生年龄平均 2.5 岁左右，因为该年龄明视的愿望非常强，为此就要努力调节，图组 2-2-1B 为自 3 月龄 ~4 岁各年龄自家照片，1.5 岁出现内斜视，至 4 岁时依然有时斜、有时还能正位。

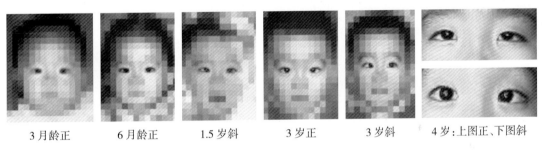

3 月龄正　　6 月龄正　　1.5 岁斜　　3 岁正　　3 岁斜　　4 岁：上图正、下图斜

图组 2-2-1B　屈光性调节性内斜视患者各年龄的照片

（5）多数屈光性调节性内斜视患者的双眼视功能良好。Tomac S 等发现屈光性调节性内斜视患者即便正位，也很难恢复正常立体视功能。Berk 等用 Titmus 图检查报告 24% 患儿具有 ≤100″立体视锐度。Wilson 等发现正位者具有 ≤50″正常立体视锐度。Mulvihill 等用 Wirt 试验认为 90.2% 的正位患者具有 ≤100″立体视锐度。

Fawcett 等认为即便进行了屈光矫正，持续残余的小度数斜视是影响立体视功能的重要原因。栾瑛等发现，屈光性调节性内斜视患儿的立体视水平与发病年龄、戴镜年龄密切相关，与戴镜前斜视的程度无关。李凤云发现，66% 患儿无立体视，34% 患儿有立体视，但无一例达到 ≤60″者。2 岁以前发病者 83.33% 未获得立体视，4 岁以后发病者 56.25% 获得不同程度的立体视。

（6）尽管戴镜治疗后眼位矫正，经过数年后视力也达到正常，但仍有部分患者出现眼位回退现象。陈自新观察 120 例患儿随访 5 年，19 例（占 15.8%）发生回退，出现 >+15°的斜视，>3 岁组回退率明显高于 <3 岁组，异常视网膜对应组回退率明显高于正常视网膜对应组。因此提出尽早戴镜矫治，减度数与摘镜要慎重的观点。麦光焕调查 137 例患者，随访 5 年，发现内斜视回退率为 16.8%，治疗晚和双眼单视功能不良者易发生眼位回退，并认为与斜视

发生年龄、屈光状态、双眼视力参差大小无关。

（7）随着"正视化"，调节性内斜视患儿的远视度数将逐渐减轻，内斜视也随着减轻（补充病例 2-2-2）。

补充病例 2-2-2　观察 12 年的调节性内斜视及正视化过程

患儿女，3~15 岁

5 月龄开始有时内斜视，7 月龄视近时经常内斜视、视远正位，10 月龄开始视远时也经常内斜视。

【检查】

初诊时检查（3 岁）

视力：右 0.1+6.75DS=0.3，左 0.5+5.250DS=0.6

第一眼位明显内斜视，左眼注视右眼内斜视 55△（图组 2-2-2 之图 1 下图），完全矫正后双眼正位（图组 2-2-2 之图 1 上图），但是交替遮盖依然存在 15△的内斜视。

4 岁检查

视力：右 0.3+6.25DS=0.6，左 0.7+5.50DS=0.8

左眼注视右眼内斜视 60△（图组 2-2-2 之图 2 下图），戴全矫眼镜后正位，交替遮盖存在内斜视 10△（图组 2-2-2 之图 2 上图）。

5 岁检查

视力：右 0.8+5.25DS=1.0，左 1.0+3.75DS=1.2

裸眼（图组 2-2-2 之图 3 下图）及戴原眼镜时双眼均正位（图组 2-2-2 之图 3 上图），交替遮盖双眼不动。

以后每年检查，裸眼时的内斜视也不断改善，屈光度逐渐正视化，不断更换眼镜……。

11 岁检查

视力：右 1.0+0.75DS=1.2，左 1.2+0.25DS=1.2

视近时正位（图组 2-2-2 之图 4 下图），视远时也正位（图组 2-2-2 之图 4 上图）。1% 阿托品眼膏一日两次，共 5 天，屈光检查如上，取消戴镜。

15 岁，因视力减退再次复查

视力：右 0.8-1.75DS=1.2，左 0.6-2.25DS=1.2

近时正位，视远时也正位（图组 2-2-2 之图 5），配戴近视眼镜。

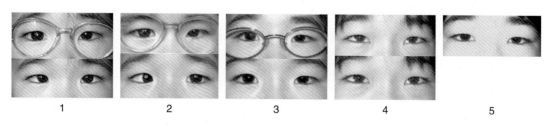

图组 2-2-2　调节性内斜视 12 年间的变化

（二）非屈光性（高 AC/A）调节性内斜视

非屈光性（高 AC/A）调节性内斜视（nonrefractive accommodative esotropia，high AC/A ratio）

临床上较少见，主要表现是视近时内斜角大于视远。发病机制为调节与调节性集合比例不正常，与高 AC/A（高于 6∶1）有关，而与屈光不正无关，所以又称为调节性集合过强型内斜视。

1. 主要特征

（1）多在 1~4 岁发病。

（2）视远时双眼正位，视近、特别是集中精力看精细近物体或图案时内斜视，睫状肌充分麻痹或戴充分矫正眼镜后视近内斜视无改善。

（3）AC/A 比值高，可达 $10^{\triangle}$/D 以上（正常值 $3{\sim}5^{\triangle}$/D）。

（4）戴 +3D 眼镜后，视近内斜视减轻或消失。

（5）斜视与屈光状态无关，患者可以为正视、远视或近视。

（6）多有双眼视觉，一般不引起斜视性弱视。

2. 治疗要点

本病目前无统一、有效的治疗方法，虽然戴双焦眼镜（上半部视远和下半部视近）有效，但导致生活不便。有学者认为渐进多焦镜可以克服焦距跳跃缺点，但是两侧物象欠清楚，妨碍儿童使用。缩瞳剂有一定的作用但有副作用。对于内斜度数较大者可行一眼或双眼内直肌后徙，行内直肌后徙对视近斜度影响大，所以可降低 AC/A 比值。

3. 典型病例

| 例 2-2-3 | 非屈光性调节性内斜视（高 AC/A）

患者女，32 岁

自幼左眼视力不良，多次验光屈光度较轻，故未配镜。近期因视疲劳，看近距离书报时不但疲劳且眼"花"就诊。

【检查】

视力：右 1.0-0.25DS=1.0，左 0.4+0.50DS=0.8

第一眼位右眼注视视近时左眼 $+32^{\triangle}$（图组 2-2-3 之图 1）、视远时双眼正位（图组 2-2-3 之图 1-1）。双眼前各加 +3D 球镜视近时双眼正位（图组 2-2-3 之图 1-2），各加 −3D 球镜后不

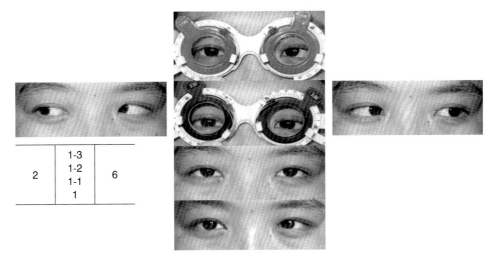

图组 2-2-3　非屈光性调节性内斜视

但视近、视远也内斜视（图组 2-2-3 之图 1-3）。AC/A=13$^\triangle$/D，双眼水平运动大致正常（图组 2-2-3 之图 2~ 图 6）。

例 2-2-4 非屈光性调节性内斜视（高 AC/A）

患儿男，12 岁

3 岁开始集中精力玩耍时内斜视，户外活动时正位。曾多次验光皆为轻度远视。近期因"双眼正位时看书不清楚，欲看清楚就会内斜视"就诊。

【检查】

视力：右 1.0–0.50DS=1.5，左 1.2+0.25DS=1.2

各眼均能注视，第一眼位视近时各眼注视另眼内斜视（图组 2-2-4A 之图 1、1-1）。双眼前各加 +3D 球镜后视远、视近均正位（图组 2-2-4A 之图 1-2）；各加 -3D 球镜时即使视远左眼也内斜视，且内斜视较裸眼还明显（图组 2-2-4A 之图 1-3）。AC/A=17$^\triangle$/D，各诊断眼位双眼运动大致正常（图组 2-2-4A 之图 2~ 图 9）。

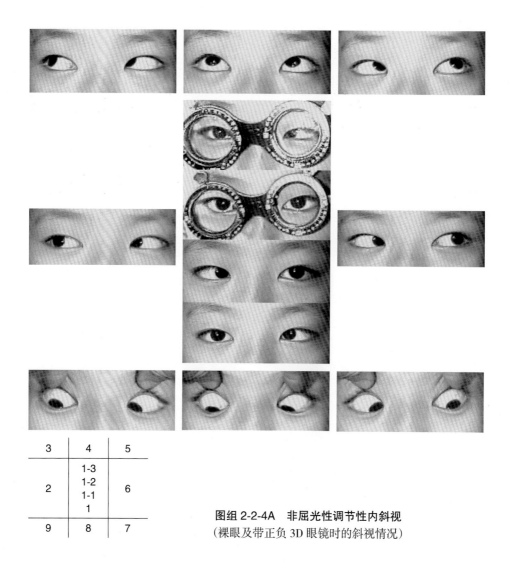

3	4	5
	1-3	
2	1-2	6
	1-1	
	1	
9	8	7

图组 2-2-4A 非屈光性调节性内斜视
（裸眼及带正负 3D 眼镜时的斜视情况）

配戴下加光为 +3D 双焦眼镜后,下、中及上方视近时双眼均正位(图组 2-2-4B 之图 1、图 3、图 5)。使用下加光镜片视近时双眼正位(图组 2-2-4B 之图 4),使用上部无下加光的镜片视近时右眼内斜视(图组 2-2-4B 之图 6)。图组 2-2-4B 图 2 是透过下加光镜片观看窗棂照片(下加光部分将窗棂放大,上方平光部分无放大作用)。

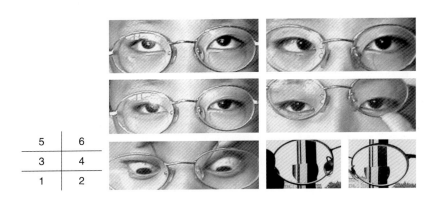

5	6
3	4
1	2

图组 2-2-4B　非屈光性调节性内斜视
戴双焦眼镜的效果及双焦眼镜对窗棂的折射作用

【讨论】

(1) 上述两例患者均存在视远时双眼正位,视近内斜视,戴 +3.00DS 远视眼镜视近时正位、戴 –3D 球镜视远时内斜视体征,系高 AC/A 所为。

因为看远时不用调节,所以无斜视,看近时使用调节故内斜视。当戴 +3D 镜片后减少或中和了视近时产生的过量调节,所以内斜视减小成隐性斜视或正位;而戴 –3D 镜片后令其尽量看清楚远处目标时,患者依然要为中和凹镜而产生 3D 调节,在高 AC/A 比的影响下,视远也出现明显内斜视。

(2) 例 2-2-3 年龄较大,远视基本正视化,说明该内斜视与远视无关,该病屈光状态可以为近视、正视及轻度远视(平均 +2.25D),病因是单位调节引起的调节性集合(AC/A)比值高于正常人,视近时使用正常的调节量引起了高于正常人的集合而出现内斜视。Parks 认为视近时 AC/A 比值较视远时高 10△为高 AC/A。

(3) 该病患者(包括某些调节性内斜视患者)还常有一特征:对使用或放松调节表现出非常强的自控能力,可以自行控制内斜或正位。例 2-2-3 主诉视近读书时就"文字乱",这是因为视近时高 AC/A 造成的内斜视引起了复视。这一自觉症状在例 2-2-4 主诉更清楚,即裸眼时若想阅读清楚近距离的文字就内斜视,若双眼正位时文字却模糊,这是因为视近时要想明视就必须使用与距离相符的调节,但患者本身 AC/A 过高,引起了过多的集合故内斜视;若不使用调节,视近不清楚却无内斜视。

(4) 临床上还可以遇到另外一种与屈光无关的内斜视,von Noorden 等称为"调节不足型内斜视"并作为调节性内斜视的第四种类型。

(三) 部分调节性内斜视

部分调节性内斜视(partially accommodative esotropia)为屈光性调节性内斜视合并了非调节性内斜视,患者戴全矫眼镜后内斜视度数减小,但仍残留 +10△以上的内斜视。

1. 主要特征

(1) 合并轻度或中度远视,充分睫状肌麻痹或戴完全矫正远视镜后内斜视角减小,但不能完全消除(残存 +10$^\triangle$ 以上)。

(2) 充分睫状肌麻痹或完全矫正后还残存的斜视部分主要是婴儿性内斜视,所以较完全调节性内斜视发病早。

(3) 内斜视常固定在某眼,多为轻或中度远视,常合并散光或屈光参差。

(4) 常伴有单眼弱视及异常视网膜对应,少数人存在一定双眼视觉。

(5) 常伴有单或双眼的垂直斜视(如上、下斜肌异常,DVD 等)。

2. 治疗要点

(1) 非手术治疗

充分睫状肌麻痹、戴充分矫正眼镜后观察半年以上时间,经过第二次充分睫状肌麻痹后观察残存内斜视是否稳定、是否减小。

1) 若充分睫状肌麻痹及配戴充分矫正眼镜观察半年后内斜≤15$^\triangle$ 时诊断屈光性调节性内斜视,继续戴镜,若合并弱视时进行弱视治疗。

2) 若残存内斜视角仍然超过 15$^\triangle$,且斜视角时大时小、视力低于 0.5 时,先治疗弱视,继续观察斜视角变化,半年至一年时间再次充分睫状肌麻痹屈光检查;

3) 对视力较好、残存内斜视角稳定且长期超过 15$^\triangle$ 的儿童,诊断部分调节性内斜视,可择期手术。

(2) 手术治疗

1) 手术时机:2~5 岁,最佳 3 岁。

2) 手术适应证:充分睫状肌麻痹后残存内斜视者。

3) 手术禁忌证:内斜视角有变化,未经充分睫状肌麻痹后检查是否残存斜视者。

4) 手术量计算:一般认为≤25$^\triangle$ 可行单眼内直肌后徙,≥25$^\triangle$ 可行双眼内直肌后徙。但是,按照戴镜后残留的内斜角定量设计手术常常欠矫,有学者提倡按戴镜及裸眼测定的内斜角的平均值估算手术量。当手术过矫或欠矫时还可适当增加或减少眼镜度数,弥补手术效果。

5) 术后注意事项:随访视力及屈光状态,观察正视化发育,半年到一年更换眼镜。

3. 典型病例

| 例 2-2-5 | 部分调节性内斜视,复性远视散光(双)

患儿女,6 岁

1 岁发现内斜视,3 岁戴充分矫正眼镜及遮盖治疗 2 年,视力提高,斜视角稳定。

【检查】

视力:右 0.4+2.50DS+1.00DC×90=1.0,左 0.9+2.75DS+0.75DC×90=1.2

各眼均中心注视。各眼注视另眼大约内斜视 90$^\triangle$(图组 2-2-5A 之图 1、图 1-1),充分矫正屈光后内斜视 45$^\triangle$(图组 2-2-5A 之图 1-2、图 1-3)。双眼运动正常(图组 2-2-5A 之图 2~ 图 9)。3 月龄时双眼正位(图组 2-2-5A 之图 10),1 岁左眼内斜(图组 2-2-5A 之图 11),5 岁明显内斜视(图组 2-2-5A 之图 12、图 13)、戴镜后内斜视略减轻(图组 2-2-5A 之图 14)。

【手术】

双眼内直肌后徙各 4.5mm。

术后 6 个月检查:裸眼时右眼注视左 +20$^\triangle$ 内隐斜视(图组 2-2-5B 之图 1),戴镜后双眼正

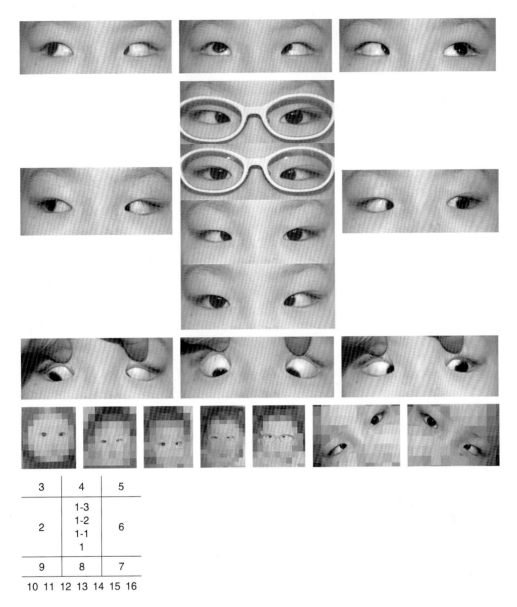

图组 2-2-5A　部分调节性内斜视　术前

位(图组 2-2-5B 之图 1-1)。各诊断眼位双眼运动大致正常(图组 2-2-5B 之图 2~图 9)。

【讨论】

(1) 该病发病率较高,占共同性内斜视的 46%,而调节性内斜视仅占 15%,非调节性内斜视(含婴儿性)占 39%。

(2) 该病与婴儿性内斜视类似,易伴有上、下斜肌异常、DVD 等,较完全调节性内斜视发病早。

(3) 诊断部分调节性内斜视需选择正确的睫状肌麻痹方法。许多学者主张完全睫状肌麻痹或戴完全矫正眼镜后观察 2 个月~半年,如仍有残存斜视即可确诊部分调节性内斜视并手术治疗。常用的方法为:1% 阿托品眼膏一日 3 次,共 3 日(必要时延长),处方时适当减去部分球镜,立即处方,1~2 日内配戴眼镜。减去球镜的度数要看基本远视度、检影验光时

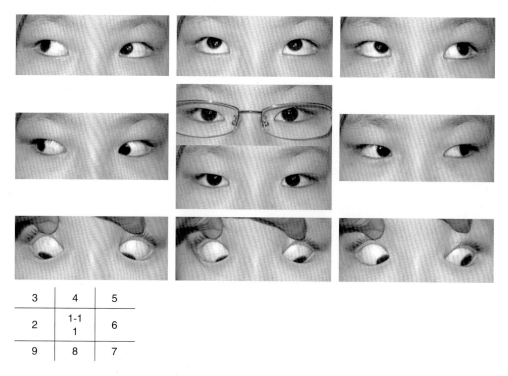

3	4	5
2	1-1 1	6
9	8	7

图组 2-2-5B　部分调节性内斜视　术后

表现的睫状肌麻痹效果及是否存在残存内斜视等情况而定。若存在内斜视基本全矫;若无内斜视:①远视度高(例如 +6.00DS 左右)及睫状肌麻痹充分时可以减去 +1.00DS,②中度远视(例如 +3.00DS 左右)减去 +0.75DS,③低度远视(例如 +1.50DS 左右)减去 +0.25DS 左右。

　　但点用阿托品的浓度、每日点用次数及点眼日数、点药是否认真、屈光矫正处方的给予方法、睫状肌松弛是否存在个体差异等因素会影响正确诊断。我们曾经遇到多个患儿,完全矫正治疗 1 年后仍然残存显性内斜视,再略增加远视度数后即变为内隐斜视。也遇到数例已经诊断部分调节性内斜视,多次建议手术均遭到家长拒绝,又过 1~2 年换过几副眼镜后也变成了内隐斜视,改为诊断调节性内斜视。

(刘艳　刘红　刘娟)

二、非调节性内斜视

　　非调节性内斜视(nonaccommodative esotropia)主要包括集合过强型和基本型,也有作者将婴儿型,甚至急性共同性也归于此类型中。

(一)主要特征

(1) 一般 2~3 岁发病,也有生后较早发生者;

(2) 屈光状态为远视或正视;

(3) AC/A 比正常;

(4) 单眼调节近点正常;

(5) 集合过强型视远时小角度内斜视、甚至正位,视近时内斜视角较大($20^\triangle \sim 40^\triangle$);基本型视远、视近内斜视角差别不大;

（6）与调节无关，双焦眼镜及缩瞳剂治疗无效，可能与神经支配异常有关。

（二）治疗要点

内斜视患者首先应用1%阿托品麻痹睫状肌后验光，测定AC/A值，以排除调节性因素引起的内斜视。对于非调节性内斜视，可行手术治疗。

例 2-2-6 后天性共同性内斜视（非调节集合过强型）

患儿男，7 岁

2 岁开始内斜视，戴镜矫正 3 年无好转。

【检查】

视力：右 0.8+1.75DS=1.2，左 0.9+1.25DS=1.2

充分睫状肌麻痹及戴完全矫正眼镜后，第一眼位视近时左眼注视右眼内斜 $+63^\triangle$（图组 2-2-6 之图 1），视远时大致正位，但是残存 $8^\triangle$ 内隐斜（图组 2-2-6 之图 1-1）。双眼向左、右运动正常（图组 2-2-6 之图 2、图 6）。AC/A=$3^\triangle$/D。

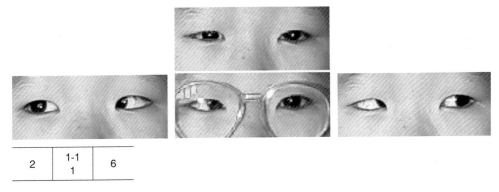

| 2 | 1-1
1 | 6 |

图组 2-2-6 后天性内斜视（非调节集合过强型）

【讨论】

（1）非调节性集合过强型内斜视的主要特征是视远时正位或轻度内斜视，视近时内斜视较显著，一般在 $+20^\triangle$~$+40^\triangle$ 之间，AC/A 正常或较低，其内斜视与调节因素无关，戴双焦眼镜及滴缩瞳剂治疗无效。

（2）关于斜视与屈光状态关系：①在全部斜视中，内斜视合并远视比较多，外斜视合并近视比较多；②调节性内斜视的远视屈光度较非调节性内斜视高；③非调节性内斜视及外斜视之间合并中度远视及近视的差异无显著性；④调节性内斜视及部分调节性内斜视均表现视近内斜视重、视远内斜视减轻，但是前者屈光状态为中度以上远视，充分睫状肌麻痹及戴镜矫正后斜视角消失或减轻；而后者屈光状态多为中度以下远视，戴镜矫正后斜视角减轻，但不能消失。

三、周期性内斜视

周期性内斜视（cyclic esotropia）最早由 Costenbader 和 Mousel 报道，是一种内斜视与正位（或轻度内斜视）按一定时间规律交替出现的斜视。在斜视中发生比率为 3000：1~5000：1。

周期性内斜视的发病年龄不定,多为 3~6 岁,也有婴儿及成人发病的报道。发病原因不明,一般认为该病可能与融合机制失调有关,但一眼视力丧失所发生的周期性内斜视不能用融合机制学说解释,Roper Hall 推测本病可能与大脑优势变更有关,Costenbader 认为本病可能与机体正常生物钟现象障碍有关,Richter 认为本病可能与眼球运动中枢控制失调有关,但其确切病变部位及机制尚不清楚。

(一) 主要特征

(1) 后天性,发生较突然,常有明显诱因(如发热、外伤等)。

(2) 内斜视与正位交替出现,并有以下规律:①发病的早期正位日双眼视觉大致正常,斜视日的内斜视角较明显(40△~50△),双眼单视功能差,斜视日与正位日的变化周期不稳定,融合功能较差;②经过数日到数周,周期逐渐稳定,内斜视日和不斜或轻度斜视日交替出现,最常见的交替周期是 48 小时(也称为隔日性内斜视),少有 24、72 或 96 小时者。一般情况下斜视角超过 20°。斜视日可有复视,融合缺陷或无融合,自觉斜视角等于他觉斜视角,两眼分别注视时斜视角相等,可伴有轻度 V 征。戴矫正眼镜对眼位无明显改善。眼球运动不受限,但双眼运动时可表现出内直肌亢进。③一般持续数月至半年后(有些人经过数年)逐渐变为恒定性外内斜视;④“正位日”并非绝对正位,存在轻微内斜视或内隐斜视。

(3) 文献报道有 20% 的病例有弱视,弱视为屈光参差性或屈光不正性,可能与斜视无关。屈光状态一般为中、轻度远视。

(二) 治疗要点

(1) 有人主张周期性内斜视应尽量在存在周期期间手术,斜位日或正位日均可手术。有人建议观察半年以上时间,经反复检查得到斜视日的较稳定的最大斜视角后手术治疗。但是若周期性内斜视向恒定性内斜视发展速度较快,在半年内已经变为恒定性内斜视,斜视角也较稳定者,应尽早手术。

(2) 手术量按斜视日最大量设计,可行双眼内直肌后徙甚或联合外直肌缩短术。有些病例虽为初诊,但是已经保持多年周期性内斜视体征,向恒定性内斜视的发展速度较慢时,可行单眼内直肌后徙。

(3) 周期性内斜视术后双眼视觉可达正常水平。

(三) 典型病例

| 例 2-2-7 | 隔日性内斜视

患儿女,3.5 岁

突然出现有时内斜、有时正位,内斜日和不斜日基本交替出现 2 周,令家长连续记录斜视规律两个月。

【检查】

视力:右 +1.50DS=1.0,左 +1.75DS=1.0

双眼中心注视,正位和斜视(图组 2-2-7 之图 1-1、图 1-2)较规律的隔日交替出现。

斜视日自觉复视,左眼注视右眼内斜 30°(图组 2-2-7 之图 1-2),无论视远、视近还是充分睫状肌麻痹后内斜角度无明显变化。

正位日检查:存在内隐斜视,图组 2-2-7 之图 1 是充分睫状肌麻痹后在暗室内采集的正位日照片,使用睫状肌麻痹剂 5 日及此后数周斜视和正位交替周期不变(表 2-2-1)。双眼左右运动大致正常(图组 2-2-7 之图 2、图 6)。

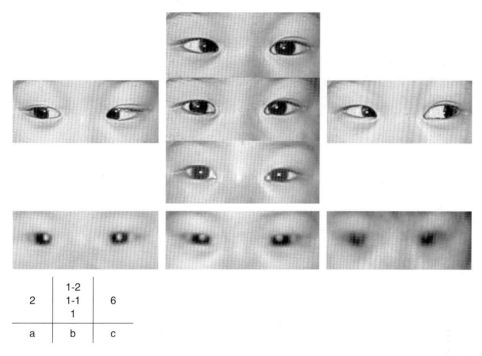

图组 2-2-7 隔日性内斜视及发病前的照片

　　3 月龄、1 岁及 2 岁 10 个月(即发病前 7 个月)双眼均正位(图组 2-2-7 之图 a~ 图 c)。家长记录的发病后 2 月斜视变化周期(表 2-2-1)。

表 2-2-1 发病后 2 个月的斜视周期变化规律

日序		1	2	3	4	5	6	7	8	9	10	11	12	13	14	15
眼位	上午	正	斜	斜	正	正	斜	正	斜	斜	正	斜	正	斜	正	斜
	下午	正	斜	斜	正	正	正	斜	正	斜	正	斜	正	斜	正	斜
日序		16	17	18	19	20	21	22	23	24	25	26	27	28	29	30
眼位	上午	正	斜	正	斜	斜	正	斜	正	斜	正	斜	正	斜	正	斜
	下午	正	斜	正	斜	斜	正	斜	正	斜	正	斜	正	斜	正	斜
日序		31	32	33	34	35	36	37	38	39	40	41	42	43	44	45
眼位	上午	正	斜	正	斜	正	斜	正	斜	正	斜	正	斜	正	斜	正
	下午	正	斜	正	斜	正	斜	正	斜	正	斜	正	斜	正	斜	正
日序		46	47	48	49	50	51	52	53	54	55	56	57	58	59	60
眼位	上午	斜	正	斜	正	斜	正	斜	正	斜	正	斜	正	斜	正	斜
	下午	斜	正	斜	正	斜	正	斜	正	斜	正	斜	正	斜	正	斜

　　注:1) 斜为正位日午睡后斜。
　　　　2) 标有下划线的字为使用睫状肌麻痹剂日。

【讨论】

(1) 发病较突然,正位日和内斜日的变化周期接近 48 小时(表 2-2-1),故称为隔日性内斜视,在周期性内斜视中最为多见。少数人变化周期为 72 小时或 96 小时。

(2) 斜视日有明显内斜视,但是"正位日"并非绝对正位,存在轻微内斜视或内隐斜视。因此,隔日性内斜视并非是正位日和斜视日交替出现,而多表现为内斜视轻、重日交替出现,或内隐斜视日和内显斜视日交替出现,这一点我们在观察病例 2-2-8 时,令患者家属进行了详细记录,从表 2-2-2 中更能清楚地看到。

(3) 刚开始发病时及个别时间周期变化可以不太稳定。

(4) 斜视日出现的复视,多数人可以忍受,这一点不同于麻痹性斜视。

(5) 患者使用 1% 阿托品眼膏点眼进行睫状肌麻痹,五日内及停药后斜视与正位的变化周期亦比较稳定。

例 2-2-8 ｜ 周期性内斜视

患儿男,4 岁

发病数周时内斜日和正位日不规律的交替出现,逐渐稳定在隔 2~3 天内斜视 1 日,共 2 个月,7 个月后交替出现现象逐渐消失,内斜视固定。

【检查】

视力:右 1.0+0.75DS=1.2,左 0.9+1.00DS=0.9

第一眼位有些天"正位"(图组 2-2-8 之图 1),有些天内斜视,规律是斜视 2-3 日后正位 1 日余。我们见到的正位日存在内隐斜视,融合范围 +30°~+5°,患儿家长观察到的正位日多表现为斜视角减小,持续为半日以上,有时表现为上、下午斜视角轻重不同(表 2-2-2、表 2-2-3)。斜视日的内斜角均超过 +30°(图组 2-2-8 之图 1-1、图 1-2),融合范围 +36°~+32°。每次检查时斜视角不但稳定(但不像调节性内斜视那样时刻改变),而且视远、视近的内斜视角相等,充分睫状肌麻痹及充分矫正后内斜角无减轻(图组 2-2-8 之图 1-3、图 1-4),各诊断眼位双眼运动大致正常(图组 2-2-8 之图 2~ 图 9)。双眼向右、右上、左上及左侧转时存在假性下斜肌功能强(图组 2-2-8 之图 2~ 图 6),1 岁、2 岁至发病 4 个月前的照片均双眼正位(图组 2-2-8 之图 a~ 图 c)。

表 2-2-2　发病后第 3 个月斜视周期变化规律(图例:轻斜▲)

日序		1	2	3	4	5	6	7	8	9	10	11	12	13	14	15
眼位	上午	斜	斜	▲	正	斜	▲	正	正	斜	斜	斜	▲	斜	斜	正
	下午	斜	斜	▲	斜	斜	▲	斜	斜	斜	斜	正	▲	斜	斜	▲
日序		16	17	18	19	20	21	22	23	24	25	26	27	28	29	30
眼位	上午	斜	斜	▲	斜	▲	斜	正	斜	正	斜	斜	▲	正	斜	斜
	下午	斜	斜	▲	斜	▲	斜	正	斜	正	斜	斜	▲	正	斜	斜

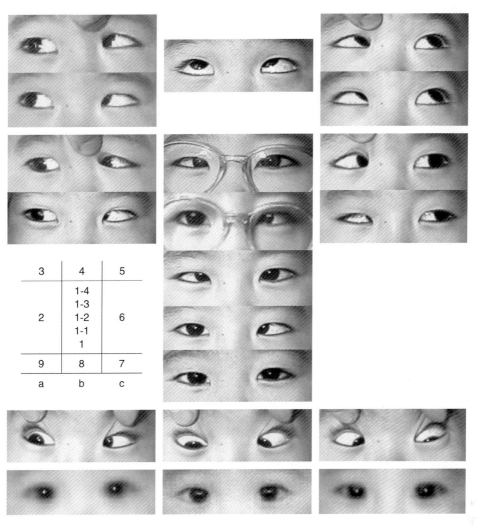

3	4	5
2	1-4 1-3 1-2 1-1 1	6
9	8	7
a	b	c

图组 2-2-8　周期性内斜视及发病前照片

表 2-2-3　发病后第 4 个月斜视变化规律（图例：轻斜▲）

日序		1	2	3	4	5	6	7	8	9	10	11	12	13	14	15
	上午	▲	斜	▲	▲	▲	斜	▲	▲	▲	▲	斜	斜	斜	斜	▲
眼位	下午	▲	斜	▲	▲	▲	斜	▲	斜	▲	正	斜	斜	斜	斜	正
日序		16	17	18	19	20	21	22	23	24	25	26	27	28	29	30
	上午	▲	▲	▲	▲	▲	▲	斜	斜	▲	▲	斜	▲	▲	斜	斜
眼位	下午	▲	▲	▲	▲	▲	▲	斜	斜	▲	▲	斜	▲	▲	斜	斜

【讨论】

(1) 该病为后天性,发生较突然,发病年龄较调节性内斜视晚(约 4~5 岁)且少见。正位与内斜视交替出现,周期近似为 72 小时。周期变化可持续数月至数年,一般要经过"不规律(内斜较少)→基本规律→不规律(内斜较多)→恒定性内斜视"的变化过程,该患儿家长认为第 2 个月及表 2-2-2 中的第 3 个月基本规律,似乎介于隔日和隔两日之间。第 4 个月(表 2-2-3)规律性越来越差,斜视仅有轻重之别,难能恢复正位,可能是周期性斜视开始向恒定性斜视转变的前奏。

(2) 内斜视和正位交替出现时间接近 72 小时,但在不同的天日甚至上、下午斜视角也不太相同。发病初期斜视日存在复视,患儿经常说看到"两个妈妈",不过复视不影响患者生活,肉眼观察下眼球运动也无明显异常。

(3) 该例斜视日内斜视角超过 30°,但不恒定,所以要与调节性内斜视相鉴别。后者存在中高度远视,斜视角也可在短时间变化,视近或欲行使调节时即内斜视,视远时可以正位,充分睫状肌麻痹后正位,而非按时间规律周期变化。本例周期性斜视的斜视角可在半日 - 数日间规律变化,充分睫状肌麻痹后内斜视不减轻,客观验光的远视度数不高,戴充分矫正眼镜后双眼仍明显内斜视,可以排除调节性内斜视。另外,要与部分调节性内斜视鉴别,因为后者内斜视角也时有变化。还要与非屈光性调节性内斜视相鉴别,本例患儿不太合作,虽能勉强照相,但是 AC/A 检查未能成功,我们从视远、视近斜视角相等这一点推测,患有高 AC/A 的可能性较小,周期内斜视的病史表现出典型的"不规律→基本规律→不规律→恒定性内斜视"的变化过程,最后一次就诊时已经无正位日,均不支持非屈光性调节性内斜视。

四、急性共同性内斜视

急性共同性内斜视(acute acquired comitant esotropia, AACE)是一组急性发生的共同性内斜视,多见于年龄较大的儿童及成人。患者内斜视及复视的发病日期比较明确,但无麻痹性斜视之眼部及神经科体征。原因不明,部分发生在人为破坏双眼视(如遮盖一眼)之后。

(一) 主要特征

(1) 一般无斜视及双眼视功能障碍史,突然出现复视及共同性内斜视。多发生在幼儿或儿童期,因其不会表达,所以唯一的症状可能是喜欢闭一只眼。年长儿或成人会感到突然复视,可说出发病的准确时间。

(2) 斜视角集中在 $+10^\triangle$~$44^\triangle$ 之间,视远斜视角大于视近,可表现为隐斜视、间歇性及恒定性斜视。

(3) 水平同侧复视,各诊断眼位复像距离相等,但是视远时复像距离大、视近时复像距离小或无,随病情进展视远、视近均可出现复视。

(4) 各诊断眼位眼球运动正常,多数人具有同时视及一定范围融合,半数具有立体视,最好者可达 30″。随发病时间延长双眼视功能逐渐变差,首先受损的是远立体视。

(5) 无神经系统器质性疾病。

(二) 临床分型

临床分为 3 型

(1) Swan 型:由于包眼或各种原因较长时间的遮盖了眼球,干扰了融合,使得潜在的内隐斜视显性化。

(2) Burian-Franceschetti 型:尽管无融合阻断史,但是发病前可能融合范围较窄,勉强保持着双眼正位,在精神紧张、身体虚弱等情况下发生急性大角度的内斜视,并伴有复视,矫正远视屈光度不能改善斜视度,神经科检查正常。若双眼协调运动较好,斜视矫正后双眼视功能可以得到较好的恢复。

(3) Bielschowsky 型:主要原因是近视,近距离用眼时过度调节导致眼的集合与分开不平衡,外展融合力不能克服内直肌张力而引发的内斜视。

(三) 治疗要点

(1) 如果斜视度小,复视能够耐受,可保守治疗。

(2) 由于可能产生抑制,对年龄小者采用配戴底向外三棱镜,以保持双眼视功能,直到斜视角稳定后进行手术治疗。

(3) 手术定量与方法和其他类型斜视相同,可行双眼内直肌后徙或单眼内直肌后徙联合外直肌缩短术。如能局麻手术的年长儿童或成人,在手术过程中可用 Maddox 杆加三棱镜反复调整手术量直至复视消失为止。术中观察眼位,以看远内隐斜、看近外隐斜为最佳。

(4) 如果术前融合功能较差,须经同视机进行融合训练,融合力达 10° 以上时再手术,这样术后消除复视的效果更为可靠。

(四) 典型病例

例 2-2-9 | 急性共同性内斜视(Swan 型),屈光参差性弱视

患儿男,11 岁

因右眼视力不良矫正加遮盖治疗 9 个月,视力有所提高,但遮盖过程中突然出现复视 2周、发现内斜视 1 周。

【检查】

视力:右 0.4+3.50DS+1.75DC×180=0.6,左 0.8+1.25DS+0.25DC×180=1.0

双眼均中心注视,右眼注视时左眼恒定性内斜 57$^\triangle$(图组 2-2-9 之图 1),各诊断眼位双眼运动大致正常(图组 2-2-9 之图 2~ 图 9)。充分睫状肌麻痹和戴镜矫正后斜视角无明显差异。

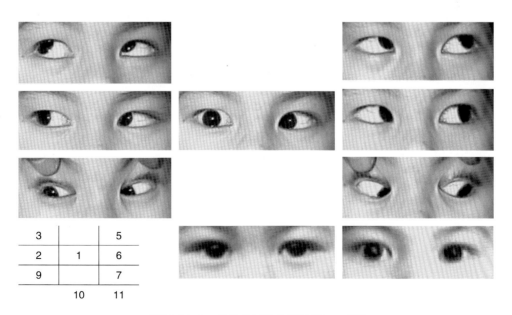

3		5
2	1	6
9		7
	10	11

图组 2-2-9 急性共同性内斜视(Swan 型)

正常视网膜对应,融合范围极小,立体视320″(交叉视差)。水平同侧复视,各方向复视像距离相等,复视可以忍受。5 岁(图组 2-2-9 之图 10)、10 岁照片(图组 2-2-9 之图 11)双眼正位。

【讨论】

(1) 该型应与后天发病的许多内斜视相鉴别,例如调节性内斜视、非调节性内斜视、周期性内斜视、分开麻痹、展神经麻痹、重症肌无力及集合痉挛等。

(2) 需要区别两种形式的急性共同性内斜视:①临床上最为常见的是人为破坏双眼视觉之后,经常发生在单眼弱视患者,凭借一定的生理性融合维持着双眼正位,但是遮盖一只眼后,破坏了融合的补偿机制,使得原来的正位或隐性内斜视突然显性化(如本例及例 2-2-10)。另外,也有学者发现在角膜穿孔伤术后、睑板腺囊肿切除术后、眼睑钝挫伤肿胀遮盖一只眼数日后出现了该病;②发生前无任何破坏双眼视觉的原因,没有外直肌麻痹征象,少有调节性因素,突然发生,内斜视角度比较大,内斜视的发生与破坏融合无关,一些患者可能存在全身衰弱性疾病或情绪紧张(如病例 2-2-12)。

(3) 内斜视具有自愈的可能性。有些患者通过屈光不正的矫正,改善双眼视力即可恢复双眼正位。而另一些患者只能通过手术矫正。

(4) 落合敬子及丸尾敏夫等认为遮盖后诱发 Swan 型急性共同性内斜视的危险因素为:①年龄小的小儿;②全日完全遮盖;③连续遮盖 2 日以上;④远视;⑤内隐斜视。所以临床治疗弱视时应注意预防。

例 2-2-10　急性共同性内斜视(Swan 型),屈光参差性弱视

患儿男,5 岁

弱视治疗(戴镜及遮盖)近 1 年,突然内斜视数日。

【检查】

这是一组充分睫状肌麻痹后的照片,第一眼位裸眼与戴镜后右眼恒定性内斜视 50$^\triangle$(图组 2-2-10 之图 1、图 1-1),双眼左、右转时运动大致正常(图组 2-2-10 之图 2、图 6)。同视机检查:正常视网膜对应,融合范围较小,存在粗糙的立体视。复视像:水平同侧复视,水平各方向复视像距离相等,但是可以忍受。百日龄(图组 2-2-10 之图 10)及发病 2 个月前照片(图组 2-2-10 之图 11)双眼正位。

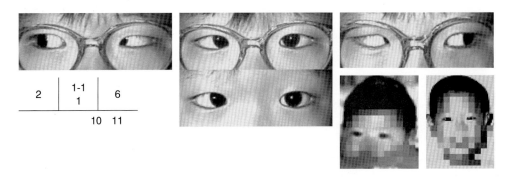

图组 2-2-10　急性共同性内斜视(Swan 型)

【讨论】

弱视治疗过程中突然发生急性共同性内斜视,常常引起患儿家长不安,因此对完全性遮盖要持慎重态度,发生急性共同性内斜视后应进行耐心解释。

H.M.Burian 认为,在没有矫正远视的患者行单眼遮盖后,尤其是有高 AC/A 比率者,容易产生急性共同性内斜视 Swan 型。急性共同性内斜视Ⅰ型与融合机能破坏有关。通常为有内隐斜的患者,由于有融合机能代偿而不表现出斜视。一旦融合机能被破坏,原来的内隐斜不能被控制而出现显斜。

例 2-2-11 急性共同性内斜视(Burian-Franceschetti 型)

患儿女,16 岁

期末考试前发烧数日,突然复视、内斜视 5 个月。

【检查】

视力:右 0.7–1.00DS=1.5,左 0.8–0.75DS=1.5

双眼中心注视,内斜视为恒定性,右眼注视左眼内斜 30°(图组 2-2-11 之图 1-1),左眼注视右眼内斜 28°(图组 2-2-11 之图 1),充分睫状肌麻痹和戴镜矫正后斜视角无明显差异。各诊断眼位双眼运动大致正常(图组 2-2-11 之图 2~ 图 9)。

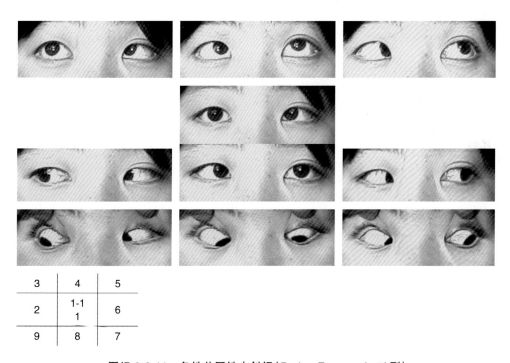

3	4	5
2	1-1 1	6
9	8	7

图组 2-2-11 急性共同性内斜视(Burian-Franceschetti 型)

同视机检查:自觉、他觉斜视角相等,同时视(+),融合范围 +23°~+32°,立体视(+)。水平同侧复视,各方向复视像距离相等。

【讨论】

(1) Burian 首先报告了 11~72 岁的 4 个病例,均存在急性发作的内斜视和复视,有低度远视性屈光不正,斜视角度从 $20^{\triangle}$~$60^{\triangle}$,全部患者在斜视矫正术后均有良好双眼视觉。

(2) 该病多发于成人,近视小于 −5.00D 者,发病突然,原因不明确,但患者或家属能明确发病日期。斜视角恒定,存在复视,但各诊断眼位眼球运动正常。Burian-Franceschetti 型,可能与发病前融合范围较窄,勉强保持着双眼正位,但是在精神紧张、身体虚弱等情况下发病,多数人具有同时视及一定范围的融合,半数具有立体视。

(3) 水平同侧复视,各诊断眼位复像距离相等,故属于共同性内斜视。但视远时复像距离大、视近时距离小甚至消失。由于是突然出现复视,所以急性共同性内斜视必须与单侧或双侧展神经不全麻痹相鉴别,展神经不全麻痹也可以突然出现复视,但各诊断眼位复像距离不相等,也具有视远比视近明显的特征。但发病较久的患者可以逐渐发展成共同性,要与之鉴别。

(4) 该患者随访半年余,内斜视稳定,尽管有复视但能上学,说明复视可以忍受。

例 2-2-12　急性共同性内斜视(Burian-Franceschetti 型)

患儿男,8 岁

视疲劳、复视 2 周,突然内斜视且视物模糊 1 日。

1 个月前曾因视疲劳、眼痛就诊,曾被疑重症肌无力,但新斯的明试验等神经科检查阴性,散瞳验光各眼均 <+0.75DS,未配镜及其他处理。

【检查】

患儿无精打采,外观疲惫。双眼视力均为 1.2。右眼注视左眼明显内斜视(图组 2-2-12 之图 1)且斜视角不稳定,1% 阿托品眼膏充分睫状肌麻痹后无屈光异常、斜视同前。水平各方向眼球运动无异常(图组 2-2-12 之图 2、图 6)。复视像呈水平同侧复视,各方向复像距离相同,视远内斜视不减轻。再次新斯的明试验阴性。1 月前照片示双眼正位(图组 2-2-12 之图 10)。

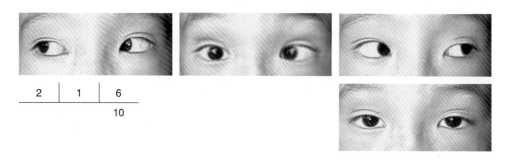

图组 2-2-12　急性共同性内斜视(Burian-Franceschetti 型)

【讨论】

(1) Burian-Franceschetti 型急性共同性内斜视较 Swan 型少见,发病原因不明,除了内斜视、发病急且无外直肌麻痹特征外,内斜角较大,一般无屈光异常、弱视及单眼遮盖史,融合范围较窄,可有亦可无精神紧张和全身衰弱等诱因。

(2) 该患儿融合力的储备较少可能是发生该型急性共同性内斜视的原因,另外患儿消瘦、孤僻、困倦疲乏,父母为其安排了英语、钢琴、电脑等课外教育,又临近钢琴考级,精神压力较大。我们遇到的该类病例较少,无法进一步深入讨论。

（3）有文献报道,急性共同性内斜视Ⅱ型患者可发生在同胞和单卵双胞胎中,说明该病可能与遗传有关。

（4）部分急性内斜视因颅脑等疾患引起,如脑积水、ChiariⅠ型畸形、脑肿瘤、丘脑疾病、重症肌无力、癫痫等。临床上怀疑 Burian-Franceschetti 型急性共同性内斜视时一定要经影像学检查（CT 或 MRI）排除颅脑疾患,必要时请神经科会诊。

五、微小斜视

微小斜视（microstrabismus）又称单眼固视综合征（monofixation syndrome）,主要是指微小内斜视（microesotropic）。常因斜视术后残留小角度斜视、屈光参数、黄斑病变导致黄斑发育障碍等引起黄斑中心凹抑制暗点,形成异常视网膜对应的小角度斜视。

（一）主要特征

（1）斜视角度小于 10^Δ,外观不显斜视,用角膜映光法、遮盖法等不易发现。

（2）对于弱视治疗效果不佳的斜视患儿,尤其是内斜视术后角膜映光正位,但视力下降,常规检查不能解释。采用 4^Δ 底向外试验和 Bagolini 线状镜检查,可确诊为微小角度斜视。

（二）治疗要点

（1）对于早期发现的患儿,应尽早矫正屈光不正和弱视,尽量减少屈光参差对微小斜视的影响。

（2）微小内斜视因其内斜视角度≤10^Δ,故无法采用手术矫正眼位,可采用压贴三棱镜抵消微小内斜视患者的斜视度,使其双眼视轴保持平行。

由于本著作重点以照片表达及讨论斜视,微小内斜视不易用照片表达,所以不列举病例讨论。

第三节 继发性内斜视

继发性内斜视（secondary esotropia）的主要类型有知觉性内斜视和连续性内斜视。

一、知觉性内斜视

知觉性内斜视（sensory esotropia）是由单眼视力丧失或明显下降后感觉缺陷造成的内斜视。单眼注视功能丧失及其后天形成双眼单视的神经反射发育异常,是发生知觉性斜视的主要病因。

（一）主要特征

（1）单眼视力不良。

（2）内斜视通常为共同性,眼球运动各方向不受限制。

（3）病程长者由于内直肌和（或）结膜及筋膜的挛缩,主动运动或被动牵拉试验时患眼可表现一定程度的外转受限。

（4）视力不良的原因,常见屈光参差性弱视、白内障、角膜白斑、视网膜疾病、视神经萎缩、眼外伤以及视网膜母细胞瘤等。

（二）治疗要点

（1）针对病因治疗,特别是婴幼儿应当矫正屈光不正,治疗弱视、白内障、视网膜疾病等,尽力提高视力,然后手术治疗。

（2）手术目的主要美容。多数知觉性斜视患者斜视度数较大,如患者对在健眼上进行手术存在疑虑,可考虑超常量单眼手术。但多数学者主张将手术分配在双眼。

（3）知觉性内斜视病因大多难以根除,斜视术后远期效果不稳定,有转变外斜视的可能性,因此有学者建议术后要保留10°以内的内斜视,以防止出现连续性外斜视。但知觉性内斜视欠矫多少度最为合适,尚缺乏大量病例长期的随访研究。

（4）当内直肌无挛缩,可以按照共同性内斜视手术设计;当内直肌肥大、挛缩或Tenon囊和结膜挛缩,外转受限,转变成非共同性斜视时,应当按限制性斜视酌情处理。

（三）典型病例

| 例**2-3-1** | 知觉性内斜视,视网膜脉络膜陈旧性病变（右）

患儿男,8岁

数月龄右眼内斜视。3岁戴眼镜并遮盖治疗3年,视力及斜视无改善。

【检查】

视力:右0.02+1.75DS=0.04,左0.7+1.00DS=0.9

左眼注视时右眼明显内斜视（图组2-3-1之图1）,右眼不能注视（图组2-3-1之图1-1）,向各方向注视时双眼运动大致正常（图组2-3-1之图2~图9）,向正上方注视轻度内斜视（图组2-3-1之图4）,向正下方注视明显内斜视（图组2-3-1之图8）。右眼黄斑区可见大片黑灰色视网膜脉络膜变性。

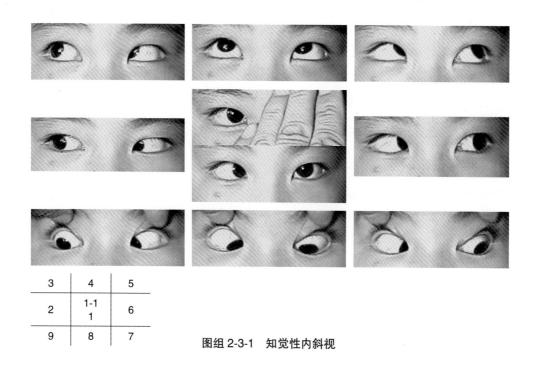

3	4	5
2	1-1 1	6
9	8	7

图组2-3-1　知觉性内斜视

| 例**2-3-2** | 知觉性内斜视,眼球穿孔伤,瞳孔移位,晶状体吸出术后（左）

患者男,25岁

5岁时左眼被铁丝刺伤,数日后行晶状体吸出术,2年后左眼内斜视。

【检查】

视力:右 1.0-0.25DS=1.5,左 0.02+10.75DS=0.04

右眼注视时左眼明显内斜视(图组 2-3-2 之图 1),左眼不能注视,向各方向注视时双眼运动大致正常(图组 2-3-2 之图 2~图 9),左眼瞳孔向下方移位,晶体缺如(图组 2-3-2 之图 10)。

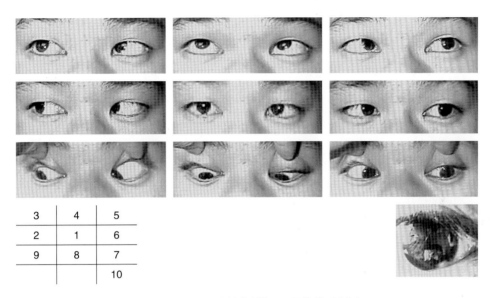

3	4	5
2	1	6
9	8	7
	10	

图组 2-3-2　知觉性内斜视,无晶状体眼(左)

【讨论】

(1) 临床医生应牢记,任何类型的斜视都必须排除知觉性斜视的可能性,因为内斜视的最初的症状往往是单眼低视力或盲。因此,对所有斜视患者,无论年龄大小、合作与否,都应进行详细的系统眼科检查。例如,一些视网膜疾病如视网膜母细胞瘤患者,常常因斜视来眼科就诊。Ellsworth 甚至认为内斜视是视网膜母细胞瘤的第二临床表现。

(2) 单眼器质性病变导致严重视力障碍,破坏双眼视觉后可引起眼位偏斜。除内斜视外亦可导致外斜视,von Noorden,Bielschowsky 等认为偏斜方向与发病年龄无明显关系,可能与解剖或屈光状态等有关。

国内外多数学者报道知觉性斜视的类型与视觉障碍的发病年龄有关。Havertape 等报道先天性视觉障碍患者中 67% 发展为知觉性内斜视,33% 发展为知觉性外斜视。而获得性视力障碍患者中 10% 发展为知觉性内斜视,90% 发展为知觉性外斜视。von Noorden 曾分析了 121 例知觉性斜视患者,发现当单侧视力障碍发生在出生时、出生后 1 岁以及生后 1~5 岁,知觉性内斜视和外斜视的发生率大致相等。但当视力障碍发生在年长儿童或成人,大多发生知觉性外斜视。Chavasse 认为这是由于随着年龄增长,紧张性集合力逐渐减少的原因。国内陈霞等报道视力障碍的年龄发生在小于 1 岁者知觉性内斜视的发生比例较大,1 岁以后发生视觉障碍者主要发生外斜视。有学者认为知觉性斜视的类型与健眼屈光不正的类型有关,当健眼屈光不正为远视和正视眼比健眼是近视更容易发生内斜视。

（3）对于知觉性斜视，首先应针对病因治疗，矫正屈光不正，治疗弱视、白内障、视网膜疾病等，原发病病情稳定后，为美容目者可考虑手术矫正斜视。

（4）知觉性斜视可以是共同性也可以是非共同性，非共同性主要是内直肌肥大或 Tenon 囊和结膜挛缩引起的限制因素所致，表现为外转限制和过多的内转。视力差的患眼经常伴有下斜肌或上斜肌亢进，引起垂直性斜视或 A-V 征。知觉性斜视可伴有 DVD，Kutluk 等报道知觉性斜视中 DVD 检出率为 12.5%，其中内斜视中 DVD 检出率（18.3%）高于外斜视（8.1%），并且单眼视力丧失的年龄并不影响 DVD 的发生。

二、连续性内斜视

连续性内斜视（consecutive esotropia）是指外斜视手术矫正过量发生的内斜视或无原因及外直肌麻痹史等情况下自然转变成的内斜视。前者发生率约为 6%~20%，后者罕见。

发生内斜视的原因有：

（1）手术设计过量。

（2）儿童集合不足型外斜视，看远斜视角小于看近斜视角，如果采用双眼外直肌大量后徙，术后容易导致外展功能不足，从而发生连续性内斜视。

（3）患者同时合并的屈光不正也是术后内斜视的原因之一：①部分患者存在近视，手术前设计手术量未把近视因素考虑进去，手术后戴中、高度近视眼镜加重内斜视。②部分患者合并中度远视，术后未充分矫正，手术后长期动用调节导致内斜视。③垂直性斜视、DVD 以及 A-V 征等，对连续性内斜视的发生也起一定的作用。

（一）治疗要点

（1）外斜视术后发生内斜视，小度数的过矫往往随着时间推移而逐渐消失。

（2）外斜视术后造成连续性内斜视，易造成单眼抑制、弱视，甚至丧失双眼立体视觉。尤其是间歇性外斜视，术前往往有部分融合和立体视功能，由于术后过矫，造成原有的双眼视功能不仅不能改善，反而进一步遭到破坏，甚至丧失。对于儿童连续性内斜视不能盲目观察等待，对于手术后眼位不能恢复者，为了促进双眼视功能的重建，3~6 个月必须手术。

（3）再次手术的指征是患者不能接受非手术治疗，戴三棱镜后斜视角无改善或继续进展，以及由于非共同性或运动障碍引起的持续性复视。

（4）手术方式的选择：根据眼球外转有无受限、视远和视近斜视角的差别和被动牵拉试验结果来选择式式，手术量的设计遵从一般原则。

（二）典型病例

例 2-3-3　连续性内斜视，Helveston 综合征

患儿男，13 岁

因左眼内斜视要求手术。

4 年前因外斜视行手术治疗（手术方式、量不详），术后数月逐渐内斜视至今。

【检查】

双外侧结膜有瘢痕，双眼视力良好且均能注视。第一眼位：右眼注视左眼内斜 +43$^\triangle$、左眼略高于右眼（图组 2-3-3A 之图 1），其垂直斜视有变化，最高 L/R20°（图组 2-3-3A 之图 1-1、图 1-2）；左眼注视右眼 +33$^\triangle$，无显性垂直斜视（图组 2-3-3A 之图 1-3），但是当左眼前置底向下 35$^\triangle$ 三棱镜后，交替遮盖双眼均由内上至正中移动。双眼水平右、左转时内转眼低于外转

眼(图组 2-3-3A 之图 2、图 6),左、右外下转眼位更著(图组 2-3-3A 之图 7、图 9),提示双眼上斜肌功能亢进。双眼向右、左外上方注视时外转眼高于内转眼(图组 2-3-3A 之图 3、图 5)。正下方注视时内斜视角减小(图组 2-3-3A 之图 8),正上方注视时内斜角增加(图组 2-3-3A 之图 4),存在 A 型内斜视。充分睫状肌麻痹后内斜视角不减小,AC/A=5$^\triangle$/D,戴镜 3 年内斜视无好转。第一次手术前照片显示外斜视(图组 2-3-3A 之图 10),第一次手术后照片显示内斜视,且出现头向左倾的代偿头位(图组 2-3-3A 之图 11)。双眼 Bielschowsky 头位倾斜试验阴性(图组 2-3-3A 之图 12、图 13)。

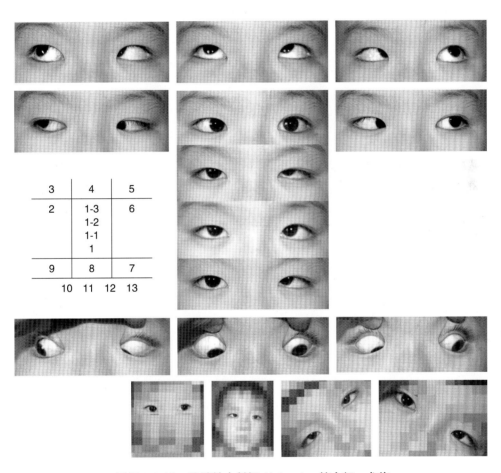

图组 2-3-3A　连续性内斜视,Helveston 综合征　术前

【手术】

右眼内直肌后徙 5mm、上直肌后徙 4mm,左眼上直肌后徙 7mm。术后次日检查:第一眼位双眼正位(图组 2-3-3B 之图 1),水平右、左转眼位(图组 2-3-3B 之图 2、图 6)及右、左外上转眼位(图组 2-3-3B 之图 3、图 5)大致正常,A 征明显改善(图组 2-3-3B 之图 4、图 8),左、右外下转眼位双眼上斜肌功能亢进体征有所改善(图组 2-3-3B 之图 7、图 9)。

【讨论】

(1) 连续性内斜视是因外斜视手术过矫造成的内斜视,多见于间歇性外斜视术后。因为间歇性外斜视手术效果有回退倾向,许多学者主张适当过矫,但过矫超量易引起内斜视。所

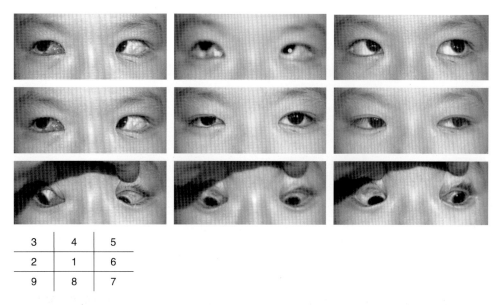

3	4	5
2	1	6
9	8	7

图组 2-3-3B   连续性内斜视,Helveston 综合征   术后

以,掌握恰当的过矫手术量是避免出现连续性内斜视的关键。若因间歇性外斜视手术过矫引起了内斜视,术后复视多能忍受,只要能顺利阅读,可观察半年左右。为了保持双眼视觉,此间可以进行以下保守治疗:增加眼镜的远视度数来减少调节、戴三棱镜及进行视功能训练等。

(2) 本例单眼遮盖均有上转运动,即 DVD,另外,还有双眼下斜肌功能强、A 征,故诊断为 Helveston 综合征。

(3) 大角度外斜视过分超常量外直肌后徙,若再进行内直肌缩短,容易引起外转功能不足及内斜视(例 2-3-4)。

例 2-3-4　　连续性内斜视

患儿男,12 岁

8 岁行外斜视矫正术(右外直肌后徙 10mm、内直肌缩短 4mm,左外直肌后徙 8mm),术后半年检查内斜视。

【检查】

双眼视力大致正常,右眼注视左眼内斜 21$^\triangle$(图组 2-3-4A 之图 1),左眼注视右眼内斜 32$^\triangle$(图组 2-3-4A 之图 1-1),矫正后略好转(图组 2-3-4A 之图 1-2)。在右、左转眼位外转眼均不到位(图组 2-3-4A 之图 2、图 6),面左转时更清楚显示右眼外转不足(图组 2-3-4A 之图 2-1)。无代偿头位,但经常用右眼注视。

【手术】

右眼内直肌后徙 4mm。术后 3 个月检查:左眼注视右眼 +11$^\triangle$(图组 2-3-4B 之图 1),矫正后正位(图组 2-3-4B 之图 1-1),双眼右、左转运动到位(图组 2-3-4B 之图 2、图 6)。

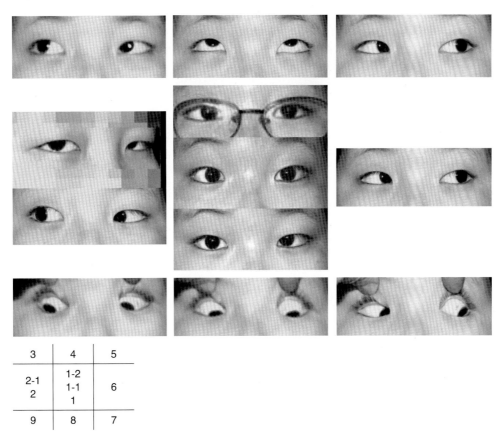

3	4	5
2-1 2	1-2 1-1 1	6
9	8	7

图组 2-3-4A　连续性内斜视　术前

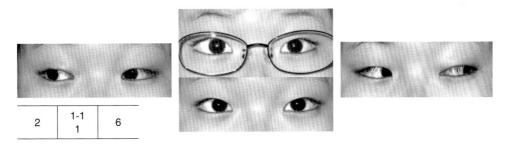

2	1-1 1	6

图组 2-3-4B　连续性内斜视　术后

【讨论】

间歇性外斜视术后早期小角度过矫常常会逐渐缓解,不必做任何处理。若有持续复视,可用缩瞳剂或戴用远视矫正眼镜,使内斜视角减少到患者的融合范围内。早期若出现大角度过矫、复视难忍,尤其存在眼球运动障碍时应立即手术处理,术中探查是否有肌肉的滑脱、线结松弛、手术设计过量等。高 AC/A 患者使用轻度过矫远视眼镜即可消除复视,若视近内斜视角增加,最好使用双焦眼镜。以上处理无效时可以一边遮盖单眼消除复视,一边等待手术效果回退,观察内斜视是否缓解。为了保持儿童的融合功能,或成人迫切希望避免复视时可戴用基底向外的棱镜。Hardesty 等报道小于 15^{Δ} 的连续性内斜视仅用三棱镜即可治愈。值得注意的是过矫的内斜角度较大时常常会逐渐增加。二次手术的总原则是:①观察 3~6 月后无好转趋势;②复视持续存在,影响患者日常生活;③影响双眼视功能;④用三棱镜不能减轻斜视角。

(于淑娟　刘　红　刘　娟)

3

第三章

外 斜 视

外斜视（exotropia）是由于融合功能缺陷引起的视轴分离，综合 Duane 和 Bielschowsky 的主流观点，认为是由于解剖组织等机械因素和/或神经支配因素引起的集合和分开之间的不平衡。Mitsui 用固定镊子牵引外斜视患者注视眼内转时斜视眼也同时内转（称为魔术师的镊子现象），当注视眼遮盖半透明膜使其不能观察到图像移位时则无此现象。因而认为外斜视不是机械因素而是视觉诱发注视反射所致，从而推断来自主导眼的异常本体感觉冲动是外斜视的病因。一些研究发现白种人的外斜视明显少于亚洲人，认为与地域、人种、遗传均有一定关系。

Jampolsky 认为大多数外斜视发病于出生不久，很少有人例外。由于早期斜视为隐性，所以很难清楚划分外隐斜视和外斜视的界限，而且外隐斜视很难用相机拍摄到典型体征，所以本专著将外隐斜视合并在间歇性外斜视中一并讨论。刚开始出现的外隐斜视会随着集合功能减退、抑制的加深以及调节力的减少逐渐演变为间歇性和恒定性外斜视。但是家长仅仅能提供"发现"斜视时间，临床既难根据病史确定是否自出生就存在恒定性外斜视，也不易追查生后隐性及间歇性外斜视阶段是何时出现及经历了多长时间，尽管该方面信息对评估预后非常重要。

外隐斜视不易被外人觉察，畏光和闭单眼经常是最早被家长注意的体征。年长儿及青少年的外隐斜视患者具有正常视网膜对应，在双眼正位失去控制、出现外斜瞬间会立即觉察复视，为了避免复视孩子经常会闭上一只眼睛，特别是在强光时，发展到间歇性外斜视阶段出现外斜视时已经形成了单眼抑制，所以无自觉复视，但是畏光和闭单眼会延续存在，所以眯眼是值得家长警觉的早期体征。恒定性外斜视无良好双眼视觉，所以没有明显自觉症状，但常因外观异常而就诊。

Moore 和 Cohen 报道在婴儿早期形成的真正外斜视，在斜视矫正术后难以获得融合，经过外隐斜及间歇性外斜视阶段的患者术后效果明显优于婴儿性外斜视，因而，早期发现及早期治疗至关重要。

49

外斜视与屈光不正及调节的关系不如内斜视密切,斜视角度随年龄的增长有逐渐增加的趋势。在亚洲人群,外斜视较内斜视发病率高,且部分内斜视只需要戴镜治疗,因而,手术患者中外斜视比率较内斜视高。

斜视分类仍存在争议,本书基本按照 2015 年《我国斜视分类专家共识》,将外斜视分为婴儿性、共同性、继发性三大类。

第一节　婴儿性外斜视

婴儿性外斜视(infantile exotropia)也称先天性外斜视(congenital exotropia),生后早期发生,临床较为少见。

(一) 主要特征

(1) 出生时或出生 6 个月内发病。

(2) 大角度恒定性外斜视,常超过 30°。

(3) 双眼视功能不良,无同时视及融合,视网膜对应缺如。

(4) 多数双眼可交替注视,有屈光参差者可能合并弱视。

(二) 其他特征

(1) 斜视度与屈光或调节功能关系不大。

(2) 集合功能不良。

(3) 常合并下斜肌功能亢进、DVD、A-V 型斜视、眼球震颤等。

(4) 常合并眼部其他和全身异常。

(三) 治疗要点

(1) 非手术治疗

1) 婴儿性外斜视如伴有明显的屈光不正和弱视,术前需要矫正屈光不正,以及治疗弱视。

2) 融合训练及集合训练无效。

(2) 手术治疗

1) 手术时机:多数学者认为生后不久就出现的没有间歇过程的外斜视,应该在确诊和能较准确测量斜视角的情况下 1~2 岁手术。尽管一些 2 岁前手术的病例研究发现,这些患儿即使术后眼位正,仍无法获得良好的集合功能及较好的立体视觉,而且经常因过矫带来继发弱视的风险。但是 2 岁时是患儿双眼视觉发育的高峰期,而且能较好配合术前检查及术后继续治疗,所以只要能进行可靠检查就应当手术(参照婴儿性内斜视手术时机原则)。

2) 手术设计:在大龄儿童或成人间歇性外斜视术后轻度过矫是有益的,但是在视觉发育不成熟的婴幼儿外斜视矫正术后小度数的内斜视会造成灾难性的结果,应当避免。斜视度小于 50$^\triangle$时可行单侧外直肌后徙联合内直肌缩短术,斜视度大于 50$^\triangle$时可行双侧外直肌后徙联合非主视眼内直肌缩短术。

3) 婴儿性外斜视合并其他类型斜视的手术原则:①合并单侧或双侧下斜肌功能亢进:单侧下斜肌亢进多数伴有垂直斜视及头位,应同时进行下斜肌减弱术。合并双侧上斜肌麻痹及下斜肌功能亢进的患者多数合并 V 征,应当同时进行斜肌手术,但轻度双侧下斜肌功能亢进且对称、没有明显垂直斜视及代偿头位时可仅矫正水平斜视;②合并 DVD:随着年龄增长及视功能的发育,部分患者 DVD 存在改善趋势,若双眼上飘比较轻且对称时,建议先行外斜视矫正,术后观察 DVD 变化酌情处理。

（四）典型病例

例 3-1 | 婴儿性外斜视

患儿男,4 岁

3 月龄时被发现外斜视,1 岁时被发现双眼交替视物。

【检查】

双眼视力正常,无明显屈光不正。左眼注视右眼外斜视 70△（图组 3-1A 之图 1）,右眼注视左眼外斜视 75△（图组 3-1A 之图 1-1）。水平左、右转双眼运动大致正常（图组 3-1A 之图 6、图 2）。无同时视及融合,视网膜对应缺如,不能集合。

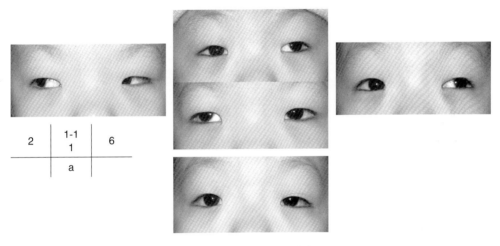

图组 3-1A　婴儿性外斜视

【手术】

双眼外直肌后徙各 6mm,左眼内直肌缩短 5mm。术后三个月（图组 3-1A 之图 a）:双眼正位,交替遮盖双眼基本不动。

【讨论】

（1）该患儿家长诉出生不久即发现外斜视,0.5~4 岁在多所医院就诊,均诊断为婴儿性外斜视,随着年龄增长斜视角略增大。

此次检查发现外斜视角大且稳定,单、双眼运动正常,双眼视功能不良,诊断明确。但是早期诊断婴儿性外斜视并非易事,因为:①55% 新生儿的眼位集中在 −15°~−35° 的分开位,3 周龄时外斜视开始减少,大多数婴儿在 2 月龄后接近正位,所以生后 4 个月前观察到的斜视为一过性斜视（transient squint）;②小度数婴儿性外斜视受内眦赘皮影响,或为隐性、间歇性不易被发现。所以,不如内斜视发现早,漏诊者较多,报道的发病率应该比实际低。因而,在诊断此病时病史、尤其幼时照片具有重要参考价值。如图组 3-1B 为 6 岁男孩,就诊时明显外斜视,检查:双眼视力均良好,第一眼位视近左眼外斜视 40△（图组 3-1B 之图 1）,视远左眼外斜视 50△（图组 3-1B 之图 1-1）,双眼水平运动大致正常（图组 3-1B 之图 2、图 6）。其 4 月龄、1 岁、3 岁家庭照片均示左眼外斜视（图组 3-1B 之图 10~图 12）。行双眼外直肌后徙各 8mm

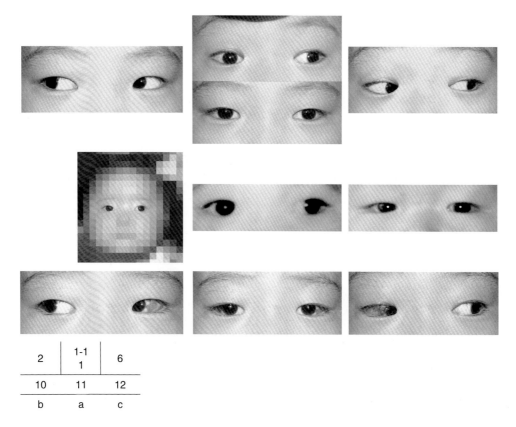

图组 3-1B　婴儿性外斜视手术前、后及各年龄外斜视

后双眼近期正位（图组 3-1B 之图 a），双眼左右运动正常（图组 3-1B 之图 b、图 c）。

（2）婴儿性外斜视的病因不明确，患儿经常合并眼或颅面部和神经系统异常，孕、产期异常，低体重儿和婴儿缺氧也与之有关，因而，必须仔细询问婴儿外斜视患者的病史，以及仔细检查寻找与眼和全身疾病有关的信息和证据。但在临床就诊中，家长给予的信息往往是诸如外伤、惊吓、发热等一些不一定相关的原因。如图组 3-1C 所示患儿为 7 岁男孩，家长诉 4 岁时在幼儿园摔伤后出现外斜视，否认出生早期外斜视。患儿无复视、歪头病史。检查发现第一眼位一眼注视另眼外斜视 63$^\triangle$（图组 3-1C 之图 1、图 1-1），双眼水平左、右运动大致正常（图组 3-1C 之图 2、图 6）。查看幼时照片示 2 月龄双眼正位，百天及 4 岁照片均呈现左眼外斜视（图组 3-1C 之图 10~ 图 12）。右眼外直肌后徙 7mm、内直肌缩短 6mm，3 个月后双眼正位（图组 3-1C 之图 a）。

（3）婴儿性外斜视手术时机的讨论

由于婴儿外斜视发生在生后早期，且为大角度恒定性外斜视，因而多数患者双眼视功能不良。Biglan 报道的 12 名婴儿性外斜视患者只 18% 人存在 200″ 以上的立体视。因而，许多学者建议在建立异常知觉之前早期手术矫正眼位。但值得注意的是即使术后眼位理想，大多患儿也难以建立双眼视觉。Moore 追踪观察 7 例 2 岁前手术患者 3~8 年，4 例仍存在外斜视，3 例过矫，无一例恢复融合功能。Hunter 等报道的 13 名患者，术后未发现一人立体视优于 60″。Biglan 等的研究也表明一些患者尽管早期即矫正了外斜视，但双眼视觉仍然令人失望，只有 2 人 Titmus 立体视功能测试通过 100 弧秒。Biedner 等报道 6 例在 1 岁前已诊

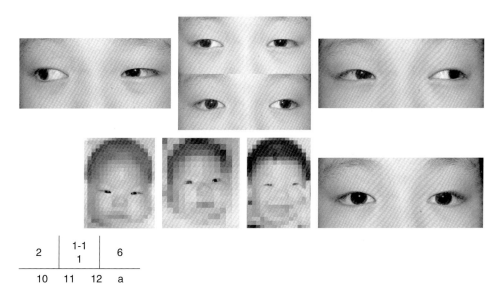

图组 3-1C 婴儿性外斜视

断为恒定性大角度外斜视儿童,行标准的双眼外直肌后徙术,84% 达到满意的正位,但没有一例具有集合和立体视功能。刘桂香的研究也显示多数患者术后眼位矫正良好,但立体视功能恢复则要差得多。所以多数学者认为在能确诊和能较准确检查斜视度的情况下 1~2 岁手术。

(4) 婴儿性外斜视经常伴有全身其他异常,如肌张力低下、发育迟缓、癫痫、婴儿早期高热、抽搐、智力低下、肝大、巨大舌、细胞巨病毒(CMV)感染等,或为早产儿。麦光焕报告婴儿性外斜视中 24%~38.5% 存在眼及全身异常。蔡京华报告 13 例患者中有 5 例合并全身异常,David G 报告 67% 的婴儿性外斜视患者伴有眼或其他全身异常。郭素梅报告的 15 例中 2 例患有脊柱侧曲、智力低下、发育迟缓,4 例智力低下语言障碍,1 例合并脑瘫,髋关节脱臼,1 例两侧肢体发育不对称,3 例为早产儿。提示:婴儿性外斜视的发生可能为中枢神经系统的发育异常引起的注视、集合与融合功能发育障碍所致。因而,在临床工作中要注意检查患儿的全身状况,必要时请儿科会诊。如图组 3-1D 所示为婴儿性外斜视合并尖头畸形患儿,第一眼位右眼外斜视(图组 3-1D 之图 1),水平右、左转正常(图组 3-1D 之图 2、图 6),其父亲也患外斜视(图组 3-1D 之图 10)。

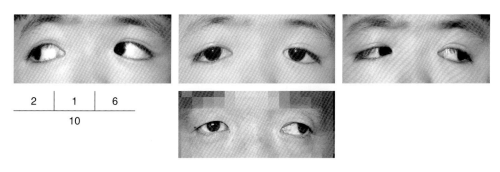

图组 3-1D 婴儿性外斜视、尖头畸形(父、子)

（5）许多研究证实婴儿性外斜视具有一定的家族史，Hippocrates 首次观察到斜视可从父母遗传给子女，随后的一些研究也证明，斜视患者家族成员中发生斜视几率要比一般人群中高，表型一致性斜视在单卵双生子比二卵双生子发病率高充分表明了基因因素在斜视发病中所起的作用。但遗传规律及方式不确切。杨贵舫报道在三代人中出现婴儿性外斜视的家系，推断可能为多基因遗传。王琼江报道一代人中有两例发病，且患者合并有同侧小睑裂、鼻泪管闭锁，推断可能为常染色体隐性遗传。我们临床工作中经常见到两代、三代及同代有血缘关系的亲属患外斜视。如图组 3-1E 所示 4 例有亲缘关系的外斜视。

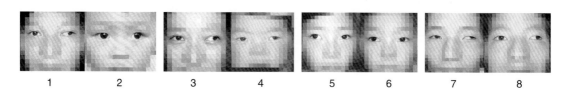

图组 3-1E　有亲缘关系的婴儿性外斜视
图 1、图 2 父女；图 3、图 4 母子；图 5、图 6 孪生姐妹；图 7、图 8 孪生兄弟

（6）婴儿性外斜视可以合并垂直斜视，因此存在一定代偿头位。但有些婴儿性外斜视查不到明显的麻痹性斜视体征，双眼运动良好或无重要异常，却存在代偿头位，原因不明。如下面 2 名患儿：一名 6 岁女孩，半岁时被发现外斜视，2 岁时被发现歪头，否认复视史。检查：双眼视力正常，一眼注视另眼外斜视（图组 3-1F 之图 1、1-1），水平右、左转眼位双眼运动大致正常（图组 3-1F 之图 2、图 6），也查不出 DVD 的其他体征。3 岁、4 岁、4.5 岁、5 岁照片均存在面向右转的代偿头位（图组 3-1F 之图 10~ 图 13）。

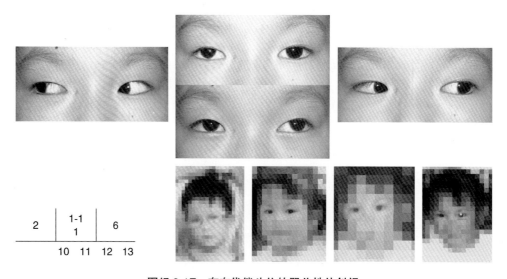

图组 3-1F　存在代偿头位的婴儿性外斜视

　　另一名 8 岁女孩,自幼歪头,家长并未发现外斜视。检查:双眼视力正常,一眼注视另眼外斜视(图组 3-1G 之图 1、图 1-1),各诊断眼位双眼运动大致正常(图组 3-1G 之图 2~图 9)。3 月龄照片双眼正位,无代偿头位(可能因照相人为摆正),4 岁、5 岁、5.5 岁照片均存在面向右转、头向右肩倾的代偿头位,随年龄增长逐渐显著(图组 3-1G 之图 10、图 11~13)。经反复检查各诊断眼位双眼运动无异常,未发现垂直斜视及 DVD 等其他体征。

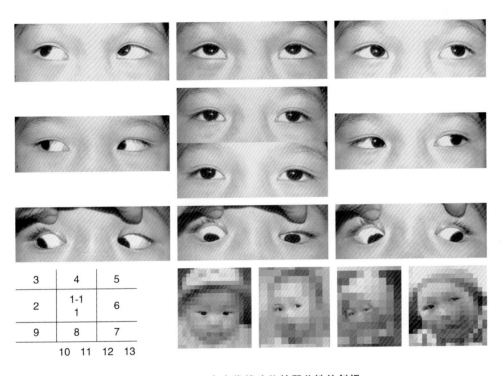

3	4	5
2	1-1 1	6
9	8	7

10　11　12　13

图组 3-1G　存在代偿头位的婴儿性外斜视

(徐 进　徐琳琳)

第二节　共同性外斜视

　　共同性外斜视(comitant exotropia)是指眼球水平运动没有限制,斜视角不因注视方向的改变而变化,是常见的斜视类型,包括间歇性外斜视和恒定性外斜视,确切病因和发病机制尚不清楚。

一、间歇性外斜视

　　间歇性外斜视(intermittent exotropia)是外斜视中最常见的类型,约占外斜视的 40% 以上。间歇性外斜视患者能够通过融合集合功能控制双眼正位,精力不集中或破坏融合后出现显性外斜视,即正位和外斜视间歇出现,所以称为间歇性外斜视。有人称为隐 - 显外斜视(exophoria-tropia),但该病与外隐斜和恒定性外斜视存在一定差异。

（一）主要特征

（1）有时外斜视,有时可以控制正位,显性外斜视出现频率及斜视角均不稳定,疲劳或走神时容易暴露外斜视,休息后或注意力集中时斜视角较小甚至无。随着病情进展显性外斜视出现频率会逐渐增加,甚至演变成恒定性外斜视。

（2）复视及眼疲劳,尤其阅读时眼胀、头痛等症状,但是一般情况下可以忍受。幼儿时期、较早发生的患者,由于颞侧半视网膜形成抑制较早,所以无明显复视及眼疲劳,阅读时无眼胀、头痛等症状。青少年发病者可能出现复视,患者为了控制正位经常出现眼疲劳,阅读时出现眼胀、头痛等。

（3）遇强光时喜闭一只眼并出现显性斜视,经常是小儿间歇性外斜视就诊的原因。但外隐斜视及间歇性外斜视怕光挤眼的机制不清,两者也不一定相同（病例 3-2-6 讨论）。

（二）其他特征

（1）该病属先天性,但在幼儿时期由于斜视角较小,甚至被融合控制,外斜视较少显露,大多在 3 岁后逐渐显现。

（2）女性居多。

（3）轻度眼胀及头痛　随着病程的延长,融合控制能力下降及斜视角加大,可伴有轻度眼胀、头痛等症状。

（4）随着病程的延长,可能进展为恒定性外斜视。

（5）少发生弱视,可合并 DVD、上斜肌麻痹等其他斜视。

（6）双眼侧转时可存在侧向非共同性（lateral incomitance）,即侧转时斜视角较第一眼位小。

（7）小视症:斜度较大的间歇性外斜视,双眼努力控制正位时所见物体较斜视时小。

（8）视近立体视良好或较好,中远立体视不良。

（三）分类

临床根据间歇性外斜视视远、视近时的斜视角可分为 4 个类型:

（1）基本型（basic pattern）:视远、视近时斜视角基本相等,AC/A 值正常;

（2）分开过强型（divergence excess pattern）:视远斜视角明显大于视近（$\geqslant 15^{\triangle}$）,AC/A 值高;

（3）集合不足型（convergence insufficiency pattern）:视近斜视角明显大于视远（$\geqslant 15^{\triangle}$）,多为 AC/A 值低或融合性集合功能低下所造成的,外斜视发展快。

除以上 3 种类型外,一些患者起初表现与分开过强型相似,即视远斜视角明显大于视近,但在遮盖单眼 1 小时后,视远、视近的斜视度基本相等,甚至视近大于视远,称为假性分开过强型（simulated divergence excess pattern）。

（四）治疗要点

（1）非手术治疗

手术是治疗该病的主要方法,当患者接受手术治疗时应当先手术,针对欠矫或过矫再进行必要的非手术治疗。在患者不接受手术或某些情况下可以考虑或配合非手术治疗。

1）矫正屈光状态:矫正屈光、提高视力的同时,可增加融合力、加强对外斜视的控制,尤其是近视患者。而双眼轻、中度远视一般不提倡矫正,保留部分远视通过调节性集合有助于控制外斜视。

2）负镜片过矫:负镜片过矫可刺激调节性集合,加强对外斜视的控制。

3）抗抑制治疗:可通过部分时间遮盖主导眼,解除非主导眼的抑制,控制外斜视。

4）集合训练：小角度外斜视可能通过集合训练，帮助控制外斜视。

（2）手术治疗

1）手术目的：① 重建正常眼位、改善外观美容；② 促进双眼视觉发育；③ 改善疲劳或复视等症状。

2）手术时机：

多数学者认为凡是发生早、进展快、斜视角大，集合和融合功能差，外斜视出现率高、存在时间长的患者应当尽早手术。

间歇性外斜视手术时机的选择较为困难，3 岁前检查困难，手术易发生过矫。术后过矫可能会出现抑制性暗点及继发弱视，会破坏双眼视觉，以及出现异常视网膜对应。一般认为 4~6 岁是最佳手术时机，这时患儿多数能够配合检查，手术的成功率提高，建立和改善立体视功能的可能性大，即使过矫，也易于检查和处理。由于间歇性外斜视不是急症手术，应当观察一段时间，确定斜视类型，判断是否进展，是否存在侧转运动的非共同性。若斜视角小、出现率低、双眼视功能良好、无自觉症状者可以严密随访、暂缓手术。总体而言，斜视角度、出现频率以及是否对双眼视觉构成威胁是决定是否手术的最重要指标，而年龄不是唯一的指标。

近年来，纽卡斯尔控制分数（NCS）已被眼科医生接受并推崇。它是通过记录斜视频率、持续时间和短暂的单眼遮盖后的斜视度来监控斜视的进展，为一项稳定可靠的评价儿童间歇性外斜视严重程度的方法（表 3-2-1）。一般认为，纽卡斯尔控制分数大于等于 3 时需要手术。

表 3-2-1　纽卡斯尔控制分数（NCS）评价表

分数	评价内容
家庭控制	
0	从来没有观察到斜视或闭一个眼睛
1	看远时观察到斜视或闭一个眼睛的时间小于 50%
2	看远时观察到斜视或闭一个眼睛的时间大于 50%
3	看远或近都可以观察到斜视或闭一个眼睛
诊所控制（近距离）	
0	斜视仅仅出现在遮盖试验后并且恢复融合不需要眨眼或重新注视
1	遮盖试验后通过眨眼或重新注视恢复正位
2	斜视自发出现或者任何形式的打破融合后出现斜视，而不恢复正位
诊所控制（远距离）	
0	斜视仅仅出现在遮盖试验后并且恢复融合不需要眨眼或重新注视
1	遮盖试验后通过眨眼或重新注视恢复正位
2	斜视自发出现或者任何形式的打破融合后出现斜视，而不恢复正位

3）手术术式：根据间歇性外斜视类型和角度，选择不同的术式。①斜视角度小于 $50^{\triangle}$ 的基本型和类似分开不足型外斜视，可选择双外直肌后徙或单眼外直肌后徙联合同眼内直肌缩短术，许多学者对两种术式的优劣做了对比研究，结果差别不大；②分开过强型多行双外直肌后徙术，集合功能不足型多选择外直肌后徙联合内直肌缩短术；③具体手术量及是否

双眼对称手术,要根据视远及视近斜视角大小、及其差异酌情设计。有些视近斜视角大,而视远斜视角很小者可适当加大内直肌缩短量、减少外直肌后徙量,甚至可以单纯行内直肌缩短;④不对称性手术倾向于做在非主导眼上,起码患者家属认为应当如此,而 Mitsui 等建议在主导眼上手术。而 Lennerstrand 认为无法证实主导眼手术优于传统的非主导眼手术或双眼手术;⑤存在弱视的大度数外斜视的成年患者可在弱视眼上做超常量外直肌后徙联合内直肌缩短手术,尽管最大量缩短内直肌有导致术后外展限制的缺点,但是正好可以预防手术回退。有学者建议在术中注射 10u 肉毒素可以增强在一眼外直肌后徙联合内直肌缩短的手术效果,在外直肌注射肉毒素也是间歇性外斜视被推荐的一种非手术的替代治疗,但是其远期疗效尚待观察。

4)适当过矫:绝大多数斜视手术目标是尽可能的获得双眼正位,但是间歇性外斜视手术的满意效果是小度数过矫,做成可以忍受的内斜,不久就会转变正位。Raab 和 Parks 提议手术者保留术后过矫 $10^\triangle$~$20^\triangle$。该观点的支持者认为术后过矫引起的复视可以刺激融合性集合,获得稳定的眼位。但是有些过矫患者复视持续时间长,特别是有内眦赘皮的幼少年,除复视干扰之外,外观还不好看,给术后管理造成麻烦。从这点出发,①由于很难计划可以回退的过矫手术量,所以争取局麻手术或使用调整缝线是必要的;②成年患者可以更好地适应小度数的欠矫、而不是过矫,所以对不理解或不希望获得过矫的患者避免过矫;③在手术设计时应当考虑侧方运动的非共同性。

5)术后双眼视觉的恢复:详细的术前观察,合理的手术设计和早期手术治疗,争取最大程度改善双眼视觉是最终目的。但是双眼视觉的恢复很大程度受术前眼位及双眼视觉破坏程度影响,抑制不深以及偶尔才出现斜视的患者,预后要比经历很长时间的恒定性外斜视好。尽管术后能恢复一定的融合,但是更精细的检查表明很大比例的间歇性外斜视患者术后仍然存在双眼视觉的缺陷。

6)欠矫的管理:许多间歇性外斜视患者术后数月甚至数年显现外斜视,甚至有些患者术后立即就能显现欠矫,轻微者可以保守治疗(见非手术疗法),大角度者应当择期二次手术。

7)过矫(连续性内斜视)的管理:有学者报道的外斜视术后过矫的发病率为 6%~20%,处理方法:①术后预期的 $10^\triangle$~$15^\triangle$ 的内斜视可以完全消失,过矫患者术后眼球运动受限有减少的趋势,无需处理;②术后比较大角度的内斜视应当慎重观察,若保守治疗六个月无效,明确斜视角无改善后才再做二次手术;③术后第一天术眼出现大角度过矫,且伴眼球运动障碍时需要立刻手术探查是否有肌肉的滑脱;④高 AC/A 患者如果看近的斜视度大,可适当减轻远视性屈光度,增加近视性屈光度,甚或使用附加三棱镜的双光镜;⑤存在一定运动融合的内斜视可以在内直肌注射肉毒素也可能有效;⑥双眼视觉不成熟的儿童或成人因为职业原因对融合要求高,复视妨碍工作时,可以佩戴基底向外的棱镜或压贴棱镜。

决定二次手术的因素:术后立即出现的大角度斜视、眼球运动受限、不能接受保守治疗,用棱镜矫正斜视无明显改善,尽管使用棱镜斜视度还是有增加趋势,持续的复视无法接受等。

(五)典型病例

例 3-2-1 | 母女间歇性外斜视(女儿:基本型;母亲:分开过强型)

患儿女(女儿),8 岁

4 岁开始有时外斜视,近视 2 年。

【检查】

双眼视力均为 1.2。第一眼位双眼可以正位(图组 3-2-1A 之图 1、1-1),视近时右眼注视左眼外斜视约 80$^\triangle$(图组 3-2-1A 之图 1-2),视远时右眼注视左眼约 90$^\triangle$(图组 3-2-1A 之图 1-3)。双眼水平右、左转时眼球运动大致正常(图组 3-2-1A 之图 2、图 6)。同视机检查他觉斜视角 −40°,无同时视及融合,对应缺如。但 TNO 检查视近立体视 60″。

【手术】

双眼外直肌后徙各 8mm,左眼内直肌缩短 5mm。术后三个月:第一眼位正位(图组 3-2-1A 之图 a),双眼左、右转时双眼运动大致正常(图组 3-2-1A 之图 b、图 c)。

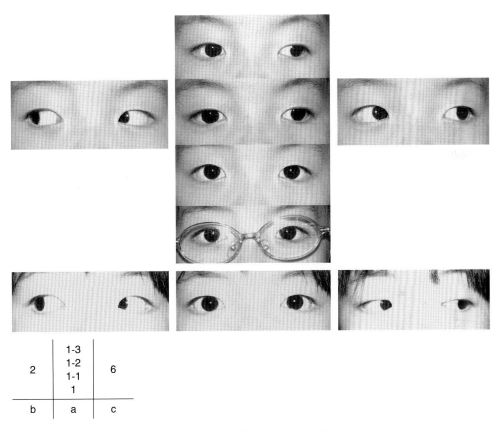

	1-3	
	1-2	
2	1-1	6
	1	
b	a	c

图组 3-2-1A　间歇性外斜视(基本型,女儿)

患者女(母亲),33 岁

10 余岁开始有时外斜视,多数时间可以控制正位,初发时(小学年龄)经常挤眼、怕光。

【检查】

视力:右 0.8−1.00DS=1.2,左 0.5−1.25DS−0.50DC×90=1.2

第一眼位双眼可以控制正位(图组 3-2-1B 之图 1),视近时右眼注视左眼外斜视 55$^\triangle$(图组 3-2-1B 之图 1-1)、视远时约 −90$^\triangle$(图组 3-2-1B 之图 1-2)。水平左右转眼位双眼运动大致正常,水平右、左转斜视角明显减小(图组 3-2-1B 之图 2、图 6),分别为 −40$^\triangle$ 和 −45$^\triangle$,提示双眼侧转时存在非共同性运动。同视机检查无同时视,对应缺如。包单眼 1 小时后:视近外斜视 65$^\triangle$、视远时 –90$^\triangle$。集合近点 10mm，近距离立体视 60″（TNO 交叉视差）。

【手术】

双眼外直肌后徙各 9mm。术后 3 天检查：双眼正位（图组 3-2-1B 之图 a），左、右转眼位双眼运动大致正常（图组 3-2-1B 之图 b、图 c）。

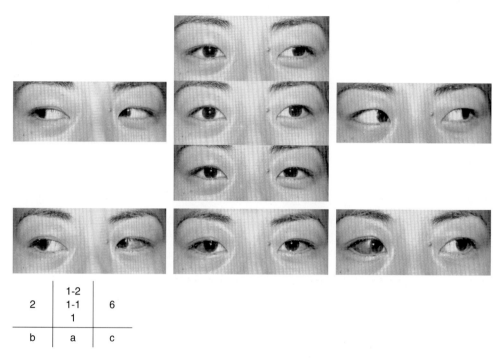

2	1-2 1-1 1	6
b	a	c

图组 3-2-1B　间歇性外斜视
（母，分开过强型）

【讨论】

（1）女儿远、近斜视角相近，属于间歇性外斜视的基本型；而母亲视远斜视角大于视近，遮盖单眼 1 小时后视远斜视角仍大于视近，故属于分开过强型。

（2）关于间歇性外斜视立体视觉的讨论

理论上，间歇性外斜视患者只要双眼能控制正位、视近时集合功能良好，就意味着存在正常视网膜对应。使用 TNO 检查视近立体视多表现良好，但同视机检查多表现为无同时视及融合、对应缺如、无立体视，改用相位差视轴测定器检查就可发现正常对应。张力湘（神户大学，1991 年）观察 53 例基本型间歇性外斜视，全部视近立体视良好。胡聪、黄欣等检测间歇性外斜视的立体视功能，发现该类患者立体视的损失随检查距离增加而逐渐明显，认为间歇性外斜视视近立体视比较好，中距离立体视锐减，远距离立体视不良。

（3）女性患者多于男性，Gass、Krzystkowa 和 Pajakowa 及 Gregersen 报告分别占 70%、67% 及 61%。

（4）关于间歇性外斜视斜视角检查技巧的讨论

外斜视患者可能会通过集合来控制视近时的斜视角，甚至视远的斜视角也能控制，从而维持双眼单视。检查时受患者合作程度、机敏性、注意力以及检查时的紧张程度影响，不同医生或同一医生在不同时间检查结果不太相同不足为奇。因此，检查斜视角时应当令被检者尽力放松融合控制，反复多次检查，甚至包眼 1 小时以上再检查。检查时：①提醒患者尽量放松（尽管不一定有效）；②必须分别检查视近及视远斜视角，视远斜视角检查距离应当超过 6m；③宜使用点光源、不宜用引发调节的小视标，视远视标应当足够大，例如窗外的对面楼房的空调、广告牌等，使之放松调节；④在明亮房间检查；⑤必要时包眼 1 小时以上时间再反复检查。

（5）关于间歇性外斜视（包括恒定性外斜视）水平侧转时出现的非共同性运动的讨论

第一眼位明显外斜视，但水平侧转时，特别是使用内转眼注视时外斜视角度较第一眼位明显减小，这种现象称为侧转非共同性。本例母亲第一眼位右眼注视时左眼明显外斜视，但侧转时外斜视明显减轻（图组 3-2-1B 之图 1、图 2、图 6）。该体征多出现在双侧，而且侧视时斜视度的减小经常不对称的，极少出现在单侧。侧向非共同性并非少见，发病率占外斜视的 5%（Kushner，1988 年）~24%（Moore，1977 年），说明侧转时外直肌运动功能不足或内直肌运动功能亢进，也有学者认为这种非共同性是融合性分开功能差所致，Carlson 和 Jampolsky 认为是内直肌紧张引起。也可能是大脑向双眼发出同向侧转冲动后，当使用内转眼注视时外转眼受节制韧带等限制不能继续外转，未能按神经冲动完成运动，所以外转幅度较小；而内转眼的内转余地较大，得以按神经冲动完成运动，所以内转幅度较大。

Parks、Moore 建议对于存在侧向非共同性体征的外斜视患者，手术设计量要小，以防过矫。Caldeira 报道了类似的发现，当侧转斜视度明显减小时，建议减少手术量。该例母亲，即按此原则设计手术方案，眼位矫正效果较好。

间歇性外斜视（包括恒定性外斜视），除水平侧转外，向第三眼位运动时也会出现非共同性运动（病例 3-2-10 讨论）。

（6）有学者调查 100 个外斜视患者，其中 70% 存在比较高的近视，因此推断近视患者调节力降低是外斜视的关键病因。然而根据最近更多的研究，似乎外斜视中屈光不正的分布与非斜视人群类似，东方人近视较多，其外斜视要比美国及中部欧洲更多见。

例 3-2-2 间歇性外斜视（集合不足型），近视

患儿女，6 岁

2 年前有时轻度外斜视，近一年来外斜视出现频繁，半年前配戴近视眼镜。

【检查】

视力：右 0.5−1.25DS−0.50DC×90=1.2，左 0.4−1.75DS−0.75DC×90=1.2

第一眼位视近时裸眼和戴镜均可控制正位（图组 3-2-2 之图 1），但去遮盖后右眼注视左眼外斜视 $110^{\triangle}$（图组 3-2-2 之图 1-1）、戴镜后减小到 $95^{\triangle}$（图组 3-2-2 之图 1-2）。裸眼视远时，右眼注视左眼外斜视 $80^{\triangle}$（图组 3-2-2 之图 1-3）。水平右、左转眼位双眼运动大致正常（图组 3-2-2 之图 2、图 6）。同视机检查：企图正常视网膜对应，无同时视及融合。集合近点 17cm，视近外斜视较视远显著。AC/A=$2^{\triangle}$/D，近距离立体视约 110″（TNO 交叉视差）。

2 年前检查：视远时基本正位（图组 3-2-2 之图 10），遮盖 - 去遮盖后出现轻微外斜视，视近时出现外斜视（图组 3-2-2 之图 10-1）。

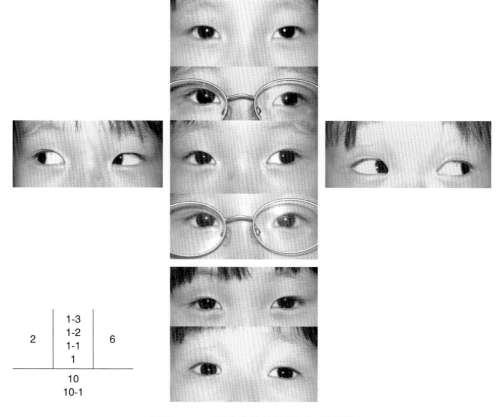

图组 3-2-2　间歇性外斜视（集合不足型）

【讨论】

（1）眼位可控制正位，视近斜视角大于视远，集合功能不良，AC/A 值低，故属于集合功能不足型间歇性外斜视，为融合性集合低下所致。

（2）该型外斜视进展快，本例患者 2 年前仅仅在视近或遮盖情况下出现外斜视，视远、视近及戴眼镜后外斜视改善。2 年后（年仅 6 岁）视近时外斜视已比较明显，即便戴镜依然经常出现明显外斜视。关于集合功能不足型间歇性外斜视自然病程变化（补充病例 3-2-3）。

── 补充病例 3-2-3　间歇性外斜视（集合不足型）───────────

患儿女，16 岁

2 岁因挤眼怕光首次就诊，3 岁又因挤眼复诊。6 岁就诊时挤眼减轻但出现外斜视，医生建议手术治疗，但家长对手术存在顾虑。12 岁再次就诊时已经难正位。

【检查】

6 月龄（图组 3-2-3 之图 a）及 1 岁 8 个月（图组 3-2-3 之图 b）照片均未见外斜视。3 岁就诊时第一眼位双眼可以控制正位（图组 3-2-3 之图 1），一眼注视时另眼轻度外斜视（图组 3-2-3 之图 1-1、1-2）。6 岁时双眼视近时仍然可以控制正位（图组 3-2-3 之图 2），一眼注视另眼外斜视25°（图组 3-2-3 之图 2-1、2-2），集合近点14mm。12 岁时双眼难能正位（图组 3-2-3 之图 3），视近时外斜视 65$^{\triangle}$（图组 3-2-3 之图 3-1），视远时一眼注视另眼外斜视 85$^{\triangle}$（图组 3-2-3

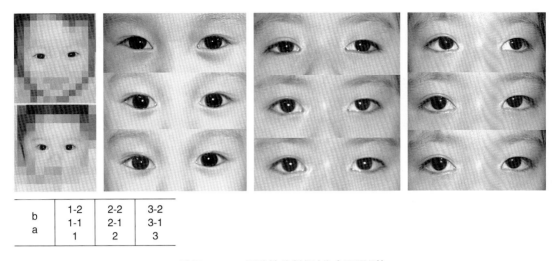

| b
a | 1-2
1-1
1 | 2-2
2-1
2 | 3-2
3-1
3 |

图组 3-2-3　间歇性外斜视（集合不足型）
图 a、图 b，图 1~ 图 1-2，图 2~ 图 2-2，图 3~ 图 3-3 分别为 6 个月、1 岁 8 月，3 岁，6 岁和 12 岁眼位照片

之图 3-2)，难能集合，同视机检查：无同时视及立体视。

（3）多数学者认为间歇性外斜视几乎都是先天性，但幼儿时期显性外斜视出现率较低、即便出现斜视，其角度也较小，常表现外隐斜视。发育到 3 岁后，随着病情进展，斜视逐渐加重，出现频率增加时才被人发现。随着近年家长对斜视日渐重视，3 岁前就诊的间歇性外斜视患者逐年增加，可见家长所述的"发病年龄"应当是被发现年龄。

（4）间歇性外斜视病程演变时间较长，多在双眼视觉发育期形成，表现颞侧视网膜抑制，所以无复视也无视疲劳，阅读时无眼胀、头痛等症状。

（5）外隐斜视与间歇性外斜视之间无明显界限，其不同点的讨论

外隐斜视：①遮盖后能暴露出轻度外斜视，去遮盖后很快回到正位，不能持续停留在外斜位；②基本上是正常视网膜对应，斜视时可能出现复视，但是不一定被患儿注意到；③怕光、挤眼可能是为了克服复视。而间歇性外斜视：①在遮盖时暴露出的外斜视，去遮盖后可以停留在外斜视状态；②视网膜出现抑制；③间歇性外斜视患者在正位时存在正常视网膜对应，在斜视时可能出现视网膜抑制，所以间歇性外斜视怕光、挤眼可能是为了克服强光下发生的正常视网膜对应与视网膜抑制的切换之苦。

（6）关于间歇性外斜视的自然转归

多数学者认为间歇性外斜视是一种进展性疾病，在发病早期随着集合功能减弱，调节力减退，出现斜视时间增加，抑制加重，可能会失去残存的融合功能，进而发展为恒定性外斜视。Hiles 等人追踪观察 48 例患者 11 年，发现 2 例发展为恒定性外斜视，其他斜视度无明显变化。但 von Noorden 观察 51 例 5~10 岁的未手术的间歇性外斜视患者 3.5 年，发现 75% 病情进展，9% 病情无变化，16% 病情改善。我们也遇到外斜视略有改善的病例，这些患者也可能与存在 DHD 有关。

一部分学者认为间歇性外斜视分为进行性和非进行性两种类型。非进行性间歇性外斜视发展缓慢或不发展，该型若多数时间正位，较少出现外斜视，可不急于手术。进行性间歇性外斜视随年龄增长，集合张力、调节力均较快减弱，眶轴逐渐展开、双眼分开，以及抑制等因素将导致斜视角较快增大，斜视显露频繁。当外斜视不能被代偿时，间歇性外斜视将发展

成恒定性外斜视。

临床上,进行性和非进行性斜视主要靠临床观察和家长叙述,Burian 认为,一般情况下分开过强型间歇性外斜视发展比较慢,倾向稳定;假性分开过强型视近斜视度增加较快;集合不足型双眼融合功能减退迅速,外斜视进展最快;而基本型外斜视进展速度居中,或发展为集合不足型。所以,进行性间歇性外斜视主要集中在集合不足型及基本型。

(7) 间歇性外斜视手术时机的讨论

认识外斜视自然发展规律对选择手术时机和手术设计至关重要。间歇性外斜视患者随着集合功能及调节力减退,单眼抑制加深,双眼视轴逐渐展开,可能会变成恒定性外斜视。但仍然有些类型发展比较慢,甚至多年保持不变,这就是为什么成人中经常存在间歇性外斜视的原因。因而,间歇性外斜视患者需要观察一段时间确定是否有进展,以决定是否必须手术及手术时机。

但另一些医生认为间歇性外斜视具有逐渐加重的倾向,提倡早期手术,延期手术可能会加深抑制,减小融合范围,不利于术后双眼视觉的恢复。因此,间歇性外斜视的手术时机历来都是斜视医生关注的重点。尤其是幼小患儿,检查不合作,结果不可靠,过早手术不但容易遗漏合并的垂直斜视,还直接影响手术效果。另外,对视觉系统尚未发育成熟的儿童过早施行手术,一旦手术过矫,会增加形成弱视并丧失已存在的双眼视功能的风险,所以更应该权衡利弊、多加考虑。目前,多数学者认为手术时机应掌握在双眼视功能受损之前,手术最重要的指征是斜视出现频率及持续时间,如果斜视的频率和持续时间增加,表明融合控制力下降,双眼视功能即将丢失,应给予患者手术治疗。一般来说,外斜视度 <50$^\triangle$者后徙单侧或双侧外直肌可矫正眼位,>50$^\triangle$者则常需单眼的退 - 缩手术,甚至再增加另眼外直肌后徙,进行 3 条眼外肌手术。年龄较小的患儿由于眼球尚未发育成熟,外直肌的后徙量应适当减小,如外斜视度为 40$^\triangle$,常规手术量应是双眼外直肌后徙各 7mm,但建议小儿双眼外直肌各后徙6mm。

例 3-2-4 | 间歇性外斜视(分开过强型,孪生姐妹)

患儿女,17 岁

妹:自幼有时外斜视,户外强光闭左眼,近 5 年外斜视出现更频繁。

【检查】

第一眼位双眼可以正位(图组 3-2-4A 之图 1),视远时一眼注视另眼外斜视 100$^\triangle$左右(图组 3-2-4A 之图 1-1、图 1-2);视近时一眼注视另眼约 –60$^\triangle$(图组 3-2-4A 之图 1-3、图 1-4)。水平右、左转时双眼眼运动正常(图组 3-2-4A 之图 2、图 6)。集合近点 10mm。AC/A=8$^\triangle$/D。遮盖单眼 1 小时后检查:视近 –70$^\triangle$,视远 –100$^\triangle$。

【手术】

双眼外直肌后徙各 8mm、左眼内直肌缩短 6mm。术后 3 个月检查:第一眼位正位(图组 3-2-4A 之图 a),右、左转眼位双眼运动正常(图组 3-2-4A 之图 b、图 c)。

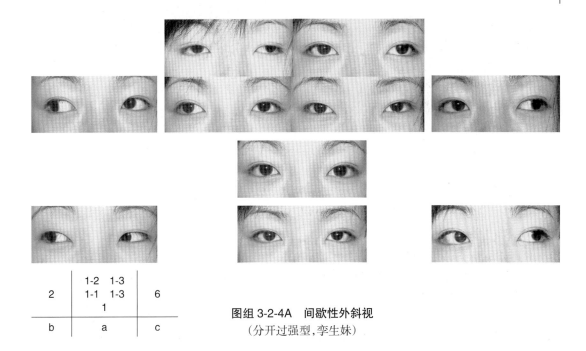

2	1-2 1-3	6
	1-1 1-3	
	1	
b	a	c

图组 3-2-4A　间歇性外斜视
（分开过强型，孪生妹）

　　姐：视远有时外斜视 3 年，视近时基本正位。

【检查】

　　第一眼位双眼可以正位(图组 3-2-4B 之图 1)，视近时多数时间正位(图组 3-2-4B 之图 1)，视远时一眼注视另眼外斜视约 30$^\triangle$(图组 3-2-4B 之图 1-1、图 1-2)。双眼水平左、右转时眼球运动正常(图组 3-2-4B 之图 2、图 6)。集合近点 7mm。AC/A=7$^\triangle$/D。遮盖单眼 1 小时后检查：视远 −35$^\triangle$，视近 −15$^\triangle$。

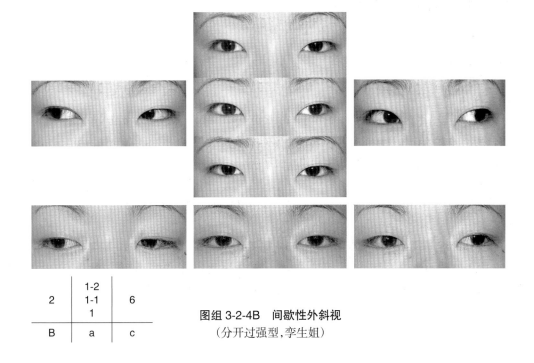

2	1-2	6
	1-1	
	1	
B	a	c

图组 3-2-4B　间歇性外斜视
（分开过强型，孪生姐）

【手术】

双眼外直肌后徙各 5mm。术后次日检查：第一眼位正位（图组 3-2-4B 之图 a），双眼右、左转时双眼运动正常（图组 3-2-4B 之图 b、图 c）。

【讨论】

（1）上述孪生姐妹外斜视均为视近较轻、视远著，遮盖单眼 1 小时后，远、近斜视角差别仍超过 15$^\triangle$以上，故属于分开过强型间歇性外斜视。

（2）分开过强型间歇性外斜视手术设计以减弱外直肌力量为主，即根据术前斜视角大小行单眼或双眼的外直肌后徙术。

（3）临床上真正的分开过强型间歇性外斜视少见。因此，遇到视远斜视角大于视近斜视角的患者，应遮盖单眼 45~60 分钟后再次检查远、近斜视角，以排除假性分开过强型间歇性外斜视。

（4）+3D 球镜 AC/A 检查意义的讨论

为了鉴别间歇性外斜视的类型，应当进行两个重要检查，即 1 小时单眼遮盖和 3D 球镜 AC/A 试验。单眼遮盖检查外斜视的价值将在病例 3-2-7 中讨论。

1 小时单眼遮盖与 +3D 球镜试验的机理不同。前者遮盖后去除了集合性融合，而 +3D 球镜代偿了调节以及调节性集合。戴 +3D 球镜后去除了看近时的调节，对低 AC/A 的外斜视患者眼位影响较小，而高 AC/A 患者加 +3D 球镜后视近时会显露外斜视度，甚至较视远斜视角还大。

Brown 认为术前测量 AC/A 的价值是为了预测术后过矫患者对正透镜反应的幅度。而高 AC/A 的基本型外斜视患者看近时运用的调节有利于保持眼球正位，降低远视透镜度或增加眼镜近视处方有利于降低视远时的外斜视度。AC/A 检查对处理术后过矫重要，而 1 小时遮盖试验对术前手术设计重要。

关于调整眼镜度数对斜视的影响（例 3-2-5）。

| 例 3-2-5 | 间歇性外斜视（基本型），高度远视，弱视 |

患儿女，6 岁

2 年前查体发现视力不良，诊断为高度远视、弱视，戴镜治疗（双眼均减低 1D）。2 月复诊时患者视力有所提高，但此后家长再未复诊，始终使用两年前眼镜。1 年半前开始出现外斜视，并逐渐明显。

【检查】

视力：右 0.3+7.50DS=1.0，右 0.1+9.00DS+1.00DC×80=1.0

裸眼时双眼经常正位，单眼遮盖时也难显现外斜视（图组 3-2-5 之图 1）。戴镜后依然可以控制正位（图组 3-2-5 之图 1-1）。三棱镜 + 遮盖检查：视近时一眼注视另眼轻度外斜视（图组 3-2-5 之图 1-2、图 1-3），视远时一眼注视另眼明显外斜视（图组 3-2-5 之图 1-4、图 1-5）。水平右、左转时双眼运动正常（图组 3-2-5 之图 2、图 6）。

【手术】

左眼外直肌后徙 7mm，内直肌缩短 5mm。术后 3 日检查：第一眼位正位（图组 3-2-5 之图 a），双眼右、左运动大致正常（图组 3-2-5 之图 b、图 c），手术眼睑裂略小。

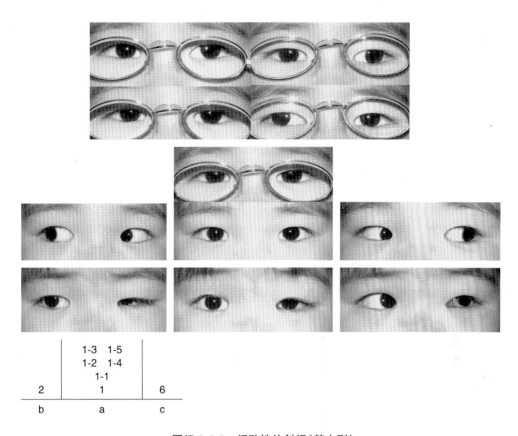

图组 3-2-5　间歇性外斜视（基本型）

【讨论】

1）高度远视、弱视患儿及时复诊的必要性的讨论

高度远视患者由于远视度数较大经常放弃调节，所以少形成调节性内斜视，多形成弱视。由于放弃调节就有出现外斜视的可能性，尤其伴有外（隐、显性）斜视患者，远视眼镜减轻调节功能，会加重外斜视。因而，在弱视治疗随访期间，除常规按照儿童正视化发育规律验光配镜、认真观察视力变化外，还要观察眼位变化，如出现外斜视倾向，要及时减轻远视度数，以免外隐斜视加重演变成显性外斜视。该患者配镜后 2 年未复诊，持续戴用全矫眼镜，妨碍了调节性集合的发育，发现有时外斜视 1 年半依然未及时就诊，尽管双眼可以控制正位，但是戴镜情况下视远时经常自发出现外斜视。

2）考虑该患者经常出现外斜视，且远视度数大，即使减低度数也难以维持正位，故给予手术眼位矫正，且再次验光配镜，配镜原则是在保证最好视力前提下的最低度数眼镜。

例 3-2-6 ｜ 间歇性外斜视

患儿男，8 岁

4 年前发现看电视外斜视，阳光下挤眼 2 年余。

【检查】

第一眼位双眼可以正位（图组 3-2-6 之图 1），一眼注视另眼外斜视（图组 3-2-6 之图 1-1、图 1-2）。右转眼位，左眼注视左眼内转到位（图组 3-2-6 之图 2）、右眼注视时左眼内转功能不足(图组 3-2-6 之图 2-1),提示假性内直肌麻痹。左转眼位双眼运动正常(图组 3-2-6 之图 6)。在强光下经常挤眼歪嘴(图组 3-2-6 之图 10)。

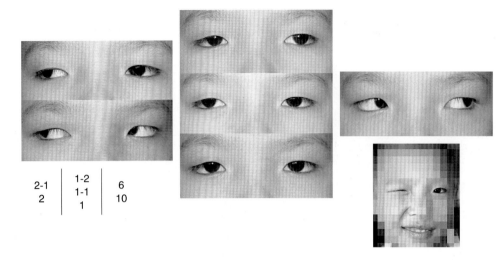

图组 3-2-6　间歇性外斜视

【讨论】

关于怕光、挤眼体征的讨论

在间歇性外斜视病例中多出现畏光、挤眼体征,而且这种挤眼往往是在见光后闭合一只眼,有人称为"见光后喜闭一眼"。文献中对此少有满意的解释,可能的机制是间歇性外斜视具有正常视网膜对应,当在户外遇到强光和视远时,明亮的光照刺激视网膜,视远丧失了近物体的集合刺激,一定程度上破坏了融合功能,显露外斜视出现复视,通过闭一只眼来克服复视引起的视物干扰。

理论上间歇性外斜视患者在正位时存在正常视网膜对应,在斜视时出现视网膜抑制,则不应当出现复视,幼小儿童表达能力差,不能讲明闭眼是否与复视有关,但是很少有成人间歇性外斜视患者主诉闭一只眼是为了克服复视。因此,该体征的出现可能存在一些其他的机制,所以有学者认为间歇性外斜视怕光、挤眼可能是为了克服强光下发生的正常视网膜对应与视网膜抑制的切换之苦。

例 3-2-7 ▏间歇性外斜视(假性分开过强型)

患者男,24 岁

自幼有时外斜视,但是经常正位。眼正位时视远不清楚、物体变小,且眼酸累;外斜视时视远清楚、眼不酸累。

【检查】

视力:右 0.4−1.25DS=1.2,左 0.3−1.50DS=0.9

第一眼位双眼可以正位(图组 3-2-7 之图 1),三棱镜加遮盖检查:视近 −43$^\triangle$;视远 −80$^\triangle$(图组 3-2-7 之图 1-1)。包单眼遮盖 1 小时后,三棱镜加遮盖检查:视近 −78$^\triangle$(图组 3-2-7 之图 1-2);视远 −84$^\triangle$(图组 3-2-7 之图 1-3)。水平右、左及上方各眼位双眼运动大致正常(图组 3-2-7 之

图 2~图 6)。在左、右上转眼位内转眼眼位略高,即存在双眼下斜肌功能亢进体征(图组 3-2-7 之图 3、图 5),在左、右下转眼位内转眼眼位低,即存在双眼上斜肌功能亢进体征(图组 3-2-7 之图 7、图 9),但无 A 征也无单眼遮盖眼上飘及眼震等体征。

【手术】

双眼外直肌后徙各 7mm,左眼内直肌缩短 5mm。术后次日检查:第一眼位双眼正位(图组 3-2-7 之图 a),双眼右、左运动正常(图组 3-2-7 之图 b、图 c)。

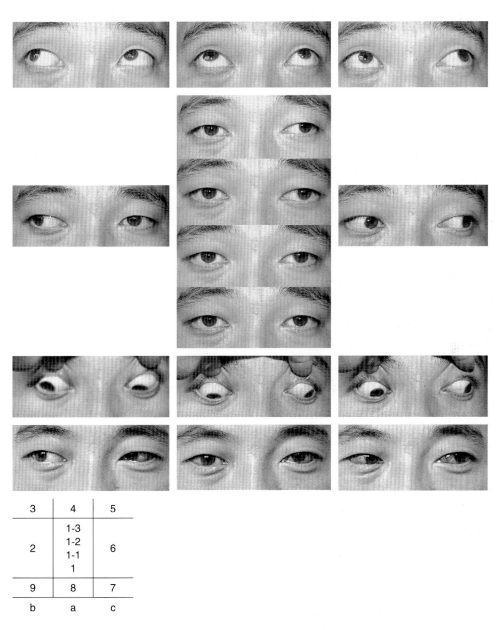

3	4	5
2	1-3 1-2 1-1 1	6
9	8	7
b	a	c

图组 3-2-7　间歇性外斜视(假性分开过强型)

【讨论】

(1) 1 小时遮盖试验对间歇性外斜视分型重要性的讨论

通过一般检查经常发现患者视近时外斜视较轻、视远时显著,属于分开过强型外斜视,但经过一段时间遮盖后视近斜视角明显加大,远、近斜视角大致相同,甚至视远斜视角大于视近斜视角,属于假性分开过强型间歇性外斜视。von Noorden 观察 46 例视远斜视角大于视近的外斜视患者,发现真正的分开过强型只有 14 例,其余的经过遮盖试验证实是假性分开过强型。Burian 和 Franceschetti 观察 237 例外斜视患者中,只有 10 例是真正的分开过强型。

Scobee 指出在交替遮盖检查引出的视远外斜度数比视近大的患者,单眼遮盖 24 小时或者教会他们放松集合后,视近的外斜度会增加。他认为视近物体时更细致的视网膜图像、更强光亮度,以及调节性集合提供了更大的融合刺激,进而控制了视近的全部斜视度的显现。Burian 报道了很多分开过强型外斜视,经过短期的单眼遮盖(30~45 分钟)就足够引出更大的视近斜视度。只有遮盖后视近的斜视度仍然小于视远斜视角时才是真正的分开过强型。

此现象可能与外斜视儿童期形成的过强集合冲动有关,通过三棱镜 + 遮盖试验不足以打破强大的、发挥作用多年的代偿机制,所以掩盖了患者部分视近斜视角。视远时集合功能不活跃,所以暴露全部外斜视。另一个原因可能是视远时大大减弱了接近性辐辏,相应的减弱了融合性集合。

检查远、近斜视角,明确分型直接关系到手术设计,当遇到视近时外斜视较轻、视远时显著的患者,必须进行 1 小时的遮盖试验以区分是分开过强型还是假性分开过强型外斜视。

(2) 本患者为大角度间歇性外斜视,但经常能控制正位,较少出现外斜视,说明集合能力较强。在强力集合时双眼可以正位,但同时产生了过大的调节,从而引起相应的近视,表现为视物变小、视远不清楚且眼酸累,当放松调节出现外斜视时避免了过大调节引起的近视,所以不但视远清楚且眼不酸累。

(3) 视物变小与用同视机检查融合时相似,当画片随着镜筒内移、双眼行使集合功能而图像逐渐减小。间歇性外斜视患者在强力集合、控制正位时也会出现视物变小,称为小视症。所以间歇性外斜视患者手术后近期远视力会提高,近视性屈光可能暂时减少。

(4) 本例在左、右上转眼位内转眼眼位高,形似下斜肌功能亢进,而在左、右下转眼位内转眼低,形似上斜肌功能亢进,但是本患者上、下斜肌功能均亢进,无 DVD 及 A 征,这是大角度间歇性外斜视第三眼位双眼运动的非共同性(例 3-2-8~ 例 3-2-10 病例讨论)。

例 3-2-8 | 间歇性外斜视,DVD,屈光参差性弱视(左)

患儿男,8 岁

自幼外斜视,遇光闭左眼,左眼时有上飘。

【检查】

视力:右 1.2+0.75DS=1.2,左 0.1+3.75DS=0.3

第一眼位双眼可以正位(图组 3-2-8A 之图 1),右眼注视时左眼不同程度向左上方飘,最大 −50$^{\triangle}$L/R30$^{\triangle}$(图组 3-2-8A 之图 1-1~ 图 1-3),左眼不经常注视。双眼水平右、左转时内转眼低于外转眼(图组 3-2-8A 之图 2、图 6),双眼向左、右下方注视时更著(图组 3-2-8A 之图 7、图 9),向右、左上方注视时双眼运动大致正常(图组 3-2-8A 之图 3、图 5)。无代偿头位(图组

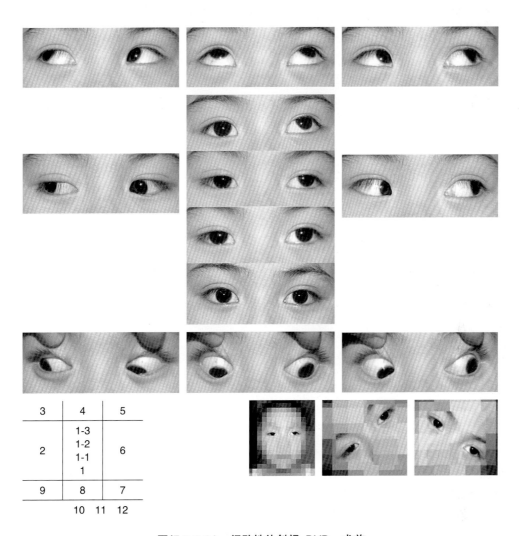

图组 3-2-8A　间歇性外斜视,DVD　术前

3-2-8A 之图 10),Bieschowsky 头位倾斜试验,右眼阴性(图组 3-2-8A 之图 11)、左眼阳性(图组 3-2-8A 之图 12)。

【手术】

双眼外直肌后徙各 8mm,左眼上直肌后徙 7mm。术后次日检查:第一眼位正位(图组 3-2-8B 之图 1),左眼上飘明显减轻,交替遮盖双眼均由上方移向正中(右眼略著),双眼向右上方注视时左眼运动落后(图组 3-2-8B 之图 3),双眼向外下方注视时内转眼轻度亢进(图组 3-2-8B 之图 7、图 9),其他方向眼位运动正常。

【讨论】

该例主要表现是间歇性外斜视,仔细检查后发现还存在 DVD,临床上间歇性外斜视合并 DVD 并非罕见,但若外斜视角度较大,上斜视角度较小,DVD 易被忽视(详见第四章 DVD)。左眼 Bieschowsky 头位倾斜试验阳性,其实仍然与被盖眼上飘有关。由于右眼是注视眼,主要表现为左眼上飘,故只行左眼上直肌后徙。

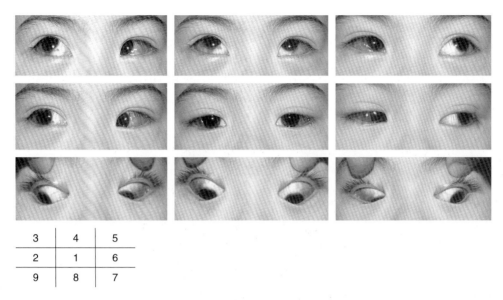

3	4	5
2	1	6
9	8	7

图组 3-2-8B   间歇性外斜视，DVD 术后

例 3-2-9   间歇性外斜视，先天性上斜肌麻痹（双），V 型斜视

患儿男，7 岁

自幼时头向右歪，3、4 岁后有时出现外斜视，但歪头减轻。其父也患外斜视。

【检查】

第一眼位双眼可以控制正位（图组 3-2-9A 之图 1）。三棱镜加遮盖检查：右眼注视左眼外斜视约 $-40^\triangle$L/R10$^\triangle$、左眼注视时右眼 $-40^\triangle$R/L10$^\triangle$（图组 3-2-9A 之图 1-1、图 1-2）。水平右转眼位右眼注视时左眼眼位高（图组 3-2-9A 之图 2）、左眼注视时右眼眼位低（图组 3-2-9A 之图 2-1），右上方注视时更著（图组 3-2-9A 之图 3、图 3-1），右下方注视时左眼运动落后（图组 3-2-9A 之图 9），提示左眼下斜肌功能亢进、上斜肌功能轻度不足。水平左转眼位，左眼注视时右眼眼位高（图组 3-2-9A 之图 6），右眼注视时左眼眼位低（图组 3-2-9A 之图 6-1），向左上方注视时更著（图组 3-2-9A 之图 5），左下方注视时右眼运动落后（图组 3-2-9A 之图 7），提示右眼上斜肌功能不足、下斜肌功能亢进。向正下方注视时双眼大致正位（图组 3-2-9A 之图 8），正上方眼位呈明显外斜视（图组 3-2-9A 之图 4），提示存在 V 型斜视。代偿头位：头轻度向右肩倾（图组 3-2-9A 之图 10）。Bieschowsky 头位倾斜试验：右眼阴性（图组 3-2-9A 之图 11）、左眼弱阳性（图组 3-2-9A 之图 12）。

【手术】

双眼外直肌各后徙 7mm，双眼下斜肌切断 + 切除。术后次日检查：双眼正位（图组 3-2-9B 之图 1），各诊断眼位双眼运动大致正常（图组 3-2-9B 之图 2~ 图 9）。V 征明显改善（图组 3-2-9B 之图 4、图 8），代偿头位消失（图组 3-2-9B 之图 10），Bieschowsky 头位倾斜试验双眼均阴性（图组 3-2-9B 之图 11、图 12）。

【讨论】

（1）例 3-2-9 所示除有外斜视外，双眼下斜肌功能亢进、上斜肌功能不足，左眼 Bielschowsky 氏征阳性，头向右肩倾，所以诊断间歇性外斜视合并双眼上斜肌麻痹。

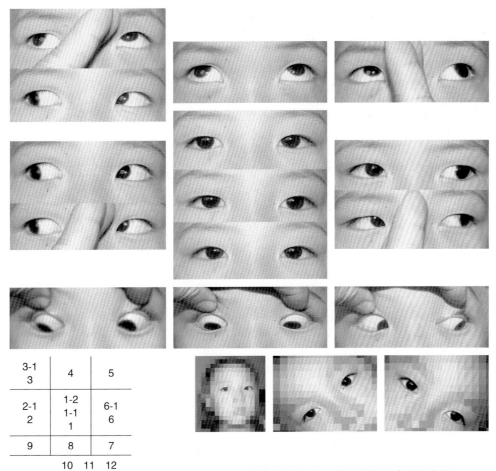

3-1 3	4	5
2-1 2	1-2 1-1 1	6-1 6
9	8	7

10 11 12

图组 3-2-9A　间歇性外斜视,先天性上斜肌麻痹(双)术前

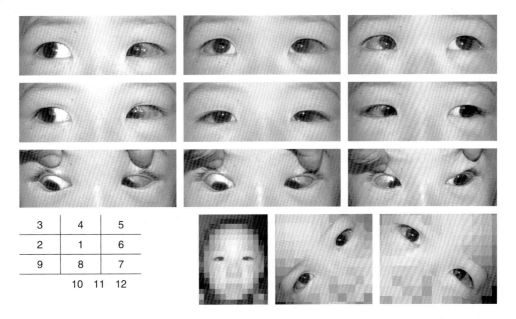

3	4	5
2	1	6
9	8	7

10 11 12

图组 3-2-9B　间歇性外斜视,先天性上斜肌麻痹(双)术后

（2）外斜视角不大，能较好地控制正位，而正上方明显外斜视，正下方接近正位，所以属于 V 型外斜视。因双眼下斜肌功能亢进导致 V 征，手术减弱双下斜肌后 V 征消失。

（3）其父（图组 3-2-9C），因阅读及视近眼疲劳就诊，检查发现眼位可控制正位（图组 3-2-9C 之图 1），有时右眼外斜视 24$^\triangle$（图组 3-2-9C 之图 1-1），与其子同时手术（右眼外直肌后徙 7mm），术后眼位正（图组 3-2-9C 之图 a），眼球运动正常（图组 3-2-9C 之图 b、图 c）。

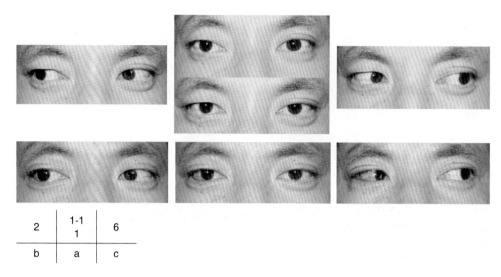

2	1-1 1	6
b	a	c

图组 3-2-9C　间歇性外斜视（父亲）

例 3-2-10　　间歇性外斜视，第三眼位眼球运动非共同性

患者男，23 岁

10 余岁开始有时出现外斜视，斜视出现频率逐年加重。

【检查】

第一眼位双眼可以正位（图组 3-2-10A 之图 1），单眼遮盖后一眼注视另眼明显外斜视（图组 3-2-10A 之图 1-1、图 1-2）。水平右、左转眼位双眼运动大致正常，无垂直斜视（图组 3-2-10A 之图 2、图 6）。而在第三眼位（左、右上及左、右下方）内转眼垂直运动均亢进，表现出第三眼位双眼运动的非共同性。无代偿头位（图组 3-2-10A 之图 10）。

【手术】

双眼外直肌后徙各 7mm，左眼内直肌缩短 5mm。术后次日检查：双眼正位（图组 3-2-10B 之图 1），各诊断眼位双眼运动大致正常（图组 3-2-10B 之图 2~ 图 9）。

【讨论】

关于外斜视在第三眼位双眼运动非共同性的讨论

外斜视在水平侧转时会出现非共同性运动，我们已经在病例 3-2-1 中进行了讨论。一些大角度间歇性外斜视，包括恒定性外斜视，甚至正常儿童，在第三眼位双眼运动经常表现非共同性，类似上、下斜肌功能亢进单纯外斜视，外斜视手术后这种第三眼位运动的非共同性会明显改善。上斜肌麻痹引起的下斜肌功能亢进，在左、右上转眼位内转眼垂直运动均亢进，但在左、右下转眼位表现上斜肌功能不足（起码不亢进），而本例患者在左、右上、下转眼位均表现功能亢进，在一只眼上、下斜肌均功能亢进是不符合 Herring 法则。

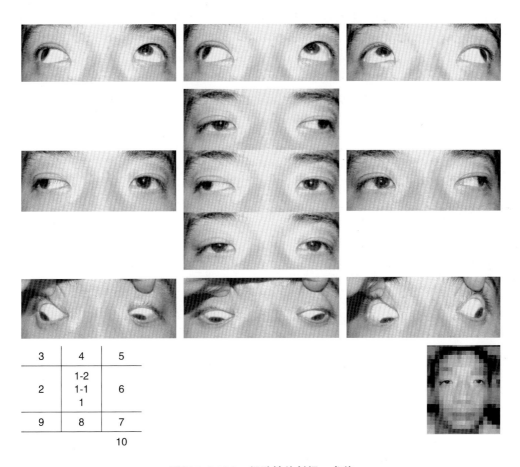

3	4	5
2	1-2 1-1 1	6
9	8	7
	10	

图组 3-2-10A　间歇性外斜视　术前

（第三眼位双眼运动非共同性）

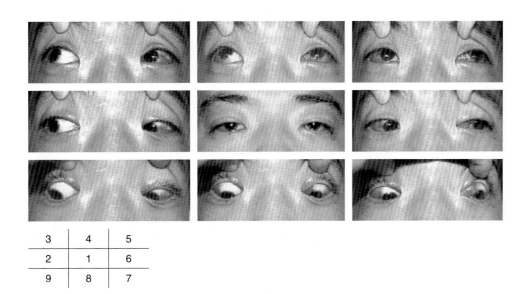

3	4	5
2	1	6
9	8	7

图组 3-2-10B　间歇性外斜视　术后

有学者认为间歇性外斜视（甚或恒定性外斜视）患者在第三眼位出现的非共同性眼球运动是"假性下斜肌功能亢进"，而笔者认为在第三眼位只要视轴不平行，就是真性垂直斜视，在第三眼位交替遮盖双眼时可以出现眼球垂直运动，所以本例出现的是真性非共同性运动（详见第四章 DVD 有关讨论）。

第三眼位眼运动非共同性并非少见，以左、右外上方眼位最易出现，甚至在健康查体时无斜视而儿童也能见到，但是若仅仅在左、右外下方眼位出现内转眼运动亢进时应当注意排查 DVD。有些患者仅仅颞上方出现，手术前必须认真与上斜肌麻痹引起的下斜肌功能亢进鉴别，请再参考例 3-2-11。

｜ 例 3-2-11　　间歇性外斜视，上方第三眼位眼球运动非共同性

患儿女，12 岁

5 岁后有时外斜视。

【检查】

第一眼位双眼可以正位（图组 3-2-11A 之图 1），有时一眼注视另眼明显外斜视 40$^\triangle$（图组 3-2-11A 之图 1-1、图 1-2）。水平侧转眼位双眼运动大致正常，无垂直斜视（图组 3-2-11A

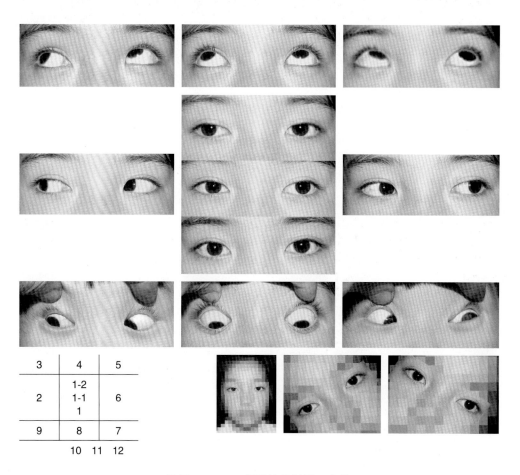

3	4	5
2	1-2 1-1 1	6
9	8	7
	10　11　12	

图组 3-2-11A　间歇性外斜视　术前
上方第三眼位眼球运动非共同性

之图2、图6)。右、左外上方眼位内转眼垂直运动亢进,表现出第三眼位双眼运动的非共同性。正上方外斜58$^{\triangle}$(图组3-2-11A之图4),正下方外斜40$^{\triangle}$(图组3-2-11A之图8)。无代偿头位(图组3-2-11A之图10),Bielschowsky试验双眼均阴性(图组3-2-11A之图11、图12)。

【手术】

双眼外直肌后徙各7mm。术后3个月检查:双眼正位(图组3-2-11B之图1),第三眼位双眼运动大致正常(图组3-2-11B之图3、图5、图7、图9)。

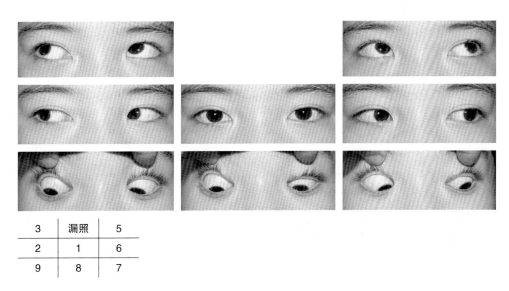

3	漏照	5
2	1	6
9	8	7

图组3-2-11B 间歇性外斜视 术后
上方第三眼位眼球运动非共同性

【讨论】

(1) 本例在上方第三眼位内转眼较高(形似下斜肌功能亢进),正上方外斜视角较下方大,呈V征等体征均支持先天性双上斜肌麻痹,但Bielschowsky试验双眼均阴性,双眼上斜肌无明显不足等体征不支持双上斜肌麻痹,手术后再次证实无上斜肌麻痹。

(2) 确定是否存在V型斜视对鉴别下斜肌功能亢进及第三眼位双眼运动的非共同性非常重要,若存在V型斜视就应当高度怀疑存在上斜肌麻痹引起的下斜肌功能亢进,手术可能要进行双下斜肌切断手术。但是间歇性外斜视患者具有较强的集合功能,向下方注视时经常"正位",向上方注视明显外斜视,形似V型外斜视,检查时应当单眼遮盖一小时后再详细检查判断,若不易鉴别时可先行外斜视矫正手术,术后再检查确定。本例及病例3-2-10只行外斜视矫正术,术后下斜肌功能亢进体征均明显改善。

(徐 进 喻文倩 唐 凯)

二、恒定性外斜视

恒定性外斜视(constant exotropia)是指无法借融合及集合功能控制双眼正位的外斜视。外斜视斜视角度较恒定,即使斜视角变化,也绝不会变成正位。多数由间歇性外斜视发展而来,随着发育调节性集合功能逐渐减弱,间歇性外斜视失去代偿,形成恒定性外斜视。从间歇性发展来的恒定性外斜视由于双眼曾经可以保持正位,具有一定的双眼视觉,故预后较好。

(一) 主要特征

(1) 外斜视角度较大(多大于 40$^\triangle$),且稳定。

(2) 双眼视功能不良,多无同时视及融合。婴幼儿时期发生者双眼视觉较差,但幼少年由间歇性外斜视发展来者,术后有望恢复部分双眼视功能。

(3) 集合功能不足。

(二) 其他特征

(1) 女性较多,多由间歇性外斜视发展形成。

(2) 若双眼视力相近,则交替注视,否则单眼注视。交替注视者多采取同侧交替注视(用右眼注视右侧物体,用左眼注视左侧物体),而非交叉性交替注视。

(3) 常合并 A-V 型斜视、下斜肌功能亢进或其他垂直斜视。

(4) 过去认为屈光状态多为近视或正视,但是近年研究和统计认为与近视无关。

(三) 治疗要点

(1) 非手术治疗:无有效非手术疗法,矫正屈光不正对稳定术后效果有帮助。

(2) 手术治疗

1) 手术目的:重建正常眼位,恢复部分双眼视觉。

2) 手术时机:部分恒定性外斜视由间歇性外斜视发展而来,因此有潜在的双眼视觉,及早手术可能恢复部分双眼视觉。

3) 手术设计:多采用单眼外直肌后徙联合同侧内直肌缩短,角度大于 60$^\triangle$ 常常需进行双侧外直肌后徙联合一条甚至两条内直肌的缩短。

4) 手术量:参考间歇性外斜视,同样斜视角度需要的手术量略大。

(四) 典型病例

例 3-2-12 | 恒定性外斜视

患儿男,14 岁

自幼外斜视,随年龄增长加重,无复视,否认代偿头位。

【检查】

视力:右 1.0,左 0.9。

双眼均能注视。第一眼位:视近时右眼注视左眼外斜视 60$^\triangle$,戴镜后斜视角略减小,但仍不能正位(图组 3-2-12A 之图 1-1);视远时一眼注视另眼外斜视约 70$^\triangle$(图组 3-2-12A 之图 1-2、图 1-3)、戴镜后斜视角 65$^\triangle$(图组 3-2-12A 之图 1-4)。右转眼位使用了内转眼注视,所以内转到位、且外斜视角较第一眼位明显减小(图组 3-2-12A 之图 2);左转眼位使用了外转眼注视,所以内转不到位、但外斜视角依然明显减小(图组 3-2-12A 之图 6),提示双眼水平侧转时存在非共同性。双眼向右、左外上方注视时内转眼均高于外转眼(图组 3-2-12A 之图 3、图 5);双眼向左、右外下方注视时内转眼均低于外转眼(图组 3-2-12A 之图 7、图 9),提示第三眼位双眼运动存在非共同性。Bielschowsky 征:双眼阴性(图组 3-2-12A 之图 10、图 11)。无代偿头位。同视机检查:无同时视,他觉斜视角 −33°。

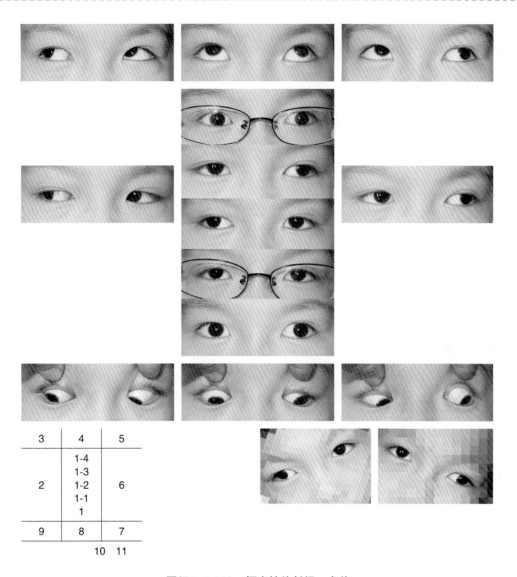

3	4	5
2	1-4 1-3 1-2 1-1 1	6
9	8	7
	10　11	

图组 3-2-12A　恒定性外斜视　术前

【手术】

左眼外直肌后徙 8mm、内直肌缩短 6mm。术后次日检查：第一眼位正位（图组 3-2-12B 之图 1），各诊断眼位双眼运动大致正常，水平及第三眼位双眼运动的非共同性消失（图组 3-2-12B 之图 2～图 9）。

【讨论】

（1）本例向第二、三眼位运动时双眼均存在典型的非共同性，水平斜视手术后随即得到相应改善（请参见本章间歇性外斜视及第四章 DVD 有关讨论）。

但是，水平斜视尤其大角度的恒定性外斜常伴有需要处理的垂直斜视，Urist 统计垂直斜视合并水平斜视为 79%，Bielschowsky 为 45%，von Noorden 和 Olson 为 25%。垂直斜视明显者通过角膜映光即可发现，轻微者进行三棱镜中和水平斜视后才显露。若术前检查存在

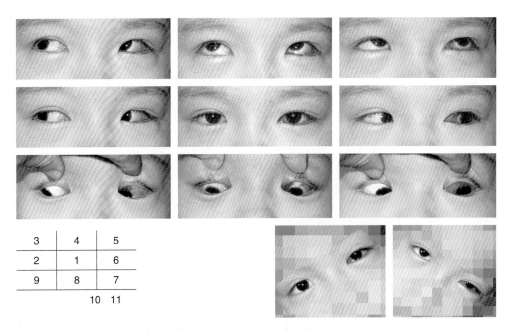

3	4	5
2	1	6
9	8	7

10　11

图组 3-2-12B　恒定性外斜视　术后

上斜肌麻痹及下斜肌功能亢进,即应按上斜肌麻痹处理斜肌(参见第六章先天性麻痹性斜视章节)。如果术前难以判断是否存在下斜肌功能亢进时,可分次手术。

（2）近视患者视近时不用或少用调节,较正常人少用集合,因此临床认为外斜视常合并近视,但是最近的统计分析并不支持该观点。

（3）大部分恒定性外斜视患者是从间歇性外斜视发展而来。但是,很少有患者被系统观察,我们从患者家庭众多照片中找到一个完整演变过程的病例(图组 3-2-12C),患者百日 ~2.5 岁双眼正位(图组 3-2-12C 之图 1~ 图 4),4 岁后有时正位、有时外斜视(图组 3-2-12C 之图 5~ 图 7、图 5-1~ 图 7-1),8 岁后持续外斜视(图组 3-2-12C 之图 8)。

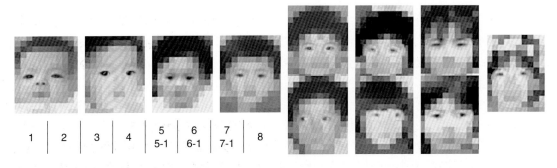

1	2	3	4	5 5-1	6 6-1	7 7-1	8

图组 3-2-12C　各年龄眼位(双排的上图为双眼正位、上图为外斜视)
图 1~ 图 4 为 2.5 岁前,图 5、图 5-1 为 4 岁,图 6、图 6-1 为 5 岁,图 7、图 7-1 为 6 岁,图 8 为 8 岁)

例 3-2-13 由间歇性外斜视发展来的恒定性外斜视

患儿男,8 岁

家长述 2 岁开始有时外斜视,曾去医院就诊但未得到诊断。3 岁因视力不良戴远视眼镜并交替遮盖治疗,4 岁视力提高,但是因外斜视出现频繁而终止戴镜,6 岁开始经常外斜视,无复视、视疲劳及畏光病史。

【检查】

视力:右 1.0–0.25DS=1.2,左 0.9–0.75DS=1.2

第一眼位:一眼注视另眼外斜视 80△(图组 3-2-13 之图 1、1-1),不能正位。右、左转眼位双眼运动大致正常(图组 3-2-13 之图 2、图 6)。同视机检查:无同时视,他觉斜视角 –37°。无近立体视。旧照片:3 月龄至 3 岁无外斜视(图组 3-2-13 之图 10~ 图 13),4 岁有时正位有时外斜视(图组 3-2-13 之图 14、图 15)。

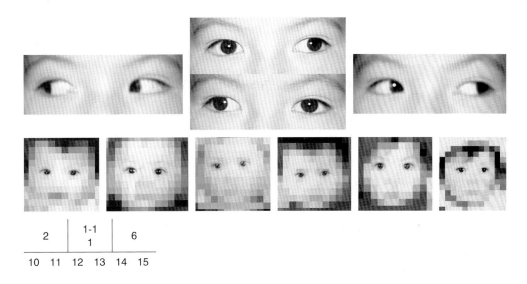

| 2 | 1-1 | 6 |
| | 1 | |

10 11 12 13 14 15

图组 3-2-13　间歇性外斜视发展来的恒定性外斜视

【讨论】

(1) 2 岁时家长已经发现间歇性外斜视,但未得到诊断。临床工作中,由于幼小患儿检查依从性差或医生只进行近距离检查,常常会漏诊间歇性外斜视。因此,若家长主诉患儿外斜视时,应认真检查,让患儿放松,常规检查远斜视角,必要时单眼遮盖 1 小时后再查,以免漏诊。对于不合作患儿还可以请家长回家将患儿出现的外斜视照片带来复诊。

(2) 间歇性外斜视最初发生频率较低、斜视角较小,多数人随着年龄增长外斜视角逐年加大,出现率逐渐增加。这种变化与大脑对双眼视的控制力及融合机能有关系,一旦大脑失去双眼视觉的控制或某种原因影响到双眼视觉即可发展成恒定性外斜视。发烧、劳累、遮盖、散瞳及戴远视镜等可能是诱因。该患儿曾因视力不良戴远视眼镜并交替遮盖治疗,视力提高很快。但从本次检查双眼轻度近视估计,3 岁时的视力应是正常视力,所谓的远视也应是生理性远视。给予的戴镜尤其是遮盖治疗不但没有必要,而且破坏了脆弱的融合功能,使得控制力越来越差、外斜视出现频繁,最终发展为恒定性外斜视。

例 3-2-14   存在同侧性交替注视体征的恒定性外斜视

患儿女,15 岁

自幼外斜视,无明显歪头,无复视。

【检查】

视力:右 1.0,左 1.0。

第一眼位:一眼注视另眼明显外斜视,不能控制正位(图组 3-2-14A 之图 1、图 1-1)。注视右侧视标时双眼几乎未进行水平右转,却使用已经处于外转眼位的右眼(图组 3-2-14A 之图 2),几乎与第一眼位相同(图组 3-2-14A 之图 1-1)。注视左侧视标时双眼几乎未进行水平左转,却使用已经处于外转眼位的左眼(图组 3-2-14A 之图 6),几乎与第一眼位相同(图组 3-2-14A 之图 1),强令左眼注视时双眼运动大致正常(图组 3-2-14A 之图 2-1);左转眼位眼球运动表现与右转眼位相似(图组 3-2-14A 之图 6、图 6-1)。即左、右内转眼均表现假性内直肌功能不足。同视机检查:无同时视,他觉斜视角 −37°。

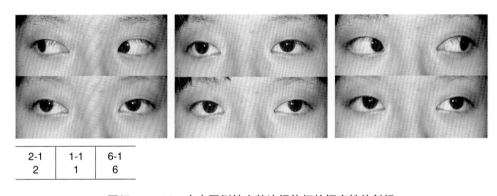

2-1	1-1	6-1
2	1	6

图组 3-2-14A   存在同侧性交替注视体征的恒定性外斜视

【讨论】

(1) 外斜视的"同侧性交替注视"及"假性内直肌麻痹"体征的讨论

双眼视力较好且相同的恒定性外斜视,可表现为"同侧性交替注视",即注视右侧环境时使用右眼,注视左侧时使用左眼。由于常使用外转眼注视外侧,表现为内转眼内转功能不足,形似内直肌麻痹,但当用内转眼注视时内直肌运动正常,故称为"假性内直肌麻痹"。在使用外转眼注视时,外转眼的运动幅度要看被视物体的位置及外斜视角度而定,若被视物体的位置与外斜视角度不一致的话,患者可以用最小移动及最快迅速进行再注视,这对外斜视患者来说存在一定益处。

(2) 外斜视对感觉(知觉)适应性的讨论

1) 恒定性外斜视可以发生较深视网膜抑制或对应缺如,每只眼各自独立处理视觉信息,此患者尽管无双眼视觉,但可扩大患者的单眼视野;

2) 双眼视力大多良好,所以较少发生弱视;

3) 双眼可以交替注视,故表现交替性外斜视;

4) 双眼抑制暗点的部位及大小有不同;

5) Ikeyama 和 Awaya 认为部分外斜视患者可通过迅速的交替注视得到粗糙的立体视。

（3）手术前应排除 Kappa 角的影响。内斜视患者合并正 Kappa 角及外斜视合并负 Kappa 角时将减轻斜视外观；相反时则加重斜视外观。如图组 3-2-14B，第一眼位右眼注视左眼角膜映光呈现外斜视，但交替遮盖双眼不动（图组 3-2-14B 之图 1）。双眼视觉良好，双眼注视及单眼注视时角膜映光点相同，均偏向鼻侧（图组 3-2-14B 之图 1、1-1），双眼左、右转运动正常。同视机检查：存在 +8°Kappa 角，立体视正常。

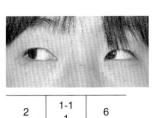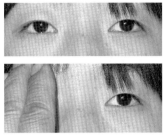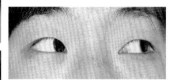

| 2 | 1-1
1 | 6 |

图组 3-2-14B　正 Kappa 角

（徐　进　高　岩　胡晶晶）

第三节　继发性外斜视（secondry exotropia）

一、知觉性外斜视

知觉性外斜视（sensory exotropia）是由于单眼视力不良（如弱视、角膜病、白内障、眼底病，视神经病及外伤等）导致的双眼视功能破坏或缺失而出现的恒定性外斜视。曾命名为"废用性外斜视、视力不良性外斜视"。

（一）主要特征

（1）双眼视力存在显著差异，恒定使用视力良好眼注视，知觉障碍眼不能注视处于外斜位；

（2）可找到导致视力不良的病因；

（3）斜视角有逐渐增大的趋势；

（4）术后眼位不一定稳定。

（二）治疗要点

（1）手术治疗可以改善外观，起到美容效果。手术多做在知觉障碍眼上，术式多采用外直肌后徙联合内直肌缩短，大角度的外斜视可将手术量分配到双眼。

（2）由于双眼没有融合功能，术后复发几率较高，术后再次出现外斜视，多数需要在健眼手术。

（三）典型病例

例 3-3-1　知觉性外斜视，远视性屈光参差，重度弱视（左）

患儿女，8 岁

4 岁开始左眼外斜视，就诊时发现高度远视性屈光参差，左眼视力不良。戴镜并遮盖治疗半年,视力未见提高,但是外斜视更加明显,家长自行终止戴镜及遮盖治疗。

【检查】

视力:右 1.0+1.00DS=1.2,左 0.08+7.75DS=0.08

第一眼位右眼注视左眼外斜 –45°(图组 3-3-1 之图 1),左眼不能注视。右、左各方向双眼运动大致正常(图组 3-3-1 之图 2、图 6)。旧照片中,1 岁、3 岁未见外斜视(图组 3-3-1 之图 10、图 11),4 岁 8 个月照片外斜视(图组 3-3-1 之 12)。

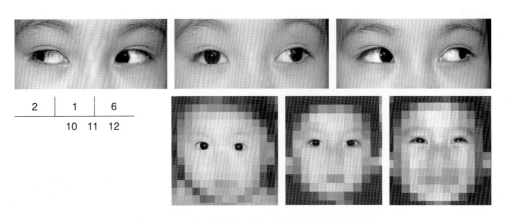

图组 3-3-1 知觉性外斜视,屈光参差性弱视(左)

【讨论】

(1) 本例因左眼高度远视引起重度弱视,幼时未得到矫正治疗,左眼长期处于非注视状态,故逐渐出现外斜视。

(2) 各种单眼视力不良是知觉性外斜视的常见诱因。幼少儿童期发生的知觉性外斜视多见于重度弱视、单眼先天性白内障、先天性角膜白斑、先天性眼底病变、无晶体眼等,所以应认真检查、寻找视力低下的原发病。成人期发生的知觉性外斜视多见于眼外伤、眼底病、白内障、视神经萎缩等。陈霞等观察 264 例知觉性外斜视患者,发现其病因按发病率从高到低依次为屈光参差、视网膜病变、视神经损害、先天性白内障、外伤性白内障、外伤性无晶体眼、角膜病变、外伤性 IOL 眼、先天性脉络膜缺损等。杜继清等统计 75 例知觉性外斜视中,弱视引起者 65 例(86.67%),均为重度弱视,其中屈光不正性弱视 49 例(65.33%),中、高度近视 29 例(38.67%),另有 5 例轻度近视及 15 例远视。郭建新等观察 52 例知觉性外斜视患者,先天性白内障 1 例,弱视 20 例,眼外伤 31 例。

(3) 先天性白内障手术的年龄和术后出现斜视的趋向分析,高目均认为:术前视力不良者术后易出现内斜视或外斜视,而视力良好者:①3 月龄前手术且视力良好者,术后存在外斜视倾向;②3 月龄 ~1 岁手术且视力良好者,术后存在外隐斜视倾向;③1 岁后手术且视力良好者,术后存在正位及外隐斜视倾向。老年性白内障伴外斜视患者,行白内障手术后外斜视也可得到改善。高村幸子观察 20 例老年性白内障引发外斜视患者行人工晶体植入手术后斜视角变化:①18 例变为外隐斜视,1 例变为间歇性外斜视,1 例仍然为恒定性外斜视,但术后外斜视角存在减小趋势。20 例中 16 例小于 16△,平均 8.4△;②老年性白内障视力不良引起的外斜视,其斜视角一般小于 20△,术后外斜视有改善倾向,有望恢复一定双眼视觉。

| 例 3-3-2 | 知觉性外斜视,眼球穿孔伤缝合术后,无晶状眼(右) |

患者男,27 岁

14 岁时右眼球穿孔伤,行角膜裂伤缝合术及白内障针吸术,2 年后右眼逐渐外斜视。

【检查】

视力:右光感,左 1.5。

左眼注视右眼外斜 45°,右眼不能注视(图组 3-3-2 之图 1)。双眼左右运动正常(图组 3-3-2 之图 6、2)。右眼角膜白斑,虹膜前粘连,前房浅,瞳孔变形(图组 3-3-2 之图 10)。

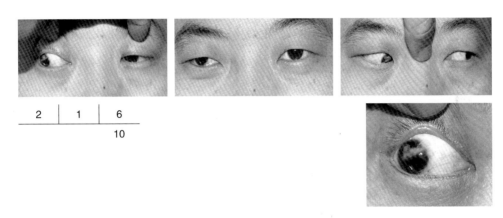

图组 3-3-2　知觉性外斜视,粘连性角膜白斑、外科性无晶状体眼(右)

【讨论】

(1) 本例右眼受严重外伤,手术治疗恢复视力无望,逐渐发展为外斜视。

(2) 单眼视力严重受损为何有些诱发了内斜视、有些诱发外斜视的讨论

单眼视力低下引起内斜视还是外斜视的机制不明。有人认为与发病年龄有关,而 von Noorden、Bielschowsky 等认为与发病年龄无明显关系,可能与解剖或屈光状态有关。诸多学者对发生形觉剥夺后多长时间会引发知觉性斜视,以及究竟是发生知觉性外斜视还是内斜视做了大量研究。较肯定的结论是先天性知觉剥夺者多发生知觉性内斜视,后天获得性者多发生知觉性外斜视,其原因可能与年龄小集合功能强,随着年龄的增长集合功能减弱有关。以 von Noorden 为首的学者们认为先天性单眼失明或儿童早期(生后 5 或 10 年内)视觉严重损害易引发内斜视,更年长的患者则发生知觉性外斜视。Sidikaro 等分析 121 例病例发现,出生时或生后到 5 月之间发生视觉损害引发内、外斜视的几率几乎相等,大龄儿童和成人的知觉性斜视则以外斜视为主。Havertape 等则认为生后 6 个月以前出现的先天性视力障碍主要引发内斜视,后天性视力障碍者主要引发外斜视。陈霞等观察 264 例知觉性斜视患者发现,1 岁前发生单眼视觉损害者较 1 岁以上发生者发生内斜视的比例大,而年龄越大外斜视的发生率越高。高玮等观察 134 例知觉性外斜视患者各年龄段的发生率,从高到低依次为:6~15 岁组(63%)、3~5 岁组(24%)、0~6 月组与 16~40 岁组(均为 14%)、7~12 月组(7%)与 1~2 岁组(6%)。

(3) 知觉性外斜视患者手术后眼位不稳定的讨论

知觉性斜视患者由于双眼视功能的缺失,手术效果持久性差、更易回退。韩玉珉观察8例知觉性斜视患者达5年以上,发现手术效果与手术年龄无关,但与术后近期效果(1周)关系大,欠矫者会回退至更大外斜度,正位者轻度欠矫,过矫者逐渐正位化。因此,提出手术可以适当过矫,若术后1周时效果不理想者就应再次手术,以免影响远期疗效。

(4) 一般情况下,患者及其家属出于安全考虑均希望手术做在视力差的斜视眼上。从美容及安全性出发将手术做在视力差眼上也是多数医师的第一考虑。但是,知觉性外斜视是共同性斜视,从双眼运动力学出发,手术矫正大角度的外斜视,最好将手术量均摊在双眼上。刘向玲等观察58例患者,分为健眼手术组30例,平均手术量11.39mm,斜视眼手术组28例,平均手术量19.17mm,二组手术效果相同,且健眼手术组再次手术率明显低于斜视眼手术组。因此对于大度数知觉性斜视,仍应合理设计手术方案,手术可分摊在健眼,以提高手术效果、减小损伤及不影响眼球运动的良好外观。

二、连续性外斜视

连续性外斜视(consecutive exotropia)指内斜视患者手术矫正后,经过一段时间(可长达数年)后出现的外斜视。可能与高度远视随着正视化发展,远视引起的过度集合逐渐减弱有关,或因内直肌后徙过量,术后不久虽能克服外隐斜视,暂时保持双眼正位,但是随着各种原因造成集合力降低而变成显性外斜视。

(一) 主要特征

(1) 出现外斜视前存在远视眼或内斜视矫正手术史。

(2) 手术时即使未过矫,手术量也较足。

(3) 术后立即或经过一段时间后逐渐转为外斜视,故斜视角变化。

(4) 幼年时期有中、高度远视,斜视,双眼视功能不良,多无同时视及融合,视网膜对应缺如。

(二) 治疗要点

(1) 非手术治疗

1) 充分矫正屈光不正,提高视力差眼视力,尽力使双眼视力平衡,增强融合,控制外斜视发展。

2) 部分调节性内斜视术后出现连续性外斜视患者,可通过降低远视度数,增加调节性集合控制外斜视。

(2) 手术治疗

1) 手术时机:连续性外斜视处于隐斜或间歇阶段,有可能通过非手术治疗控制外斜视进展。但如内斜视术后随即出现显性外斜,其角度会逐渐增大,如无改善趋势,则应及早行眼位调整。外斜视角度大于20$^\triangle$或呈现显性外斜视均应早期手术。

2) 手术设计:内直肌后徙后出现的外斜视,如果存在内直肌功能不足,应行内直肌复位;无内直肌功能不足,可行内直肌复位或外直肌后徙。具体术式可根据视远、视近斜视角设计。视近斜视角大,行内直肌复位;视远斜视角大,可行外直肌后徙。

（三）典型病例

例 3-3-3 连续性外斜视

患儿女,12 岁

8 岁因"婴儿性内斜视"行内斜视矫正术(术式不详),术后有时外斜视,后逐渐变成恒定性外斜视。

【检查】

视力:右 1.2+0.50DS=1.2,右 1.2+0.50DS=1.2

双眼交替注视,第一眼位右眼注视左眼外斜 48$^\triangle$(图组 3-3-3 之图 1)。双眼右、左转运动大致正常(图组 3-3-3 之图 2、图 6)。无复视、无集合功能及立体视。双眼内眦部结膜见手术瘢痕。6 岁时照片轻度内斜视(图组 3-3-3 之图 10)。

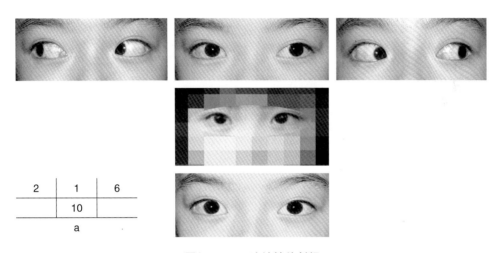

图组 3-3-3 连续性外斜视

【手术】 左眼内直肌探查,将已经退后的内直肌复位,术后正位(图组 3-3-3 之图 a)。

【讨论】

手术治疗婴儿性内斜视,欠矫比过矫发生率高。丸尾统计婴儿性内斜视术后残存内斜视发生率为 13%,山本和矢澤分别为 21% 和 22%,Hiles 则高达 26%。而术后过矫产生的外斜视发生率非常低,仅为 2%~8%。发生的原因主要与合并弱视、屈光参差、高度远视及垂直斜视有关。本例 6 岁照片轻度内斜视,但双侧结膜均见瘢痕,估计进行了双眼的内直肌后徙手术,过矫及手术设计不合理可能是造成外斜视原因。

例 3-3-4 连续性外斜视,内斜视术后

患儿男,8 岁

自幼内斜视,6 岁行内斜视矫正术,手术方法不详但效果满意,4 个月后出现外斜视,病历记录外斜 -20$^\triangle$,此后外斜视逐渐加重,无复视及歪头视物史。

【检查】

视力:右 0.7+1.50DS+0.50DC×90=1.2,左 0.5+2.75DS+0.25DC×90=1.0

一眼注视另眼 −60$^\triangle$（图组 3-3-4 之图 1、图 1-1）。左、右转时双眼运动大致正常（图组 3-3-4 之图 2、图 6）。不能集合，立体视（−）。手术（6 岁）前照片均内斜视（图组 3-3-4 之图 10~ 图 12）。

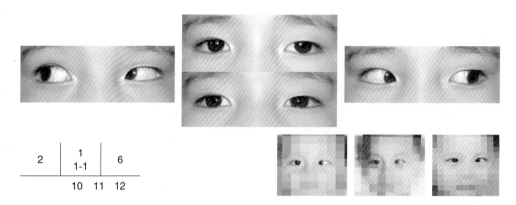

图组 3-3-4　连续性外斜视，内斜视术后

【讨论】

连续性外斜视的病因除手术过矫外，也常见于未戴镜矫正的屈光性调节性内斜视或对部分调节性内斜视甚或对调节性内斜视进行了不合理的手术。本例现已 8 岁，但依然为轻度远视，推断幼儿时存在中度远视，很可能患有部分或完全调节性内斜视，在未得到充分屈光矫正的前提下，进行内斜视矫正术。术后双眼暂时正位，但是随着生长发育，远视度数的正视化及调节性集合减弱，逐渐变为外斜视。故幼少儿行内斜视手术前一定要在充分睫状肌麻痹后检查屈光度及斜视角，戴镜矫正、观察一定时间，彻底排除调节性及部分调节性内斜视后，仅对非调节部分斜视进行手术。

第四节　内斜视自然转变成的外斜视

临床上，还可遇到内斜视随着年龄增加转变成外斜视的患者。

（一）主要特征

（1）有内斜视史，内斜视发生年龄较小（平均 1 岁 7 个月），戴充分矫正眼镜年龄较早（平均为 3 岁 9 个月），随年龄增长逐渐转变为外斜视，出现外斜视的年龄较晚（平均 7 岁 2 个月），但是无内斜视矫正手术史。

（2）多发生在中度远视及部分调节性内斜视患者。

（3）斜视眼视力低下。

（4）双眼视功能不良，即使有正常对应甚或有一定融合，但是双眼视功能脆弱，融合功能不足以维持稳定的眼位。

（5）常合并 DVD、A 或 V 型斜视、下斜肌功能强等垂直斜视。

（二）治疗要点

（1）非手术疗法：患儿多伴有中度远视，可以在不影响矫正视力的情况下，降低远视矫正度数，以刺激调节引起的集合，控制外斜视进展。

（2）手术治疗：根据斜视角大小，参考间歇性外斜视设计。

（三）典型病例

例 3-4 内斜视自然转变成的间歇性外斜视，远视。

患儿女，7 岁

婴幼儿期即发现内斜视，3 岁分别在两家医院分别诊断为"共同性内斜视"及"调节性内斜视"，戴镜治疗，半年后正位。但是治疗 1 年后有时出现外斜视，且逐年显著。本次就诊时戴用 3 年前的眼镜（右 +5.00DS，左 +4.50DS）。

【检查】

视力：右 0.7+3.25DS=1.0，左 0.8+2.75DS+0.75DC=1.0

第一眼位一眼注视另眼外斜视（图组 3-4 图 1、图 1-1），戴镜后一眼注视另眼斜视角加大（图组 3-4 之图 1-2、图 1-3），右、左转双眼运动正常（图组 3-4 之图 2、图 6）。双眼向下转，注视调节视标时也无集合（图组 3-4 之图 8）。3 月龄照片示双眼正位（图组 3-4 之图 10），1 岁时照片内斜视（图组 3-4 之图 11）。

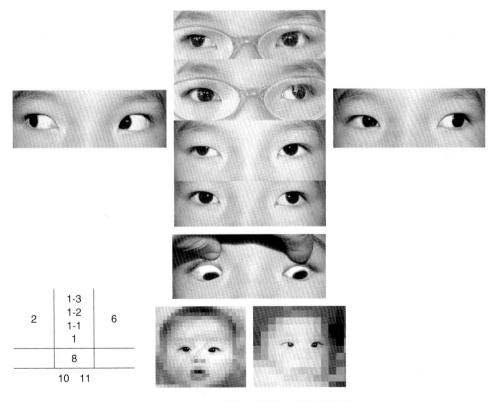

图组 3-4　内斜视自然转变成的外斜视

【讨论】

（1）根据旧照片、病史和现在的屈光度分析，本例最初患调节性内斜视。

（2）调节性内斜视配镜时应给予足矫，但幼小儿童屈光有正视化趋势，随年龄增长远视逐渐减轻。故远视患儿必须每 0.5~1 年验光一次，相应减少眼镜远视度数、及时更换眼镜。该患者未遵医嘱复诊，一直戴用 3 年前的眼镜，干扰了融合性集合的发育，从而引发外斜视。在临床上经常见调节性内斜视戴用过矫或数年前的眼镜引起轻度外隐斜视，但因调节性内斜视患儿的调节性集合较强，如能早发现、及时减少眼镜的远视度数有助于防止外斜视发展。

（3）关于调节性内斜视自然向外斜视转变，Msooer 报告了 14 例，西川 8 例，東报告 10 例，主要特点归纳如下：①内斜视发现于 2 岁前；②中度（+4.5D~+5D）以上远视；③双眼视功能不良；④多合并垂直斜视。

第五节　残余性外斜视

残余性外斜视（residual esotropia）广义上是指外斜视术后斜视度改善，但还残存部分外斜视，需要再次手术者。

残余性斜视的发生很大程度上受原斜视类型影响，有些斜视，如 DVD、间歇性外斜视、大角度的麻痹性斜视、重症肌无力、眼外肌纤维化等容易出现残余性外斜视。间歇性外斜视甚或恒定性外斜视术后存在回退趋势，所以常见残余性外斜视。应当注意的是水平斜视经常合并垂直斜视，若手术仅仅处理水平斜视，未处理垂直斜视，其垂直斜视又会影响水平斜视手术的远期效果，增加残余斜视的发生机会。

（一）治疗要点

（1）成人的美容手术若残存斜视角较小（例如≤15$^\triangle$），外观不明显可以观察，待发展明显时再确定是否手术。

（2）儿童斜视角较小（例如≤15$^\triangle$），能控制正位（转变为间歇性外斜视）者，伴有近视可以佩戴近视眼镜、伴有远视眼应适当减少远视度数以增加集合能力，继续观察。

（3）若外斜视较明显，或术后暴露出垂直斜视时，应在术后 3 个月后给予二次手术。

（二）典型病例

| 例3-5 | 残余性外斜视，先天性左上斜肌麻痹 |

患儿女，16 岁

自幼有时外斜视，13 岁因"共同性外斜视"手术治疗（术式不详），术后仍残存外斜视。

【检查】

第一眼位右眼 −46$^\triangle$L/R12$^\triangle$（图组 3-5 之图 1），右转眼位左眼明显高于右眼（图组 3-5 之图 2），右上转眼位更著（图组 3-6 之图 3），右下方注视眼位左眼上斜肌功能不足（图组 3-5 之图 9），提示左眼上斜肌麻痹、下斜肌功能亢进。正上方、左转眼位及下转眼位双眼运动大致正常（图组 3-5 之图 4~ 图 8）。代偿头位：头向右倾（图组 3-5 之图 10），Bielschowsky 头位倾斜试验：右眼阴性（图组 3-6 之图 11）、左眼阳性（图组 3-5 之图 12）。5 岁照片示明显代偿头位（图组 3-5 之图 13），8 岁照片示轻度外斜视（图组 3-5 之图 14）。左眼外眦部结膜有手术瘢痕。

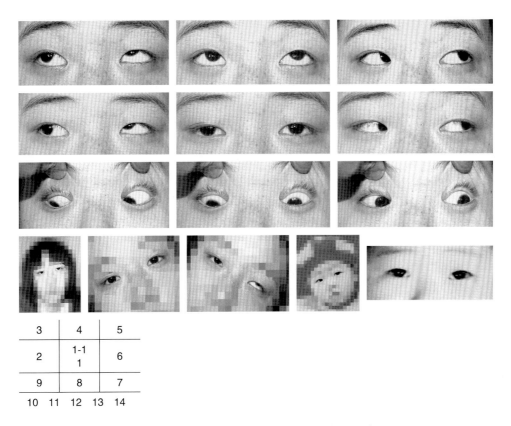

3	4	5
2	1-1 1	6
9	8	7

10　11　12　13　14

图组 3-5　残余性外斜视,先天性左上斜肌麻痹

（徐　进　牛洪明　刘　娟）

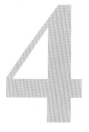

第四章

分离性斜视

分离性斜视(dissociated deviation)是指眼球在垂直、水平或旋转方向运动与一般斜视神经支配法则(Hering 法则)相矛盾的一类斜视。因此,又称为分离性斜视综合征(dissociated strabismus complex)。其中,以垂直方向分离性眼球运动最显著者称为分离性垂直性斜视(dissociated vertical deviations, DVD),以水平方向最显著者称为分离性水平性斜视(dissociated horizontal deviations, DHD),以旋转方向最显著者称为分离性旋转性斜视(dissociated torisonal deviation, DTD)。其中 DVD 最为常见。尽管三者可以独立出现,但是更多见于同一患者。

分离性斜视的主要特征:①非共同性;②眼球运动即无障碍,又不符合 Hering 法则;③运动融合缺陷;④显 - 隐性眼球震颤;⑤视力正常或不良。

第一节 分离性垂直性斜视

分离性垂直性斜视(DVD)是分离性斜视综合征中的最常见类型,主要表现为非注视眼存在不符合 Hering 法则的异常垂直偏斜,常合并隐性或显 - 隐性眼球震颤和弱视,以及其他类型斜视。也常合并旋转及水平方向运动异常,约 60%DVD 合并外旋偏斜。

(一) 主要特征

(1) 双眼可以控制正位,在阳光下喜闭单眼。

(2) 多数人存在隐性或显 - 隐性眼球震颤。

(3) 存在隐性或显性 DVD,隐性 DVD 是指破坏或失去融合后(如遮盖一眼后)非注视眼上飘;显性 DVD 是指疲劳或注意力不集中时,或在强光及视远情况下自发出现的眼球上飘。医师选用"飘"字形容分离后及改换注视眼时的非注视眼运动,是因为非注视眼(被遮盖眼)眼球运动具有如下特点:

1) 总是自觉或不自觉地、缓慢地、一边外旋一边震颤样上转(形似飘飘悠悠),而注视眼同步内旋;改换遮盖另眼,去遮盖后原上转眼一边内旋一边震颤样下转到第一眼位,有时甚至下落到低于瞳孔水平线下的位置,再回升到水平线位,也形象地称此体征为"下沉"或"跳水",在此过程中注视眼不发生偏离。

2）带有旋转眼震的上飘运动,明显者肉眼可见,轻微者可以借结膜血管或虹膜上的标志观察,或借助检眼镜、裂隙灯、电生理、眼前节高速照相或高速摄像记录观察。

3）各眼上飘程度不稳定,反复检查斜视角多变,多数患者延长遮盖时间后上飘增大,由上飘恢复正位的运动路线也不稳定。凡是遇到交替遮盖时双眼再注视运动的轨迹不径直、检查结果重复性差时应高度注意是否存在 DVD。

（4）DVD 为双侧性,但双眼上飘程度经常不等,一眼注视时另眼的斜视角不等,常被误认为麻痹性斜视的第一、第二斜视角,但 DVD 既无肌肉麻痹异常,眼球运动也不符合 Hering 法则。此外,我们临床观察发现,左眼上飘发生率及严重程度明显高于右眼,但需更多临床病例进一步统计分析。

有些双眼严重程度极不对称的 DVD 患者,第一眼位一眼注视另眼上飘,改换上飘眼注视后原注视眼却下斜视,常被误诊某种垂直肌麻痹性斜视,此时使用三棱镜部分中和上飘明显眼后另眼才显现上飘,交替遮盖出现交替性上斜视。

特殊情况下（单眼重度弱视或单眼知觉障碍等情况下）可以仅表现单眼上飘。

（5）DVD 经常合并的水平分离（DHD）,主要以外或外上分离为主,少见另眼内或内上侧分离。

（6）存在 Bielschowsky 现象,即遮盖一眼（该眼出现上斜视）,然后在注视眼前加中性滤光板（见图 4-1-9C）,当增加注视眼前滤光镜密度（即减弱注视眼的视觉感知）时,遮盖眼的上斜视就会随之下降,甚至变成下斜视;相反,若减弱注视眼前滤光镜的遮光密度（即增加对注视眼视觉感知）时,则下转眼再次上飘。

（7）由于 DVD 可以控制正位,因此保留一定程度的双眼视觉。当眼位分离自发出现上飘时则通过抑制机制消除复视。多数患者借助红玻璃试验遮盖各眼,被遮盖眼均上斜视,从而诱发出复视,根据图像分离的长度来估计眼上斜的幅度。由于 DVD 患者被盖眼均上斜视,所以不管红玻璃放在任一眼眼前,患者总是认为红色物象在下方,而其他麻痹性垂直斜视改换红玻璃遮眼后周边物象颜色的上下方向也随之改变,这是鉴别 DVD 与麻痹性垂直斜视的方法之一。

（二）其他特征

（1）多在儿童期被发现,诊断年龄多在 2~5 岁。

（2）一般视力良好,也有单眼或双眼均低下者（弱视）。

（3）多数患者双眼视功能不良,近半数患者无同时视,部分患者存在正常双眼视功能。

（4）经常合并水平斜视,包括:①婴儿性内斜视;②间歇性或恒定性外斜视;③调节性内斜视;④眼外肌功能异常,如先天性上斜肌麻痹（下斜肌功能亢进）、Helveston 综合征（上斜肌功能亢进）等。

（5）存在头位异常或斜颈,一般情况下头歪向低位眼,但是 DVD 歪向高位眼的几率较先天性上斜肌麻痹多。

（三）治疗要点

DVD 较为复杂,尽管有独特的临床特征,但发病机制不清。若合并其他类型斜视,诊断和治疗更为困难,也存在较大争论。

1. 非手术治疗

1）随着年龄增长及视功能的发育,部分患者存在改善趋势,故不主张对幼儿早期手术。

2）症状不明显、外观影响不大、仅仅在遮盖时才能诱导出来时可推迟手术,或行如下非手术治疗:①融合功能训练:适用于上斜程度轻、不合并其他斜视、并具有一定双眼视功能者,甚至可以用于那些融合功能不良双眼视力不平衡,尽管双眼存在主导眼和非主导眼,但却习惯用上飘较轻眼注视者;②转换注视眼训练:双眼上飘程度极不对称的病例可迫使患者使用上飘显著眼作为主导眼注视,进而减少不自主的上飘,不但可以获得较好美容效果,而且新形成的主导眼并不太影响双眼同时注视的视功能。具体方法是增加或减少上斜视度小眼的眼镜屈光度(一般 ±2D 球镜),通过光学压抑原理使该眼视力模糊、迫使上飘显著眼注视。但是光学压抑法存在局限性,受到患者年龄、对改换注视眼接受能力及兴趣等因素影响。

2. 手术治疗

（1）手术指征

1）尽管凭周边融合功能可以有限控制正位,但是上斜程度显著、出现频繁;

2）若不手术即有引起弱视或上直肌挛缩的趋势,进而发展成恒定性上斜视;

3）存在异常头位;

4）有改善外观要求;

5）合并水平或其他类型斜视,有加重趋势。

（2）单眼还是双眼手术

1）因为 DVD 是双眼性,部分学者提倡双眼等量手术,甚至认为双眼非对称的上直肌后徙手术后反而会出现真性上斜视,因而主张即使是非对称性 DVD 也应双眼对称手术。但另一部分学者认为 DVD 患者双眼上飘多不对称,应当行双眼不对称手术,适当增加上飘明显眼上直肌后徙量(1mm~3mm),后徙最大量可达 10mm。

2）若非主导眼频繁的、间歇性的显性上飘,而主导眼分离程度非常轻呈隐性 DVD(仅仅在遮盖检查时才能诱导出),这是进行单眼手术的最佳选择。但单眼手术存在如下缺点:①单眼手术的目的是企图将明显上飘眼降低到另眼相同水平,这将限制了上直肌的后徙量,术后使用术眼注视时未手术眼可能会上飘;②高达 83% 的单眼手术患者,术后另眼显露 DVD,需要再手术。所以,单眼手术的最佳适应证是非注视眼患有重度视力障碍的大龄患者,视力障碍眼术后不会转换为注视眼,原注视眼再手术的可能性较小;③如果术前仅见一只眼上飘,我们很难下决心双眼等量上直肌后徙手术,若双眼上飘不对称的话,双眼不对称后徙是顺理成章的选择,当举棋不定时可以分次手术。由于 DVD 手术只能改善不能根治,所以只拘泥于一种方法、追求一次手术成功是不现实的。

（3）手术方法

1）上直肌后徙术:首选超常量上直肌后徙(7mm~9mm)。尽管上直肌超常量后徙,一般也不会引起上睑退缩、睑裂过大及眼球上转功能不足,特别是术后远期。

2）上直肌后徙联合后固定术:上直肌后徙 4mm~5mm 后,再在附着点后 12mm~15mm 处后缝线固定,此手术近期效果满意,数年后可能复发,故逐渐弃用。

3）下斜肌前转位术(anterior transposition of the inferior oblique muscle, ATIO):1981 年 EIIoit 和 Nankin 报道,手术方法是先从巩膜离断下斜肌,将下斜肌在下直肌附着点颞侧,平行下斜肌向角膜方向牵拉,缝合在下直肌附着点颞侧附近。值得注意的是,此手术在减弱下斜肌的同时还加强了眼球下转,从而限制了眼球上转,尽管有学者根据 DVD 上飘程度,采用不等量下斜肌前转位术(在下直肌颞侧止端 1mm~3mm 范围内调整新附着点),以期减少术后上转限制等并发症,但近年来此类并发症的报道逐渐增多,因而,应慎重使用,特别是单侧的前转位术(详见补充病例 4-1-16)。多用于伴有双侧下斜肌功能亢进、双眼上飘对称的 DVD。

(4) 手术量计算

上直肌后徙的手术量取决于单眼还是双眼手术

1) 手术量:一般认为后徙 5mm 大约解决约 $10^\triangle$,6mm 解决 $10^\triangle$~$15^\triangle$,7mm 解决 $16^\triangle$~$20^\triangle$,8mm 解决 $21^\triangle$~$25^\triangle$,9mm 解决 $25^\triangle$以上。

2) 上直肌后徙理论上可以引起对侧配偶肌下斜肌功能亢进,这样就从一种类型上斜视转变成了另一种类型,所以有学者主张上直肌后徙不应超过 8mm。但是:①DVD 上直肌的超常量后徙,虽然近期可出现上直肌功能减弱,甚至对侧眼下斜肌功能亢进,但是术后 2~4 月后会基本消失,而且睑裂变化并不明显;②术后早期若不出现眼球上转功能不足,远期往往手术无效或欠矫;③如果是双眼手术,即便出现上转功能不足,患者也少为其扰,因为上方注视眼位不如水平及下转眼位重要,所以超常量后徙依然是 DVD 的主流手术。

(5) DVD 合并其他类型斜视的手术原则

1) 应先做把握性大、改善外观明显的斜视。例如,水平斜视明显时,先矫正水平斜视。其中:内分离的手术要比一般婴儿性内斜视者手术量定量保守,以免发生过矫;外分离合并垂直分离者在矫正外斜视后多数垂直斜视也有所改善,全麻手术时必须考虑和注意。如上斜视与水平斜视程度相同时,可以先矫正上斜视,后做定量容易的水平斜视。

2) DVD 合并双上斜肌麻痹并伴有双下斜肌功能亢进:①应先处理下斜肌功能亢进及其上斜肌麻痹,否则,先减弱双上直肌后即便原在位 DVD 症状得到缓解,但是侧向或外上、下方注视时内转眼会出现明显垂直斜视;②应尽量避免行对侧眼下直肌后徙术,以免加重或诱发对侧眼的 DVD;③Helveston 综合征的手术:应根据 DVD、A 型斜视和上斜肌功能亢进的程度来设计手术;④慎重考虑是否行下斜肌前转位术。

3) DVD 合并水平斜视:手术矫正水平斜视后会改变或影响垂直斜视度,若先矫正了垂直斜视后也会改变或影响水平斜视度,因此手术设计要考虑周到,在可能情况下应采用局麻手术。假如先行水平肌手术时,每做完一条肌肉后认真观察视远斜视角并参考视近斜视角,适当调整手术量甚或调整手术肌肉,确定是否继续进行垂直斜视手术;若先进行垂直方向手术时依然应当边做边观察,逐步核实下一步手术方案及是否再进行水平肌手术。若发现继续手术困难时应当终止手术,残余手术量待下次手术前详细检查后确定。若是全麻手术的话更不能追求一次手术成功。

(6) 手术疗效评价标准

在 DVD 确切病因不明、上飘斜视角不稳定情况下,欲达到理想的手术效果存在一定困难。手术可以明显改善眼球上飘、不能根除垂直分离性偏斜,一些患儿随着生长发育还有减弱的倾向。术前应全面分析,反复检查斜视角,综合考虑设计手术。术者的临床经验对改善上飘及减少手术次数十分重要,要反复向患儿家属说明多次手术的可能性和必要性,不宜过分自信一次成功。

一般评价手术效果方法:

满意:双眼注视时原在位不出现明显垂直分离;

改善:仍然存在垂直分离,但出现频率及幅度均降低,不影响外观;

无效：仍然存在影响外观的垂直分离，或频率及幅度无明显减小。

（四）典型病例

| 例4-1-1 | DVD（双眼），斜颈外科术后

患儿女，7岁

自幼头向右肩倾，在阳光下爱眯眼，3岁时在外科行斜颈矫正手术，术后依然歪头。

【检查】

双眼视力正常。第一眼位双眼勉强控制正位（图组4-1-1A之图1），被遮盖眼均外上飘、去遮盖后均由外上方震颤样移动到正中，左眼著（图组4-1-1A之图1-1~图1-4），而右眼甚至移动到水平线下方（跳水）再返回正中。经常右眼注视，左眼外上斜视，斜视角多变（图组4-1-1A之图1-2~图1-4），左眼注视右眼轻度外上斜视（图组4-1-1A之图1-1）。水平右转眼位双眼运动大致正常（图组4-1-1A之图2）；水平左转眼位右眼注视时左眼略高于右眼（图组4-1-1A之图6）。右上转眼位右眼注视时双眼无明显垂直斜视（图组4-1-1A之图3）、左眼注

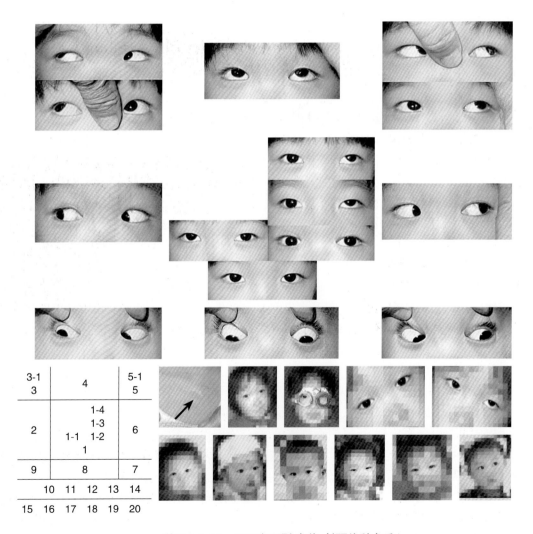

图组4-1-1A　DVD（双眼）术前，斜颈外科术后

视时右眼轻度上斜视(图组 4-1-1A 之图 3-1)。左上转眼位右眼注视时左眼上斜视(图组 4-1-1A 之图 5)、左眼注视时右眼轻微上斜视(图组 4-1-1A 之图 5-1)。正上方眼位内斜视约 10°(图组 4-1-1A 之图 4),正下方眼位外斜视约 20°(图组 4-1-1A 之图 8),提示存在外斜 A 征。外下转各眼位上斜肌疑似亢进(图组 4-1-1A 之图 7、图 9)。代偿头位:头向右肩倾(图组 4-1-1A 之图 11),左眼前置底向下 20△ 三棱镜后代偿头位消失(图组 4-1-1A 之图 12),此时交替遮盖双眼均由外上方震颤样移动到正中,幅度大致相等。反向歪头(向左肩)时左眼去遮盖后上飘(图组 4-1-1A 之图 13、图 14)。6 月龄~5 岁头均向右倾(图组 4-1-1A 之图 15~图 20),3 岁外科斜颈手术后(图组 4-1-1A 之图 10)斜颈无改善(图组 4-1-1A 之图 17~图 20)。

【手术】

双眼外直肌后徙各 6mm,左眼上直肌后徙 8mm,右眼上直肌后徙 5mm。

术后一周检查:第一眼位双眼正位(图组 4-1-1B 之图 1),无显性上飘,单眼遮盖时存在轻微交替性上斜视,眼球运动大致正常(图组 4-1-1B 之图 2~图 9),代偿头位消失(图组 4-1-1B 之图 10)。

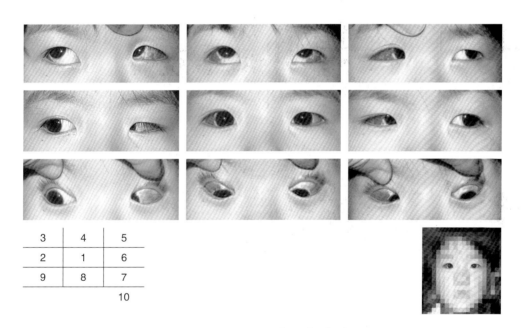

3	4	5
2	1	6
9	8	7

10

图组 4-1-1B DVD(双眼) 术后

【讨论】

(1) DVD 的认识过程

Schweigger(1894 年)、Stevens(1895 年)、Duane(1896 年)先后报道此病。此后,一些著名眼科学专家在对其认识过程中分别予以不同的命名,如交替性上斜视、交替性上转、遮盖性上隐斜视和周期性垂直偏斜等。但该病与一般的垂直斜视不同:①一般的垂直斜视,例如左眼注视时右眼上斜视,而右眼注视时左眼就下斜视,交替遮盖时双眼的再注视运动方向相反。而 DVD 患者任何眼作非注视时总是处于上飘位,而且改换另眼注视时无相反方向的再注视运动(包括垂直方向、旋转方向和水平方向);②由于无论哪只眼注视,对侧眼都上斜视,

Lancaster 和 Swan 曾用交替性上斜视来命名,并被长时间广泛使用。然而,该描述并不完全准确,因为交替性上斜视仅仅强调了上转运动,而 DVD 还包含外旋转运动,甚至还包含外转,即 DVD 的非注视眼除了异常的上斜视外还伴有外旋和外转运动,其上斜视带有"飘"的形式;③ DVD 并不总是交替性的,也不总是对称性的,有时非常不对称,甚至仅表现单眼。所以,上述命名并不能反映该病的本质。1938 年,Bielschowsky 首先详尽描述和分析此病,并将其命名为分离性垂直偏斜,强调了双眼运动的分离性,从此被广为接受。

(2) DVD 病因的讨论

迄今为止,该病的病因仍不清楚,目前主要有核上性和外周性异常学说。Bielschowsky 认为眼的异常分离运动是脑干垂直集合中枢的异常冲动所致,但这些冲动的(中枢)起源仍然未知。Helveston 对核上性病变学说又做了进一步阐述,认为较为低等的动物存在水平和垂直集合中枢,而包括人在内的高等动物,随着融合功能发育完善,其垂直集合中枢及其功能却退化。如果集合中枢发育不全(原始化)或缺乏适度的融合刺激,水平集合中枢的异常刺激将引起内斜视和 DHD,同样垂直集合中枢的异常刺激将引起 DVD。Crone 认为 DVD 可能是鸟类存在的单眼垂直运动,而人类在进化发育中已被抑制。Brodsky 认为 DVD 是一种原始的背部光反射,其中眼的非对称性视觉感知诱发了一种垂直分散运动。总体来讲,学者们认为 DVD 是一种返祖现象,但是人类常见的返祖现象多返到哺乳动物阶段(短尾、长毛人、多乳头等处),很少见到一直返祖到低等动物阶段者。也有学者认为 DVD 是先天性或获得性运动融合缺陷,Spielmann 发现双眼同时用半透明板遮盖时不发生 DVD,因此认为 DVD 的病因是双眼感觉刺激不平衡,该学说虽然可以解释婴儿性内斜视经常混杂或合并 DVD,但不能解释有些 DVD 患者仍具有较好的双眼视功能。过去曾经认为 DVD 可能与上斜肌功能不足有关,但是 Helveston 综合征(外斜 A 征、上斜肌功能亢进、DVD)的报道使这一观点受到质疑。1982 年,有学者提出了上斜肌的神经肌肉终板处传导异常的假设,认为存在上斜肌功能亢进可以同时解释 DVD 眼出现的上转和外旋,当神经刺激传导正常,刺激达到突触时可导致上斜肌功能亢进,而当神经肌肉终板处传导异常时,则不出现上斜肌功能亢进,而引起 DVD 眼的上转和外旋。

隐性眼球震颤与 DVD 密切相关,轻度的眼震可能是唯一体征,几乎每个 DVD 患者都可用眼震电图记录到隐性眼球震颤。在临床上,如发现遮盖任一眼后、或自发地出现的外旋性眼球震颤称为分离性旋转性偏斜(DTD)。Guyton 用巩膜磁线圈记录并研究了 DVD 患者的眼球运动,并探讨了 DVD 潜在的发生机制,指出 DVD 发生于患儿双眼视功能发育障碍早期,为减轻旋转 / 垂直性眼球震颤而出现的旋转 / 垂直聚散,可能是抑制隐性眼球震颤的一种机制。但同时有学者提出,诱发眼球上飘来抑制眼球震颤与临床观察并不符合,若如此的话视近时为控制眼球震颤眼球理应上飘,但是实际上视近时 DVD 患者往往能控制正位,眼球不上飘。

(3) 多数 DVD 常常被别人发现眼球上飘,上飘时患者多无复视。部分患者经常畏光、眯眼,在阳光下喜闭单眼,有时因歪头或水平斜视就诊。

(4) 尽管有 12 月龄之前发现者,但是多数患者眼球的上飘体征在 18 月龄后被发现,诊断年龄多在 2~5 岁,甚至在水平斜视矫正术后数年逐渐显现。

(5) DVD 患者多数视力良好(本例即是),也有单眼或双眼视力差者。影响视力的原因主要是眼球震颤、弱视、屈光不正或器质性病变等。

(6) 向左肩歪头时左眼去遮盖后上飘(图组 4-1-1 之图 14)为眼位分离后非注视眼上飘,其机理与先天性麻痹性斜视的 Bielschowsky 头位倾斜试验不同。

（7）DVD一般为双侧性，有些情况下，例如单眼重度弱视或形觉剥夺者可以表现单眼DVD（补充病例4-1-2、补充病例4-1-3）。

补充病例4-1-2　DVD（右），屈光参差性弱视（右）

患儿女，5岁

右眼怕光、眯眼，有时上飘2年余。

【检查】

视力：右 0.1+6.50DS+2.25C×89=0.1，左 0.6+2.50DS=0.9

第一眼位双眼可以控制正位（图组4-1-2之图0），患者经常使用左眼注视，右眼上飘，但是上飘程度不同（图组4-1-2之图1~图8为一小时内观察到的右眼自发上飘按上飘轻重排列）。

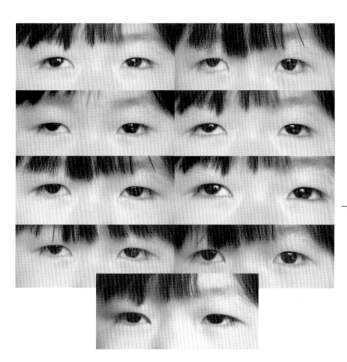

图组4-1-2　经常右眼上飘的DVD

补充病例4-1-3　DVD（左），形觉剥夺性弱视（左），先天性白内障摘除联合人工晶体植入术后（左）

患儿女，7岁

家属述左眼经常不自主上飘，上飘程度不稳定，否认右眼上斜视。

左眼白内障摘除联合人工晶体植入术半年余，弱视治疗半年，视力无明显提高。

【检查】

右 1.0+0.75DS=1.0，左 0.06+3.00DS+1.50DC×90=0.08

左眼自发出现上斜视，上飘程度经常不同（图组4-1-3之图1、图1-1、图1-2）。

【手术】

左眼上直肌后徙 8mm。术后依然经常使用右眼注视,左眼上飘明显改善(图组 4-1-3 之图 a)。

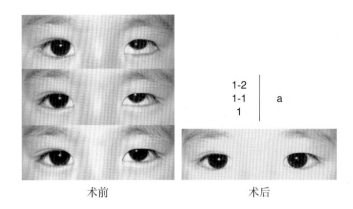

术前   术后

图组 4-1-3 DVD(左) 手术前后

(8) DVD 代偿头位的讨论

Anderson、Lyle 和 Bridgeman 观察到头位倾斜出现率达 23% 和 35%,部分先天性内斜视患者在内斜视矫正术后出现的头位可能与 DVD 相关。大多数作者报告头位倾向低位眼,如被动反向歪头时垂直斜视度增加,这说明代偿头位是为了减少斜视度、帮助 DVD 患者控制眼位。通过手术矫正斜视可改善头位,例 4-1-1A 代偿头位头向倾向低位眼,斜视矫正后头位消失。DVD 患者反向头位(歪向高位眼)似乎较先天性上斜肌麻痹多(补充病例 4-1-4、补充病例 4-1-5)。这种异常头位很难解释,原因可能是:①为了控制眼球震颤;②为了建立周边融合;③当头向相反方向倾斜时,有些 DVD 眼球上飘表现更加明显,以放弃为维持双眼视觉而产生的视疲劳。

De Decke 和 Dannheim de-decker 报道双侧分离性斜视患者也存在下颌内收的头位。

补充病例 4-1-4 头倾向高位眼的 DVD

【检查】 左眼注视右眼不同程度上飘(图组 4-1-4 之图 1、图 1-1、图 1-2),右眼注视左眼轻度上飘(图组 4-1-4 之图 3)。代偿头位:头向右肩倾,即歪向高位眼(图组 4-1-4 之图 4)。

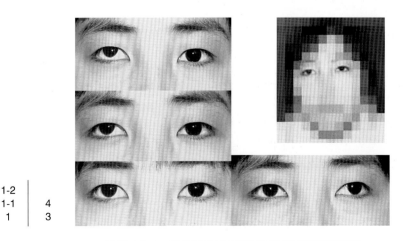

图组 4-1-4 反向歪头的 DVD 患者(头歪向高位眼)

补充病例 4-1-5 头倾向高位眼的 DVD

【检查】 左眼注视右眼不同程度上飘(图组 4-1-5 之图 1-1~ 图 1-3),右眼注视左眼不同程度上飘,左眼上飘较右眼著(图组 4-1-5 之图 1-4~ 图 1-6)。代偿头位:头向左肩倾,即歪向高位眼(图组 4-1-5 之图 2)。

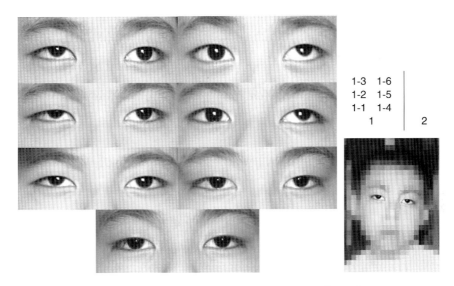

```
1-3  1-6
1-2  1-5
1-1  1-4
 1      2
```

图组 4-1-5 反向歪头的 DVD 患者(头歪向高位眼)

(9) DVD 有显性和隐性之分,两者并非两个不同病,只是程度不同。显性 DVD 是指在无需遮盖即能自发出现的眼球上飘者;隐性 DVD 是指第一眼位可控制正位(特别是室内一般光照度下及视近时),在强光、视远、疲劳及精力不集中等情况下或遮盖某眼破坏融合后诱发出的眼球上飘者。

(10) 即使有经验的斜视专业医生也会出现手术过矫或欠矫,其原因不一定是手术设计存在缺点,可能是该病复杂,斜视角多变,水平分离甚或合并了垂直分离性斜视(详见 DHD 中讨论),或合并了其他类型斜视,例如:

1) 婴儿性内斜视:婴儿性内斜视是指半岁前发现的内斜视统称,有学者认为其中混杂着一半以上(46%~92%)分离性内斜视。由于婴儿依从性差,再加上 DVD 斜视角不稳定,在 18 月龄后才可能发现一眼注视时另眼的斜视角是否相等及其他分离性内斜视体征,所以婴儿性内斜视不宜过早手术,以防过矫及欠矫。

2) 间歇性外斜视:能控制正位的外斜视统称为间歇性外斜视,由于婴幼儿检查依从性差,医生可能仅发现有时外斜视、有时正位,被诊断一般间歇性外斜视。随着患儿检查合作程度增高及病情发展,会发现还存在外上分离等体征,即同时合并 DVD。若有经验的斜视医生术后出现"不应出现的或难以解释的过矫"时,要高度注意该患者可能就是混杂了分离性斜视。另外,年长儿童或成人难能控制正位的大角度外斜视,当用三棱镜中和外斜视后也会出现轻微垂直分离,不一定给予手术处理,在水平斜视矫正后垂直分离经常明显改善。

3) 调节性内斜视。

4）Helveston 综合征。

5）合并其他眼外肌功能异常，如上、下斜肌功能异常等。

（11）Helveston 综合征的讨论

1969 年，Helveston 报告了 A 型外斜视、双上斜肌功能亢进、DVD 同时存在的病征，命名为"Helveston 综合征"。并将双上斜肌功能亢进分为 4 级，其中 1+：刚刚能观察到上斜肌功能亢进；2+：能明确判断存在上斜肌功能亢进；3+：上斜肌功能明显亢进；4+：在上斜肌功能眼位下睑几乎全部遮挡了角膜。

Helveston 综合征的病因不清，外斜 A 征、DVD、双上斜肌功能亢进三者之间的关系也不清楚，尽管双侧上斜肌功能亢进可能引起 A 型外斜视。由于上斜肌功能亢进的程度不等，再加上双眼分离性垂直偏斜程度也常不等，甚至一眼为隐性 DVD，仅仅表现为单眼上斜视，这些都会影响 Helveston 综合征的诊断（补充病例 4-1-6、补充病例 4-1-7）。

┃ 补充病例 4-1-6　Helveston 综合征

患儿女，15 岁

自幼右眼外斜视，头向左倾，在阳光下爱眯眼。

【检查】

双眼视力均为 1.0。

左眼为经常注视眼，第一眼位双眼可控制正位（图组 4-1-6A 之图 1），一眼注视另眼外上

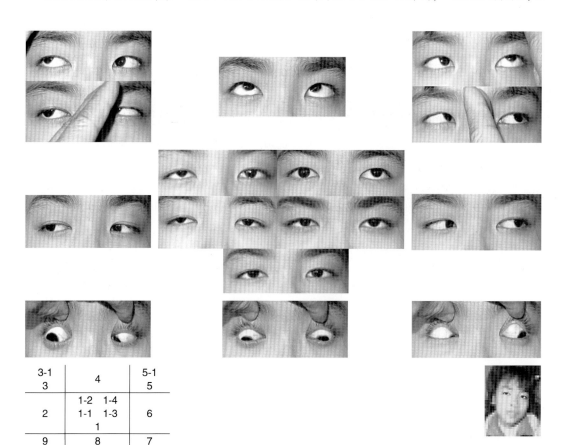

3-1 3	4	5-1 5
2	1-2　1-4 1-1　1-3 1	6
9	8	7

10

图组 4-1-6A　Helveston 综合征　术前

斜视(图组 4-1-6A 之图 1-1、图 1-2),视近时遮盖试验有时出现 $10^\triangle$ 内隐斜视(图组 4-1-6A 之图 1-3)、有时外上斜视(图组 4-1-6A 之图 1-4)。右、左转眼位双眼运动大致正常(图组 4-1-6A 之图 2、图 6)。左、右外上转眼位用外转眼注视时内转眼疑似上斜视(图组 4-1-6A 之图 3、图 5),用内转眼注视时外转眼上飘(图组 4-1-6A 之图 3-1、图 5-1),提示非注视眼上飘。正上方注视时内斜视约 15°(图组 4-1-6A 之图 4),正下方注视时外斜视约 10°(图组 4-1-6A 之图 8),提示存在 A 征。左、右外下方注视时内转眼下斜视(图组 4-1-6A 之图 7、图 9),提示双眼上斜肌功能亢进。代偿头位:头向左肩倾(图组 4-1-6A 之图 10)。遮盖一眼后视远时另眼出现轻微隐性眼球震颤。

【手术】

局麻下右眼上直肌后徙 7mm,左眼上直肌后徙 5mm,此时观察发现外斜视竟然更加明显,故再将右眼外直肌后徙 7mm。

术后 3 个月检查:第一眼位视远及视近时均正位(图组 4-1-6B 之图 1),交替遮盖试验,残存轻度且对称的交替性上斜视。左、右转眼位双眼运动大致正常(图组 4-1-6B 之图 6、图 2)。左、右外上方眼位一眼注视时另眼无明显上斜视(图组 4-1-6B 之图 3、图 3-1、图 5)。左、右外下转眼位内转眼上斜肌功能亢进体征改善(图组 4-1-6B 之图 7、图 9)。A 征较术前改善(图组 4-1-6B 之图 8、图 4)。代偿头位消失(图组 4-1-6B 之图 10)。

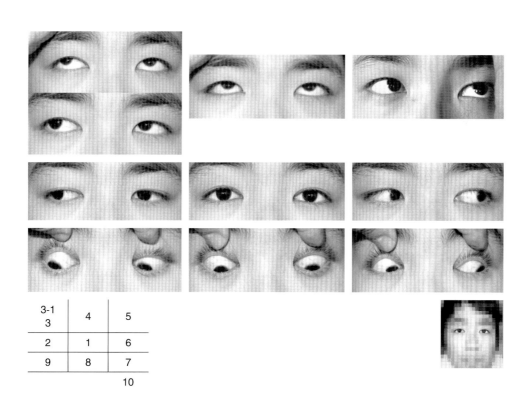

3-1 3	4	5
2	1	6
9	8	7

10

图组 4-1-6B　Helveston 综合征　术后

补充病例 4-1-7　形似合并双下斜肌功能亢进的 Helveston 综合征

患者男,23 岁

自幼左眼外斜视,头向左肩倾,在阳光下爱眯眼。否认右眼斜视。

【检查】

第一眼位右眼注视左眼 $-60^{\triangle}$L/R55$^{\triangle}$(图组 4-1-7A 之图 1-1),左眼注视右眼 $-50^{\triangle}$R/L65$^{\triangle}$(图组 4-1-7A 之图 1-2)。双眼不能控制正位,遮盖一眼后另眼轻度水平性、冲动性眼震,提示存在交替性外上斜视及隐性眼球震颤。右、左外上转眼位外转眼注视时内转眼轻度上斜视(图组 4-1-7A 之图 3、图 5),形似下斜肌功能亢进。但是左、右外下方眼位双眼上斜肌功能亢进(图组 4-1-7A 之图 7、图 9)。

检查时未发现 V 征,却存在 A 征(正上方注视时轻度内斜视、正下方注视时明显外斜视)(图组 4-1-7A 之图 4、图 8)。患者自幼在阳光下爱眯眼,遮盖一眼后另眼轻度眼震,及存在双上斜肌功能亢进(图组 4-1-7A 之图 7、图 9)等体征均不支持双上斜肌麻痹。提示需要再进一步检查,进行鉴别诊断(图组 4-1-7B)。

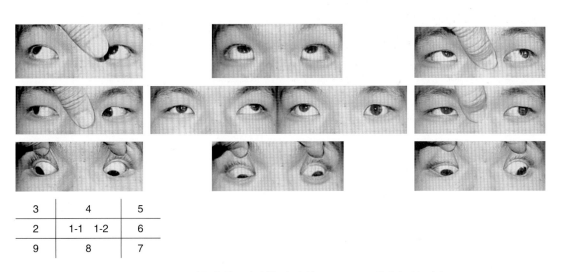

3	4	5
2	1-1　1-2	6
9	8	7

图组 4-1-7A　形似合并双上斜肌麻痹的 Helveston 综合征(初查)

【进一步检查】

第一眼位右眼是经常注视眼,一眼注视时另眼外上斜视,不能控制正位,视远且去遮盖后左眼外上斜视斜视角多变(图组 4-1-7B 之图 1-1~ 图 1-7)。右转眼位使用外转眼注视时内转眼下斜视(图组 4-1-7B 之图 2),提示这可能与左眼上斜肌功能亢进有关,使用内转眼注视时外转眼轻度上斜视(图组 4-1-7B 之图 2-1)。而左转眼位无论使用何眼注视另眼均上斜视(图组 4-1-7B 之图 6、图 6-1)。左、右外上转眼位,使用外转眼注视时内转眼轻度上斜视,且右眼明显(图组 4-1-7B 之图 3、图 5),提示形似下斜肌功能亢进;但是使用内转眼注视时外转眼无下斜视(图组 4-1-7B 之图 3-1、图 5-1),提示不支持下斜肌功能亢进。正上方注视时双眼内斜视 5°(图组 4-1-7B 之图 4),正下方注视时约 25°外斜视(图组 4-1-7B 之图 8),提示存在 A 征。双眼左、右外下方注视时内转眼上斜肌功能亢进(图组 4-1-7B 之图 7、图 9),提示存在

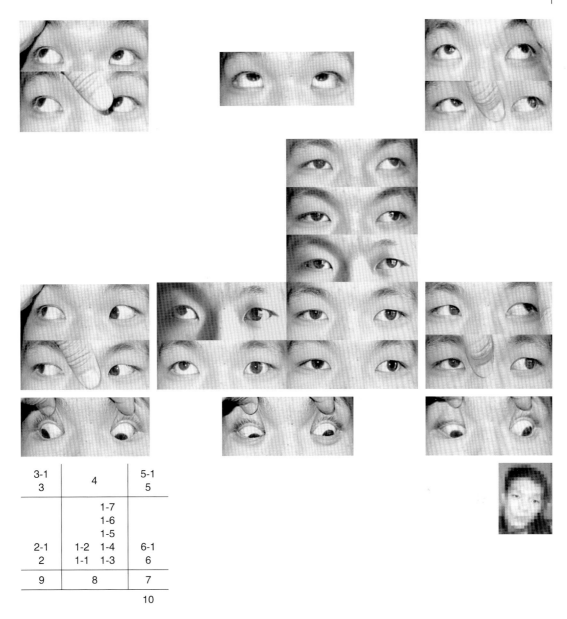

3-1	4	5-1
3		5
	1-7	
	1-6	
	1-5	
2-1	1-2 1-4	6-1
2	1-1 1-3	6
9	8	7
	10	

图组 4-1-7B　Helveston 综合征

Helveston 综合征。代偿头位为头向左肩倾, 即头歪向高位眼(图组 4-1-7B 之图 10)。视远时遮盖一眼后另眼出现轻微眼球震颤(隐性眼球震颤)。

【手术】

右眼外直肌后徙 8mm、上直肌后徙 10mm, 左眼上直肌后徙 8mm。

术后第 3 日检查:各眼无显性上斜视,右眼注视左眼去遮盖后轻度下斜视(图组 4-1-7C之图 1),左眼注视时右眼去遮盖后轻度上飘(图组 4-1-7C 之图 1-1)。右转及右下转眼位左眼上斜肌功能亢进略改善(图组 4-1-7C 之图 2、图 9),右上转眼位右眼去遮盖时轻度上飘(图组 4-1-7C 之图 3)。正上、正下转眼位 A 征明显改善(图组 4-1-7C 之图 4、图 8)。上方三个眼位右眼均轻度上斜视(图组 4-1-7C 之图 3~图 5)。左转眼位双眼运动大致正常(图组 4-1-7C

之图 6)。左下转眼位右眼上斜肌功能亢进稍改善(图组 4-1-7C 之图 7)。代偿头位明显改善(图组 4-1-7C 之图 10)。

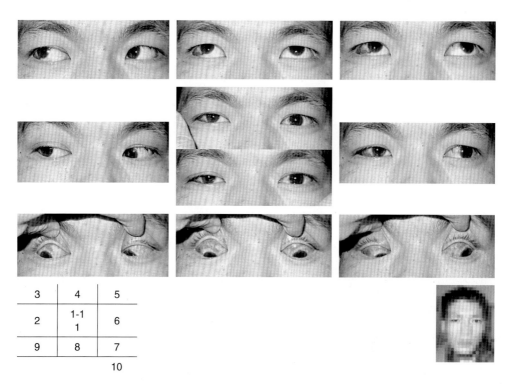

3	4	5
2	1-1 1	6
9	8	7

10

图组 4-1-7C　Helveston 综合征　术后

【补充病例 4-1-7 讨论】

本例在初次检查时出现形似下斜肌功能亢进的体征,会联想到合并双眼上斜肌麻痹,但是未发现 V 征,却存在 A 征,而且自幼在阳光下爱眯眼,检查遮盖一眼后另眼轻度眼震,及存在双上斜肌功能亢进等体征均不支持双上斜肌麻痹。进一步检查后诊断 Helveston 综合征,手术后再次支持 Helveston 综合征。关于与双上斜肌麻痹的鉴别请见例 4-1-11 及上斜肌麻痹有关章节。

(12) DVD 患者视近时双眼常常可以控制正位(图组 4-1-8 之中图),部分患者还存在畏光或喜闭单眼(图组 4-1-8 之左图),在户外视远情况下经常被别人观察到眼球上斜视(上飘)(图组 4-1-8 之右图),但患者无复视。

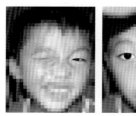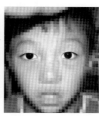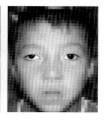

图组 4-1-8　DVD 患儿畏光、阳光下闭眼

(13) DVD 的检查方法及技巧的讨论（补充病例 4-1-9）。

补充病例 4-1-9　DVD（双）及 +10D 凸透镜检查 DVD 方法

患儿女，11 岁

晨光，有时外上斜视 7 年。

【检查】

双眼视力正常。第一眼位双眼可以控制正位，强光刺激时右眼经常自发外上斜视（图组 4-1-9A 之图 1），右眼注视时，即便是对左眼遮盖 - 去遮盖也难引出上飘，但此时在左眼前置 +10D 左右球镜后（有些患者需要较长时间）可以显现左眼外上斜视（图组 4-1-9A 之图 1-1）。双眼正上转眼位明显内斜视（图组 4-1-9A 之图 4），正下转时左眼外斜视（图组 4-1-9A 之图 8），两者相差 >10$^\triangle$，属于 A 型斜视。左、右外下转眼位内转眼上斜肌功能亢进（图组 4-1-9A 之图 7、图 9）。

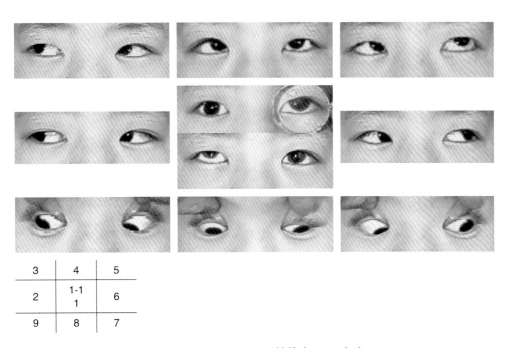

3	4	5
2	1-1 1	6
9	8	7

图组 4-1-9A　+10D 凸透镜检查 DVD 方法

【补充病例 4-1-9 讨论】

- 有些 DVD 患者在诊室近距离检查时不易显露，斜视角多变，上飘程度既不易测量，又经常被其他类型斜视掩盖，这可能和患者精神紧张、过度集中注视和光线较弱等因素有关。为了暴露上飘体征，应当令患者尽量放松，注视远方明亮处目标，增加诊室光线强度，延长偏斜眼遮盖时间以诱发上飘体征。有条件时可置 +10D~+20D 凸透镜于受检眼前（图组 4-1-9A 之图 1-1），或用半透明遮盖板（图 4-1-9B）使被视物体朦胧并分离患者眼位，医生却容易观察到被检眼的上转及外旋运动。

- DVD 存在特有的 Bielschowsky 现象：即遮盖一眼，在注视眼前加连续排列的不同密度的滤光镜(图 4-1-9C 中性密度板)以改变被视物明亮度,当注视眼滤光镜密度增加、减少对该眼的视觉感知时对侧眼会由上转位置逐渐下降,甚至变成下斜视。若逐渐减弱注视眼前滤光镜的遮光密度,则遮盖眼再次由下转位上飘。

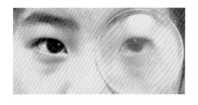

图组 4-1-9B　DVD 患者用半透明遮盖板检查

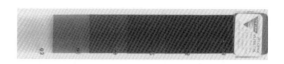

图 4-1-9C　中性密度板

(14) DVD 内转眼上转的鉴别诊断

DVD、上斜肌麻痹引起的下斜肌功能亢进、原发性下斜肌功能亢进、Duane 眼球后退综合征的上射、直肌 pully 的异位和眼眶结构的变化等病可以出现内转眼上转体征(请参考 Duane 眼球后退综合征章节对内转眼上转鉴别诊断的讨论)。

其中,双下斜肌功能亢进和 DVD 在第一眼位都存在交替性上斜视,在侧转(特别是外上转眼)时下斜肌功能亢进患者内转眼上斜视,而 DVD 患者眼球侧转时由于鼻梁遮挡并分离内转眼,也可以诱发内转眼上斜视,鉴别 DVD 内转眼上转与下斜肌功能亢进的方法如下:①内转眼注视鉴别法:在外上方注视眼位,DVD 总是被遮盖眼上斜视(起码不会下斜视),例如外转眼注视时内转眼上斜视,转换内转眼注视时外转眼也出现上斜视或双眼持平,起码不会下斜视(请见补充病例 4-1-10、4-1-12)。而下斜肌功能亢进患者无论用何眼注视总是内转眼高于外转眼,例如左下斜肌功能亢进患者双眼右转或右上转时,若右眼注视眼时左眼上斜视,转换左眼注视时右眼就下斜视(补充病例 4-1-11、补充病例 4-1-12);②观察上斜肌功能及 AV 征:若患者存在内转眼上斜视、上斜肌功能不足及 V 征等体征时多为上斜肌麻痹,而若存在 A 征、上斜肌功能亢进及眼球震颤等体征时多为 DVD。

补充病例 4-1-10　存在交替性上斜视体征的 DVD

患者男,31 岁

畏光,外斜视 20 余年。

【检查】

双眼视力正常。

第一眼位左眼轻度上睑下垂,双眼可以控制垂直斜视,仅存在外斜视(图组 4-1-10 之图 1),有时右眼、有时左眼外上斜视(图组 4-1-10 之图 1-1~ 图 1-3)。左、右转眼位,当使用外转眼注视时内转眼下斜视(图组 4-1-10 之图 6、图 2),当使用内转眼注视时外转眼上斜视(图组 4-1-10 之图 2-1、图 6-1)。在左、右下转眼位内转眼下斜视更著(图组 4-1-10 之图 7、图 9),提示双眼上斜肌功能亢进。左、右外上转眼位使用内转眼注视时外转眼上飘(图组 4-1-10 之图 3、图 5),而使用外转眼注视时左眼与右眼同等高度(图组 4-1-10 之图 3-1、图 5-1),右眼上飘超过左眼高度(图组 4-1-10 之图 5-1)。

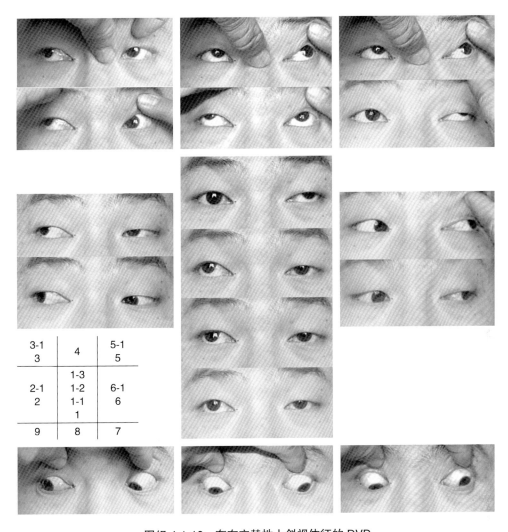

图组 4-1-10 存在交替性上斜视体征的 DVD

补充病例 4-1-11 存在交替性上斜视的先天性双上斜肌麻痹（对称型）

患儿女,6 岁

自幼双眼钻眼角。

【检查】

第一眼位明显外斜视、可控制垂直斜视(图组 4-1-11A 之图 1),右眼注视时左眼约 −15°L/R15°(图组 4-1-11A 之图 1-1),左眼注视右眼约 −15°R/L10°(图组 4-1-11A 之图 1-2),提示第一眼位存在交替性上斜视。双眼水平左、右侧转时内转眼高于外转眼(图组 4-1-11A 之图 2、图 6),左、右外上转眼位内转眼注视时外转眼上转功能不足(图组 4-1-11A 之图 3、图 5),强令外转眼注视其上转功能良好,内转眼更高(图组 4-1-11A 之图 3-1、图 5-1),提示双眼下斜肌功能亢进。双眼向左、右外下方注视时内转眼上斜视(图组 4-1-11A 之图 7、图 9),提示双眼上斜肌功能不足。正上方注视眼位明显外斜视(图组 4-1-11A 之图 4),正下方注视眼位轻度内斜视(图组 4-1-11A 之图 8),提示存在 V 征。无代偿头位(图组 4-1-11A 之图 10)。Bielschowsky 头位倾斜试验:双眼均阳性(图组 4-1-11A 之图 11、图 12)。

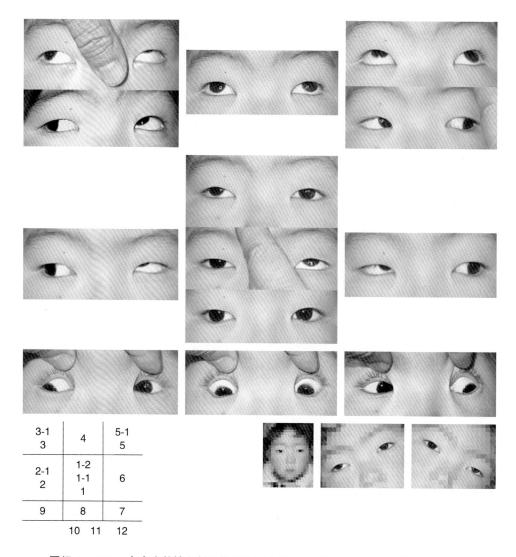

图组 4-1-11A　存在交替性上斜视体征的双上斜肌麻痹(内上、内下转明显型)　术前

【手术】

双眼下斜肌切断并切除 5mm，双眼下直肌后徙各 4mm，右眼外直肌后徙 6mm。

术后 3 个月复查：第一眼位正位(图组 4-1-11B 之图 1)。双眼水平侧转时内转眼上斜视明显改善(图组 4-1-11B 之图 6、图 2)。左、右外上转眼位下斜肌功能亢进明显改善(图组 4-1-11B 之图 5、图 3)。左、右外下转眼位上斜肌功能不足明显改善(图组 4-1-11B 之图 7、图 9)。头位正(图组 4-1-11B 之图 10)，Bielschowsky 头位倾斜试验：双眼均阴性(图组 4-1-11B 之图 11、图 12)。

【补充病例讨论】

● DVD 与上斜肌麻痹引起的下斜肌功能亢进手术设计不同，但上斜肌麻痹经常合并 DVD，这就增加了诊断和手术困难。应认真观察 DVD 及上斜肌麻痹各自的固有特征，注意检查各诊断眼位的眼球运动、遮盖试验等检查(详见麻痹性斜视章节)：①若患者较长时间遮盖单眼后头位无改善，应怀疑合并 DVD；②如明确右眼上斜肌不全麻痹，医师遮盖右眼后右

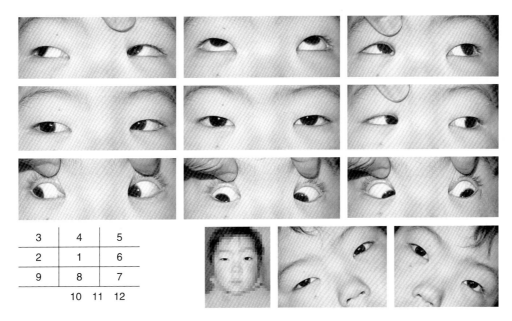

3	4	5
2	1	6
9	8	7

10　11　12

图组 4-1-11B　双上斜肌麻痹　术后

眼进一步上转,当遮盖移至左眼时左眼也同样上转,就应当高度怀疑上斜肌麻痹合并 DVD; ③不对称性上斜肌麻痹合并不对称性 DVD 时会大大影响遮盖后上飘幅度,例如在左上转眼位遮盖右眼后右眼明显高于左眼,当改换右眼注视遮盖左眼后左眼尽管也有限上飘,或仅仅上升到右眼高度(中线位置),这也是合并 DVD 的迹象。

● 双眼上斜肌麻痹引起的下斜肌功能亢进和 DVD 鉴别诊断请参考表 4-1-1。

表 4-1-1　DVD 与上斜肌麻痹引起的下斜肌功能亢进的鉴别诊断表

体征	DVD	下斜肌功能亢进
上斜视	第一眼位及内、外转眼时均会出现	内转、特别是内上转时眼位明显高,外转眼位不高(同侧上直肌挛缩时高)
上斜程度	不稳定,可变化	较稳定,基本无变化
上斜肌功能	经常亢进	不能亢进,经常不足
AV 征	经常 A 征	经常 V 征
对侧眼上直肌功能	无不足(在颞上转眼位内转眼注视时另眼无下斜视甚或上斜视)	双眼下斜肌功能亢进者在外上转眼位,当内转眼注视时另眼下斜视
再注视时震颤样旋转运动	上转时伴有外旋、下转时伴有内旋	无
再注视时的扫视速度	减慢(10-200°/秒)	无减慢(200-400°/秒)
隐性眼颤	常有	无
Bieschowsky 现象	常阳性	
下斜肌减弱术后	上斜视无改善	上斜视改善

● 本例在左、右外上转眼位内转眼注视时外转眼上转功能不足,但是强令外转眼注视时其上转功能良好,内转眼眼位更高,提示双眼下斜肌功能亢进。

补充病例 4-1-12　DVD 合并上斜肌麻痹(双眼不对称型),V 型外斜视

患者男,24 岁

自幼外斜视,头向右倾,6、7 岁开始畏光,近几年感左眼经常上斜视。

【检查】

第一眼位:左眼注视右眼不同程度外斜视(含轻微上斜视)(图组 4-1-12A 之图 1-1、图 1-2),右眼注视左眼不同程度外上斜视(图组 4-1-12A 之图 1-3~图 1-6)。右转眼位双眼运动大致正常(图组 4-1-12A 之图 2)。左转眼位左眼注视时右眼轻度上斜视(图组 4-1-12A 之图 6)、右眼注视时左眼可以上升到右眼相同高度(图组 4-1-12A 之图 6-1)。左、右外上转眼位外转眼注视时内转眼明显上斜视(图组 4-1-12A 之图 5-1、图 3-1)、内转眼注视时外转眼可以上升到另眼同高(图组 4-1-12A 之图 5、图 3),提示双眼可能同时存在下斜肌功能亢进及 DVD。左、右外下方注视时内转眼运动轻度落后(图组 4-1-12A 之图 7、图 9),提示可能存在双眼上

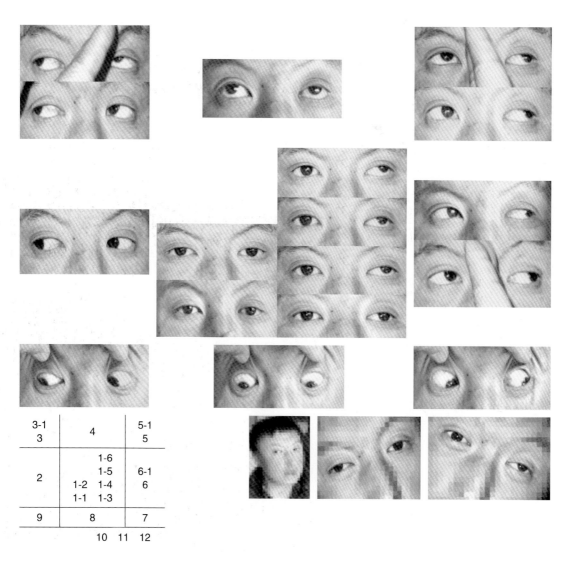

3-1 3	4	5-1 5
2	1-6 1-5 1-2　1-4 1-1　1-3	6-1 6
9	8	7
	10　11　12	

图组 4-1-12A　DVD 合并双眼上斜肌麻痹(不对称型),V 型外斜视　术前

斜肌功能不足。正上方注视时外斜视约 −30°（图组 4-1-12A 之图 4）、正下方注视时基本正位（图组 4-1-12A 之图 8），提示存在 V 型外斜视。代偿头位为头向右肩倾、面左转（图组 4-1-12A 之图 10）。Bielschowsky 头位倾斜试验左眼阳性（图组 4-1-12A 之图 12）。视远时遮盖任一眼后另眼轻微眼球震颤（隐性眼球震颤）。

【补充病例 4-1-12 讨论】

● 双眼下斜肌功能亢进，存在 V 型外斜视，头向右肩倾及左眼 Bielschowsky 头位倾斜试验阳性等体征均支持上斜肌麻痹。

● 非注视眼在第一眼位斜视角多变，视近时斜视角较小，视远时可以出现外上斜视，强光下精力不集中时更著。在外上方被盖眼均上斜视，且存在隐性眼震等体征提示极大可能合并 DVD。但是，受双上斜肌麻痹掩盖，有些体征也不支持 DVD，例如：在外上方左、右眼被盖后均上飘，但是内转眼上斜视比较明显、但是外转眼只能上升到内转眼相同高度（可能均为下斜肌功能亢进所为）。

● 虽然注意到双上斜肌麻痹的体征，但是患者主诉上斜视，对左眼上飘体征格外介意，同时双眼下斜肌功能亢进比较对称且受 DVD 隐蔽，所以手术拟先解决 DVD。

【初次手术】

右眼上直肌后徙 6mm，左眼上直肌后徙 8mm。

手术中观察（图组 4-1-12B）：原眼位残存外斜视（图组 4-1-12B 之图 1、图 1-1），双眼向左、

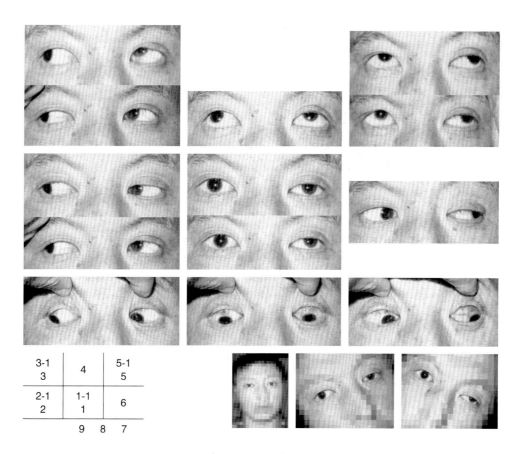

3-1 3	4	5-1 5
2-1 2	1-1 1	6
	9　8　7	

图组 4-1-12B　第一次手术（先行双上直肌后退）术后

右侧转运动大致正常(图组 4-1-12B 之图 2、图 2-1、图 6),左、右外上方眼位内转眼注视时外转眼下斜视(图组 4-1-12B 之图 3、图 5),外转眼注视时内转眼上斜视(图组 4-1-12B 之图 5-1、图 3-1)。双眼向左、右外下方注视时内转眼出现轻度上斜肌功能不足(图组 4-1-12B 之图 7、图 9)。代偿头位减轻(图 10)。Bielschowsky 头位倾斜试验左眼仍然阳性(图组 4-1-12B 之图 12)。V 征依然比较明显(图组 4-1-12B 之图 4、图 8)

【补充病例 4-1-12 讨论】

● DVD 合并其他类型斜视的手术原则:应先矫正斜视外观明显或定量困难的肌肉,然后矫正容易定量的肌肉。例如水平斜视明显时,先矫正水平斜视。合并婴儿性内斜视者手术量要比一般内斜视保守,以免发生过矫;合并外斜视者在矫正外斜视后部分患者分离性垂直斜视会改善,偶有更加明显者,故外斜视矫正量应当酌情。如上斜视与水平位斜视程度相同时,可以先矫正上斜视,后做定量容易的水平斜视。DVD 合并上斜肌麻痹伴有双下斜肌功能亢进时,一般应先处理上斜肌麻痹及其下斜肌功能亢进。否则,若先减弱双上直肌,即便原在位 DVD 症状得到缓解,但是侧向或外上方注视时内转眼会明显上斜视、外转时下斜视,既影响外观又影响双眼视功能。另外,上斜肌麻痹合并 DVD 者应尽量避免行对侧眼下直肌后徙术,以免加重或诱发对侧眼的 DVD。Helveston 综合征的手术,应根据 DVD、A 型斜视和上斜肌功能亢进的程度来设计手术。

● 本患者主诉上斜视,对左眼上飘体征格外介意,及双眼下斜肌功能亢进体征受 DVD 隐蔽,所以拟先解决 DVD。第一次手术未解决外斜视是考虑到上直肌后徙可能会影响水平斜视角,所以留待下次手术一并解决,术后证实水平斜视的确得到改善(图组 4-1-12B)。垂直斜视矫正后水平斜视度改变、水平斜视矫正后垂直斜视度改变也是 DVD 的特有表现。

● 该患者术后证实确实存在双眼下斜肌功能亢进。

● DVD 比较复杂,虽然存在一次手术成功的可能性,若设计手术困难时可分次手术,特别是合并其他类型斜视时更不宜追求一次手术。该患者在初次手术 3 个月后进行了第二次手术。

【二次手术】

双眼下斜肌切断并切除(右眼 5mm、左眼 8mm),双眼外直肌后徙各 5mm。

术后 4 个月检查:第一眼位双眼正位(图组 4-1-12C 之图 1),左、右水平侧转时双眼运动大致正常(图组 4-1-12C 之图 6、2),双眼向左、右外上方转眼时下斜肌功能亢进均得到明显改善,但是内转眼还残存轻度上斜视(图组 4-1-12C 之图 3、5),向外下方注视时双眼运动比较协调(图组 4-1-12C 之图 7、9)。V 征明显改善(图组 4-1-12C 之图 4、8)。代偿头位消失(图组 4-1-12C 之图 10)。Bielschowsky 头位倾斜试验左眼去遮盖后轻阳性(图组 4-1-12C 之图 12)。

【补充病例 4-1-12 讨论】

● 第二次术后双眼下斜肌功能亢进及外斜视体征得到改善,但是依然残存一定程度的内转眼上转。

● 患者 Bielschowsky 头位倾斜试验左眼去遮盖后"轻阳性",可能是左眼分离眼位后的 DVD 表现(详见 Bielschowsky 头位倾斜试验鉴别诊断讨论)。

● DVD 合并双上斜肌麻痹手术,原则上应当先做双下斜肌切断并切除,然后徙上直肌,最后做水平斜视,这样把握较大。

● DVD 手术后导致眼球上转功能不足的原因依次是:①不当的施行了下斜肌前转位手

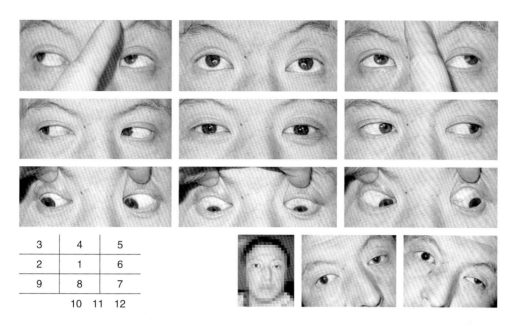

图组 4-1-12C　DVD 合并双眼上斜肌麻痹,第二次手术后(双眼下斜肌切断 + 切除、双眼外直肌后徙)

术(见例 4-1-16);②下直肌过量缩短;③DVD 术后复发,再手术时同时减弱了上直肌和下斜肌;④单眼上直肌超常量后徙等。

(15) DVD 上飘角度测量方法的讨论

1) 测量 DVD 垂直斜视度的方法:①Richard 法:当双眼均能注视视标时,令被检者上飘较轻眼注视 6m 远视标,根据另眼的上飘程度置底向下的三棱镜于该眼前,例如左眼上飘显著,则患者用右眼注视 6m 处视标,将底向下的三棱镜置于左眼前,并遮盖左眼一定时间(使患者左眼看不到 6m 处视标,但检查者可以看到被盖左眼),当被盖的左眼上飘角度稳定后将遮板快速转移到右眼前(遮盖时间要长,过渡时间要快,不要双眼快速等时来回交替遮盖),此时若左眼由上飘位下落,则增加三棱镜度数,然后再次重复上述步骤,直至遮板移至右眼时左眼不再下落,此时的三棱镜度数即为被盖眼的上飘斜度。同样方法测量另眼上飘三棱镜度数;②Krimsky 法:用手电筒向双眼投光,在斜眼前置底向下的串型三棱镜,逐渐增加度数,直到反光点移至瞳孔中心,此三棱镜度即为上飘眼大致偏斜度数,此方法主要用于显性 DVD,虽然欠准确,但是对固视不良的偏斜眼及欠合作的幼儿有一定意义;③同视机检查法:用小度数融合画片加交替亮灭法检查,要注意熄灭时间相对长一些,待上飘眼稳定后再将亮灯快速换至另眼。例如先右眼注视(亮灯)、熄灭左眼灯,待左眼上飘及外旋运动稳定后,将镜筒向非注视眼视觉方向调整,然后迅速亮左眼灯(改左眼注视)熄灭右眼灯(不要来回等时快速交替熄灭),若左眼眼动则再调整镜筒位置,重复上述动作直至左眼不动为止;④红玻璃片试验:可以控制正位,存在一定程度双眼视觉的 DVD 患者,一旦出现上飘时可利用融合机制消除复视,若能用红玻璃片引出复视时,可以进行该项检查。检查时先将红玻璃片置于上飘眼前,患者会感觉红像位于白像下方,更换注视眼及红玻璃片后依然感觉红像位于白像下方,这是 DVD 特有的临床表现(其他垂直麻痹性斜视更换红玻璃片眼别后复像位置则相反),凭两个影像的距离可以粗略估计非注视眼的上飘程度,并可用三棱镜测得大致垂直斜视度。

2）水平和垂直斜视度互相影响

临床经常遇到如下情况：水平及上飘均很明显的 DVD 患者，用三棱镜先中和最明显的水平斜视，当不断增加三棱镜度数时垂直斜视角也随之减小；若先中和垂直斜视时水平斜视角也随之减小。该情况也出现在手术时，即水平斜视矫正后上飘的垂直斜视角也相应减小、甚至有患者减轻到不一定需要继续矫正垂直的程度。同样，先手术矫正垂直斜视后水平斜视会相应减小、甚至有减轻到无需继续矫正的程度（补充病例 4-1-13、补充病例 4-1-14）。DVD 患者一个方向斜视手术后另外方向斜视随之减小者多见，而加大者少见。

鉴于 DVD 斜视角变化大，所以合理设计手术、丰富的临床经验十分必要，即便是有经验的医生也应当记住分次手术的重要性。

3）过分追求精确测量上飘角度并非必要

在斜视学中，准确、可靠的测量偏斜度对斜视手术设计至关重要，但是 DVD 例外，因为 DVD 上飘度不稳定，难以精准测量，再加上存在双眼对称或不对称手术争议，及矫正水平斜视后会影响上飘度，所以，企图精确测量各眼上飘斜度不如评估两眼上飘程度差异更有意义。

补充病例 4-1-13　用三棱镜中和垂直斜视及双眼上直肌后徙手术后水平外斜视明显减轻的 DVD

患儿女，11 岁

因左眼外斜视就诊。

【检查】

第一眼位双眼可以控制正位（图组 4-1-13A 之图 1），存在显 - 隐性眼球震颤，右眼经常不同程度外上斜视 $-25^{\triangle}R/L40^{\triangle}$（图组 4-1-13A 之图 1-2~ 图 1-4），左眼不同程度外上斜视 $-45^{\triangle}L/R15^{\triangle}$（图组 4-1-13A 之图 1-5~ 图 1-8）。第一眼位加底向外三棱镜后垂直斜视减轻、加底向下三棱镜（$25^{\triangle}$）后水平斜视角亦明显减小（图组 4-1-13A 之图 1-1）。水平右转眼位双眼运动大致正常（图组 4-1-13A 之图 2），但是在遮盖情况下，右眼注视时左眼轻度下斜视（图组 4-1-13A 之图 2-1）、左眼注视时右眼轻度上飘（图组 4-1-13A 之图 2-2）。右上转眼位右眼注视时双眼高度持平（图组 4-1-13A 之图 3）、但左眼注视时右眼明显外上斜视且斜视角不稳定（图组 4-1-13A 之图 3-1、图 3-2）。正上方及左上方注视眼位，一眼注视时另眼均轻度外上斜视（图组 4-1-13A 之图 4、图 4-1、图 5、图 5-1）。左转眼位右眼注视时左眼轻度上斜视（图组 4-1-13A 之图 6）、左眼注视时双眼高度持平（图组 4-1-13A 之图 6-1）。左、右外下方注视眼位均内转眼上斜肌功能亢进（图组 4-1-13A 之图 7、图 9）。正上方注视时轻度外斜视（图组 4-1-13A 之图 4），正下方注视时明显外斜视（图组 4-1-13A 之图 8），提示存在 A 征。代偿头位为头微向右肩倾（图组 4-1-13A 之图 10）。

【手术】

局麻下右眼上直肌后徙 8mm，左眼上直肌后徙 6mm，此后外斜视也明显改善，仅仅剩余 $10^{\triangle}$ 左右隐性外斜视，将左眼外直肌边缘切开，再次检查角膜映光正位，交替遮盖双眼轻度内隐斜视。

【术后一个月检查】

第一眼位正位（图组 4-1-13B 之图 1），视远视近均无显性斜视，交替遮盖双眼均微微由颞上方移向正中，在各诊断眼位无论何眼注视时双眼运动协调（图组 4-1-13B 之图 2~ 图 9），

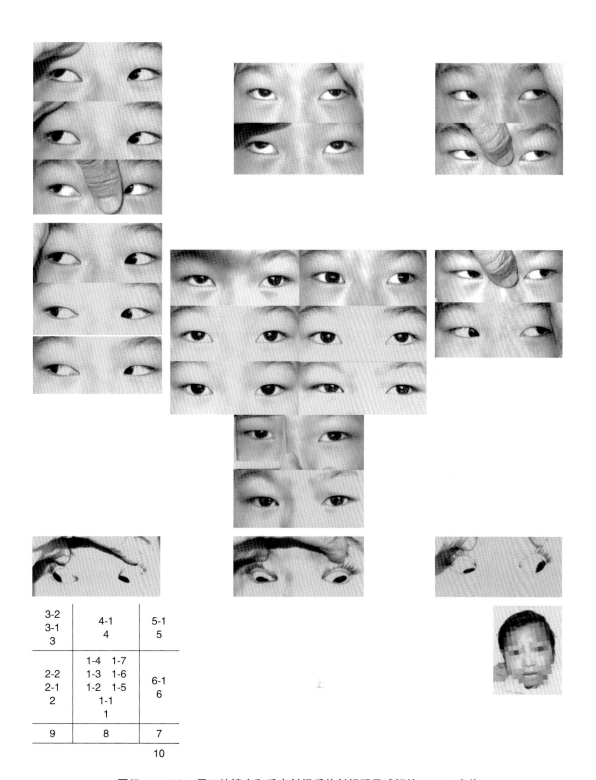

3-2 3-1 3	4-1 4	5-1 5
2-2 2-1 2	1-4 1-7 1-3 1-6 1-2 1-5 1-1 1	6-1 6
9	8	7

10

图组 4-1-13A　用三棱镜中和垂直斜视后外斜视明显减轻的 DVD　术前

A 征减轻（图组 4-1-13B 之图 4、图 8），左、右外下方注视眼位上斜肌功能亢进体征略有减轻（图组 4-1-13B 之图 7、图 9），但是平时被上睑遮盖不被注意（图组 4-1-13B 之图 7-1、图 9-1）。代偿头位明显改善（图 10）。

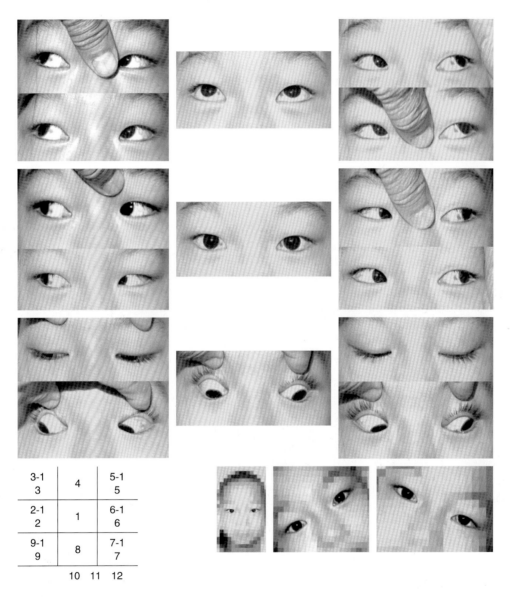

3-1 3	4	5-1 5
2-1 2	1	6-1 6
9-1 9	8	7-1 7

10 11 12

图组 4-1-13-B　用三棱镜中和垂直斜视及进行双眼上直肌退后解决垂直斜视后外斜视明显减轻的 DVD　术后

【补充病例 4-1-13 讨论】

● 鉴于：①第一眼位视近时双眼经常控制正位；②在自发情况下主要表现右眼上飘，在遮盖情况下左眼常呈外上斜视，右眼上飘体征较外斜视明显；③右眼前置 25$^\triangle$ 底向下三棱镜后双眼不但上飘明显改善，外斜视亦改善；④术前存在头向右肩倾斜的代偿头位。所以，手术拟先解决表现明显的垂直斜视，根据术中观察决定水平斜视处理。

● 双眼上直肌后徙后 DVD 体征明显改善,仅存约 10$^\triangle$ 外斜视,所以仅将左眼外直肌边缘切开,再次检查角膜映光正位,交替遮盖存在轻度内隐斜视,术后一个月交替遮盖双眼微微由外上到正中,残存轻度 A 征,虽然残存上斜肌功能亢进,但无复视及影响外观。

补充病例 4-1-14 用三棱镜中和水平斜视及手术解决水平外斜视后垂直分离明显减轻的 DVD

患者男,36 岁

7 岁检查发现远视性屈光参差,10 岁左右开始怕光,发现有时外斜视,12 岁在某院行"外斜视"矫正手术(双眼外侧结膜存在瘢痕),术后依然怕光、视疲劳、有时外斜视,逐年加重,不能正位近 20 年。

【检查】

视力:右 0.1+3.25DS=0.2,左 0.5+0.75DS=0.9

第一眼位不能控制正位,左眼轻度上睑下垂(未遮盖瞳孔),自发情况下左眼注视右眼外斜视 45$^\triangle$(图组 4-1-14A 之图 1),在遮盖时一眼注视另眼呈震颤样外上飘(左眼著)且不稳定(图

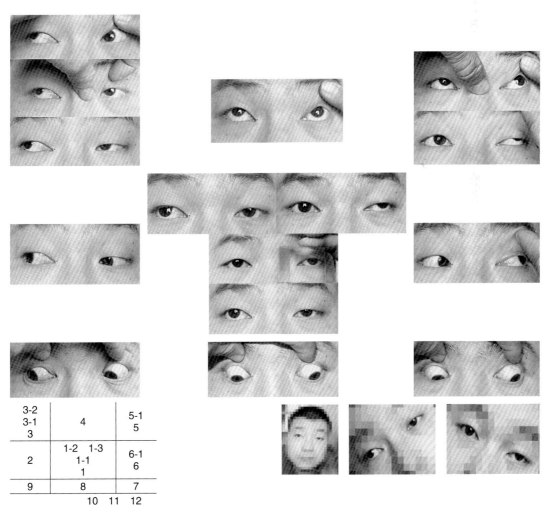

3-2 3-1 3	4	5-1 5
2	1-2 1-3 1-1 1	6-1 6
9	8	7
	10 11 12	

图组 4-1-14A 三棱镜中和水平斜视后垂直分离斜视明显减弱的 DVD 术前

组 4-1-14A 之图 1-2、图 1-3)，当用三棱镜中和水平斜视后垂直斜视明显改善(图组 4-1-14A 之图 1-1)。水平左、右转眼位内转眼轻度下斜视(图组 4-1-14A 之图 2、图 6)，提示可能与上斜肌功能亢进有关。右上转眼位双眼无明显垂直斜视(图组 4-1-14A 之图 3)，右眼注视时左眼亦无明显上斜视(图组 4-1-14A 之图 3-1)，但是左眼注视时右眼上斜视(图组 4-1-14A 之图 3-2)。左上转眼位右眼注视时左眼明显外上斜视(图组 4-1-14A 之图 5)，左眼注视时右眼无明显垂直斜视(图组 4-1-14A 之图 5-1)。左、右外下方注视眼位内转眼运动轻度亢进，提示上斜肌功能亢进(图组 4-1-14A 之图 7、图 9)。正上方轻度外斜视(图组 4-1-14A 之图 4)，正下方明显外斜视(图组 4-1-14A 之图 8)，提示存在 A 征。轻度头向左肩倾的代偿头位(图组 4-1-14A 之图 10)。Bielschowsky 头位倾斜试验：双眼均阴性，不支持上斜肌麻痹，但是歪头时被盖眼均轻度上斜视(图组 4-1-14A 之图 11、图 12)。

【补充病例 4-1-14 讨论】

● 患者远视性屈光参差，屈光参差性弱视，左眼是经常注视眼，左眼轻度上睑下垂。

● 被盖眼上飘，在外上转眼位外转眼被遮盖后上飘，外下转眼位内转眼运动功能亢进及 A 征等均支持 DVD 诊断。

● 许多 DVD 患者用三棱镜中和水平斜视后其垂直斜视角减小，或中和垂直斜视角后水平斜视减小。本患者在第一眼位使用底向内三棱镜中和外斜视后各眼上飘均明显改善。

● 检查 Bielschowsky 头位倾斜试验时，应当注意永远使用低位眼注视，观察高位眼是否上斜视。例如左眼上斜肌麻痹，头歪向左侧时，使用右眼注视，观察左眼是否上斜视；若是去遮盖后出现上斜视时要注意是否是 DVD，本患者即是。

● 患者尽管左眼上飘较著，但是：①左眼是注视眼；②用三棱镜中和水平斜视后垂直斜视明显改善；③患者曾经做过外斜视手术，检查见双眼外侧球结膜有手术瘢痕，估计双外直肌均已手术。所以本次手术拟先行右眼内直肌缩短 5mm，再观察垂直斜视是否需要继续手术及如何手术。

【手术】

右眼内直肌缩短 5mm。术中观察水平外斜视消失，垂直上飘明显改善，术毕。

术后第三日检查：第一眼位正位无显性斜视(图组 4-1-14B 之图 1)，右眼注视时左眼去遮盖瞬间无垂直斜视(图组 4-1-14B 之图 1-1)，左眼注视时右眼去遮盖瞬间轻度隐性垂直斜视(图组 4-1-14B 之图 1-2)。右上方注视眼位分离眼位后，无论左眼注视还是右眼注视时均残存右眼轻度上斜视(图组 4-1-14B 之图 3、图 3-1)。双眼向右下方运动时内转眼运动略亢进(图组 4-1-14B 之图 9)，余大致正常，代偿头位消失。

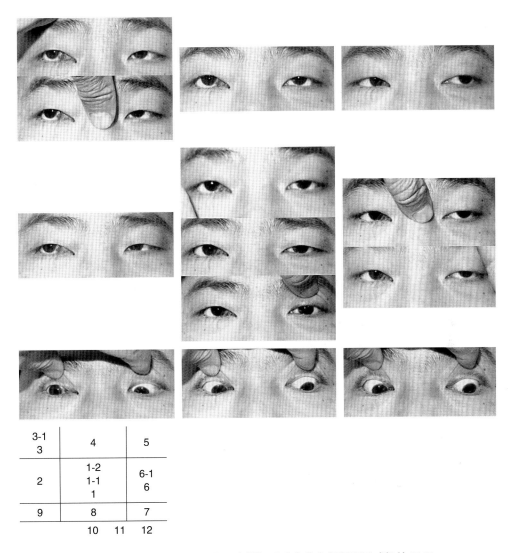

3-1 3	4	5
2	1-2 1-1 1	6-1 6
9	8	7
	10　11　12	

图组 4-1-14B　手术解决水平外斜视后垂直分离斜视明显减轻的 DVD

补充病例 4-1-15　先天性内斜视手术后三年,逐渐出现外上斜视应当注意 DVD

患儿男,8 岁

患者自幼内斜视,1 岁时行右眼内直肌后徙手术,3 岁后发现右眼有时外斜视,逐年加重到外上斜视。

【检查】

双眼可以控制正位(图组 4-1-15 之图 1),视远时用左眼注视右眼外上斜视,斜视角不稳定(图组 4-1-15 之图 1-1~ 图 1-4),右眼注视左眼主要外斜视及轻度上斜视(图组 4-1-15 之图 1-5~ 图 1-6)。5 月龄照片示内斜视(图组 4-1-15 之图 2)

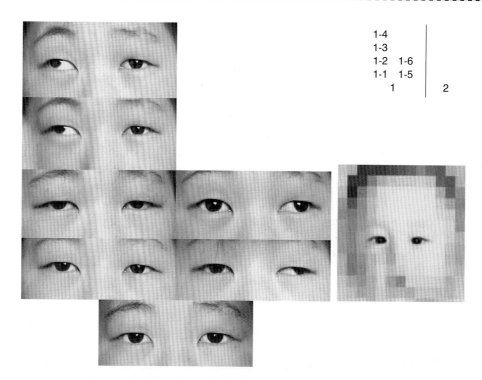

```
1-4
1-3
1-2    1-6
1-1    1-5
 1  |  2
```

图组 4-1-15　内斜视术后外上斜视的 DVD

（16）DVD 手术的讨论

Harcourt 等对 100 例 DVD 患者进行长达 7.3 年的随访,发现在观察期间斜视没有明显加重。临床经验告诉我们,成人 DVD 较儿童少见,一些水平斜视在幼小年龄手术前或后发现存在的轻微 DVD,也不一定需要立即手术。DVD 患者通常无症状,患者多因合并水平斜视、翻白眼(上飘)或歪头就诊或要求手术。

关于 DVD 手术方式,最初学者倾向于常规的上直肌后徙(4~5mm)联合后固定术,近十多年研究发现该术式近期有效,但数年后有回退。因此,近年来多根据双眼对称或不对称上飘采取对称或不对称的超常量上直肌后徙(7~10mm),治愈或者明显改善率达到 72%(32 例中的 23 例,随访 3 年以上)。水平斜视手术中,医生总是担心超常量直肌后徙会引起该肌肉功能不足,但是相同手术量的上直肌后徙,对 DVD 效果要小于一般斜视,而且即便是超常量上直肌后徙近期影响了运动功能甚或造成了睑裂开大,但是远期却得到良好恢复。甚至有学者认为近期睑裂不开大、上直肌运动不受限,远期效果反而不好。少数医生还建议上飘明显的 DVD 可联合一定量的下直肌缩短,但是有导致上转受限的可能性。

下斜肌前转位术(ATIO),1981 年由 EIIoit 和 Nankin 报道,手术时先从下直肌颞侧离断下斜肌,将下斜肌断端固定在下直肌颞侧,使之与下直肌平行,增加向下的牵拉力量。此手术减弱了下斜肌功能,但是却加强了眼球下转,容易并发"拮抗上转综合征"。其主要原因是手术改变了下斜肌原来的解剖走向和功能,即手术方式本身对矫正 DVD 存在缺陷,而不是局部粘连引起。Kushner 等认为由于下斜肌止端前移至眼球赤道前方,该肌不但失去了上转作用,反而参与了拮抗眼球上转,当眼球企图上转时下直肌舒张,下斜肌却收缩拮抗了眼球上转。而 Guemes 等认为 ATIO 术后出现的拮抗上转综合征,是下斜肌神经血管束位于颞侧靠后部位,没有弹性,在下斜肌前转位术后神经血管束限制了上转所致。有学者根据 DVD 上飘程度,采用不等量下斜肌前转位术(在下直肌颞侧止端前 1~3mm 范围内调整新附着点),希望能减少术后上转限制等并发症。另外,离断的位置也与之有关,越靠近鼻侧离断,下斜肌就越短,前传位后对上转的拮抗力就越强。

双眼 ATIO 手术的病例尽管可能引发上转受限,影响外上方注视,但是只要双侧对称就不被患者介意。然而,一旦出现上转受限,就很难改善,有些患者甚至在第一眼位就存在下斜视,这些并发症在单眼手术后表现更著,多需再次手术(补充病例 4-1-16)。所以 ATIO 手术适应证应局限在双下转肌麻痹、下直肌缺如、对侧眼双上转肌麻痹和双眼对称性 DVD 合并下斜肌功能亢进等有限范围内。

补充病例 4-1-16 DVD 合并左上斜肌麻痹,左下斜肌前移位术后

患儿男,9 岁

发现斜视 5 年,1 年前行斜视矫正术(双上直肌后徙联合左下斜肌前转位术),术后仍眼斜、歪头。

【检查】

双眼视力正常。第一眼位:右眼注视左眼内下斜视(图组 4-1-16A 之图 1)。左转及左上转各眼位右眼均高于左眼,表现为右眼下斜肌功能亢进或左眼上直肌功能不足(图组 4-1-16A 之图 5、图 6)。左下转眼位右眼高于左眼,表现为右眼上斜肌功能不足或左眼下直肌功能亢进(图组 4-1-16A 之图 6)。右转眼位双眼运动大致正常(图组 4-1-16A 之图 2、图 3、图 9)。正上转眼位右眼高于左眼、轻度外斜视(图组 4-1-16A 之图 4),正下转眼位内斜视,表现为 V 征。代偿头位:头向左肩倾、下颌内收(图组 4-1-16A 之图 10),Bieschowsky 头位倾斜试验双眼阴性(图组 4-1-16A 之图 11、图 12)。

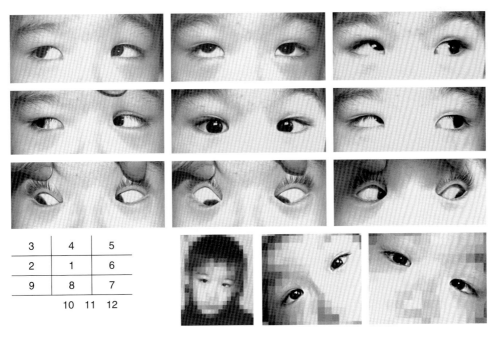

3	4	5
2	1	6
9	8	7
	10 11 12	

图组 4-1-16A 被诊断上斜肌麻痹合并 DVD 行双上直肌后徙,左下斜肌前移位术后

【手术】

第一次手术 1 年后, 行二次手术。

先探查左眼下斜肌, 打开左眼下方结膜勾出前移位的下斜肌 (图组 4-1-16B 之图 10, 照片角膜在图片上方, 斜视钩钩的是下直肌止端, 缝线标记的是前移位的下斜肌), 左眼上方牵拉试验有一定阻力, 重新离断下斜肌, 并将内直肌后徙 4mm。

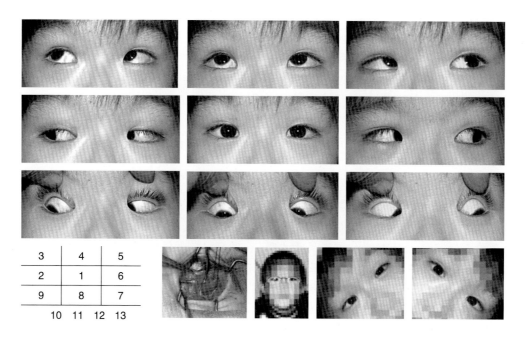

图组 4-1-16B　二次手术后

术后半年检查:第一眼位双眼正位(图组 4-1-16B 之图 1), 双眼各诊断眼位眼球运动大致正常, V 征消失(图组 4-1-16B 之图 2~图 9), 代偿头位消失(图组 4-1-16B 之图 11);Bieschowsky 头位倾斜试验阴性(图组 4-1-16B 之图 12、图 13)。

【补充病例 4-1-16 的讨论】

● 下斜肌前转位术(ATIO)矫正 DVD 等上斜视近期有效, 但近年不乏患者术后 3~6 月逐渐出现手术眼上转受限, 尤其是外上方运动受限更明显, 而对侧眼上转亢进, 表现出明显的非共同性(图组 4-1-16A 之图 5、图 6), 因此, 应严格掌握手术适应证。

● 上直肌超常量后徙术有时可引起对侧配偶肌下斜肌功能亢进, 这样就从一种类型上斜视转变成另一种类型, 所以有学者主张上直肌后徙量不应超过 8mm。一般情况下:①DVD 上直肌的超常量后徙, 虽然近期可出现上直肌功能减弱, 甚至对侧眼下斜肌功能亢进, 但是术后 2~4 月后会基本消失, 上直肌后徙引起的睑裂变化也不明显;②甚至有学者认为术后早期若未出现眼球上转功能不足, 远期往往无效或欠矫;③如果是双眼手术, 即便出现上转功能不足, 由于第一眼位双眼正位, 患者也少受其困扰, 所以上直肌超常量后徙仍然是 DVD 的主流手术;④DVD 上直肌的超常量后徙导致睑裂变大及下直肌的缩短使眼裂变小, 但远期多能恢复, 尽管远期未能恢复者罕见, 但是永久性的睑裂变化, 甚至比 DVD 更难以接受, 值得注意。

第二节　分离性水平性偏斜

分离性水平偏斜(dissociated horizontal deviation,DHD)是一种非注视眼自发的、程度不等的、在水平方向出现的分离性眼球运动异常。Raab 在 1970 年首先提出 DVD 的垂直运动异常可能伴随有外转,之后 DHD 逐渐被学者认识,其眼球运动不符合 Herring's 法则,经常与 DVD 同时存在。

(一) 主要特征

(1) 不自主情况下易暴露眼位分离且明显。

(2) 水平分离具有间歇性,常合并垂直分离,单纯水平分离少见。向外分离较多,以至于在近年的外斜视分类中列入 "外分离性斜视",偶见外分离合并内分离。

(3) 伴发垂直分离时,隐性眼球震颤和分离眼的外旋与 DVD 相同。

(4) 每眼分离的斜视度不稳定。

(5) 各眼水平分离多不等,甚至一眼外分离合并另眼内分离,但是无其他麻痹性斜视异常体征(合并麻痹性斜视者除外),眼球水平运动即不受限,也不符合 Herring's 法则。

(6) DHD 具有水平方向的 Bielschowsky 现象,在注视眼前放置中性滤光片并逐渐增加滤光密度时,被遮盖的外分离眼会回到第一眼位甚至变得内斜视。

(二) 其他特征

(1) DHD 经常合并 DVD,可表现为一眼主要 DHD,另一眼主要 DVD。

(2) 常伴有弱视和显 - 隐性眼球震颤。

(3) 可残存一定双眼视功能。

(4) 常合并先天性内斜视和下斜肌功能亢进等。

(三) 治疗要点

(1) 由于分离性外斜视斜视角不稳定,无需过分追究精确斜视角,一般外直肌后徙 5 到 7mm 效果满意。

(2) 合并垂直分离时需要联合上直肌后徙术,手术量参考 DVD。但是必须注意垂直分离手术后会影响水平分离斜视度(多见外斜视度减小),水平分离术后会影响垂直分离斜视度(多见垂直分离减小)。

(3) 水平分离为主,仅仅合并微小垂直分离时,在处理水平斜视后垂直斜视可能得到改善。特别是垂直分离为主,仅仅合并微小水平分离时,在处理垂直分离后水平分离基本改善,无需再行水平斜视。

(4) 水平内分离合并水平外分离患者,手术前要经过较长时间观察,在不明确主要成分是内还是外斜视、到底是解决内还是外斜视前不宜盲目手术,最好能观察到能在局麻下手术,边观察、边手术。

(四) 典型病例

例 4-2-1 ｜ DHD(外分离,双),左眼合并 DVD

患儿男,8 岁

发现外斜视 2 年,被怀疑 "麻痹性外斜视向共同性转变" 1 年,否认复视及代偿头位病史。

【检查】

第一眼位双眼可以控制正位(图组 4-2-1 之图 1),左眼注视时右眼出现外斜视约 20°(图组 4-2-1 之图 1-1),右眼注视时左眼外上斜视约 20°~35°L/R5°(图组 4-2-1 之图 2-1~图 2-2),提示:这可能是被怀疑麻痹性外斜视向共同性转变的原因。各诊断眼位眼球运动无异常,提示尽管一眼注视时另眼斜视角不同,但是无肌肉的不足或过强,眼球运动不符合 Herring's 法则。交替遮盖:右眼一边震颤一边移向正中,左眼一边震颤一边由外上方移向正中,各眼各眼再注视运动不规律,反复检查时路线也不规律,无复视,也无代偿头位,提示:双眼 DHD,左眼合并 DVD。

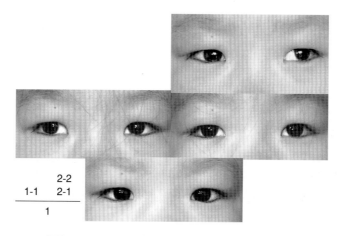

图组 4-2-1　双眼外分离的 DHD(左眼合并 DVD)

【讨论】

(1) 尽管一眼注视时另眼斜视角不同,但是无麻痹性斜视体征,眼球运动也不符合 Herring's 法则。交替遮盖:右眼一边震颤一边移向正中,左眼一边震颤一边由颞上方移向正中,各眼再注视运动不规律,反复检查时路线也不规律,支持 DHD 诊断。

(2) 水平外分离眼经常合并 DVD,本例右眼外分离,左眼外上分离,水平外分离眼与垂直分离的眼别严格固定,除非用三棱镜中和或手术后方才有可能发现垂直分离交换到另眼。

(3) 水平分离在诊室检查时斜视角不稳定,难以用三棱镜中和,企图认真检查时反而斜视体征越发模糊,而在不自主、视远、明亮等情况下易于暴露分离,甚至比用棱镜加遮盖检查时得到的斜视角还大。

(4) 间歇性外斜视的手术效果易回退,即便轻度过矫,远期多良好甚至不足。而外分离斜视角不稳定,一眼注视另眼的斜视角经常不等,所以 DHD 的手术设计存在一定困难,手术量应当适当保守。若合并 DVD,应首先确定先矫正垂直还是水平斜视,但水平外分离合并内分离手术设计更为困难。因此,不必追求一次手术成功,可选择分次手术。一些外斜视患者术后近期效果好、而远期出现过矫的原因可能就是忽视了 DHD 的存在。

(5) 在鉴别患者是外分离还是间歇性外斜视时,始终要抓住 DHD 的眼球水平运动既不受限又不符合 Herring's 法则,也无其他麻痹性斜视患者的类似异常(合并麻痹性斜视者除外)这一特点。具体检查时表现为双眼不对称性水平外分离患者在视近情况下甚或在单眼遮盖时,较少自发地暴露出外斜视。在光亮环境视远时,自发的或在较长时间遮盖下暴露出的外斜视度数要比交替遮盖时大,难以用三棱镜准确中和,出现双眼分离时的眼球运动速度较慢等。而间歇性外斜视眼球运动符合 Herring's 法则,斜视角较稳定,无眼球震颤,一眼注视时另眼的斜视角相等或接近。

(6) 水平分离斜视角不稳定,一眼注视时另眼的斜视不同,有些情况下一眼注视另眼外斜视,而换另眼注视时原注视眼反而内斜视,或当使用底向内的三棱镜中和非注视眼 DHD 的水平外斜视后,原注视眼可变为内斜视(见例 4-2-2)。

例 4-2-2 ┃ DHD(内、外分离同时存在)

患儿女,15 岁

发现外斜视 2 年,因间歇性外斜视收治入院,入院检查发现有时外斜视、有时内斜视,暂时出院并使用 1% 阿托品眼膏一日三次,共 3 日,门诊复诊。

【检查】

1% 阿托品眼膏充分睫状肌麻痹后,左右眼的瞳孔均散大到周边,对光反射消失(图组 4-2-2 之图 10、11),仅仅存在 <1D 近视,排除了调节因素对眼位的影响。这是两天中不同时间拍摄的照片,按斜视角大小顺序排列,并非连续拍照所得。

第一眼位视近及精力集中时双眼可以控制正位(图组 4-2-2 之图 1)。令左眼注视远方、并用遮盖 - 去遮盖分离右眼时,右眼有时内斜视(图组 4-2-2 之图 1-1~ 图 1-3)、有时外斜视(图组 4-2-2 之图 1-4、图 1-5)。令右眼注视远方、并用遮盖去遮盖分离左眼时,左眼有内上斜视(图

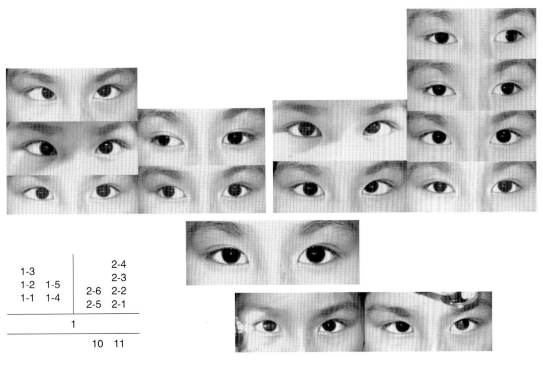

图组 4-2-2　内、外分离同时存在的 DHD
(这是两天中不同时间拍摄的照片,按斜视角大小顺序排列,并非连续拍照所得)

组 4-2-2 之图 2-5、图 2-6)、有时外斜视且程度不等(图组 4-2-2 之图 2-1~图 2-4)。内、外斜角度均不稳定。虽然双眼有时正位、有时内斜视、有时外斜视,但是右眼经常内分离,偶尔外分离;左眼经常外分离,偶尔内上分离,左眼的外分离多合并垂直分离。患者存在轻度隐性眼球震颤。双眼交替遮盖时的再注视运动不稳定。

【讨论】

(1) 本例眼位水平外或内分离,左眼注视或右眼注视时另眼的斜视角不等,反复检查时斜视角不稳定。但是双眼不存在麻痹性斜视的眼球运动异常,眼球运动违背 Herring 法则。

一些 6 月龄前被诊断婴儿性内斜视患者,随着年龄增长,检查依从性提高,逐渐发现左、右眼注视时另眼斜视角不相等(形似第一、第二斜视角),却无麻痹性斜视的眼球运动异常,反复检查斜视角不稳定,以及存在隐性眼球震颤时要高度怀疑 DHD,不宜简单的解释为可能是麻痹性斜视向共同性演变的结果。若在 18 月龄或更年长期(一般在 2~5 岁)不时自发地出现更显著内斜视、内斜视角度多变时,基本可以诊断 DHD。同理,有些被诊断间歇性外斜视的患者,术前检查左、右眼注视时另眼斜视角不相等(形似第一、第二斜视角),又无麻痹性斜视的眼球运动异常时,反复检查斜视角不稳定,存在隐性眼球震颤时要高度怀疑 DHD,不宜简单的解释为麻痹性斜视向共同性演变。

(2) 该患者双眼有时可以正位,理论上能间歇性正位的斜视均会保存一定双眼视觉。但有学者认为即便双眼有时可以正位,DHD 患者的双眼视功能(用同视机检查时)也不良。

(3) DHD 具有水平方向的 Bielschowsky 现象,即当注视眼前置密度逐渐变暗的滤光片时分离的外斜眼会回到原眼位甚至内斜状态,可借此体征与真性外斜视相辨别。

(4) 在 DVD 中,我们介绍了双眼上飘的不对称性,少数患者一眼上飘,另眼甚至可以下斜视,当用三棱镜中和或部分中和上飘明显眼后方才显现交替性上斜视。DHD 双眼分离依然具有不对称性,有时能偶见一眼外分离而另眼却内分离。

(5) 内、外分离共存的 DHD 与间歇性外斜视合并调节性内斜视患者的鉴别:

间歇性外斜视合并双眼中度以上远视患者,可以视远时外斜视、视近时内斜视。有些单眼远视患者,若用远视眼视近时会出现内斜视,而另眼注视时无明显内斜视,这些体征很像 DHD(补充病例 4-2-3)。但间歇性外斜斜视角度比较稳定,无眼球震颤,交替遮盖时各眼的再注视运动的移动方向对称、速度快,以及调节性内斜视经过睫状肌麻痹后发现有中高度远视且内斜视消失,可以进行鉴别。

补充病例 4-2-3　单眼性调节性内斜视、屈光参差性弱视

患儿女,4 岁

有时内斜视,戴镜治疗半年。

【检查】

视力:右 0.3+5.75DS=0.4,左 0.9+1.00DS=1.2

左眼是经常注视眼,裸眼视近情况下:右眼注视时左眼内斜视(图组 4-2-3 之图 2),左眼注视时右眼正位(图组 4-2-3 之图 3),戴完全矫正眼镜半年后视近双眼正位(图组 4-2-3 之图 1)。

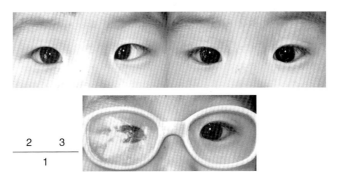

图组 4-2-3　单眼调节性内斜视、屈光参差

（王　弘　胡晶晶　田巧霞）

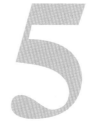

第五章

A-V 型斜视

A-V 型（A and V patterns）斜视是指垂直方向上存在非共同性的水平斜视，即双眼在垂直方向眼位水平斜视角不等的现象，形似 A 或 V 字母（字母尖端表示集合，开口表示分开）。Albert 建议命名为 A-V 型斜视。除此之外，还可发现 Y、倒 Y（λ）及 X 型斜视等。因而，欧洲文献称为字母征（alphabetical pattern）。A、V 型斜视在先天性斜视中较常见，A 和 V 征已被发现至少占内、外斜视的 1/3，V 征较 A 征更常见。

A 和 V 型斜视是近 50 年来斜视领域最有价值的贡献之一。正确评估在垂直方向出现的水平斜视角不等（即水平方向的非共同性）对于提高斜视手术质量非常重要。

（一）A-V 型斜视的分类

A 型内斜视：上转时内斜度加大，下转时减小甚至无，两者相差≥10$^{\triangle}$；

A 型外斜视：下转时外斜度加大，上转时减小甚至无，两者相差≥10$^{\triangle}$；

V 型内斜视：下转时内斜度加大，上转时减小甚至无，两者相差≥15$^{\triangle}$；

V 型外斜视：上转时外斜度加大，下转时减小甚至无，两者相差≥15$^{\triangle}$。

（二）主要特征

（1）上、中、下三个方向注视眼位水平斜视角不等，且超过认定的角度。

（2）代偿头位：一般情况下 A 型内斜视、V 型外斜视的代偿头位为下颌上举；A 型外斜视、V 型内斜视为内收。但若合并垂直肌异常，特别是上、下斜肌异常时可同时受其影响。在斜视性异常头位中，大约 9% 患者的原因源于 A 或 V 征。

（3）复视及视疲劳：发病初期，患者若存在双眼视觉则会出现复视及视疲劳，但久病患者因引起异常视网膜对应，上述症状逐渐减轻。

（4）常合并其他斜视：如斜肌麻痹或亢进、先天性内斜视、DVD、双外直肌麻痹或旋转肌麻痹等。

（三）治疗要点

（1）合并明显斜肌异常者，首选斜肌手术。对斜肌亢进明显者行减弱手术，如后徙或部分截除。对斜肌功能不足者应行加强术,如前徙或上斜肌折叠(参考上斜肌及下斜肌麻痹章节)。

(2) 双眼融合功能良好且轻度上斜肌亢进的患者,首选水平直肌的垂直移位,而非上斜肌断腱。另一可选术式是 Wright 上斜肌腱延长术。

(3) 大角度 A-V 型斜视($>25^{\triangle}$)合并水平眼位即明显垂直斜视的斜肌亢进,可考虑斜肌减弱联合水平直肌半个肌腹移位术。

(4) 不合并斜肌异常者,可行直肌手术。

1) V 型外斜视减弱外直肌,A 型外斜视加强内直肌,其原理在于外直肌在上方注视时作用强,内直肌在下方注视时作用强。

2) 水平直肌的垂直移位:简单易记的水平直肌垂直移位法则为:内直肌后徙,向 A-V 征字母尖端移位(A 征向上,V 征向下移位);外直肌后徙,向 A-V 征字母开口方向移位(A 征向下,V 征向上移位)。水平直肌的半个肌腹(5mm)垂直移位可矫正约 $15^{\triangle}$ 的 A 或 V 征,一个肌腹垂直移位可矫正约 $20^{\triangle}$ 的 A、V 征。但 Wright KW 著作中认为整个肌腹移位有导致原在位过矫的危险,因此在实际临床上很少应用,除非对大角度 A、V 征合并颅面异常或眼外肌缺如。

3) 单眼一条水平直肌上移位,其拮抗肌下移位的手术:可用于双眼单视不良的弱视患者 A 或 V 征的矫正,以避免健眼的手术骚动。但应警惕双眼视较好患者,单眼水平肌的垂直移位可能引起显著的旋转性复视。

4) 斜形后徙或缩短可加强手术效果:内直肌肌腹下缘较上缘手术量较大的后徙适用于 V 型内斜视,内直肌上缘较下缘手术量较大的后徙适用于 A 型内斜视。

(5) 垂直直肌的水平移位很少应用:双侧上直肌的鼻侧移位可能对 Y 征有效,双侧下直肌的颞侧移位可能对倒 Y(λ)征有效。

(6) 依据原在位斜视的偏斜度设计水平直肌的手术量,A-V 征及斜肌异常的程度决定斜肌的手术方式。

(7) Pradeep S 等 2010 年提出 A、V 型斜视手术设计,见表 5-0-1。

表 5-0-1　A-V 型斜视手术设计

斜视类型	术式
V 型内斜视合并 IOOA	下斜肌减弱 + 内直肌后徙或后徙 – 缩短术
V 型外斜视合并 IOOA	下斜肌减弱 + 外直肌后徙或后徙 – 缩短术
上斜肌过强合并 A 型内斜	内直肌后徙或后徙 – 缩短 + 上斜肌减弱术
上斜肌过强合并 A 型外斜	外直肌后徙或后徙 – 缩短 + 上斜肌减弱术
不合并斜肌过强的 V 型内斜	双侧内直肌后徙并向下移位 5mm
不合并斜肌过强的 V 型外斜	双侧外直肌后徙并向上移位 5mm
不合并斜肌过强的 A 型内斜	双侧内直肌后徙并向上移位 5mm
不合并斜肌过强的 A 型外斜	双侧外直肌后徙并向下移位 5mm
单纯 V 型斜视(上方外斜视、下方内斜视)	双侧下斜肌减弱术
单纯 A 型斜视(上方内斜视、下方外斜视)	双侧上斜肌减弱术
合并上、下斜肌过强的 X 型斜视	双侧上下斜肌减弱术

（四）典型病例

例 5-1   V 型外斜视,先天性麻痹性斜视（双上斜肌、不对称型）

患儿男,7 岁

自幼歪头,5 岁开始出现外斜视,且日渐加重。

【检查】

各眼视力均为 0.8。

第一眼位双眼可控制正位（图组 5-1A 之图 1），右眼注视左眼 –40△L/R34△（图组 5-1A 之图 1-1），左眼注视右眼 –35△R/L21△（图组 5-1A 之图 1-2）。正上方注视 –75△L/R24△（图组 5-1A 之图 4）、正下方注视 –25△L/R7△（图组 5-1A 之图 8），提示存在 V 型外斜视。双眼向左、右外上方注视时内转眼功能均亢进,且左眼著,提示双眼下斜肌功能亢进（图组 5-1A 之图 3、图 5）。双眼向外下方注视时双眼运动基本协调（图组 5-1A 之图 7、图 9）。Bielschowsky 头位倾斜试验:双眼均阳性（图组 5-1A 之图 11、图 12）。代偿头位:头微向右肩倾（图组 5-1A 之图 10）。

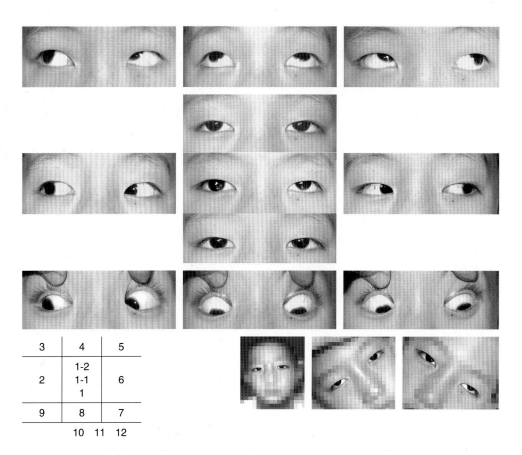

图组 5-1A   V 型外斜视、先天性双上斜肌麻痹   术前

【手术】

双眼下斜肌切断 + 部分切除（右 5mm,左 7mm）,双眼外直肌后徙各 7mm。术后 3 个月检查:第一眼位双眼正位（图组 5-1B 之图 1）,各诊断眼位双眼运动大致正常（图组 5-1B 之图

2~图 9),下斜肌功能亢进(图组 5-1B 之图 3、图 5)及 V 型外斜视得到改善(图组 5-1B 之图 4、图 8),Bielschowsky 头位倾斜试验双眼均阴性(图组 5-1B 之图 11、图 12),代偿头位消失(图组 5-1B 之图 10)。

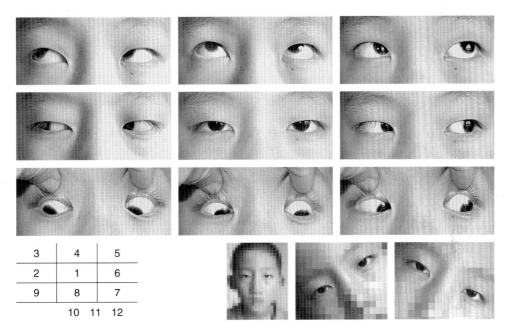

3	4	5
2	1	6
9	8	7

10　11　12

图组 5-1B　V 型外斜视、先天性双上斜肌麻痹　术后

【讨论】

(1) 上转时外斜视 75$^\triangle$,下转时外斜视 22$^\triangle$,两者相差 >15$^\triangle$,属于 V 型外斜视。

(2) 斜肌异常是 A-V 型斜视的最常见病因,向上注视时功能亢进的下斜肌加重眼外转,从而使得双眼呈分开状态,即 V 征。该外斜视患者合并下斜肌亢进引起了 V 征,手术设计减弱亢进的下斜肌(下斜肌部分切除),并通过外直肌后徙解决外斜视。

(3) 该患者有较轻的代偿头位(头向右肩倾)是不对称性上斜肌麻痹的头位,而非 V 型外斜视的代偿头位。A 型内斜视和 V 型外斜视的代偿头位是下颌上举,反之可引起下颌内收。异常头位在 A-V 型斜视常见,但临床医生甚或患者及家属对下颌上举、内收体征的重视程度不如头的左、右倾。因此,见到下颌上举或内收的水平斜视患者应警惕存在 A-V 型斜视的可能性。

(4) 检查 A-V 型斜视的注意事项的讨论

1) 必须在充分屈光矫正前提下进行,使用调节视标检查。

2) 检查距离:von Noorden 推荐为 33cm,但 David A. Plaper、Kushner、Dale,Robert T 及 Knapp 强调注视远方,以消除近距离集合反射的影响,尤其间歇性外斜视受集合影响大,检查时更要注意排除集合的影响。诊断用的斜视角差异以视远斜视角为主。

3) 检查 A-V 型斜视上下转的幅度:检查 A-V 型斜视主要观察双眼上、中、下眼位水平斜视角的差异。学者对于上、下转的幅度认识不同:Dale Robert T. 认为应≥25°,Kushner 认为 25°~30°。但 von Noorden 和 Olson 测量了 60 例 A-V 型斜视患者(每型 15 人),测量幅度为自上 45°至下 55°,发现除 V 型外斜视外,上方注视时超过 25°后斜视度没有明显变化,但注视下方 25°以下空间时斜视角度会有所增大。因此 von Noorden 建议上、下转幅度为上转 25°、下转 35°。

4) 用交替遮盖加三棱镜法检查下方远斜视角时,若难以得到足够的视远空间,可令患者下颌上举或站在楼台上向楼下视标注视。Magee 对比检查 30 例患者在头位上举或不上举时的上、下方向的水平斜视度,认为没有差异者 13 例(43.3%),相差≤5$^\triangle$者 16 例(53.3%),仅 1 例(3.3%)差异为 8$^\triangle$。但是 Robert. Dale 亦议必须采用头位,利用下颌上举或内收以获得充分的注视空间。

5) 定量方法:以三棱镜加遮盖检查法为主,尽量避免使用同视机。

6) 注意斜肌功能异常:上、下斜肌的异常是引起 A-V 型斜视的重要原因,所以发现上、下斜肌异常时要注意是否存在 A-V 型斜视;相反,当发现 A-V 型斜视时也要注意检查是否存在上、下斜肌异常。

7) 眼底客观检查有无旋转性斜视:由于 A-V 型斜视患者常合并斜肌异常,所以通过眼底镜观察或通过眼底像可发现这些患者存在眼底旋转改变:下斜肌亢进眼底发生外旋,上斜肌亢进发生内旋。

例 5-2 ┃ V 型内斜视

患儿女,11 岁

6 月龄前被发现内斜视,3 岁左右时歪头,4 岁后歪头逐年减轻。

【检查】

视力:右 0.8,左 1.0。

第一眼位左眼注视时右眼内斜视 54$^\triangle$R/L4$^\triangle$(图组 5-2 之图 1),左眼为经常注视眼。双眼向正上方注视时外斜视 15$^\triangle$R/L5$^\triangle$(图组 5-2 之图 4),向正下方左眼注视时内斜视 60$^\triangle$以上(图组 5-2 之图 8),提示:存在 V 型内斜视。双眼向右、右上及正上方注视时左眼均略高于右眼(图组 5-2 之图 2、图 2-1,图 3,图 4),提示左眼下斜肌功能轻度亢进。双眼向右下方注视时左眼均微高于右眼(图组 5-2 之图 9),提示左眼上斜肌功能轻度不足,余各诊断眼位运动大致正常(图组 5-2 之图 5~图 7、图 9)。Bielschowsky 头位倾斜试验右眼阴性、左眼轻度阳性(图组 5-2 之图 11、图 12),无代偿头位(图组 5-2 之图 10)。

【讨论】

(1) 上方外斜视 15$^\triangle$,下方内斜视 60$^\triangle$以上,上、下方的水平斜视角相差 >15$^\triangle$,符合 V 型内斜视。

(2) 此患者各诊断眼位只表现为轻微的左眼下斜肌功能亢进,正前方并无明显垂直斜视。对于第一眼位无明显垂直斜视的 V 型斜视,可行水平直肌垂直移位矫正 V 征。

(3) 对于伴有水平斜视、且无斜肌亢进的 V 征,在行单眼水平肌手术矫正水平斜视(一条直肌的后徙联合拮抗肌的缩短)的同时行水平直肌止端的移位以矫正 V 征。此外,水平直肌的斜形后徙亦可加强对 A-V 征的矫正,内直肌下缘较上缘后徙量更大时(内直肌斜形后徙)可增加对 V 型内斜视的矫正效果;外直肌上缘较下缘后徙量更大时(外直肌斜形后徙)可增加对 V 型外斜视的矫正效果。这一术式可减少直肌移位引起的不必要的旋转效应危险。

(4) 此患者无代偿头位可能与自幼内斜视,双眼视功能未得到正常发育有关。在发病的初期,因为残存一定双眼视觉可以出现复视及代偿头位,久病后会发展成异常视网膜对应,

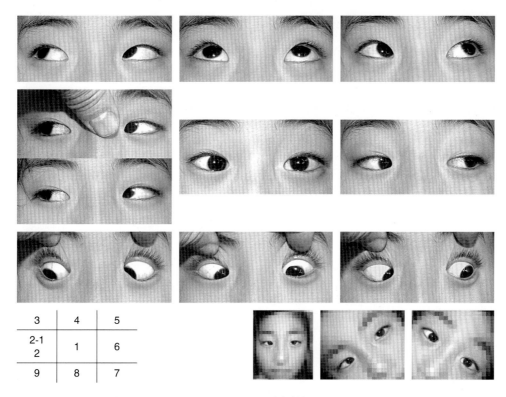

3	4	5
2-1 2	1	6
9	8	7

图组 5-2　Ｖ型内斜视

复视、头位反而消失。在某些情况下,异常视网膜对应仅表现在水平斜视角最小的注视方向上,抑制存在于其他注视野。儿童期的 A-V 型斜视甚至可合并弱视。

| **例 5-3** | Ｖ型内斜视,先天性麻痹性斜视(右上斜肌),近视 |

患儿女,17 岁

自幼内斜视,无歪头史。

【检查】

视力:右 0.5 -1.75DS=1.0,左 0.3 -2.75DS=1.0

第一眼位:右眼注视时左眼＋ 25$^\triangle$R/L4$^\triangle$(图组 5-3 之图 1)。双眼向正上方注视时出现外斜视 5$^\triangle$(图组 5-3 之图 4),向正下方注视时内斜视 40$^\triangle$(图组 5-3 之图 8)。双眼向左上方注视时右眼运动轻度亢进(图组 5-3 之图 5),提示右眼下斜肌功能亢进,向左下方注视时右眼运动功能轻度不足(图组 5-3 之图 7),提示右眼上斜肌功能不足。双侧 Bielschowsky 头位倾斜试验阴性(图组 5-3 之图 10、图 11),患者无代偿头位。

【讨论】

(1) 第一眼位内斜视,下方眼位内斜视更著,而上方眼位出现了轻度外斜视,上、下方的水平斜视角相差大于 15$^\triangle$,符合 Ｖ型内斜视。

(2) 例 5-1 双眼下斜肌明显亢进,理应是 Ｖ型外斜视的原因。本例右眼上斜肌轻度麻痹,下斜肌功能轻度亢进,尽管第一眼位垂直斜视小,但是可能是诱发水平斜视及 Ｖ型斜视的原因。

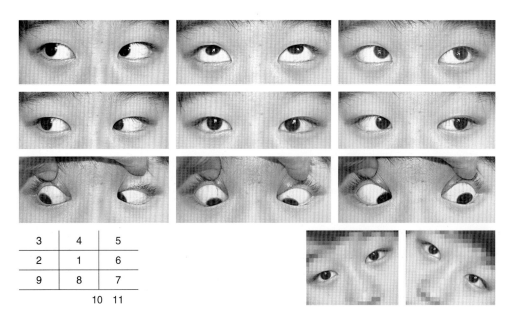

图组 5-3 V 型内斜视

（3）正常人上方注视也会轻微分开，下方注视会轻微集合。关于上、下注视眼位水平斜视相差角度，多数学者认为 V 型斜视应≥15$^\triangle$，A 型斜视≥10$^\triangle$。Magee 则认为上、下方注视的最小差异，V 型外斜应为 20$^\triangle$，A 型外斜应为 15$^\triangle$。另外，点光源可掩盖上方的内斜视，为了排除假性 A-V 型斜视，除常规充分矫正屈光外，建议使用调节性视标以暴露 A 型斜视。

（4）关于 A-V 型斜视的病因学说的讨论

1）斜肌学说：大多学者认为斜肌功能异常是 A-V 型斜视的重要原因。因为斜肌具有外转作用，当眼球向内上方转时，若下斜肌功能亢进（原发或继发于上斜肌麻痹）将加重外斜视，引发 V 型斜视。同理，若上斜肌功能亢进或下斜肌功能减弱将引起 A 型斜视。

2）水平肌学说：Urist 认为，V 型斜视是由于内直肌功能亢进，当向下方注视时集合增加，或上方注视时外直肌功能亢进引起分开。相反，A 型斜视是内直肌功能减弱，所以下方注视集合减弱。同理，若外直肌功能减弱向上方注视时双眼分开减弱引起 A 型斜视。

3）垂直肌学说：Brown 支持 A-V 型斜视系因垂直直肌功能异常引起。垂直直肌作用不足，其内转作用减弱，继发斜肌外转作用增强。例如：原发上直肌功能减弱，续发下斜肌功能亢进时，将引起上方注视眼位分离，向下方注视时上斜肌继发功能减弱及下直肌继发亢进引起外转不足、内转增强，产生 V 型斜视。但这一理论并未被广泛接受。

4）眼外肌附着点异常：V 型斜视患者内直肌附着点高于正常且外直肌附着点低于正常，导致上转时外直肌外展增强，下转时内直肌内转增强。相反位置异常将出现 A 型斜视。

5）眼眶因素：①颅面因素：蒙古面容患者的内斜视常合并下斜肌的功能不足（A），外斜视常合并下斜肌的功能亢进（V）；②斜肌矢状化（sagittalization）：指斜肌附着点后移或起始点（上斜肌滑车）前移，肌肉与视轴夹角减小。上斜肌矢状化将引起 A 型斜视，下斜肌矢状化将引起 V 型斜视。但矢状化使斜肌垂直力量增强、旋转力量减弱，例如下斜肌矢状化引起 V 型斜视并产生内旋转斜视，这显然与临床现象不符。Biglan 对一位患有脑积水合并外斜 A 型斜视患者行 CT 扫描发现上斜肌腱的反折角为 63°，比不合并 A 型斜视的脑积水患者(68°)更锐;③眼外肌 Pulley 异常:Clark 等通过核磁共振技术发现,直肌 Pulley 异位可引起类似于斜肌功能异常的表现,如外直肌 Pulley 向上异位合并其他直肌 Pulley 小量移位可导致临床上类似于上斜肌亢进、下斜肌不足的眼球运动表现。外直肌 Pulley 向下异位合并其他直肌 Pulley 小量移位可导致类似上斜肌不足、下斜肌亢进的眼球运动表现。可能的机制为,外直肌 Pulley 下异位引起眼球外转时下转,为维持注视同侧上转肌收缩以维持垂直平衡眼位,根据 Hering 法则,对侧上转肌接受同等支配,使其内转时上转,产生类似于下斜肌亢进的眼位改变。直肌 Pulley 附着于眶骨和直肌,先天异常,如颅缝早闭患者的眶骨发育异常可引起 Pulley 异位从而引起直肌路径的异常。计算机模拟技术提示直肌 Pulley 异位,其外旋与 V 型斜视有关、内旋与 A 型斜视有关。Heo 等报告一例 8 岁外斜 Y 征患者(正前方和下方正位,上方外斜 $-40^\triangle$)行 MRI 检查发现右眼外转时外直肌 Pulley 向下移位,上转时上直肌 Pulley 向外移位,手术将外直肌上移、上直肌鼻侧移位联合后固定术效果良好。

6) 内转受限的大角度外斜视:长期存在的大角度外斜视可发生外直肌挛缩、双眼内转受限,且内转时表现出四条斜肌均"假性"亢进,形成 X 型斜视。牵拉试验可证实该眼存在限制因素。亦见于双内直肌大量后徙术或内直肌滑脱后,治疗时应矫正外斜视及去除内转限制因素为主。

7) 医源性:A 或 V 型斜视手术过矫可能导致医源性的 V 或 A 型斜视。见于水平直肌的垂直移位术后,或行斜视减弱术后,经过一段时间后其拮抗的斜肌显露出迟发亢进。A 征亦常见于甲状腺相关眼病患者在接受双侧大量下直肌后徙术后,这是因为下直肌减弱术后下转眼位内转作用减弱,且配偶的上斜肌功能增强所致。

例 5-4　V 型内斜视,先天性麻痹性斜视(左上斜肌),屈光参差性弱视(左)

患儿女,5 岁
2 岁发现左眼内斜视,家长未注意歪头。

【检查】

视力:右 1.0+0.25DS=1.0,左 0.1+2.25DS=0.3

第一眼位右眼注视左眼 $+45^\triangle$L/R25$^\triangle$(图组 5-4A 之图 1),左眼不经常注视(图组 5-4A 之 1-1)。正下方注视时内斜视加重至 $+85^\triangle$L/R20$^\triangle$,但正上方注视时 $-20^\triangle$L/R15$^\triangle$(图组 5-4A 之图 4),提示存在 V 型内斜视。右、右上方注视时左眼高于右眼(图组 5-4A 之图 2、图 3),提示左眼下斜肌功能亢进;右下方注视时左眼高于右眼最显著(图组 5-4A 之图 9),提示左眼上斜肌功能不足。左上方、左及左下转时双眼运动大致正常(图组 5-4A 之图 5~ 图 7、图 6-1)。无代偿头位(图组 5-4A 之图 10)。Bielschowsky 头位倾斜试验左眼阳性(图组 5-4A 之图 12)、右眼阴性(图组 5-4A 之图 11)

【手术】

双眼内直肌后徙各 5mm,右眼下直肌后徙 3mm,左眼下斜肌切断加切除 6mm。

术后 3 年检查:第一眼位正位(图组 5-4B 之图 1),左眼上斜肌功能不足改善(图组 5-4B 之图 9),其他各诊断眼位眼球运动大致正常(图组 5-4B 之图 2~ 图 8),V 型斜视明显改善(图组 5-4B 之图 8、图 1、图 4)。头位正(图组 5-4B 之图 10),左眼 Bielschowsky 头位倾斜试验阴性(图组 5-4B 图 12)。

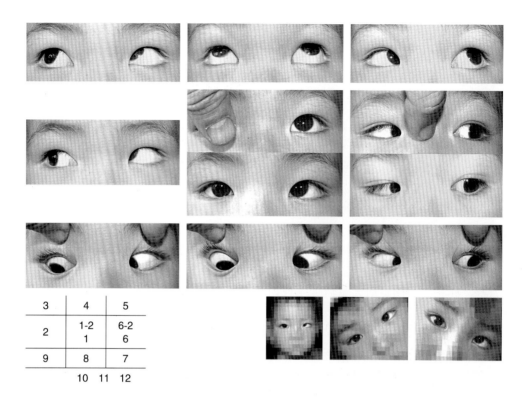

3	4	5
2	1-2 1	6-2 6
9	8	7
	10　11　12	

图组 5-4A　Ｖ型内斜视,左上斜肌麻痹　术前

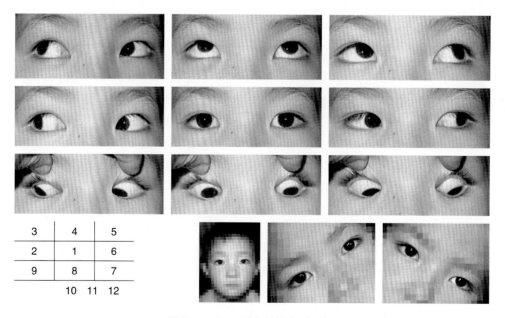

3	4	5
2	1	6
9	8	7
	10　11　12	

图组 5-4B　Ｖ型内斜视术后 3 年

【讨论】

（1）正前方眼位明显内斜视，下转眼位内斜视加大，上转眼位外斜视，上下相差 >15$^\triangle$，属于 V 型内斜视。特别是远视患者，甚至正常人正下方注视时受集合功能影响会出现一定程度的双眼内收。但该患者仅左眼轻度远视且不能注视，因而下方注视时出现的明显内斜视与集合关系不大。

（2）左上斜肌功能不足、下斜肌功能亢进及 Bielschowsky 头位倾斜试验阳性，符合左上斜肌麻痹诊断（内上、内下转明显型），这也是 V 型斜视的原因。

（3）左眼 +2.25DS，右眼正视，患有屈光参差，造成屈光参差性弱视；同时，左眼为经常斜视眼，也造成斜视性弱视，即该患者左眼的弱视是屈光参差和斜视性弱视的双重结果。

（4）因左眼患严重弱视、注视不良，双眼视觉严重受损，故无代偿头位。

例 5-5 ┃ A 型外斜视，间歇性外斜视

患儿男，3 岁

自幼时有外斜视，畏光。

【检查】

双眼视力正常。

第一眼位双眼可以控制正位（图组 5-5 之图 1），左眼注视右眼外斜视 25$^\triangle$（图组 5-5 之图 1-1）；右眼注视左眼外斜视 25$^\triangle$（图组 5-5 之图 1-2）。正上方注视时外斜视 10$^\triangle$（图组 5-5 之图 4），正下方注视时外斜视 35$^\triangle$（图组 5-5 之图 8）。其他眼位双眼运动正常（图组 5-5 之图 2~ 图 9）。

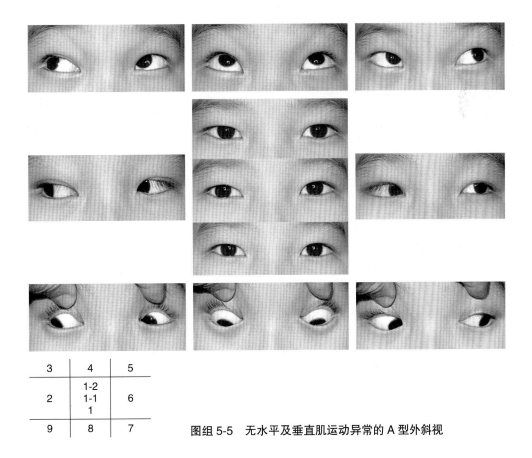

3	4	5
2	1-2 1-1 1	6
9	8	7

图组 5-5　无水平及垂直肌运动异常的 A 型外斜视

【讨论】

（1）正上方注视时轻度外斜视，正下方注视时明显外斜视，上、下相差超过 10$^\triangle$，故诊断为 A 型外斜视。但眼球运动未发现水平及垂直肌运动异常。

（2）日常生活中，原在位和下方视野相对重要，该方向斜视角增大将加重症状。如内斜V 征或外斜 A 征下方注视野斜视角度大更易引起阅读或近距离工作的视觉不适；反之，如斜视仅存在于上方视野，原在位及下方视野的双眼视觉功能没有被干扰，患者的自觉症状通常不明显。

例5-6	A 型内斜视，展神经麻痹（双），屈光参差

患者男，39 岁

24 年前颅脑外伤后复视，双眼明显内斜视且外转困难，颜面左、右转（具体方向不清）。数年后复视及面转的代偿头位逐渐减轻。

【检查】

视力：右 0.9+0.50DS=1.0，左 0.1 -3.75DS=0.5

第一眼位右眼注视左眼内斜视 47$^\triangle$（图组 5-6 之图 1）；左眼注视右眼内斜视 55$^\triangle$（图组 5-6 之图 1-1）。正上方注视时内斜视超过内斜视 70$^\triangle$（图组 5-6 之图 4）；正下方注视时内斜视 25$^\triangle$（图组 5-6 之图 8），提示存在 A 型内斜视。在右、左转眼位，内转眼注视时外转眼外转轻度不足（图组 5-6 之图 2、图 6），强令外转眼注视时外转依然不到位（图组 5-6 之图 2-1、图 6-1），提示双眼外直肌麻痹。复视像检查：水平同侧复视，左、右侧均分离大，周边物象属于外转眼。余各诊断眼位眼球运动未见异常（图组 5-6 之图 3、图 5、图 7、图 9）。

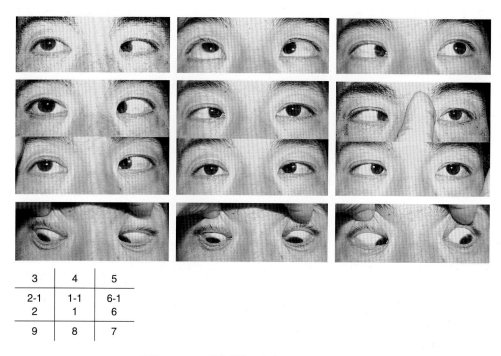

3	4	5
2-1	1-1	6-1
2	1	6
9	8	7

图组 5-6　A 型内斜视，外直肌不全麻痹（双）

【讨论】

（1）第一眼位及上转眼位明显内斜视，下转眼位轻度内斜视，正上、正下方斜视角相差超过 $10^\triangle$，具有 A 型内斜视特征。

（2）患者双侧外直肌麻痹，左、右转内斜视度相差不大，经过 20 余年的恢复，自述复视及面转的代偿头位均减小，趋向共同性发展。复视可以忍受可能与病变时间久远，同时左眼视力差，经常使用右眼注视有关。

（3）A 型斜视经常出现在上斜肌功能亢进的患者，较少出现在水平直肌异常。Urist 认为，若外直肌功能减弱向上方注视时双眼分开功能减弱会引起内斜视。目前该患者尽管已向共同性发展，但是依然残存左眼外直肌功能不足体征，可能是 A 型内斜视的原因。

（4）A-V 型斜视在临床上比较多见，各家报道约占斜视的 12.5%~87.7%。其中，Costenbader 报告为 15%~25%，与 von Noorden 约占斜视的 1/5 观点相近。常见于婴儿型斜视，也可继发于双外直肌麻痹或旋转肌麻痹。

（5）垂直直肌异常也可以引起 A-V 型斜视（补充病例 5-6）。

补充病例 5-6　A 型内斜视，下直肌麻痹（左）

患者女，44 岁

近 20 年突然复视，经治疗略微好转，向右歪头视物。自述近 10 余年复视及歪头均明显好转，但是喜欢向左歪头。

【检查】

第一眼位右眼注视左眼内斜视 $+40^\triangle$L/R$20^\triangle$（图组 5-6A 之图 1），左眼注视时右眼内斜视 $+40^\triangle$L/R$25^\triangle$（图组 5-6A 之图 1-1）。右转各眼位双眼运动大致正常（图组 5-6A 之图 2、图 3、图 9）。正上方注视眼位内斜视 $50^\triangle$（图组 5-6 之图 4），正下方注视眼位双眼大致正位（图组 5-6A 之图 8），提示存在 A 型内斜视。在左上转及左转眼位，无论何眼注视均表现左眼轻度高于右眼（图组 5-6 A 之图 5、图 5-1，图 6、图 6-1），在左下方注视眼位最著，表现左眼下直肌功能不足（图组 5-6A 之图 7），强令左眼下转时左眼运动功能无改善（图组 5-6A 之图 7-1），提示左眼下直肌麻痹。复视像检查：垂直复视，左下方分离大，周边物象属于左眼。代偿头位：头向左肩倾（图组 5-6A 之图 10），左眼 Bielschowsky 头位倾斜试验阳性（图组 5-6A 之图 11、图 12）。

【手术】

牵拉试验：右眼内直肌无挛缩（图组 5-6B 之图 10），斜肌无阻力，排除 Brown 综合征（图组 5-6B 之图 11）。左眼下直肌被动牵拉无明显阻力（图组 5-6B 之图 12）。左眼上直肌后徙 5mm，右眼内直肌后 6.5mm。术后内斜视改善（图组 5-6B 之图 1），A 型内斜视明显改善（图组 5-6B 之图 4，图 1，图 8），左转各眼位垂直斜视明显改善（图组 5-6B 之图 5~ 图 7）。左眼 Bielschowsky 头位倾斜试验阴性（图组 5-6B 之图 14）。代偿头位消失。

【补充病例 5-6 讨论】

● 上下直肌均为内转肌，在下方注视眼位左眼下直肌麻痹时，下直肌的内转作用减弱，在上方注视眼位左眼上直肌功能增强，加强了上直肌的内转作用，所以表现出 A 型斜视。

● 患者发病时间较久，第一眼位的第一、二斜视角及复视像均不明显，同时还出现了反方向歪头。

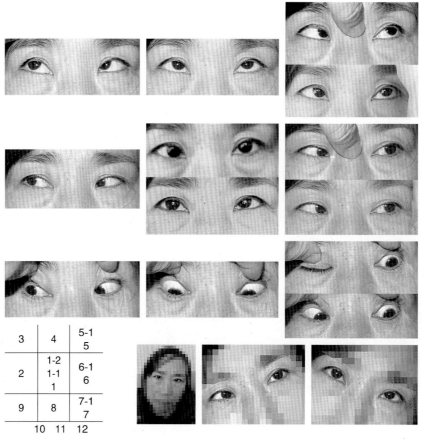

3	4	5-1
		5
2	1-2	6-1
	1-1	6
	1	
9	8	7-1
		7
10	11	12

图组 5-6A A 型内斜视,下直肌不全麻痹(左)术前

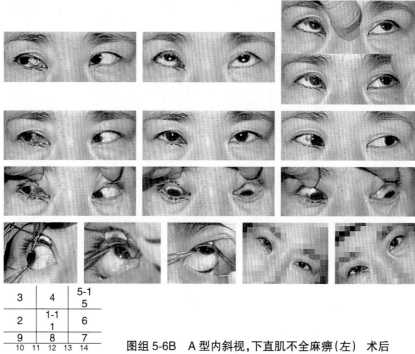

3	4	5-1
		5
2	1-1	6
	1	
9	8	7
10	11	12	13	14

图组 5-6B A 型内斜视,下直肌不全麻痹(左) 术后

例 5-7　A 型外斜视，Helveston 综合征

患儿男，11 岁

主诉：自幼头向左倾，外科转来会诊

【检查】

视力：右 1.0，左 1.0。

第一眼位双眼可以正位（图组 5-7A 之图 1），右眼注视左眼 $-24^{\triangle}$L/R$6^{\triangle}$（图组 5-7A 之图 1-1），左眼注视右眼 $-39^{\triangle}$R/L$17^{\triangle}$（图组 5-7A 之图 1-2）。正上方注视时内斜视 $13^{\triangle}$（图组 5-7A 之图 4），正下方注视时右眼外斜视 $57^{\triangle}\sim66^{\triangle}$（图组 5-7A 之图 8）。左、右水平转时未见双眼运动异常（图组 5-7A 之图 6、图 2）。在左、右上转诊断眼位外转眼去遮盖后轻度上斜视（图组 5-7A 之图 5、图 3），提示支持 DVD。左、右下方注视时内转眼运动明显亢进（图组 5-7A 之图 7、图 9），提示：双眼上斜肌功能亢进。Bielschowsky 头位倾斜试验双眼均阴性（图组 5-7A 之图 10、图 11），无代偿头位。遮盖任一眼视远时另眼均出现轻微眼球震颤。

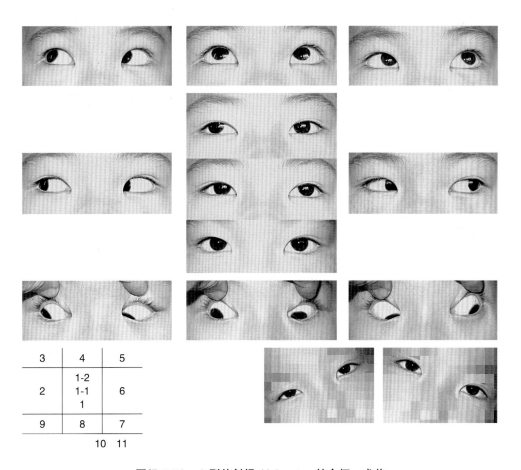

3	4	5
2	1-2 1-1 1	6
9	8	7

10　11

图组 5-7A　A 型外斜视、Helveston 综合征　术前

【手术】

左眼外直肌后徙 6mm 并下移半个肌腹,右眼上直肌后徙 5mm,左眼上直肌后徙 3mm。

术后 3 个月检查:第一眼位各眼注视另眼去遮盖后均大致正位(图组 5-7B 之图 1、图 1-1),各诊断眼位斜视明显改善(图组 5-7B 之图 2~ 图 9),但向下方注视时残存轻度外斜视(图组 5-7B 之图 8),向上方注视时出现轻度外斜视(图组 5-7B 之图 4),向左、右外下方注视时内转眼仍残存上斜肌功能亢进(图组 5-7B 之图 7、图 9)。

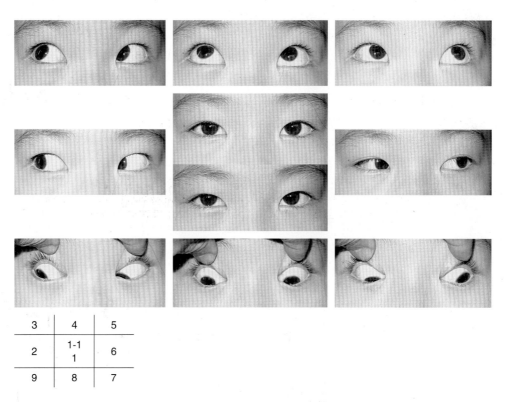

3	4	5
2	1-1 1	6
9	8	7

图组 5-7B　A 型外斜视、Helveston 综合征　术后

【讨论】

(1) 临床上,A 型外斜视较 A 型内斜视少见。本例第一眼位各眼注视另眼外上斜视,但是上转眼位轻度内斜视,下转眼位明显外斜视,上、下斜视角差异大于 $10^{\triangle}$,符合 A 型外斜视。

(2) A 型外斜视、被盖眼轻度上飘、双上斜肌功能亢进,提示存在 Helveston 综合征。

(3) 检查 A-V 型斜视时,若遇到上、中、下三方向斜视角相差显著时,仅仅角膜映光即可诊断。而一些不明显患者则需认真检查,可将精力集中在引起异常的病因检查,如认真检查是否存在斜肌功能异常,也可直接观察眼底或借助眼底照相客观判断患者是否存在眼球内、外旋转改变。

例 5-8 | Y 型外斜视,先天性麻痹性斜视(双上斜肌)

患儿女,8 岁

自幼双眼钻眼角,6 岁开始时有外斜视。

【检查】

双眼视力均为 1.0。

第一眼位双眼正位,交替遮盖存在 $8^{\triangle}$ 外隐斜视(图组 5-8 之图 1)。双眼向正上方注视时外斜视 35$^{\triangle}$(图组 5-8 之图 4),向正下方注视时双眼大致正位,交替遮盖外隐斜视 5$^{\triangle}$(图组 5-8 之图 8),提示存在 Y 型外斜视。双眼向左、右转时内转眼眼位高(图组 5-8 之图 6、图 2),左、右外上方注视时内转眼更高,提示双眼下斜肌功能亢进(图组 5-8 之图 3、图 5)。左、右下方注视时双眼运动无明显异常(图组 5-8 之图 7、图 9)。双眼 Bielschowsky 头位倾斜试验阳性(图组 5-8 之图 11、图 12)。无代偿头位(图组 5-8 之图 10)。

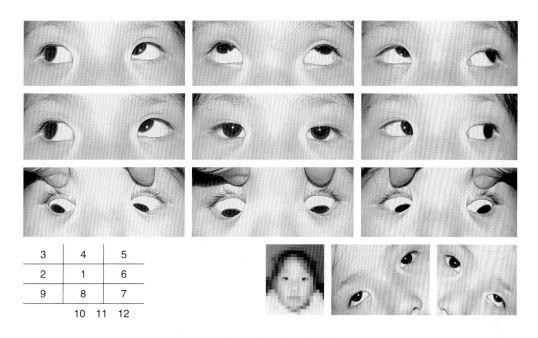

图组 5-8 Y 型外斜视,先天性麻痹性斜视(双上斜肌)

【讨论】

(1) 本例第一眼位及下方注视均能正位,仅仅存在轻微隐性外斜视,所以无下颌上举的代偿头位。仅仅上方出现显性外斜视,上下方向的水平斜视角差明显 >15$^{\triangle}$,支持 Y 型外斜视诊断。

(2) X 型、Y 型和 λ 型斜视的讨论

A-V 型斜视中除了常见的 A 型和 V 型外,还包括较少见的 X 型、Y 型和 λ 型斜视。

1) X 型斜视:指原在位无或仅有小度数斜视,而向上、下转时外斜视度均增大。绝大多数出现在外斜视,可原发亦可继发,后者多见于内直肌后徙或滑脱后形成的大角度外斜视。长期存在的大角度外斜视可合并外直肌挛缩,由于内转受限,当极度内转时可表现上转和下转均亢进(详见 DVD 章节关于内上转眼位非共同性的讨论),治疗应通过减弱外直肌矫正外斜视。

2) Y 型斜视:其中 Y 型外斜视是正前方及下方外斜视度较小,上方增大,呈 Y 字形。而 Y 型内斜视患者若内转时合并上转现象,且上方存在一定融合时,患者通常采取下颌内收的

代偿头位。Y 型外斜视患者若不合并内转时上转现象、且原在位和下方注视还存在融合时则头位正常,该类患者若上方注视无复视时是 A-V 型斜视中最值得庆幸的类型,不需治疗。当患者存在明显下颌上举代偿头位且双下斜肌功能亢进时,手术减弱双下斜肌可减轻上方大角度斜视。

3)λ 型斜视:又称"倒 Y 征"。外斜视仅发生于下方注视野,经常出现在合并上斜肌功能亢进的斜视患者。当外斜 λ 征合并内转眼下转时,患者通常采取下颌内收以维持原在位和上方注视的融合,以避免使用下方注视野。手术治疗应减弱亢进的上斜肌联合水平斜视矫正,以减轻下方斜视。请见例 5-9。

例 5-9　| 　λ 型外斜视,DVD

患者女,29 岁

5、6 岁开始怕光,此后时有外斜视,逐年加重,近 10 年难以控制正位,未注意到歪头。

【检查】

视力:右 1.0,左 0.8。

第一眼位右眼注视左眼外斜视 15$^\triangle$(图组 5-9 之图 1),偶尔可引出右眼注视左眼 −15$^\triangle$ L/R15$^\triangle$(图组 5-9 之图 1-1),左眼注视右眼 −10$^\triangle$R/L10$^\triangle$(图组 5-9 之图 1-2),被遮盖眼轻度眼球

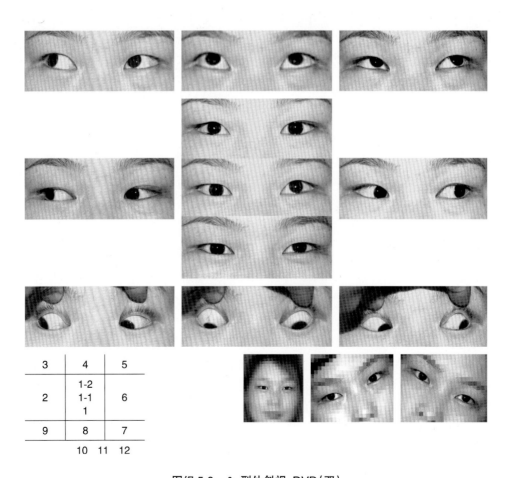

3	4	5
2	1-2 1-1 1	6
9	8	7
	10　11　12	

图组 5-9　λ 型外斜视,DVD(双)

震颤。双眼向上方注视时右眼外斜视 $10^\triangle$(图组 5-9 之图 4),正下方注视时外斜视 $40^\triangle$(图组 5-9 之图 8),提示:患者存在 λ 型外斜视。左、右转时内转眼略低于外转眼(图组 5-9 之图 6、图 2),左、右下方注视眼位内转眼运动亢进(图组 5-9 之图 7、图 9),提示双眼上斜肌功能亢进。上方各眼位在未进行遮盖试验情况下未见明显垂直斜视(图组 5-9 之图 3~ 图 5);代偿头位:头轻度左倾(图组 5-9 之图 10);双眼 Bielschowsky 头位倾斜试验无明显阳性表现(图组 5-9 之图 11、图 12)。

【讨论】

(1) 双眼向正前方、正上方注视时均存在小度数外斜视,而正下方注视时明显外斜视,上、下方斜视角远远超过 $10^\triangle$,似倒"Y"字,符合倒 Y 型外斜视(λ 型外斜视)诊断。

(2) 第一眼位被遮盖眼不时出现上飘,在左、右外下方诊断眼位内转眼上斜肌功能亢进,存在与 A 型斜视,隐性眼球震颤及代偿头位轻微歪向高位眼等体征均支持 DVD 的诊断。

(3) 本例主要体征是在左、右外下方注视时内转眼运动亢进,手术应当先进行上斜肌牵拉试验,减弱亢进的上斜肌及左外直肌,术中不断观察水平及垂直斜视变化,及时调整手术量。

(孙春华 刘 冰 葛金玲)

第六章

麻痹性斜视

麻痹性斜视（paralytic strabismus）是一类常见斜视。中枢神经发出的神经冲动经过皮层下中枢，传达到脑干眼运动神经核，再通过眼运动神经传达到神经肌肉接合部，最后到达眼外肌引起眼球运动。上述各环节异常引起的部分或全部眼外肌麻痹（paresis or paralysis）所导致的眼球运动障碍称为麻痹性斜视，这也是本章重点阐述内容。

此外，肌源性因素，如肌炎、肌纤维化、多次手术瘢痕，或眶骨骨折所致脂肪、筋膜甚至肌肉嵌顿而造成的机械运动障碍，以及眼外肌发育不良或缺如，也可引起与麻痹性斜视体征相似的眼球运动障碍，故有学者认为广义的麻痹性斜视应包括除神经肌肉麻痹外的多种因素引起的眼球运动障碍，也称之为"非共同性斜视"。

麻痹性斜视的分类方法较多，例如按眼球运动障碍病变部位分为核上性、核及核下性麻痹性斜视。核以上神经组织包括大脑皮层（如额叶、枕叶）、核间联系、椎体系统、中脑和脑桥病变引起的斜视称为中枢性麻痹性斜视，由于发生病变部位不同，斜视表现各异。核下性也称周围性麻痹性斜视，表现为单条或同一神经支配的多条眼外肌运动障碍。按发病时间分为先天性和后天性麻痹性斜视。

本章主要按眼球运动障碍病变的部位分类，每类麻痹性斜视又按发病时间分为先天性及后天性。由于先天性和后天性麻痹性斜视体征存在共同之处，所以，有些疾病重点放在先天性麻痹性斜视章节介绍（如先天性上斜肌麻痹），有些则放在后天性麻痹性斜视章节中重点介绍（如动眼神经麻痹）。

一、病因

先天性麻痹性斜视为先天发育异常，后天性主要见于颅脑及眼眶的外伤、肿瘤，脑血管疾病，脑及脑膜炎，眼外肌运动神经炎，以及感染、中毒和糖尿病等全身疾病。

二、临床特点

（1）症状

先天性麻痹性斜视由于患儿发病早，视觉功能尚未发育成熟，以及表达能力的限制，常常无明显自觉症状。后天性麻痹性斜视的首发症状是复视和混淆视，由于突然出现斜视，视觉定位功能被破坏，患者表现为眼性眩晕和步态不稳，甚至恶心、呕吐。新发病者症状、体征典型，诊断并不困难。但先天性和病程较久的后天性麻痹性斜视，双眼神经支配对眼外肌运动平衡产生影响，眼球运动改变不但表现在患眼，也会影响健眼，这将为诊断带来一定困难。

（2）体征

1）眼位偏斜：患眼向麻痹肌作用反方向偏斜，如外直肌麻痹，向内偏斜。

2）眼球运动异常：患眼向麻痹肌作用方向运动时受限，如外直肌麻痹向外侧运动受限。受限程度根据麻痹程度而不同，轻度不全麻痹患者的运动异常甚至肉眼难辨，判断麻痹肌需要靠复视像等检查。麻痹性斜视病程发展经历3个阶段：①受累肌肉的麻痹，最大斜视角出现在麻痹肌作用方向。如右眼外直肌麻痹，向右侧注视时内斜视度数最大；②麻痹肌的直接拮抗肌功能亢进，如右眼外直肌麻痹，随着拮抗肌的亢进、随后续发的挛缩，内斜视不仅出现在右侧注视野，也可扩展到左侧注视野，这不但会掩盖原发麻痹肌的体征，甚至在麻痹肌功能恢复或部分恢复后挛缩依然存在。所谓的"挛缩"是指眼外肌组织学的改变，包括肌肉纤维萎缩和玻璃样变性，从而导致肌肉弹性的丧失。肌肉挛缩发生后，被动牵拉试验呈阳性；③斜视扩展到各个注视野，麻痹眼和健眼分别注视时的斜视度相同，斜视趋向共同性，难以发现原发麻痹肌肉，称为"共同性扩散（spread of concomitance）"。除此之外麻痹性斜视还有一个被大家忽视的转归：支配不同肌肉运动的神经建立了异常联合，进而产生异常神经支配，例如支配内直肌与提上睑肌的神经发生了异常联合，当内直肌运动时却引起了提上睑肌运动，这种异常神经支配并非少见，在麻痹性斜视专著中构成重要章节（见本章第三节异常神经支配造成的眼相关异常联合运动）。

3）代偿头位：患者回避麻痹肌作用方向的功能不足，维持视轴平行，消除水平、垂直和旋转性复视而采取的头位，也称为眼性斜颈。值得注意的是，不是所有麻痹性斜视患者均可通过异常头位都能获得双眼单视，有些情况下，也不是遮盖任何一只眼头位都会消失，例如在遮盖注视眼时头位仍然存在，而只有在遮盖麻痹眼时头位才消失，说明某些单眼功能，如单眼的旋转也是通过异常头位矫正的。另外，不能通过代偿头位获得融像的患者会采取相反方向的头位，使两物象间的距离增大以远离视野或借助鼻子遮挡一眼物体来消除复视，称为反向头位。

临床工作中，斜颈（歪头）是小儿就诊的常见原因，主要见于外科性和眼性斜颈。外科性斜颈是由于先天性颈椎的异常融合或畸形，或胸锁乳突肌的纤维化造成，可通过头颈托、牵引器械或胸锁乳突肌的手术治疗；眼性斜颈由于垂直斜视引起。遗憾的是，临床上经常会遇到接受外科治疗甚至矫正手术后才转来眼科的眼性斜颈患儿，因此，区别外科性斜颈和眼性斜颈至关重要（表6-0-1）。

长期的异常头位，会造成面部发育的不对称，头倾斜一侧的面部纵向压缩，眼眶比对侧低，甚至脊柱侧弯、颈部肌肉挛缩，即使遮盖单眼后头位也不消失。出生或生后早期发生的旋转及垂直斜视面部不对称，如果早期手术可避免或矫正面部畸形；而成年人、后天获得的旋转及垂直斜视面部对称无畸形改变。

表 6-0-1 眼性斜颈和外科性斜颈鉴别

	眼性斜颈	外科性斜颈
年龄	多在 6 月龄后	出生即存在,多发现在 6 月龄前
头位	可主动、被动摆正头位,很容易将头歪向对侧,睡眠时头位方向不定,将头摆正或歪向对侧时不牵引肩动	很难或不可能将头摆正或歪向对侧,睡眠时头位方向稳定,将头摆正或歪向对侧时牵引肩动
颈部肌肉	触诊阴性	胸锁乳突肌僵硬
视功能	头正位或歪向对侧后斜视加重、出现复视	无眼球运动及视觉障碍
遮盖效果	遮盖麻痹眼后头正位(除非发生继发性骨骼改变)	遮盖任何一眼后斜颈不消失

4）知觉异常：通常先天性或生后早期发生的斜视。随着时间的推移，麻痹性斜视趋向共同性，进而出现共同性斜视的双眼视觉异常，例如形成抑制、弱视和异常视网膜对应等。弱视多发生在麻痹眼，但是有些麻痹性斜视的患者可能通过使用麻痹眼注视，以增加两物像间的距离来免除复视，非麻痹眼反而变成弱视，从而使麻痹性斜视的诊断复杂化。

5）过指现象：当患者遮盖健眼用患眼注视视标并用手指触碰视标时，手指会超越视标偏向麻痹肌作用力的方向。过指现象只存在于新近发生的眼外肌麻痹，随着时间推移而逐渐消失，所以，该检查适用于新近发生的麻痹性斜视诊断，对鉴别陈旧性（包括先天性）和新近发生的麻痹性斜视有一定的临床意义。

6）被动牵拉试验：鉴别麻痹性还是限制性斜视非常重要。合作患者在表面麻醉下即可完成，不合作者则应在全麻后进行。如鉴别外直肌麻痹还是内直肌限制，用镊子夹住 6 点和 12 点的角膜缘，被动牵拉眼球外转，如果没有抵抗力，说明内直肌没有挛缩或其他运动限制，而可能是外直肌麻痹；如果有抵抗力，说明存在内直肌、鼻侧球结膜或 Tenon 囊等限制因素。在做牵拉的时候，注意不要向眶内压迫眼球，否则会得出假阴性结果。

麻痹性和非麻痹性斜视、先天性麻痹性和新近发生麻痹性斜视鉴别要点（表 6-0-2、表 6-0-3）。

表 6-0-2 麻痹性和非麻痹性斜视鉴别要点（von Noorden，2002 年）

	麻痹性斜视	非麻痹性斜视
发病情况	多突然发生,也可以逐渐发生或先天性	通常是逐渐或生后短期内发病,很少突然发病
发病年龄	任何年龄	通常幼年发病
头部外伤史	常见	不常见
第一、二斜视角的差别	第二斜视角大于第一斜视角	无
复视	常见	不常见
异常视网膜的对应,或严重弱视,或二者兼有	不常见	常见
共同性	发病后期	常见
头位	通常有异常头位	很少有异常头位
旋转斜视	常伴有旋转垂直麻痹	不常见,除外 A-V 斜视
神经性或系统性疾病	可以有	通常没有
过指试验	新近发生的通常有	很少有

表 6-0-3　先天性麻痹性和新近发生的麻痹性斜视鉴别要点（von Noorden，2002 年）

	先天性	新近发生
复视	很少或失代偿时可发生	多见，主要在麻痹肌注视野方向
物象倾斜	很少发生	滑车神经麻痹时常伴有
弱视	可能存在	无
共同性	共同性扩散会掩盖原发麻痹	典型非共同性
异常头位	由于继发性脊柱侧弯和颈部肌肉挛缩，遮盖麻痹眼后依然存在	遮盖麻痹眼后头位消失
面部不对称	多见	无
被动牵拉试验	可能阳性	阴性
过指试验	阴性	阳性
旧照片	可见异常头位	无异常头位

三、治疗要点

麻痹性斜视是否治疗取决于：①威胁到双眼视觉；②复视、混淆所致生活困扰；③显著的代偿头位不仅影响外观，还会继发颈椎结构的改变，尤其是处于发育期幼儿。治疗的目的是矫正注视野内的眼位偏斜，维持双眼单视。总体来讲，先天性麻痹性斜视应尽早手术治疗，以防治弱视、颜面发育畸形，以及为双眼视觉发育创造条件。而后天性麻痹性斜视应尽力查找病因，以治疗原发病为主，对于复视造成的不便可配戴三棱镜或眼外肌注射肉毒杆菌毒素，保守治疗 6 个月及以上仍有斜视且斜视角稳定者可选择手术治疗。

第一节　核上、核间性麻痹

核上和核间性麻痹（supranuclear and internuclear paralysis）是指Ⅲ、Ⅳ、Ⅵ颅神经核以上中枢部位病变（不含神经核），即在协调双眼共同运动的某一中枢神经通路部位病变，引起的单或双眼眼球运动异常，而在另外神经通路支配下或回避上述神经通路行使运动时无眼球运动障碍，例如通过双眼水平侧转中枢要求双眼水平侧转时某眼不能内转，但是双眼通过集合运动中枢引导集合时可以正常集合运动，这说明动眼神经的内直肌支功能正常，但是支配双眼水平侧转中枢异常。

由于涉及范围广，病变发生位置不同，所引起斜视临床表现有较大差异。核上性眼球运动通路损伤导致双侧相关肌群的协同麻痹，依病变部位不同表现为水平或垂直注视麻痹，核间性麻痹主要是内侧纵束的损伤，多发性硬化是主要原因。临床表现为单眼或双眼内转障碍，需要与周围性内直肌麻痹相鉴别。内斜视度数大眼会出现非对称性的眼球震颤，但这种眼球震颤不是由中枢病变直接引起，而可能是继发于内转力量不足。

治疗要点

（1）核上和核间性麻痹的眼部体征是神经科或脑外科疾病的一部分，尽管体征表现在眼科，但远远超出眼科医生治疗能力，所以治疗前应当请相关科室尽力查找病因，治疗原发病。

（2）在神经科医师排除颅脑活动性病变，认为无需相应治疗后眼科医师可以遵循麻痹性斜视原则,考虑相应治疗方案。

(3) 如有复视造成生活干扰也可配戴三棱镜、遮盖单眼、或眼外肌注射肉毒杆菌毒素。手术治疗要在颅脑治疗 6 个月及以上,确实无活动性病变且斜视角稳定后再进行。

(4) 水平、垂直注视麻痹及异向共同运动麻痹患者多数第一眼位正位,但由于水平方向运动异常,常有面转向注视麻痹的方向的异常头位,导致患者不适。因此,手术主要针对头位进行,手术方法类似于有中间带的特发性眼球震颤异常头位矫正方法,例如,左侧的共轭性麻痹,面向左侧转头位,超常量后徙右眼外直肌及左眼内直肌一对配偶肌,如同时存在水平斜视,手术量再做调整。

(5) 上转肌麻痹治疗要点见本节四部分。

一、水平注视麻痹

水平注视麻痹(horizontal gaze palsy)又称侧方注视麻痹(lateral gaze palsy),系中枢协调水平注视的脑桥旁正中网状结构(paramedian pontine reticular formation,PPRF)或 / 和内侧纵束(medial longitudinal fasciculus,MLF)障碍所致。主要表现为水平向某一侧注视时,双眼水平共同运动不能或不足。临床上,根据注视方向分为右侧水平注视麻痹、左侧水平注视麻痹和双侧水平注视麻痹。

如图 6-1-A 所示正常水平注视的神经通路传导。右侧脑桥旁正中网状结构(PPRF)产生右转的神经冲动,神经冲动传导至右侧展神经核(Ⅵ)。展神经核包含有两种神经元:运动神经元及核间神经元。运动神经元的轴突构成展神经支配外直肌;核间神经元的轴突交叉至对侧,并通过内侧纵束(MLF)到达动眼神经核的左侧内直肌亚神经核,核间神经元将扫视运动、追随运动、前庭运动信号传递至动眼神经核内直肌亚核。

神经通路不同部位损害引起的传导异常如下:①PPRF 损害:左侧 PPRF 损害时神经冲动不能传导至左侧展神经核及右侧动眼神经核内直肌亚核;②MLF 损害:左侧 MLF 损害时右侧 PPRF 发出的神经

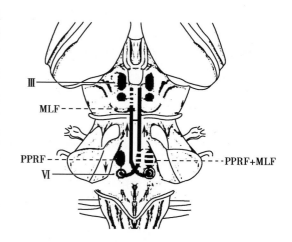

图 6-1-A　双眼核间水平运动通路及各病变部位:虚线示传导障碍,箭头示神经冲动传导方向
Ⅲ:动眼神经核、Ⅵ:展神经核
MLF:内侧纵束、PPRF:脑桥旁正中网状结构

冲动不能经展神经核分出的核间神经元及展神经核传导至左侧动眼神经核内直肌亚核;③PPRF+MLF 损害:当右侧 PPRF 及 MLF 同时受累时,双眼右转信号不能传导,同时右眼内转信号不能传导。

(一) 脑桥旁正中网状结构(PPRF)损害

由图 6-1-A 可以看出,当脑桥旁正中网状结构(PPRF)发生障碍,大脑发出的指令不能通过核间神经元支配同侧外直肌及对侧内直肌而发生双眼侧转障碍,但是从动眼神经到内直肌的支配正常,大脑支配集合功能的神经通路未经过核间神经元,因此进行集合运动时内直肌功能正常。

1. 主要特征

（1）双眼不能同时向某一侧转动,例如左侧水平注视麻痹时,双眼不能左转(右眼内直肌、左眼外直肌不能行使功能);

（2）双眼可以进行集合运动,集合时双眼均可以内转(右眼内直肌可以行使功能);

（3）外转眼会出现水平性、冲动性眼球震颤,快相指向患侧。

2. 典型病例

例 6-1-1 ｜ 脑桥旁正中网状结构综合征

患者女,75 岁

双眼不能左转 11 年。

【检查】

第一眼位双眼正位(图组 6-1-1 之图 1),左转时双眼运动均明显受限,几乎均不能左转(图组 6-1-1 之图 6),提示大脑支配双眼水平左转的右眼内直肌、左眼外直肌功能异常。双眼右转正常(图组 6-1-1 之图 2),右眼在右转时出现单眼性水平性、冲动性眼球震颤。尽管老年人集合功能略差,但存在集合功能(集合近点为 16mm,图组 6-1-1 之图 10),提示:大脑支配双眼集合时右眼内直肌存在收缩功能。代偿头位为面向左转(图组 6-1-1 之图 11)。

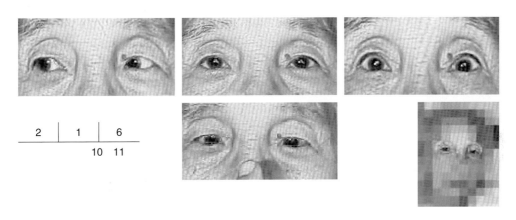

图组 6-1-1　脑桥旁正中网状结构综合征

【讨论】

（1）本例具有脑桥旁正中网状结构综合征的典型表现:双眼不能同时向左侧转动,好像右眼内直肌麻痹,但良好集合的运动可以证实内直肌功能正常,右眼外转时出现冲动性眼球震颤,快相指向患侧。

（2）该病多数第一眼位正位,理应不存在代偿头位,但是该患者自述面向左转时视野较大,舒适,生活方便,所以经常采用面向左转、眼向右侧注视头位。

（二）核间性眼肌麻痹

核间性眼肌麻痹(internuclear ophthalmoplegia,INO),是由内侧纵束(内含核间神经元轴突)损伤造成的。如图 6-1-A 所示,核间神经元由展神经核发出,交叉至对侧后沿 MLF 上升至内直肌亚神经核。左侧 MLF 损害导致左侧内直肌内转信号不能传导。双眼企图向右侧水平转动时,左眼不能内转。但令患者视近时可以集合,因为调节或融合性辐辏信号来自中脑,并不经过 MLF,核间性眼肌麻痹患者行使集合时其信号将绕过 MLF,传导入内直肌亚神经核,引起内直肌的收缩。

1. **主要特征**

多发性硬化病导致的 INO 常为双眼,多发生于年轻患者。单眼核间麻痹多发生在脑血管疾病的老年患者,其发生机制为供应 MLF 区域的小的旁正中动脉的栓塞,血管供应区域为冠状位,且不过中线。受损区域小,MRI 检查很难发现。

(1) 单侧 INO:

1) 多无复视;

2) 第一眼位正位;

3) 患侧眼内转功能不足,对侧眼外转时震颤;

4) 向患侧注视正常;

5) 若病变靠前且局限,双眼集合正常;若病变靠后且范围大,集合可受累。

(2) 双侧 INO:

1) 左眼内转受限,右眼向右侧注视时有运动失调性眼球震颤;

2) 右眼内转受限,左眼向左侧注视时有运动失调性眼球震颤;

3) 集合正常或受累;

4) 中脑病变可造成集合不足,并伴有继发双侧外斜视及外展性眼震,称为外斜性双侧核间性眼肌麻痹综合征(wall-eyed bilateral INO,WEBINO)。

2. **典型病例**

| 例 6-1-2 | 核间性眼肌麻痹(右侧) |

患者男,33 岁

不明原因复视 1 周,向左侧注视时复视加重,向右侧注视及视近时减轻。

【检查】

第一眼位双眼正位(图组 6-1-2 之图 1),视近时集合功能正常(图组 6-1-2 之图 10)。双眼右转功能正常(图组 6-1-2 之图 2),向左侧注视时右眼完全不能内转(图组 6-1-2 之图 6),左眼外转运动正常,但是出现快相指向左侧的冲动性单眼性眼球震颤。复视像:水平复视,左侧分离大,周边物像属于右眼。

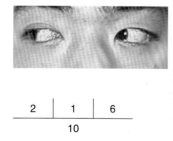
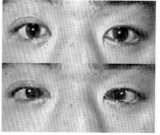
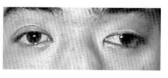

2	1	6
	10	

图组 6-1-2 核间性眼肌麻痹(右侧)

【讨论】

(1) 核间神经元由展神经核发出,交叉至对侧后沿 MLF 上升至内直肌亚神经核。右侧 MLF 损害导致右侧内直肌内转信号不能传导。主要临床表现时双眼企图向左转时,右眼不能内转,视近时却可以集合,这是因为调节或融合性辐辏信号来自中脑,并不经过 MLF,大脑将行使集合的信号绕过 MLF,传导入内直肌亚神经核,引起内直肌的收缩。

(2) 该病主要临床表现:①双眼向左侧同向运动时右眼内直肌障碍,但是可以正常集合,集合时右眼内直肌功能正常。这与核下性障碍引起的内直肌麻痹不同,核下性内直肌麻痹单眼及双眼同向、异向共同运动均有障碍;②外转眼存在快相向外的单眼性冲动性眼球震颤。

例 6-1-3　核间性眼肌麻痹(双侧)

患者女,55 岁

突然复视数日,向两侧注视时复视加重,视近时复视减轻。

【检查】

第一眼位双眼正位(图组 6-1-3 之图 1),视近时集合功能正常(图组 6-1-3 之图 10),左右转眼时内转眼功能均不足(图组 6-1-3 之图 2、图 6)、外转眼均出现单眼水平性、冲动性眼球震颤。

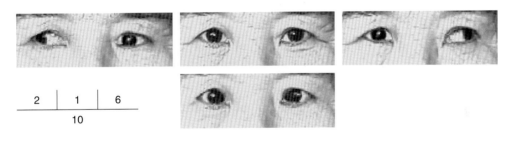

| 2 | 1 | 6 |

10

图组 6-1-3　核间性眼肌麻痹(双侧)

【讨论】

(1) 患者突然出现复视,双眼侧转运动时内转功能不足,但集合功能正常,以及外转眼眼球震颤,即双眼患核间性眼肌麻痹。

(2) 核间性眼肌麻痹可以发生在单侧(多为脑血管性疾病),亦可发生在双侧(多为多发性硬化患者)。

(三) 一个半综合征

一个半综合征(one and a half syndrome)是由脑桥旁正中网状结构(PPRF)和内侧纵束(MLF)核间纤维病变引起的水平注视麻痹,合并同侧核间性麻痹。"一个"是指双眼向病灶侧水平注视麻痹,"半"指病灶侧内转麻痹,但外转正常。图 6-1-A 中 PPRF+MLF 示右侧一个半综合征:右侧 PPRF 与 MLF 同时损害,导致双眼不能向右侧注视及右眼不能向左侧注视。可伴有或不伴有同侧展神经核的损害。

1. 主要特征

(1) 一只眼完全不能水平左右转动,固定在中央不动;

（2）另眼只能外转、不能内转，外转时出现单眼性冲动性眼球震颤，快相向外。

2. 典型病例

| 例 6-1-4 | 一个半综合征

患者男，50 岁

复视、头晕、眼球转动困难 1 月余。

【检查】

第一眼位双眼正位（图组 6-1-4 之图 1），注视右侧时左眼不能内转，而右眼外转正常（图组 6-1-4 之图 2），并存在单眼性、冲动性眼球震颤，快相指向外侧。注视左侧时双眼均不能左转（图组 6-1-4 之图 6，严格地说双眼仅能微微左转，可见角膜映光点微偏右侧）。但双眼集合功能正常（图组 6-1-4 之图 10）。双眼水平交叉复视、右侧分离大、周边物像属左眼。

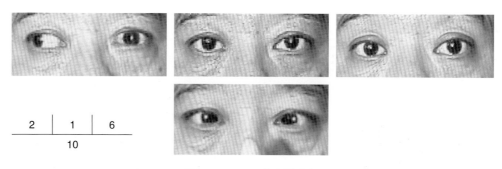

图组 6-1-4 一个半综合征

【讨论】

（1）一个半综合征系 1967 年 Fischer 命名，是指在双眼行使水平侧转运动时，一只眼完全不能水平左右转动，另眼半侧不能动，即不能内转。是由脑桥旁网状结构和核间纤维病变引起的水平注视麻痹合并核间性眼肌麻痹。

（2）该例双眼向左侧注视麻痹（水平注视麻痹，"一个"），向右侧注视时左眼不能内转（核间麻痹，"半个"），右眼外转时单眼眼球震颤，双眼集合运动正常。

| 例 6-1-5 | 一个半综合征

患者女，81 岁

在某院治疗麻痹性斜视数年。

【检查】

第一眼位双眼正位（图组 6-1-5 之图 1），双眼不能右转（图组 6-1-5 之图 2），注视左侧时右眼不能内转，左眼外转正常（图组 6-1-5 之图 6）并存在单眼性、冲动性眼球震颤。向左侧注视时出现水平交叉复视，周边物像属右眼。双眼集合功能正常（图组 6-1-5 之图 10）。

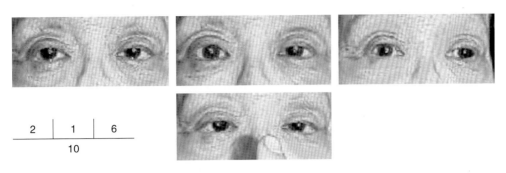

图组 6-1-5　一个半综合征

(四) 其他水平注视麻痹

1. **八个半综合征(图 6-1-B)**　一个半综合征同时伴有第Ⅶ颅神经麻痹,被称为八个半综合征(7+1.5=8.5)。1967 年由 Eggenberger 命名,中风是常见病因。病变位于尾部脑桥被盖部。其主要特征为伴有水平注视麻痹的核间性麻痹(一个半综合征)及同侧下运动神经元性的面瘫。

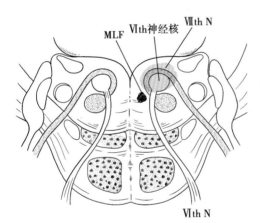

图 6-1-B　八个半综合征受累区域示意图。左侧展神经(Ⅵ)核受累,表现为左侧水平注视麻痹。左眼 MLF 受累表现为试图右转时核间麻痹(左眼不能内转,右眼表现为水平震颤),面神经(Ⅶ)受累表现为同侧面瘫

2. **Foville 综合征**　1858 年 Foville 首次报道。病变位于脑桥尾侧背盖,累及第Ⅶ颅神经纤维、PPRF 或第Ⅵ颅神经核、及皮质脊髓束。表现为面瘫、水平共转麻痹及对侧轻偏瘫。

3. **闭锁综合征(locked-in syndrome)**　几乎横贯脑桥的双侧病变可导致四肢瘫痪、双眼水平运动消失及哑症,但存在垂直运动、眨眼及意识。常误诊为昏迷。

二、垂直注视麻痹

垂直注视麻痹(vertical gaze palsy)即上、下注视麻痹(up-gaze and down-daze palsy)。双眼不能共同向上或向下运动,一般无复视,病变部位主要在中脑上丘部、中脑上部、导水管周围及后联合处。松果体病变及血管性疾病是常见原因。

控制眼球垂直运动的核上结构集中于中脑导水管、四叠体喙部附近。双眼垂直运动核上通路示意图如图 6-1-C 所示，该通路有三个重要结构：①内侧纵束头端间质核（rostral interstitial nucleus of the medial longitudinal fasciculus，riMLF）产生垂直方向快速眼球运动的神经冲动（类似水平运动中 PPRF 的功能）；②Cajal 核位于 riMLF 下方，其功能类似水平运动中舌下前置核（nucleus prepositus hypoglossi，NPH），在垂直扫视运动时保持注视方向的稳定；③后联合是来自于 riMLF 与 Cajal 核的交叉纤维，投射至 Ⅲ、Ⅳ 颅神经核。

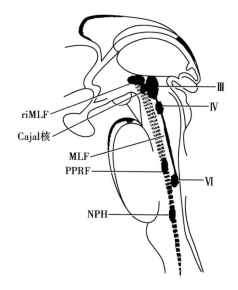

图 6-1-C 控制眼球垂直运动的核上结构

（一）主要特征

（1）双眼向上或下方注视功能障碍或不足；

（2）早期存在 Bell 现象；

（3）眼睑后退（Collier 征）；

（4）反向偏斜（skew deviation）；

（5）一般情况下瞳孔散大、反射强直，还可以发生瞳孔偏位；

（6）眼球下转障碍，但是下转障碍极少单独发生；

（7）存在娃娃头征（doll's head phenomenon）：即不能随意向上或下方注视运动，但被动地上、下转头时，让被检者注视眼前物体时，可以反射性地进行注视运动。

（8）帕里诺综合征（Parinaud's syndrome）：又称中脑背侧综合征（dorsal midbrain syndrome），为松果体瘤损伤 riMLF、Cajal 核及后联合。表现为：①正前方注视时无偏斜；②患者试图上转时常激发快相向上的集合、退缩性眼球震颤（convergence-retraction nystagmus），向下的视动性刺激可加重该现象；③瞳孔光/近反应分离（pupillary light/near dissociation）：瞳孔直/间接对光反应丧失，但近反射时瞳孔反应存在。

（二）典型病例

例 6-1-6 | 上方注视麻痹

患者男，67 岁

颅脑肿瘤手术后双眼不能上转数年。

【检查】

双眼轻度近视。第一眼位双眼正位（图组 6-1-6 之图 1），交替遮盖双眼不动，虽无明显上睑下垂，但是双眼在水平各眼位额肌对开睑助力明显、上转眼位额肌助力更明显（图组 6-1-6 之图 2~图 6）。在上转各眼位双眼球不能主动上转注视（图组 6-1-6 之图 3~图 5，手指标记的是令患者主动注视的方向），提示：大脑支配双眼主动上转各方向运动功能异常。双眼下转时眼睑和眼球运动正常（图组 6-1-6 之图 7~图 10）。令患者注视前方不动并逐渐低头内收下颌时双眼可以逐渐上转跟随注视，即存在正常的娃娃头现象（图组 6-1-6 之图 11），Bell 征阳性（图组 6-1-6 之图 12），提示在进行娃娃头试验和 Bell 征检查时双眼上转功能正常。

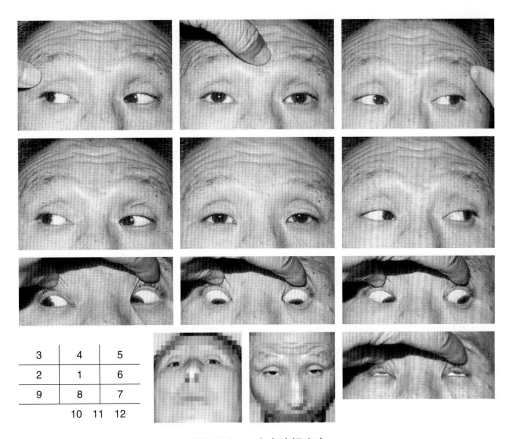

3	4	5
2	1	6
9	8	7

10 11 12

图组 6-1-6 上方注视麻痹

例 6-1-7 核上性麻痹(主动上转麻痹)

患者男,32 岁

自幼双眼上转不能。

【检查】

第一眼位双眼正位(图组 6-1-7 之图 1),下转时眼睑(图组 6-1-7 之图 8-1)及眼球运动正常(图组 6-1-7 之图 8),双眼主动上转时仅仅睑裂开大、而眼球不能上转(图组 6-1-7 之图 4),下颌内收时双眼也不能主动上转注视上方物体(图组 6-1-7 之图 5)、但娃娃头试验阳性(图组 6-1-7 之图 6),Bell 氏征阳性(图组 6-1-7 之图 7),提示双眼不能通过主动上转中枢支配上转,但行娃娃头试验及 Bell 氏征检查时双眼可以上转。

【讨论】

该病主要临床表现是:双眼球不能主动上转,但是存在正常的娃娃头现象及 Bell 征。当内侧纵束障碍时,大脑至动眼神经核及滑车神经核的通路被阻断,即便中枢及眼球运动神经核均正常,但是核间(内侧纵束)障碍,严重影响了双眼上转运动。然而,动眼神经核及滑车神经核功能正常,大脑通过另外的通路指使眼球上转时(例如娃娃头试验及 Bell 氏征检查)双眼可以上转。

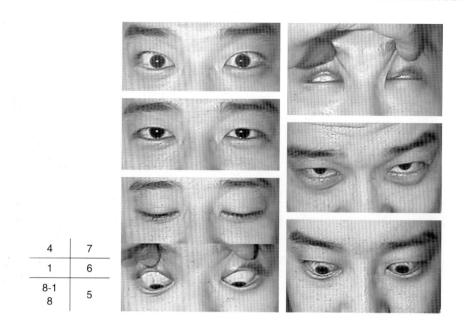

图组 6-1-7　核上性麻痹（主动上转麻痹）

例 6-1-8 ｜ 核上性麻痹（主动水平侧转及上转不能）

患儿男,9 岁

自幼双眼不能上转,看左、右物体时需要左、右转头。

【检查】

第一眼位双眼正位,上睑疑似轻度下垂,凭借额肌辅助开睑（图组 6-1-8 之图 1、图 10）。双眼不能主动右转注视右侧视标、也不能追随医师视标右转（图组 6-1-8 之图 2、图 3、图 9）,但嘱患者双眼注视正前方视标不动,令患者面向左侧转头时双眼可以不断右转稳定注视正前方视标（图组 6-1-8 之图 2-1）;双眼不能主动左转注视左侧视标、也不能追随医师视标左转（图组 6-1-8 之图 5~ 图 7）,但嘱患者注视正前方视标不动,令患者面向右侧转头时双眼可以不断左转稳定注视正前方视标（图组 6-1-8 之图 5-1）。提示水平侧转及主动侧转中枢功能障碍,而分管娃娃头试验的中枢功能正常,即运动神经核及核下通路正常,病变系核上性中枢功能障碍。不能主动上转注视也不能追随医师视标上转（图组 6-1-8 之图 3~ 图 5）,当下颌内收时依然不能主动上转（图组 6-1-8 之图 12）,但是 Bell 氏征阳性（图组 6-1-8 之图 13）,提示主动上转的运动中枢功能障碍,而行使 Bell 氏征双眼上转反射中枢功能正常。下转功能正常（图组 6-1-8 之图 7~ 图 9）。代偿头位:下颌轻微上举（图组 6-1-8 之图 10）。娃娃头试验:下颌上举时双眼正常下转（图组 6-1-8 之图 11）,但是下颌内收时不能主动上转（图组 6-1-8 之图 12）。

【讨论】

（1）患者双眼不能通过主动注视中枢行使上及左、右运动,但是双眼注视前方视标不动通过头位侧转追随运动时双眼可以水平侧转,检查 Bell 氏征时双眼也可以上转,说明患者核及核下神经通路正常,而行使双眼上转、左右运动的主动注视中枢功能异常。

（2）眼球运动神经核（动眼神经核、滑车神经核及展神经核）麻痹后将影响众多眼外肌运

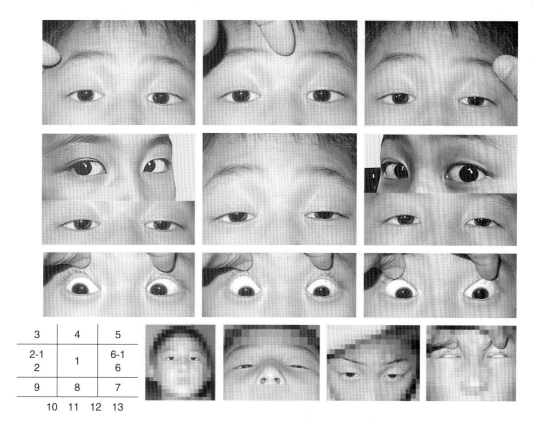

图组 6-1-8　核上性麻痹（上转及水平侧转麻痹）

动（图 6-1-8A），眼球运动神经核又受到其神经核以上部位的许多中枢支配（图 6-1-8A 虚线圈），完成更复杂的双眼联合运动。这种核上部位中枢异常引起的双眼共同运动异常称为核上性麻痹。

（3）检查核上性麻痹的技巧并不复杂，倘若双眼不能水平侧转（形似一眼外直肌及另眼

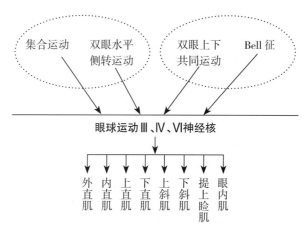

图 6-1-8A　核上性麻痹示意图

内直肌异常),但是却可以行使集合运动(说明动眼神经内直肌核及核下通路正常),即可怀疑水平侧转中枢麻痹。同样,双眼不能主动上转运动,但 Bell 征阳性说明眼球上转肌的核下支配正常,即可怀疑支配双眼上转运动的中枢麻痹。

三、异向共同运动麻痹

双眼集合或分开运动障碍,但是双眼侧方运动及各单眼向任何方向运动正常,说明病变部位在眼球运动神经核以上水平。

(一) 集合麻痹

集合麻痹(convergence palsy)表现为集合功能的完全丧失,集合不全麻痹可保留一定的集合功能。原发性集合麻痹无重要的既往史,检查证实集合麻痹为独立的疾病。集合麻痹也可继发于颅脑外伤、大脑炎,为 Parinaud 综合征的一个体征,病变位于中脑的动眼神经核。

主要特征

(1) 突然发生水平性、交叉性复视,复视主要表现在注视 1 米距离内,复像距离与注视物体距离有关,视近加重,视远减轻或消失。由于患者可能存在融合性分开,故看远时可以正位。

(2) 眼位正或轻度外斜视。

(3) 双眼不能进行集合运动,但是双眼左、右转时及各单眼内转功能正常。如继发于神经性病变,眼球运动可受累。

(4) 调节功能存在或受累,如果累及调节功能,由于缺少调节性集合,症状更重。瞳孔正常或受累,但是瞳孔对光反射正常。

(5) 病情稳定,多次检查结果接近,这与临床上常见的集合功能不足不同。

(6) 肌电图检查双眼内转时内转肌放电,但是企图作集合运动时不放电。

(7) 有些患者检查不合作,拒绝集合时可发生假性集合麻痹。通过检查 6 米远的水平融合范围可鉴别真性和假性的集合麻痹。真性集合麻痹时,在一眼前放置即使是 $5^{\triangle}$ 的基底向外的三棱镜,患者也不能克服,从而产生复视。

(二) 分开麻痹

分开麻痹(divergence palsy)　视远时双眼分开功能障碍,故视远时双眼轻度内斜视、水平同侧复视,但是各单眼外转时运动正常。分开麻痹可发生于伴有视乳头水肿的脊髓痨、大脑炎、脑假瘤、脊髓灰质炎、颅内压升高、颅脑外伤。分开麻痹是否是一种独立的疾病,特别是与外直肌麻痹的关系还存在争议。Bielschowsky 认为分开麻痹诊断困难,且常伴有一条或两条外直肌麻痹,认为需符合以下特征:

1. 主要特征

(1) 突然发生内斜视,视远时存在同侧性复视;

(2) 视远时双眼不能从集合的位置分开,但是各单眼运动正常,当物体由远及近时,复视像逐渐接近,物体距离患者 25~40cm 时物像尚能融合;

(3) 侧转时斜视度减小或不变;

(4) 若合并外直肌麻痹,则外转受限。

2. 典型病例

例 **6-1-9** | 集合麻痹（观察 16 年）

患者女,44 岁

16 年前出现复视且视近时加重,视近困难、视疲劳,否认神经系统病史,经多年复诊症状大致相同。

【检查】

双眼视力均 1.2。

第一眼位双眼正位(图组 6-1-9 之图 1),交替遮盖时轻微外隐斜视。向右、左转动时双眼运动正常(图组 6-1-9 之图 2、图 6),但是几乎不能集合(图组 6-1-9 之图 10,手指是检查集合运动的视标)。视远时复视非常轻微,随着视标近移复视逐渐显著,在 1 米远检查属于交叉性复视,但是尚可阅读(图组 6-1-9 之图 11),各诊断眼位复像间距相同。在 50cm 处阅读困难,各眼眼前加 +3.00DS 球镜合并 5$^\triangle$底向内三棱镜后(为清楚照相特将 10$^\triangle$底向内三棱镜放在右眼)可以在明视距离阅读(图组 6-1-9 之图 12、图 6-1-A13)。强光下瞳孔可以缩小(图组 6-1-9 之图 14、图 6-1-A15),但是在半暗室中令其视近时瞳孔固定在中等大不缩小(图组 6-1-9 之图 16、图 6-1-A17)。

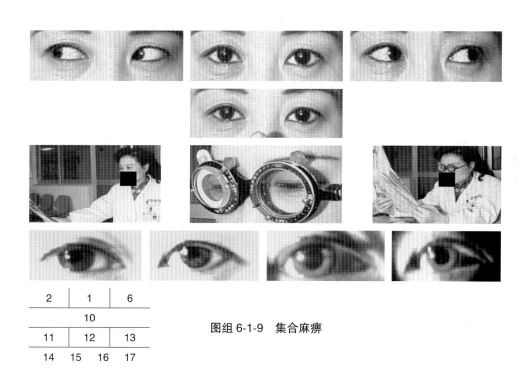

2	1	6
	10	
11	12	13
14	15	16	17

图组 6-1-9　集合麻痹

【讨论】

(1) 该例曾由胡聪报告,此后 16 年中病情比较稳定,主要表现大脑指挥双眼视近反射障碍,集合、调节麻痹,但是大脑通过水平侧转中枢指挥双眼左右转时各眼内转运动均正常。

(2) 此病多发生在老年体弱者,少发生在青年和小儿。病因复杂,据报道有外伤、肿瘤、血管病变、药物中毒、代谢性疾患、心因性疾病、衰老及松果体肿瘤等,但也经常找不到病因,本例 16 年中未检查到明显内科和神经科异常。

(3) 该病发病急,主要症状是视近复视(视远减轻)、视近困难、视疲劳。主要体征是:不能集合,可合并调节障碍及视近时缩瞳不能或不足,但是双眼共同左、右转或单眼内转时内直肌功能正常。

(4) 一般情况下眼位正常,有外隐斜视或轻度外斜视(补充病例 6-1-10)。

补充病例 6-1-10   第一眼位外隐斜视的核上性麻痹(集合麻痹)

患儿男,6 岁

自幼双眼视近困难。

【检查】

双眼无明显屈光异常,调节近点为 18mm。

第一眼位外隐斜视 15$^\triangle$(图组 6-1-10 之图 1),双眼集合运动不能(图组 6-1-10 之图 1-1 绿色玩具是检查集合用视标),但左右转眼时双眼内转运动均正常(图组 6-1-10 之图 2、图 6),提示:双眼不能通过集合运动中枢行使集合运动,但双眼水平侧转时内直肌功能正常。

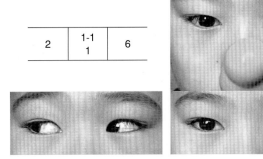
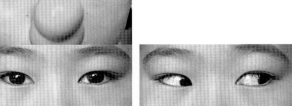

图组 6-1-10   第一眼位外隐斜视的集合麻痹

(5) 集合运动受集合运动中枢支配,双眼随着视标的近移而内转,若双眼无集合运动,内直肌却能在双眼水平侧转运动中枢支配下正常运动,说明其内直肌的核及核下通路正常,集合运动中枢异常(见图 6-1-10A)。

(6) 该病应与以下疾病鉴别:

1) 双侧内直肌不全麻痹,特别是轻度不全麻痹:该病也集合不良或不能,但是单眼及双眼运动时内直肌运动功能均障碍。

2) 集合功能不足:该病可发生在青少年及成人,一般无复视,由于不完善的集合功能,近距离工作困难及视疲劳,双眼前置底向内的棱镜及远视镜后症状可以缓解。而集合麻痹在一眼前加底向外的三棱镜后症状不能改善。

如集合麻痹症状较轻,可以保守观察,严重者可以行内直肌缩短术。但如发生在老年人,同时存在生理性视近困难时,鉴别诊断则比较困难。

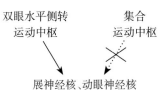

图 6-1-10A   借用两种不同中枢神经支配对内直肌运动影响来鉴别核上性还是核下性异常的示意图

四、双上转肌麻痹

双上转肌麻痹(double elevator palsy)亦称单眼上转不足(monocular elevation deficiency, MED),临床表现为大脑支配单眼上转不能,但却存在 Bell 征,多为先天性。双上转肌麻痹伴有先天性上睑下垂患者中,约 25% 表现出 Marcus Gunn 颌动瞬目征。有报道发现少数后天性双上转肌麻痹患者存在背侧中脑损害。

必须注意,临床所见到的单眼上转受限并非均为双上转肌麻痹,也可能是下直肌纤维化、上直肌和下斜肌核同时麻痹。下直肌纤维化通过扫视速度测量和(或)被动牵拉试验证实 70% 患者存在下直肌的紧张,上直肌麻痹患者单眼上转受限,Bell 征阴性。因此在进行被动牵拉试验,排除下直肌纤维化前应使用更广义的描述性的诊断名称:单眼上转不足综合征。

1. 主要特征

(1) 单眼在右上和左上方诊断眼位注视时上转障碍大致相同;

(2) 可表现为患眼下斜视,亦可表现为健眼上斜视,但以后者较多;

(3) 常存在 Bell 征及娃娃头试验阳性;

(4) 下直肌被动牵拉试验无阻力,无上斜肌功能亢进;

(5) 可存在下颌上举的代偿头位;

(6) 斜视眼往往重度弱视,一般无双眼视觉;

(7) 健眼注视时麻痹眼下斜视甚或假性上睑下垂,但 25%~60% 患者存在真性上睑下垂。

2. 治疗要点

(1) 不是所有患者都需要手术,只有在第一眼位出现垂直斜视、下颌上举或二者兼有时才需要手术治疗。

(2) 术前行牵拉试验,若无下直肌挛缩,可行水平肌垂直移位术,将内、外直肌上移到上直肌附着点内、外两侧;如存在挛缩,必须先后徙挛缩的下直肌。

(3) 健眼上斜视者手术首选后徙高位眼的上直肌,严重者同时行该眼下斜肌减弱术,即减弱麻痹肌的配偶肌。如仍残存垂直斜视,再辅以健眼下直肌加强手术。因为上斜视眼虽不是麻痹眼,但往往是重度弱视、视力低下,而麻痹眼因是注视眼而视力良好,所以,手术应尽量做在视力差的眼。

(4) 麻痹眼下斜视者,麻痹肌的拮抗肌往往功能过强或挛缩,手术应首先考虑减弱其拮抗肌,尤以减弱麻痹眼的下直肌为主,必要时再行该眼的上斜肌减弱手术和上直肌的加强手术。上直肌加强手术多采取内、外直肌的移位术。

(5) 一些病例不能确定下斜视功能减弱是由于原发性下直肌紧张,还是上转肌群的神经支配缺陷引起时,可先行下直肌后徙,术后重新评估眼外肌功能,根据情况再次手术,尤其是高龄患者,以降低眼前节缺血的风险。

(6) 下直肌后徙易引起手术眼下转受限、下方视野复视等并发症,手术设计时要尽量避免大量的后徙。

(7) 少数患者若合并麻痹眼上睑下垂,第一次手术应先矫正患眼的下斜眼位,待数月后,再进行上睑下垂矫正术。此手术的先后顺序不应颠倒,否则,如先纠正上睑下垂,由于患眼下斜视,如再无 Bell 征,易发生暴露性角膜炎。

3. 典型病例

例 6-1-11 ┊ 双上转肌麻痹（左）

患儿女，12 岁

左眼自幼不能上转，向左歪头视物。

【检查】

第一眼位：右眼注视时左眼轻度下斜视，左眼睑裂略小（图组 6-1-11 之图 1，第一斜视角）；左眼注视时右眼明显上斜视，左眼睑裂不变（图组 6-1-11 之图 1-1，第二斜视角）。双眼左、右转眼位左眼轻微下斜视（图组 6-1-11 之图 6、图 2，右眼注视），左眼注视时右眼明显上斜视。向右上、左上方诊断眼位注视时左眼不能上转（图组 6-1-11 之图 3、图 5、图 5-1），提示左眼上直肌、下斜肌功能异常。双眼向左下、正下、右下转及方各眼位注视时眼球运动正常（图组

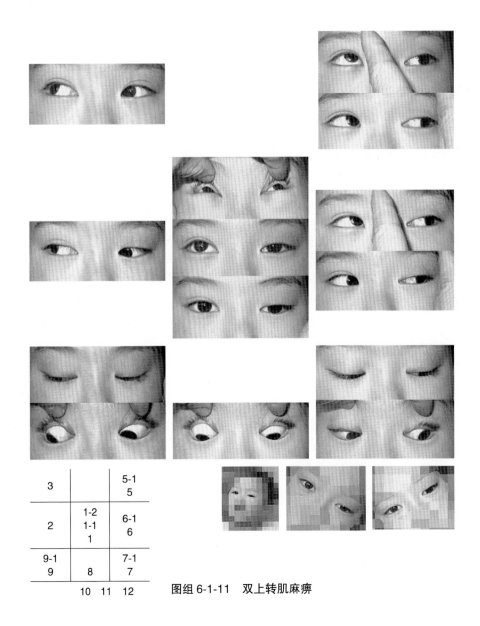

3		5-1	
		5	
2	1-2	6-1	
	1-1	6	
	1		
9-1		7-1	
9	8	7	
	10　11　12		

图组 6-1-11　双上转肌麻痹

6-1-11 之图 7~ 图 9）。两岁照片存在头向左倾的代偿头位（图 10）。双眼 Bielshoesky 征阴性（图组 6-1-11 之图 11、图 12）。Bell 征阳性（图组 6-1-11 之图 1-2）。

【讨论】

（1）Dunlap 首次描述单眼的双上转肌麻痹（上直肌和下斜肌），当健眼注视时，麻痹眼下斜视、甚或合并假性上睑下垂；麻痹眼注视时假性上睑下垂改善，健眼上斜视。本例左眼注视时，上睑下垂无改善，因而是真性轻度上睑下垂。患眼向左、右上方主动注视时上转严重受限，形似同眼上直肌及下斜肌麻痹，但常存在 Bell 现象。麻痹眼向其他各方向运动正常，下颌上举代偿头位。

（2）上直肌的神经纤维是交叉的，而下斜肌的神经纤维不交叉，同眼的双上转肌麻痹涉及左右两个动眼神经核，颅内累及两条神经的可能性极小。故病变部位不在动眼神经核及核下神经及肌肉，而在动眼神经核以上中枢。

（3）临床简易鉴别核上性还是核下性方法：在排除近眼眶组织、眶上裂及眶内组织异常引起的核下性动眼神经多条肌肉（上直肌及下斜肌）麻痹前提下，娃娃头试验阳性和（或）存在 Bell 氏征为核上性麻痹。但是笔者同意学者使用"常存在"，而不是必须存在 Bell 氏征的观点，因为 Bell 氏征检查存在假阴性，尤其老人和幼小儿童对检查配合较差的情况下，本例几次见到瞬间很典型的阳性 Bell 氏征，但是时间太短未能照相。

（4）双上转肌麻痹多是先天性，有报道发生在同卵双胞胎。然而，Jampel 和 Fells 观察到 7 例后天获得性病例都是成人。突然出现的单眼上转肌麻痹不伴上睑下垂，向上方注视时复视，有些患者伴随瞳孔或其他眼内肌的异常。推断单眼上转肌麻痹可能归因于前顶盖的单侧病变，可能是该供应区域的血管的堵塞（Lessel 和 Ford 等）。Ziffer 等建议将向上扫视速度正常，但是眼球上转运动达不到水平中线高度者可诊断为核上性上转不足。

（5）鉴别诊断：

1）上直肌麻痹经过长时间演变可以向共同性扩散，不但向颞上方运动功能减弱，而且鼻上方功能也减弱，临床表现类似"双上转肌麻痹"。但单条上直肌的麻痹最大斜视角方向仍在颞上方，且斜视角度要小于双上转肌麻痹；

2）下直肌挛缩、各种原因造成的下直肌纤维化，机械限制因素，如眶下壁的爆裂性骨折、先天性或者后天性纤维化、内分泌性肌病、下斜肌附着点异常插入或者在 Zinn 总腱环和眼球后部的异常附属肌肉等，均可限制眼球的左上、右上转功能。但此类原因造成的斜视，牵拉试验阳性、外伤及全身疾病病史可帮助鉴别；

3）近眼眶组织、眶上裂及眶内组织异常引起的核下性动眼神经多条肌肉麻痹等，但往往娃娃头试验阴性和无 Bell 氏征。因此，不能单凭眼球运动来诊断核上性还是核下性麻痹。MRI 检查对于查明该病病因、排除颅脑疾病具有一定意义。

（6）临床上双眼的双上转肌麻痹并不少见，双眼的双上转肌麻痹更支持核上性麻痹的诊断（补充病例 6-1-12、补充病例 6-1-13）。

补充病例 6-1-12　双眼双上转肌（双上直肌、双下斜肌）麻痹

患者男，36 岁

自幼双眼上转困难，抬头。

【检查】

第一眼位双眼轻度下斜视，右眼著，难能注视正前方（图组 6-1-12 之图 1），在左、右转眼

位双眼亦轻度下斜视(图组 6-1-12 之图 6、图 2)。企图向右上、左上方诊断眼位注视时双眼均不能上转,仅凭额肌略微开大上睑,双眼不能上转(图组 6-1-12 之图 3~图 5),双眼向左下、正下、右下转及方各眼位注视时眼球运动正常(图组 6-1-12 之图 7~图 9)。代偿头位:头向右倾、下颌上举(图组 6-1-12 之图 10),Bell 征阳性(图组 6-1-12 之图 11)。

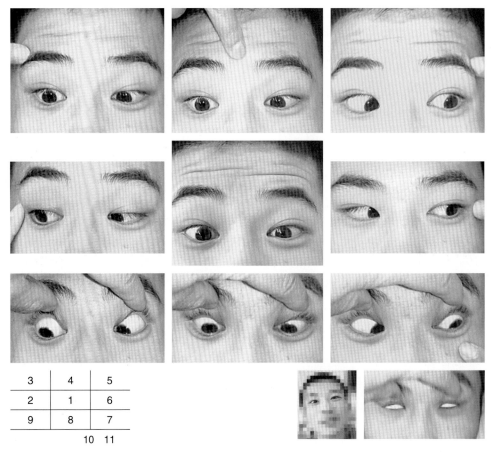

3	4	5
2	1	6
9	8	7

10　11

图组 6-1-12　双眼双上转肌麻痹
左右转眼位及左右上方注视眼位照片的手指用以标记注视方向

补充病例 6-1-13　双眼双上转肌(双上直肌、双下斜肌)麻痹,集合麻痹

患者男,67 岁

不明原因双眼上转困难,抬头视物 1 年,且视远、视近复视。

【检查】

　　第一眼位大致正位(图组 6-1-13 之图 1),双眼左、右转及下转各眼位运动运动大致正常(图组 6-1-13 之图 6、图 2,图 7~图 9),提示双眼内直肌功能正常。但双眼完全不能行使集合运动,当令其集合时左眼非但不内转,反而轻微外转(图组 6-1-13 之图 10)。企图向右上、左上方诊断眼位注视时双眼均不能上转,患者仅将上睑开大(图组 6-1-13 之图 3、图 5),提示双眼上方注视时双眼上直肌、下斜肌功能异常,但存在娃娃头现象(图组 6-1-13 之图 11)。患者

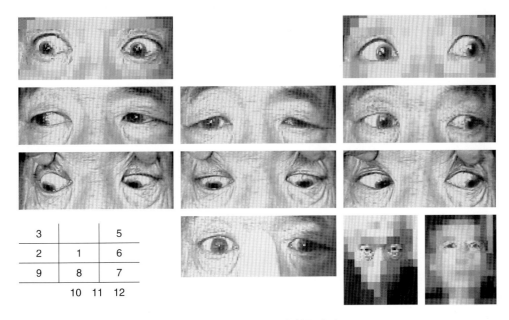

3		5
2	1	6
9	8	7
	10 11 12	

图组 6-1-13　双眼双上转肌麻痹

平时取下颌上举的代偿头位(图组 6-1-13 之图 12)。在 1 米处即有交叉性复视,复像间距与各诊断眼位无关。

【补充病例 6-1-13 讨论】

● 双眼水平侧转时内转功能正常,但是不能集合,故属于核上性麻痹(集合麻痹)。集合麻痹患者可以轻度外斜视,所造成的复视像为水平交叉复视。

● 本例不能主动上转,但是 Bell 征、娃娃头现象均存在,所以诊断为核上性双上转肌麻痹。关于核下性双上转肌组麻痹病例,请见本章核下性麻痹章节。

(王　琪　刘桂香　高　岩)

第二节　核及核下性麻痹

核及核下性麻痹(nuclear and inferiornuclear paralysis)是指眼球运动神经核及核下神经纤维病变引起的眼球运动障碍。可先天也可后天发生。新近发生的后天性核及核下性麻痹性斜视,眼科医生除检查复视、眼球运动等项目外,必须请内科或神经科医生会诊寻找病因。发病较久的核及核下性麻痹,在神经科排除颅脑疾患后眼科医生可以对症处理。但临床上确定麻痹发生的时间并非易事,麻痹体征常常被代偿头位或融合机制掩盖,患者已经患病数年、甚至十数年不但无自觉症状,反而再三强调"近期发病",此时,查看患者的旧照片,寻找何时出现斜视或代偿头位等可为判断发病时间提供重要线索(表 6-0-3)。

一、先天性麻痹性斜视

1 岁前各种原因所致的眼外肌麻痹称为先天性麻痹性斜视(congenital paralytic strabismus)。常与先天发育异常、产伤和生后传染性疾病、感染、外伤等因素有关。先天性麻痹性斜视除具有麻痹性斜视的一般特征外,还具有以下特征。

1. 主要特征

（1）自觉症状轻或无：因斜视发生于双眼视觉建立和巩固之前，并能凭代偿头位保存一定双眼视觉，故无明显复视、亦无物像倾斜及异常投射等。

（2）代偿头位（compensatory anomalies of head position）：又称眼性斜颈（ocular torticollis），包括：①头的倾斜（head tilting），头沿矢状轴向左或右肩倾斜可代偿旋转斜视及垂直斜视，一般情况下头向低位眼侧倾斜；②面转（face turnning），头沿垂直轴将面向右或左转，主要代偿水平斜视；③下颌上举或内收（chin elevation or depression），头沿冠状轴转动使下颌上举或内收，主要代偿垂直斜视、A-V 型斜视及上睑下垂等。

代偿头位可以减轻或消除复视、维持一定的双眼视，这是先天性麻痹性斜视的主要体征，对某些肌肉麻痹（如上斜肌，内、外直肌）的诊断价值高。但当代偿头位不能消除复视时，有些患者会采取反向头位，以增加复像距离或将头转向能用鼻遮挡一眼的位置来克服复视，称矛盾头位（paradoxical torticollis）。

由于头位出现于颅骨发育成型前，持久歪头可引起头颅、颌面畸形及脊柱侧屈。但颈部无条索，人为将头扶正时无阻抗，借此与外科性斜颈鉴别（表 6-0-1）。

（3）双眼视觉：患者借代偿头位可保存一定的双眼视觉，但头位摆放角度稍微不准确时可能会出现复视、视疲劳。斜视进展到失代偿阶段后会不同程度损害双眼视觉，甚至出现单眼抑制。

（4）发病时间不明确：多数患者或家长因斜颈就诊，不能确定斜视发病的具体时间，此时幼小照片对估计发病时间有重要价值。

（5）较少引发弱视：如无明显屈光异常或合并内、外斜视，很少发生弱视。

（6）时间久者会发生共同性扩散。

（7）有时存在异常神经支配。

（8）常见一条、偶有多条肌肉不全麻痹，罕见一条或多条肌肉全麻痹。

2. 治疗要点

除小度数斜视可配戴三棱镜解决外，大多数先天性麻痹性斜视患者需要手术治疗。

（1）手术时机：由于先天性麻痹性斜视发病在双眼视觉未发育成熟的幼小年龄，并且有代偿头位，复视所带来的生活困扰并不明显，但会影响双眼、甚至单眼视觉发育而丧失立体视觉、或造成弱视。另外，代偿头位还会影响颜面部甚至脊椎发育畸形，对于年长儿童，即使手术也难以短期恢复。因此，应早期手术矫正，以帮助双眼视觉的建立或恢复，防止发育畸形。

（2）手术原则：由于许多先天性麻痹性斜视可借助代偿头位获得一定的双眼单视功能，所以，手术目的不仅是矫正眼位、更重要的是恢复双眼视觉。因此，术前应当细致准确检查，合理设计手术，以争取合理的眼位矫正、把两眼物像纳入融合范围内。其原则为：

1）手术设计技巧在于认真检查 6 个诊断眼位单眼和双眼运动，确定最大斜视角在哪个眼位，根据眼肌力学原理设计手术。如误选其他诊断眼位配偶肌手术，即使第一眼位正位，双眼眼球运动也难协调。

2）首先保证正前方与正下方注视眼位的双眼单视，因为这是日常生活和工作的常用视野，也称"功能视野"。如正前方及正下方视野没有明显斜视，并能保持双眼单视，可不手术。

3）考虑眼外肌运动平衡：尽量不要一次在某一眼或某一条肌肉上把手术量做到极限，以免影响双眼协调运动。

4）分次手术,除轻度不全麻痹外,多数学者主张分次手术。原则上每只眼、每次手术不超过 2 条直肌,术后观察一段时间(2~3 月)后重新检查、评估眼位及眼球运动,根据情况决定下次手术方案。

5）避免过度矫正,由于先天性麻痹性斜视患者病程较长,轻度的矫正不足,患者常能很好适应。如果眼位过度矫正,复像倒置,将会引起明显的干扰,患者往往难以耐受。

6）若同时存在垂直与水平斜视,应当先做斜视量大的,如均小或相似可同时进行。

7）多条肌肉麻痹且正前方有斜度时才需手术。

(3) 各类型眼外肌麻痹的手术原则:

1）垂直直肌麻痹,如继发肌肉挛缩、纤维化时应以减弱直接拮抗肌或配偶肌为主;

2）多数上斜肌麻痹患者主要临床表现为同侧下斜肌功能亢进,故先减弱同侧下斜肌,如斜度大再加行上斜肌折叠术或健眼下直肌后徙术;

3）下斜肌麻痹时减弱健眼配偶肌(另眼上直肌)和(或)缩短健眼下直肌;

4）双上转或双下转肌麻痹患者减弱直接拮抗肌,仍残存垂直斜视行水平直肌移位术;

5）水平直肌不全麻痹,手术方法与共同性斜视类似,应先减弱直接拮抗肌,再加强麻痹肌;

6）完全性直肌麻痹,单纯减弱直接拮抗肌无效者,考虑行相邻两条直肌的移位术。

(一) 先天性动眼神经麻痹(congenital cranial nerve Ⅲ paralysis)

动眼神经支配眼外肌的内直肌、上直肌、下直肌、下斜肌和提上睑肌及眼内肌的瞳孔括约肌及睫状肌,可单条也可多条麻痹。动眼神经核结构复杂,麻痹部位不同临床表现各异。

1. 先天性内直肌麻痹(congenital medial rectus paralysis)

(1) 主要特征

1）罕见孤立的先天性内直肌麻痹;

2）第一眼位患眼外斜视,当用患眼注视时健眼外斜视更著;

3）患眼水平内转功能不足或不能;

4）一般无复视症状,临床意义也不大,经医生引导后可能会出现水平交叉复视,患眼内转或企图内转时复像分离最大,周边物像属患眼;

5）当存在面转向健侧的代偿头位时可能存在一定双眼视觉。

(2) 治疗要点

1）内直肌不全麻痹所致轻度外斜视首选麻痹眼外直肌后徙术,如一条外直肌后徙不能解决,可联合麻痹眼内直肌缩短术;

2）内直肌全麻痹所致重度外斜视,则需麻痹眼外直肌的超常量后徙术和内直肌超常量缩短术,术后如仍有外斜视,再次行上、下直肌移位到内直肌止端上缘和下缘,或上、下直肌与内直肌的联结术;

3）个别大度数外斜视需要联合健眼外直肌后徙术;

4）动眼神经内直肌支损伤后容易与提上睑肌支配神经建立异常神经联合,造成异常神经支配,产生眼睑注视拉锯征(see-saw sign,见第六章第三节)。

(3) 典型病例

| 例6-2-1-1-1 | 先天性内直肌完全性麻痹,斜视性弱视(右)

患儿女,10 岁

自幼右眼外斜视。

【检查】

视力:右 0.08(不能矫正),左 1.0。

第一眼位左眼注视右眼外斜,右眼不能注视(图组 6-2-1-1-1 之图 1)。水平左转时右眼完全不能内转(图组 6-2-1-1-1 之图 6),水平右转时左眼内转运动大致正常(图组 6-2-1-1-1 之图 2)。5 月龄照片示右眼外斜视(图组 6-2-1-1-1 之图 10)。同视机检查无同时视,随机点立体视图(−)。右眼被动牵拉试验外直肌无明显阻力,内直肌主动牵拉试验不合作。

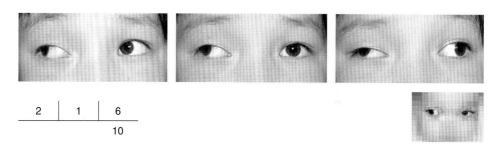

图组 6-2-1-1-1　先天性内直肌麻痹

例 6-2-1-1-2 ｜ 先天性内直肌麻痹(双)

患儿男,1 岁

自幼外斜视,4 月龄就诊时家长述双眼不能内转;1 岁就诊时家长述视物歪头,否认家族史。

【检查】

4 月龄就诊时双眼外斜视,详细检查不合作(图组 6-2-1-1-2 之图 10、图 11)。

1 岁龄就诊时检查:第一眼位双眼均处于外斜位、不能控制正位(图组 6-2-1-1-2 之图 1),水平右转眼位强令左眼注视时左眼内转不能达到中线、右眼明显外斜视(图组 6-2-1-1-2 之图 2);水平左转眼位强令右眼注视时右眼不能内转达到中线、左眼明显外斜视(图组 6-2-1-1-2 之图 6),提示双眼内直肌全麻痹。但是有时患儿双眼可以不自主的有限转动,提示不支

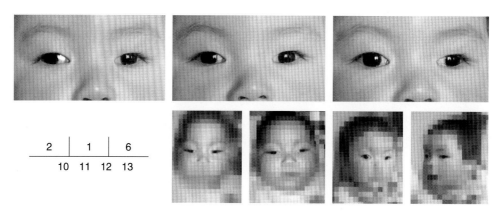

图组 6-2-1-1-2　先天性内直肌麻痹(双)

持固定性斜视。

各眼均不愿意正位注视,注视右侧物体时使用已经处于外斜位的右眼直接注视;注视左侧物体时使用已经处于外斜位的左眼直接注视(图组 6-2-1-1-2 之图 1),提示存在交叉注视。而企图用右眼注视正前方物体时出现面向左转的代偿头位(图组 6-2-1-1-2 之图 12),企图用左眼注视正前方物体时患者出现面向右转的代偿头位(图组 6-2-1-1-2 之图 13)。

【讨论】

①患儿自幼外斜视,单眼或双眼不能内转,即内直肌功能严重受损,具有先天性内直肌麻痹典型表现;②因发病早严重影响双眼视功能的发育,存在面向左、右侧转的代偿头位;③因双侧麻痹,出现了交叉注视体征及面向麻痹肌作用侧的歪头的代偿头位。上述两个体征更易出现在固定性斜视,所以该患者应当与固定性斜视鉴别。鉴于家长述出生时无明显外斜视,3 月龄照片出现外斜视,我们也观察到双眼不自主的有限左右转动,所以估计不是固定性斜视,但是内直肌牵缩难以排除,若患儿家长接受手术,进行牵拉试验是最好的鉴别方法;④由于全麻痹,内直肌无内转功能,所以诊断和治疗前应排除内直肌缺如(尽管内直肌缺如罕见);⑤双侧内直肌麻痹多属于核性麻痹,应与双侧核间性眼肌麻痹相鉴别。后者为一种罕见、奇异现象,称协同分开(synergistic divergence),表现为第一眼位双眼正位,内转受限,当每只眼试图向麻痹的内直肌作用方向运动时发生外展,但能正常集合运动;⑥双侧内直肌麻痹时,因不能进行集合运动,应与集合麻痹相鉴别。集合麻痹多为后天突然发生,仅在双眼进行集合运动时内直肌集合障碍,但是双眼共同左、右转时或单眼内转时内直肌功能正常。且由于双眼内直肌功能正常,双眼能够保持正位或仅有轻度外斜视。

2. 先天性上直肌麻痹(congenital superior rectus paralysis)

(1)主要特征

1)孤立的上直肌麻痹较常见。

2)患眼眼位低,向该眼外上方运动功能不足或不能,同侧的下直肌和对侧的下斜肌功能亢进。

3)单纯上直肌麻痹患者常存在假性上睑下垂。但上直肌麻痹也常合并真性上睑下垂,上直肌和提上睑肌麻痹的程度可不同,有时上直肌麻痹明显,有时提上睑肌麻痹明显。

4)代偿头位的诊断价值较小,尽管多数患者头倾向健侧、下颌上举,但亦有相反者。

5)Bell 征消失。

6)复视像检查对先天性上直肌麻痹诊断意义不大。

(2)治疗要点

1)上直肌不全麻痹,引起的垂直斜度不会太大,往往一条肌肉手术即可解决,如拮抗肌后徙或麻痹肌缩短。

2)上直肌全麻痹可能需要麻痹肌缩短联合其拮抗肌后徙术。至于是做麻痹肌的缩短还是其拮抗肌的后徙,则要根据六个诊断眼位斜视度和注视眼来决定,如使用麻痹眼注视时可减弱健眼下斜肌(配偶肌);如使用健眼注视时可减弱麻痹眼下直肌(拮抗肌)。

3)手术操作中应注意分离上直肌与提上睑肌之间的韧带,以免引起睑裂缩小(缩短术)或睑裂开大(后徙术)。

（3）典型病例

例 6-2-1-1-3　先天性上直肌麻痹（左）

患儿男，12 岁

数月龄被发现左眼下斜，无明显歪头视物。

【检查】

视力：右 1.0，左 0.9。

第一眼位角膜映光大致正位（图组 6-2-1-1-3 之图 1），但三棱镜 + 遮盖试验斜视 −11$^\triangle$ R/L 9$^\triangle$。在右侧各注视眼位双眼运动大致正常（图组 6-2-1-1-3 之图 2、图 3、图 9）。但正上方注视时即开始出现右眼高于左眼（图组 6-2-1-1-3 之图 4），向左上方注视时左眼上转落后更明显（图组 6-2-1-1-3 之图 5），强令左眼注视时无改善（图组 6-2-1-1-3 之图 5-1）。双眼左转时左眼轻度下斜视（图组 6-2-1-1-3 之图 6），提示左眼上直肌运动功能不足，双眼向左下、正下方运动大致正常（图组 6-2-1-1-3 之图 7、图 8）。代偿头位：头轻向左肩倾（图组 6-2-1-1-3 之图 10）。

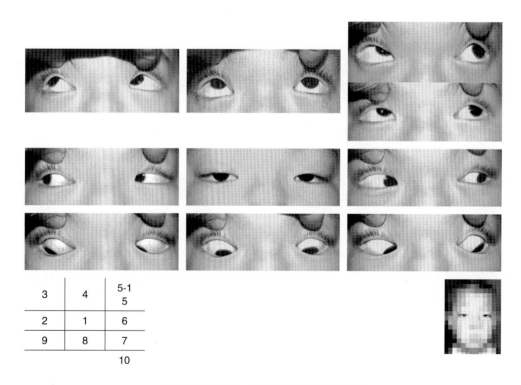

3	4	5-1 5
2	1	6
9	8	7

10

图组 6-2-1-1-3　先天性上直肌麻痹（左）

【讨论】

（1）上直肌麻痹主要表现患眼眼位低，眼球向该眼外上方运动功能不足，配偶肌（另眼下斜肌）或直接拮抗肌（该眼下直肌）功能亢进。该患者第一眼位有轻度的垂直斜视，在左上、左转眼位表现为右眼高于左眼，左上方最明显，故诊断左上直肌麻痹。

（2）需要注意的是：临床所见到的单眼上转受限并非全部是上直肌麻痹，也可能是下直肌纤维化所致(见第七章第六节)。因此,在诊断上直肌麻痹前必须排除机械因素的各种上转障碍,如下直肌纤维化、高度近视、眼外肌肌炎、甲亢性眼病、爆裂性骨折等所致的限制性上转障碍进行鉴别,被动牵拉试验是鉴别两者的重要依据。另外,限制因素出现的上转运动不足往往表现在全部上方注视眼位,而上直肌麻痹主要表现外上方运动受限。

(3) 上直肌麻痹除引起垂直斜视外,还经常伴有上睑下垂及上睑下垂引起的形觉剥夺性弱视(补充病例6-2-1-1-4、补充病例6-2-1-1-5)。

补充病例6-2-1-1-4　先天性上直肌麻痹,上睑下垂,弱视(左)

患儿女,11岁

自幼被发现垂直斜视,歪头。2年前曾行上睑下垂矫正术,术后仍然歪头。

【检查】

视力:右 1.0 平光,左 0.2+0.50DS+2.50DC×90=0.6

第一眼位右眼注视左眼下斜视、轻度外斜视、伴上睑下垂(图组6-2-1-1-4A之图1、图1-1)。三棱镜+遮盖试验:−15$^\triangle$R/L25$^\triangle$。双眼向正上方、左侧、尤其左上方运动时左眼眼位低,提示左眼上直肌功能不足(图组6-2-1-1-4A之图4~图6)。双眼向左下方及右转各眼位也存在右高于左垂直斜视(图组6-2-1-1-4A之图2、图7~图9),提示左眼下直肌功能亢进。代偿头位:头向左肩倾(图组6-2-1-1-4A之图10)。

【手术】

术中左眼向上牵拉试验阴性,排除了下直肌纤维化。行下直肌后徙5mm、上直肌缩短4mm。半年后行左眼提上睑肌缩短术。

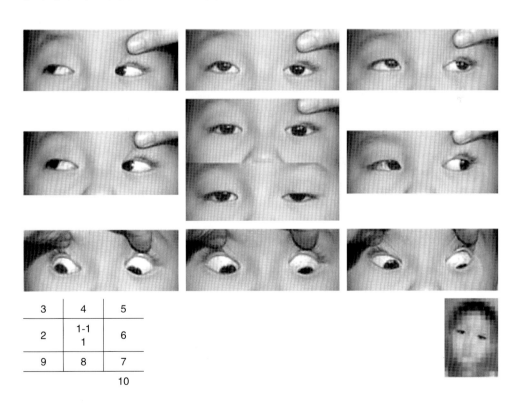

图组6-2-1-1-4A　先天性上直肌麻痹、上睑下垂　术前(左)

　　术后 2 年检查：第一眼位双眼位正（图组 6-2-1-1-4B 之图 1），左眼上睑下垂矫正良好，各眼位运动大致正常（图组 6-2-1-1-4B 之图 2~图 9），头位正（图组 6-2-1-1-4B 之图 10），但下方各眼位左眼上睑下落迟滞（图组 6-2-1-1-4B 之图 7~图 9）。

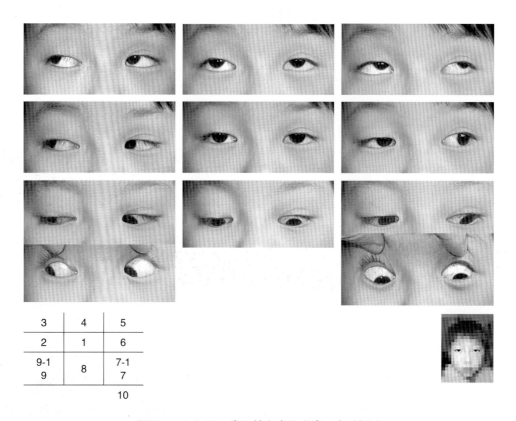

3	4	5
2	1	6
9-1 9	8	7-1 7
	10	

图组 6-2-1-1-4B   先天性上直肌麻痹   术后（左）

【补充病例 6-2-1-1-4B 讨论】

● 先天性上直肌麻痹伴上睑下垂者较后天性者少，真性上睑下垂若影响视力则需尽早手术治疗。

● 外上转功能不足患者必须排除下直肌纤维化，但本患者左眼上睑下垂合并左眼下转亢进，故左眼上直肌麻痹的可能性较大，术中牵拉试验阴性也证明了上述推断。

● 术后下转眼位出现的左上睑迟落是上睑下垂手术所致，而非假性 Graefe 氏征（见本章第三节）。

● 左眼弱视与散光关系密切，由于第一眼位上睑遮盖部分瞳孔，弱视的产生可能是屈光参差和形觉剥夺的双重作用。

补充病例 6-2-1-1-5   先天性上直肌麻痹、上睑下垂（右）

患儿男，10 岁

自幼头向右倾，右上睑下垂，下垂轻重无朝暮变化。

【检查】

视力:右 0.6 −0.50DS−0.50DC×20=0.8,左 1.0+0.50DS=1.0

第一眼位左眼注视右眼轻度下斜视 L/R 12△、上睑下垂(图组 6-2-1-1-5 之图 1);右眼注视时左眼上斜视且右眼上睑下垂无改善(图组 6-2-1-1-5 之图 1-1)。双眼向右、右上及正上方注视时右眼眼位明显低于左眼,右上方最著(图组 6-2-1-1-5 之图 2~图 4),提示右眼上直肌运动功能不足、上睑下垂。左上转、右下转眼位轻度左高右(图组 6-2-1-1-5 之图 5、图 9-1)。左下方眼位眼球运动大致正常(图组 6-2-1-1-5 之图 7),右下方眼位左眼略高于右眼(图组 6-2-1-1-5 之图 9)。代偿头位:头向右肩倾(图组 6-2-1-1-5 之图 10)。新斯的明试验及右眼牵拉试验均阴性。

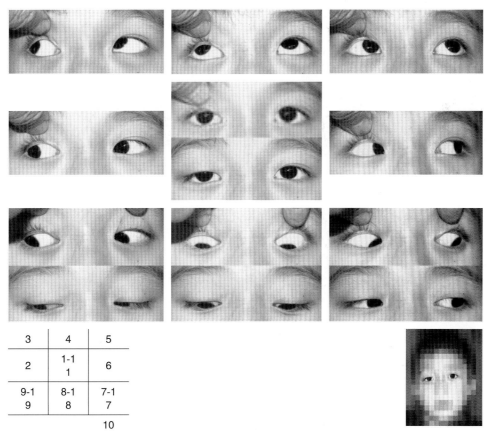

3	4	5
2	1-1 1	6
9-1 9	8-1 8	7-1 7
	10	

图组 6-2-1-1-5 先天性上直肌麻痹,上睑下垂(右)

【补充病例 6-2-1-1-5 讨论】

● 在动眼神经支配的肌肉中,上直肌较易受累。由于常合并提上睑肌麻痹,故常伴上睑下垂。但正常的眼睑随眼球上、下转而上举和下落,当发生垂直斜视时,下斜位眼的上睑也跟随下垂,为假性上睑下垂。

● 动眼神经核簇的内侧柱支配对侧上直肌,中央后柱支配双侧提上睑肌,该患者仅仅单侧提上睑肌麻痹,所以为右侧动眼神经核下部的神经异常。

● 一般认为先天性上直肌麻痹患者代偿头位是歪向低位眼,但诊断意义不如后天性大。

● 较重的上睑下垂如覆盖瞳孔会造成弱视。

3. 先天性下直肌麻痹（congenital inferior rectus paralysis）

（1）主要特征

1）孤立的先天性下直肌麻痹较少见。

2）患眼上斜视，当用患眼注视时健眼下斜视及假性上睑下垂。

3）患眼向外下方诊断眼位运动功能不足或不能。

4）代偿头位多表现为下颌内收，但诊断价值不大。

（2）治疗要点

手术设计原则及注意事项同上直肌麻痹。但下直肌麻痹患者，患眼上斜，多以健眼为注视眼，所以手术多作在麻痹眼上，即减弱拮抗肌及加强麻痹肌。需要强调的是，手术时对下直肌的分离更要仔细、认真，既要做到完全分离又不能破坏与眶内脂肪相隔的薄层筋膜，否则，不但会引起难看的下睑退缩，还会和肌肉粘连影响手术效果及眼球运动。

（3）典型病例

例 6-2-1-1-6 | 先天性下直肌麻痹（左）

患儿男，9 岁

生后半岁前发现歪头视物，7 岁后歪头"好转"。

【检查】

第一眼位左眼外上斜视 $-19^{\triangle}$L/R15$^{\triangle}$（图组 6-2-1-1-6 之图 1），不能控制正位。右转各眼位双眼运动大致正常（图组 6-2-1-1-6 之图 2、图 3、图 9）。上转眼位左眼轻度上斜视（图组 6-2-1-1-6 之图 4）。左侧各诊断眼位右眼注视时左眼均上斜视（图组 6-2-1-1-6 之图 5~ 图 7）、左眼注视时右眼均下斜视（图组 6-2-1-1-6 之图 5-1~ 图 7-1），左下转眼位最著，提示左眼下直肌麻痹。代偿头位：5 岁、6 岁、7 岁、8 岁、9 岁头均向右肩倾（图组 6-2-1-1-6 之图 10~ 图 14），7 岁前歪头较著（图组 6-2-1-1-6 之图 10、图 11），7 岁后歪头减轻（图组 6-2-1-1-6 之图 12~ 图 14），提示双眼视觉受到破坏。牵拉试验：左眼下直肌收缩无力，左眼上直肌无阻力。无立体视。

【讨论】

1）当头位摆正时，第一眼位患眼外上斜视，左下方诊断眼位左眼上斜视最著，牵拉试验：左眼下直肌收缩无力、上直肌无阻力，因而支持左眼下直肌麻痹诊断。

2）先天性下直肌麻痹理论上应当存在代偿头位，但头位方向受对侧眼配偶肌是否亢进影响，本例左眼下直肌功能明显不足、右眼上斜肌功能明显亢进，所以头倾向右侧。患儿 5、6 岁时头位最明显，7 岁后歪头减轻，家长认为斜视逐渐"好转"，但检查后发现第一眼位明显斜视，已不能控制正位，无立体视，所以头位逐渐"减轻"不是疾病好转，而是疾病加重、双眼视觉受到破坏，歪头已经不能代偿双眼视觉的结果。

3）诊断垂直斜视时还要注意排除眼睑及 kappa 角造成的假性垂直斜视（图组 6-2-1-1-6A、图组 6-2-1-1-6B）。

图组 6-2-1-1-6A：外观及角膜映光示右眼外上斜视（图组 6-2-1-1-6A 之图 1），但右眼单眼注视时角膜映光点与双眼同时注视时相同（图组 6-2-1-1-6A 之图 2），交替遮盖双眼不动，各诊断眼位眼球运动正常，即右眼为 $-17°$ 上斜 $8°$Kappa 角。进一步检查，右眼视力良好，无屈光不正，右眼视乳头及黄斑未见异常，双眼视觉良好。

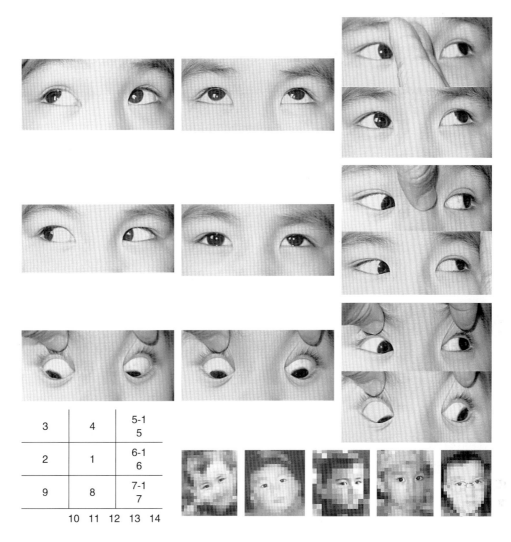

3	4	5-1 5
2	1	6-1 6
9	8	7-1 7

10 11 12 13 14

图组 6-2-1-1-6 先天性下直肌麻痹（左）

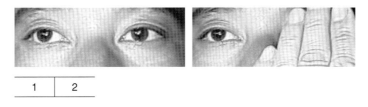

1	2

图组 6-2-1-1-6A 假性垂直斜视（垂直 Kappa 角）

图组 6-2-1-1-6B：第一眼位、右转、右上转及上转眼位形似右眼上斜视（图组 6-2-1-1-6B 之图 1~4），但交替遮盖双眼不动，将右眼下睑轻轻上推后，右眼第一眼位、右转眼位、右及右上眼位上斜视消失（图组 6-2-1-1-6B 之图 1-1~图 3-1）。即右眼上斜视为下睑松弛致下方露"白"较多所致的假象。

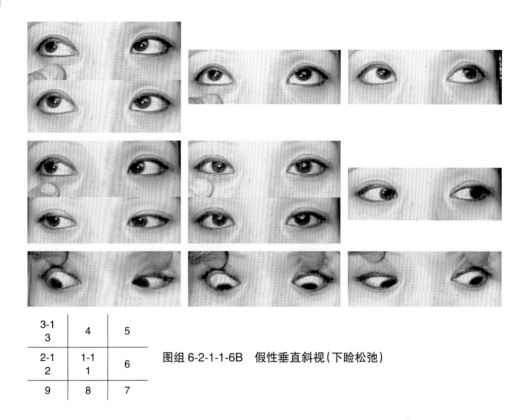

3-1 3	4	5
2-1 2	1-1 1	6
9	8	7

图组 6-2-1-1-6B 假性垂直斜视（下睑松弛）

4）直肌发育异常及缺如中以下直肌最为多见,其体征与下直肌全麻痹非常相似。Stieren（1903 年）首次报告下直肌缺如的病因:①眼外肌胚胎发育异常:胚裂的闭合在 6 周之前全部闭合,闭合不全影响下直肌和下斜肌发育形成。另外下直肌附着点在所有眼外肌中最后一个固定,所以易发生位置异常。②下直肌神经核发育异常或异常神经支配致眼外肌发育异常。

下直肌缺如主要依靠手术治疗,常用手术方式:①肌肉联结术即 Jenson 术,联合上直肌后徙;②下斜肌转位术联合上转肌减弱术;③异体巩膜代替缺如下直肌,一端固定于下直肌附着点,另一端固定于眶下壁骨膜,联合上直肌后徙术（补充病例 6-2-1-1-7、补充病例 6-2-1-1-8）。

▋ 补充病例 6-2-1-1-7 一例逐渐被认识的下斜肌异常的斜视

第一次就诊时诊断先天性下直肌麻痹（右）、上直肌麻痹（左）。远视性屈光参差,屈光参差性弱视。

患儿男,6 岁

3 月龄发现歪头,后注意到右眼下转异常。

【检查】

视力:右 1.0,左 0.1+5.50DS=0.2

第一眼位:左眼注视右眼外上斜视（图组 6-2-1-1-7A 之图 1）。右眼不能下转到正前方注视,强令右眼注视时左眼外下斜视（图组 6-2-1-1-7A 之图 1-1）。右下方注视眼位右眼运动明显落后（图组图组 6-2-1-1-7A 之图 9）,提示右眼下直肌功能不足,右上转眼位右眼注视时左眼低于右眼(图组6-2-1-1-7A之图3),左眼注视时右眼高于左眼(图组6-2-1-1-7A之图3-1),提示可能与右眼下直肌功能不足有关。左上转眼位右眼注视时左眼上转功能不足(图组6-2-1-1-7A之图5),强令左眼注视时左眼上转功能有限改善,但是右眼运动亢进(图组6-2-1-1-7A之图5-1),提示左眼上直肌功能不足。双眼由左上方诊断眼位下转时其垂直斜视逐渐减轻,左下方注视时双眼运动大致正常(图组6-2-1-1-7A之图5~图7)。代偿头位:头向左肩倾(图组6-2-1-1-7A之图10)。Bielschowsky头位倾斜试验右眼阳性(图组6-2-1-1-7A之图11、图12)。

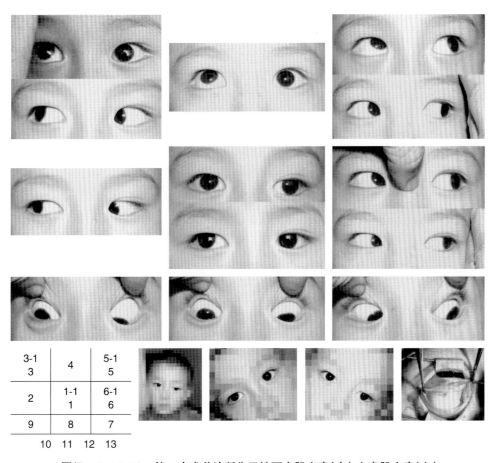

图组6-2-1-1-7A 第一次术前诊断先天性下直肌麻痹(右),上直肌麻痹(左)

【第一次术前分析】

术前眼球运动支持下直肌麻痹(右)、甚或上直肌麻痹(左)。

手术设计为:先行右眼下直肌牵拉并探查下直肌,若右眼下直肌无发育异常时,先行右眼上直肌后徙5mm、下斜肌切断并切除5mm,左眼外直肌后徙7mm,保留右眼内、外直肌,如有残余斜视再次移位手术。

【第一次手术】

术中发现右眼下直肌附着点处无下直肌,故诊断下直肌缺如(图组6-2-1-1-7A之图13)。为了给右眼二次手术保留内外直肌移位的机会,所以手术设计改为:右眼上直肌后徙

6.5mm,左眼外直肌后徙 7mm,余再次手术。

【3个月后第二次手术术前检查】

第一眼位水平及垂直斜视较明显改善(图组 6-2-1-1-7B 之图 1、图 1-1),左、右上方注视眼位垂直斜视明显改善(图组 6-2-1-1-7B 之图 5、图 3),但右眼下直肌功能不足同第一次手术前(图组 6-2-1-1-7B 之图 9),且出现反向代偿头位(图组 6-2-1-1-7B 之图 10)。结合第一次手术前及本次手术前检查,认为下直肌存在一定功能,并非完全无力,所以不像下直肌缺如,二次手术时计划再次探查右眼下直肌,根据探查结果确定手术方案。

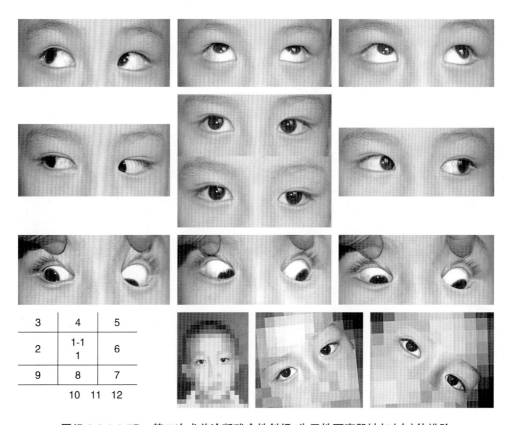

3	4	5
2	1-1 1	6
9	8	7
	10 11 12	

图组 6-2-1-1-7B 第二次术前诊断残余性斜视、先天性下直肌缺如(右)待排除

【第二次手术】

手术探查发现右眼下直肌止点向后外侧移位,附着于角膜缘后 12mm 处,附着点处组织菲薄,止点约 10mm 之后的肌肉发育正常(图组 6-2-1-1-7C 之图 10)。

修正诊断"右眼下直肌发育异常",将下直肌缩短 6mm 并缝合在角膜缘 6 点钟后 6mm 处。

术后次日检查:第一眼位正位(图组 6-2-1-1-7C 之图 1),右下方诊断眼位垂直斜视改善(图组 6-2-1-1-7C 之图 9),其余诊断眼位双眼运动大致正常(图组 6-2-1-1-7C 之图 2~图 7)。

【术后 7 年检查】

第一眼位左眼注视时右眼外上斜视 $-47^\triangle R/L35^\triangle$(图组 6-2-1-1-7D 之图 1),右眼注视时左眼外下斜视 $-47^\triangle R/L35^\triangle$(图组 6-2-1-1-7D 之图 1-1),右下方诊断眼位右眼运动落后(图

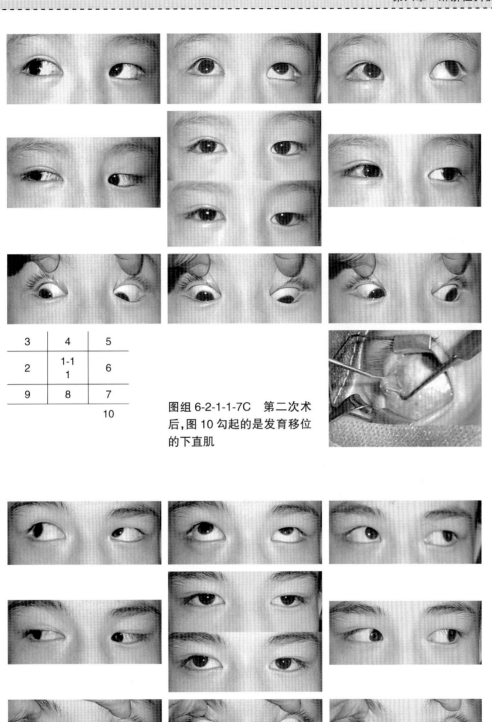

3	4	5
2	1-1 1	6
9	8	7
	10	

图组 6-2-1-1-7C　第二次术后，图 10 勾起的是发育移位的下直肌

3	4	5
2	1-1 1	6
9	8	7
	10　11	

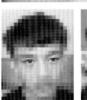

图组 6-2-1-1-7D　第二次术后 7 年

组 6-2-1-1-7D 之图 9),牵拉试验右眼主动下转功能有一定力量。代偿头位:头向右肩倾(图组 6-2-1-1-7D 之图 10),加垂直三棱镜后头正位(图组 6-2-1-1-7D 之图 11)。

【第三次手术】

术中探查发现 7 年前已被缩短的右眼下直肌附着在角膜缘 6 点钟子午线后 6mm 处,粗细大致正常(图组 6-2-1-1-7E 之图 1),将其再次缩短 5mm 并前移 2mm,并将左眼内直肌缩短 6mm。

术后次日检查:第一眼位双眼正位(图组 6-2-1-1-7E 之图 2),右下转眼位右眼运动功能明显改善(图组 6-2-1-1-7E 之图 3),代偿头位消失(图组 6-2-1-1-7E 之图 4)。

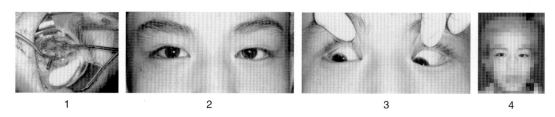

图组 6-2-1-1-7E　第三次术后

补充病例 6-2-1-1-8　第一次术前诊断 CCDDs,拟定进行牵拉试验,根据牵拉试验结果设计手术方案

患者男,23 岁

半岁前被发现眼球转动不灵活,歪头视物,2、3 岁发现智力迟钝,语言不清楚,咀嚼、吞咽和走路不灵活。

【检查】

视力:右 0.4(不能矫正),左 0.3(不能矫正)

第一眼位双眼均不能向正前方注视,强令右眼注视时右眼勉强下转到水平线附近,左眼内下斜视(图组 6-2-1-1-8A 之图 1);强令左眼注视时左眼不能注视,停留在内转位,而右眼明显上斜视(图组 6-2-1-1-8A 之图 1-1)。右眼外转功能不足(图组 6-2-1-1-8A 之图 2、图 3、图 9)、上转功能亢进(图组 6-2-1-1-8A 之图 3-1、图 4)。在左上转眼位微能上转(图组 6-2-1-1-8A 之图 5-1)。右眼下转不过水平中线(图组 6-2-1-1-8A 之图 9)。代偿头位:头向右肩倾(图组 6-2-1-1-8A 之图 10)。双耳廓畸形(图组 6-2-1-1-8A 之图 11、图 12)。

【第一次手术】

术中牵拉试验发现双眼内直肌、右眼上直肌、左眼下直肌均有明显阻抗,但是右眼下直肌主动收缩及被动牵拉均无力。所以手术将双眼内直肌后徙各 6.5mm,右眼上直肌后徙 6.5mm,左眼下直肌后徙 5mm,余再次手术。

术后 3 个月检查:第一眼位及左转各眼位垂直斜视及内斜视明显改善(图组 6-2-1-1-8B 之图 1、图 1-1、图 5~7),右转眼位右眼明显高于左眼,右下方最著(图组 6-2-1-1-8B 之图 3、图 3-1、图 2、图 9)。代偿头位:头向右倾(图组 6-2-1-1-8B 之图 10)。

因为右眼下转功能障碍更加明显,及上次手术前牵拉试验下直肌无力,所以怀疑右眼下直肌缺如。

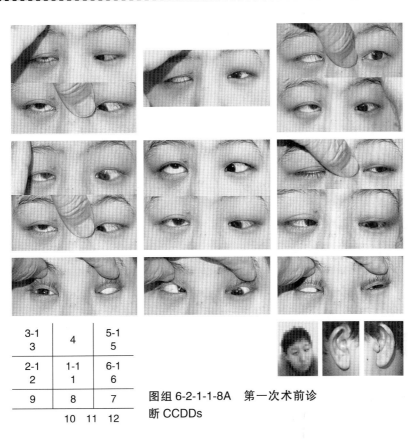

3-1 3	4	5-1 5
2-1 2	1-1 1	6-1 6
9	8	7
	10 11 12	

图组 6-2-1-1-8A 第一次术前诊断 CCDDs

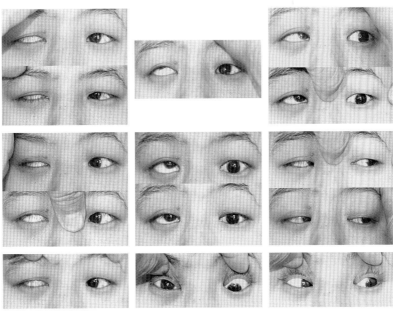

3-1 3	4	5-1 5
2-1 2	1-1 1	6-1 6
9	8	7
	10	

图组 6-2-1-1-8B 第一次术后诊断 CCDDs,残余性斜视

【第二次手术】

拟先探查右眼下直肌,根据探查结果确定手术方案。

手术探查时发现右眼下直肌缺如,仅仅在下直肌附着点处巩膜表面微微发红(图组6-2-1-1-8C之图1)。手术将下斜肌切断并切除8mm并前转位,经过多次调整,将其内侧端缝合在角膜缘7点钟子午线后5mm处。

术后次日检查:第一眼位,角膜映光大致正位(图组6-2-1-1-8C之图2),右下方诊断眼位(图组6-2-1-1-8C之图3)及其他诊断眼位双眼运动明显改善,代偿头位明显改善(图组6-2-1-1-8C之图4)。

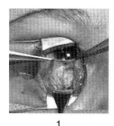 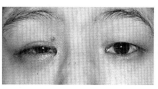 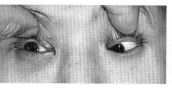 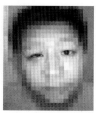

1　　　　　　　　　2　　　　　　　　　3　　　　　　　　　4

图组6-2-1-1-8C　第二次术后

4. 先天性下斜肌麻痹(congenital inferior oblique paralysis)

(1) 主要特征

1) 动眼神经的下斜肌麻痹最少见。

2) 若用健眼注视麻痹眼下斜视,若用麻痹眼注视健眼上斜视。

3) 最大斜视角出现在麻痹眼向内上方注视眼位,若其拮抗肌(同侧上斜肌)功能亢进可引起内旋斜视。

4) 代偿头位具有较高诊断价值,这一点与上斜肌麻痹相同。通常是头倾向麻痹眼侧、面转向健侧,但也有相反者。

5) Bielschowsky头位倾斜试验阳性,表现为头歪向健侧时患眼更低。

6) 被动牵拉试验阴性,借此与Brown综合征鉴别。

(2) 治疗要点

治疗垂直斜视常用的直肌后徙联合缩短手术不适用于下斜肌麻痹,虽然从技术上可以实现下斜肌的缩短和前徙,但效果也并非令人满意。临床常常采用健眼上直肌(配偶肌)后徙或联合下直肌缩短术。如果拮抗肌上斜肌功能增强,可进行上斜肌减弱术,但对于存在双眼视觉的患者,单眼的上斜肌手术需要认真评估后再确定是否手术。

(3) 典型病例

例6-2-1-1-9　先天性下斜肌麻痹(右),内斜视

患儿男,7岁

10个月龄被注意到歪头,4岁被注意到内斜视。

【检查】

双眼视力正常。

第一眼位右眼注视左眼 +23$^\triangle$L/R25$^\triangle$（图组 6-2-1-1-9A 之图 1）；左眼注视右眼 +20$^\triangle$L/R15$^\triangle$（图组 6-2-1-1-9A 之图 1-1）。右、右上和正上方眼位右眼注视左眼轻度高于右眼（图组 6-2-1-1-9A 之图 2~ 图 4）。左上方眼位左眼注视时右眼运动明显落后（图组 6-2-1-1-9A 之图 5，第一斜视角）；右眼注视时左眼运动明显亢进（图组 6-2-1-1-9A 之图 5-1，第二斜视角），提示右眼下斜肌功能不足。左、左下、正下及右下转眼位双眼运动大致正常（图组 6-2-1-1-9A 之图 6~ 图 9）。代偿头位：头向右肩倾（图组 6-2-1-1-9A 之图 10）。存在轻度 A 征（图组 6-2-1-1-9A 之图 4、图 1、图 8）。Bielschowsky 征未注意到有意义体征（图组 6-2-1-1-9A 之图 11、图 12）。

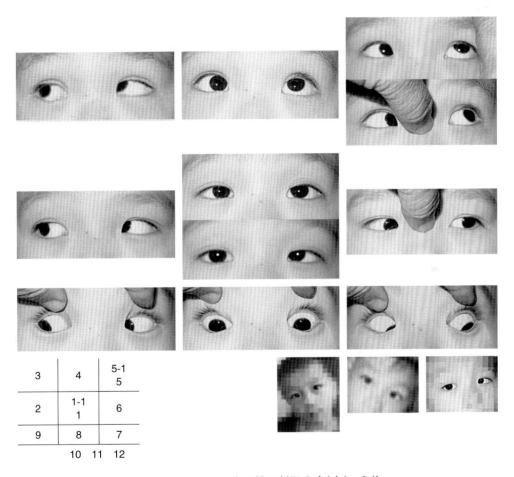

图组 6-2-1-1-9A　先天性下斜肌麻痹（右）　术前

【手术】

术中被动牵拉试验：双眼向内上方牵拉均无阻力（图组 6-2-1-1-9B 之图 10、图 11）。行左眼上直肌后徙 4mm，右眼内直肌后徙 4mm。

术后 3 个月检查：第一眼位双眼正位（图组 6-2-1-1-9B 之图 1），各诊断眼位双眼运动大致正常（图组 6-2-1-1-9B 之图 2~ 图 9），Bielschowsky 征阴性（图 12、图 13），代偿头位消失（图

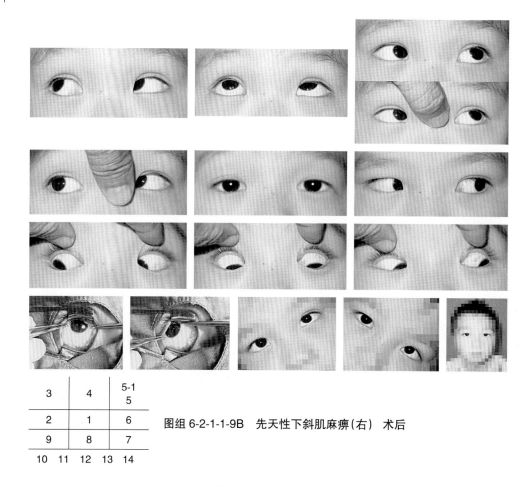

3	4	5-1 5
2	1	6
9	8	7

10　11　12　13　14

图组 6-2-1-1-9B　先天性下斜肌麻痹(右)　术后

组 6-2-1-1-9B 之图 14)。

【讨论】

(1) 诊断先天性下斜肌麻痹一定要排除 Brown 上斜肌腱鞘综合征,两者临床体征相似,鉴别点在于牵拉试验。前者牵拉试验无阻力,而后者有阻力(见第七章第二节上斜肌腱鞘综合征)。另外,下斜肌麻痹引起的上斜肌功能亢进多存在 A 征,而 Brown 综合征多为 V 征,且 Brown 综合征受累眼眼位更低。

(2) 关于先天性下斜肌麻痹的代偿头位,多数头歪向患侧(低位眼),如本例,但也有相反者(补充病例 6-2-1-1-10)。

补充病例 6-2-1-1-10　先天性下斜肌麻痹(左)

患儿男,6 岁

自幼歪头视物。

【检查】

第一眼位右眼注视时左眼轻度外斜视(图组 6-2-1-1-10 之图 1),强令左眼注视时右眼明显外上斜视(图组 6-2-1-1-10 之图 1-1)。右转眼位右眼注视时左眼下斜视(图组 6-2-1-1-10 之图 2),强令左眼注视时右眼明显外上斜视(图组 6-2-1-1-10 之图 2-1)。右上方注视眼位右上斜视最著,左眼几乎不能上转(图组 6-2-1-1-10 之图 3),左眼向右上方被动牵拉无阻力,主动牵拉无力,提示左眼下斜肌功能明显不足。向右下方注视时左眼上斜肌功能轻度亢进(图组 6-2-1-1-10 之图 9)。向左上、左及左下方注视时双眼运动大致正常(图组 6-2-1-1-10 之图 5~图 7)。代偿头位:头向右肩倾(图组 6-2-1-1-10 之图 10)。Bielschowsky 头位倾斜试验阴性(图组 6-2-1-1-10 之图 11、图 12)。

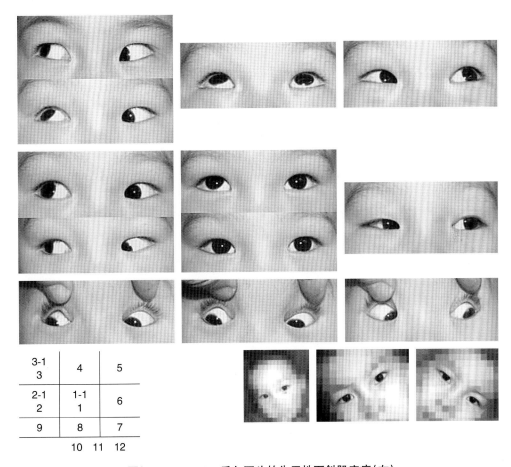

3-1 3	4	5
2-1 2	1-1 1	6
9	8	7

10　11　12

图组 6-2-1-1-10　反向歪头的先天性下斜肌麻痹(左)

(3) 例 6-2-1-1-9 和补充病例 6-2-1-1-10 这 2 个补充病例均存在患侧眼位低,表现为从内下方向内上方运动时垂直斜视角逐渐增大,内上方最大;向健侧运动则减小甚至消失,其垂直斜视在各诊断眼位运动表现非共同性。麻痹时间较久者会逐渐向共同性发展,即向共同性扩散,这就给诊断带来困难。但 Anderson 研究发现,在 600 位垂直异常患者中,没有一例真正共同性者。所以,对于麻痹性斜视患者一定要认真检查不同注视方向肌肉的亢进及不足,达到正确诊断。

(4) 下斜肌麻痹的 Bielschowsky 头位倾斜试验理论上应当表现为头歪向健侧时患眼更低,但是上述几例不典型。

(5) 垂直斜视手术常常采用健眼上直肌(配偶肌)后徙或联合下直肌缩短术。而下斜肌麻痹,如果拮抗肌上斜肌功能增强,特别是垂直斜视度较轻,存在旋转斜视,且无良好双眼视觉的患者可选择上斜肌减弱术(补充病例 6-2-1-1-11)。

补充病例 6-2-1-1-11　先天性下斜肌麻痹(右)

【检查】

第一眼位左眼注视时右眼轻度内下斜视(图组 6-2-1-1-11A 之图 1),强令右眼注视时左眼外上斜视(图组 6-2-1-1-11A 之图 1-1)。左上方注视眼位右眼运动功能不足最著(图组 6-2-1-1-11A 之图 5),提示右眼下斜肌功能不足。向其他注视时方位注视双眼运动大致正常(图组 6-2-1-1-11A 之图 2~4、图 6~9)。无代偿头位,Bielschowsky 头位倾斜试验结果典型(图组 6-2-1-1-11A 之图 10、图 11)。眼底检查右眼存在内旋。

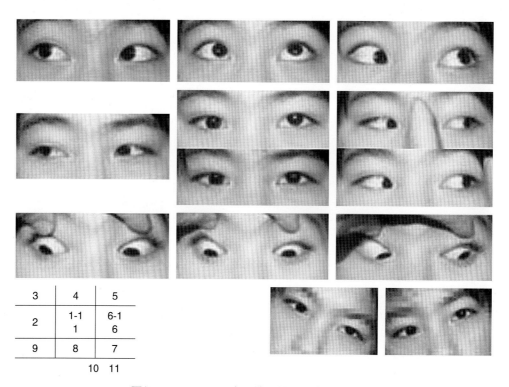

3	4	5
2	1-1 1	6-1 6
9	8	7

10　11

图组 6-2-1-1-11A　先天性下斜肌麻痹(右)

【手术】

患者垂直斜视较轻,存在内旋转性斜视时最好局麻手术,以便术中调整,图组 6-2-1-1-11B 之图 11 为术前右眼牵拉试验无阻力,图组 6-2-1-1-11B 之图 10 示右眼上斜肌解剖位置。手术行右眼上斜肌后徙 10mm、内直肌后徙 5mm。

术后次日检查:眼位正、眼球运动异常明显改善(图组 6-2-1-1-11B 之图 1~9)。

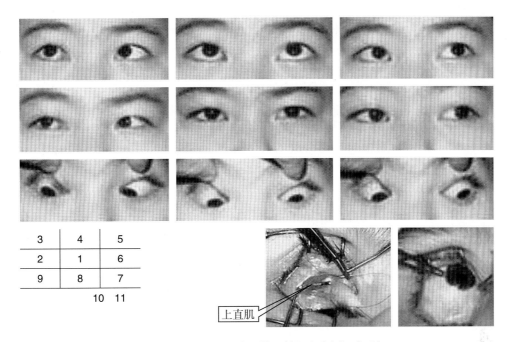

3	4	5
2	1	6
9	8	7

10　11

上直肌

图组 6-2-1-1-11B　先天性下斜肌麻痹（右，术后）
注：图 10 斜视钩钩起的是上直肌，缝线的是上斜肌

5. 先天性动眼神经全麻痹（congenital complete cranial nerve Ⅲ paralysis）

（1）主要特征

1）由于麻痹眼受到功能正常的外直肌和上斜肌作用，所以表现为外斜视、轻度下斜视和内旋斜视。

2）眼球除外转和内下转位运动功能大致正常外，其他诊断眼位均受限。但是明显内转障碍的患者，眼球不能内转到上下斜肌的功能眼位，所以会影响下斜肌麻痹检查结果。

3）由于 4 条肌肉麻痹，肌张力松弛故可轻度眼突。

4）若同时发生提上睑肌麻痹将引起上睑下垂。

5）眼内肌也可受累，瞳孔散大、光反应消失以及集合麻痹。

6）此病可能与产伤有关，也可能伴有严重的颅脑神经损害，因而，应进行神经方面检查。

7）存在代偿头位，但是诊断价值不大。

（2）治疗要点

动眼神经全麻痹将涉及 4 条肌肉，手术治疗是一个巨大的挑战，能解决的内容也有限。手术最好结果仅限于争取正前方及正下方眼球正位，试图在常用视野内恢复双眼单视功能，不可能在全视野内恢复双眼运动功能。一般要经过多次手术及面临眼球缺血的风险。

1）手术之前要认真向患者说明手术效果及手术后可能出现的问题，包括术后眼球依然不会转动，可能在某些注视眼位依然存在斜视，甚至复视，尤其是当斜视减轻后两物象距离更近时复视更难以接受等。最大量的直肌退 - 缩手术也只能暂时改善眼位，以后有可能明显回退。过大的手术量可能引起眼前节缺血，全身情况差、年龄大的患者，不积极建议手术等。

2）手术前一定要进行牵拉试验,根据牵拉试验结果调整手术设计方案。一般情况采用外直肌的超常量后徙(至少12mm)联合内直肌超常量缩短(至少7mm)。如下方视野有斜视,加强下直肌或减弱对侧眼的下直肌,尽力消除或减轻下方视野的复视。由于动眼神经麻痹经常合并眼外肌发育异常,所以在未探明是否存在直肌发育异常、甚或缺如前,避免手术损伤两条以上相邻眼外肌,或者先探查被怀疑发育异常的直肌,再确定手术方案,一定为将来行直肌移位留下后路,防止眼前节缺血。

3）如果合并上睑下垂时应当先进行斜视手术后再进行上睑下垂手术,如果仍存在严重的下斜视,Bell征阴性则禁忌上睑下垂手术,以免引起暴露性角膜炎。

（3）典型病例

例 6-2-1-1-12　先天性动眼神经全麻痹(核下性),形觉剥夺性弱视(右)

患儿女,6岁

自幼右眼"几乎不能"转动,上睑下垂,一年前查体时发现右眼视力不良。

视力:右眼0.1(不能矫正),左眼1.2。

右眼在各诊断眼位上睑下垂(图组6-2-1-1-12A之图1~9)。第一眼位左眼注视时右眼外下斜视,人为助开睑后 −35°L/R25°（图组6-2-1-1-12A之图1-1,第一斜视角),强令右眼注视时左眼明显外上斜视达到 −45°L/R40°以上(图组6-2-1-1-12A之图1-2,第二斜视角)。在各

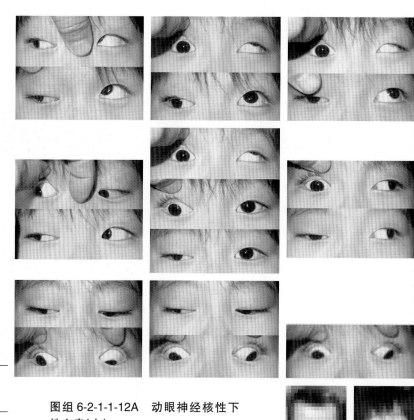

3-1 3	4-1 4	5-1 5
2-1 2	1-2 1-1 1	6-1 6
9-1 9	8-1 8	漏照 7

10　11

图组 6-2-1-1-12A　动眼神经核性下性麻痹(右)
(下直肌、内直肌、上直肌、下斜肌、提上睑肌) 术前

眼位左眼注视时右眼均外下斜视(图组 6-2-1-1-12A 之图 1~9),越向上方注视时越显著(图组 6-2-1-1-12A 之图 2~6),强令右眼向上方注视时上转不过水平线(图组 6-2-1-1-12A 之图 3~5、图 3-1),在右上方注视眼位左眼注视时右眼下斜视(图组 6-2-1-1-12A 之图 3),提示右眼上直肌麻痹;在左上转眼位左眼注视时右眼外下斜视(图组 6-2-1-1-12A 之图 5),右眼注视时左眼明显外上斜视(图组 6-2-1-1-12A 之图 5-1),提示右眼下斜肌及内直肌麻痹;在左转眼位右眼内转不过中线(图组 6-2-1-1-12A 之图 6、图 6-1),提示右眼内直肌麻痹;在左下转眼位右眼内转功能不足呈外斜视(图组 6-2-1-1-12A 之图 7),正下方外斜视加重(图组 6-2-1-1-12A 之图 8),在右下方注视眼位右眼明显上斜视,提示右眼下直肌麻痹(图组 6-2-1-1-12A 之图 9)。代偿头位:头微向右肩倾(图组 6-2-1-1-12A 之图 10)。2 岁照片右眼上睑下垂,外下斜视(图组 6-2-1-1-12A 之图 11)。

【手术】

各麻痹肌牵拉试验均无力亦无挛缩。右眼外直肌后徙 7mm 上移半个肌幅宽度、内直肌缩短 4mm 上移半个肌幅宽度。术后两个月右眼提上睑肌缩短术。

术后 1 个月检查:第一眼位左眼注视右眼外斜 10°(第一斜视角),垂直斜视改善(图组 6-2-1-1-12B 之图 1),双眼上转时的垂直斜视改善(图组 6-2-1-1-12B 之图 3~5),代偿头位消失(图组 6-2-1-1-12B 之图 10)。

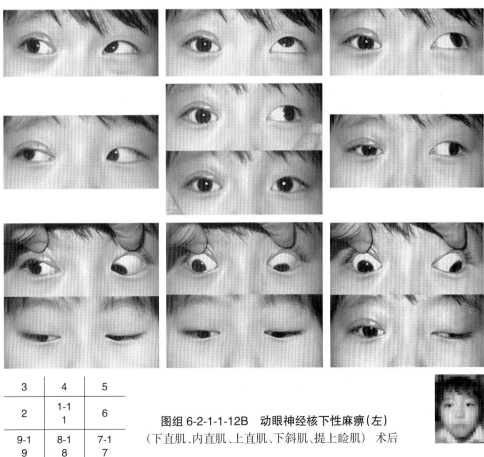

3	4	5
2	1-1 1	6
9-1 9	8-1 8	7-1 7
	10	

图组 6-2-1-1-12B 动眼神经核下性麻痹(左)
(下直肌、内直肌、上直肌、下斜肌、提上睑肌) 术后

【讨论】

1）健眼注视时另眼的斜视角为第一斜视角，患眼注视时另眼的斜视角为第二斜视角，麻痹性斜视第二斜视角大于第一斜视角。本例在第一眼位第二斜视角明显大于第一斜视角，第一、二斜视角不等是麻痹性斜视的重要体征。

2）本例右眼动眼神经支配的所有眼外肌麻痹，所以属于核下性动眼神经麻痹（见麻痹性斜视的总论）。患者无复视，这可能与自幼斜视、上睑下垂造成的形觉剥夺性弱视及斜视性弱视有关。

3）因内直肌麻痹，右眼内转时不能达到下斜肌的功能位置，所以为判断右眼下斜肌是否麻痹增加困难，但是，在左上转眼位存在明显第一、二斜视角差、右眼动眼神经支配的所有眼外肌明显异常，所以右眼下斜肌麻痹的可能性较大。

4）2岁照片即已经无明显头位，存在明显上睑下垂，说明患者发病早，所以诊断先天性麻痹性斜视。

5）上下直肌均麻痹，不宜用上下直肌矫正垂直斜视，所以行水平直肌上移解决。

6）有些动眼神经全麻痹患者，会出现眼内肌麻痹体征。

7）内直肌严重受累，会影响判断下斜肌是否麻痹（补充病例6-2-1-1-13）。

补充病例6-2-1-1-13　先天性动眼神经眼内、外肌全麻痹（核下性）、形觉剥夺性弱视（左）

患者女，5岁

自幼左眼上睑下垂，斜视，眼球不能转动。

【检查】

视力：右眼1.0，左眼0.08（不能矫正）

各眼位左眼上睑下垂，遮盖瞳孔（图组6-2-1-1-13之图1～9）。第一眼位右眼注视左眼外下斜视（图组6-2-1-1-13之图1、图1-1），右转各眼位左眼丝毫不能内转（图组6-2-1-1-13之图2、图3、图9），几乎与第一眼位及左转眼位相似（图组6-2-1-1-13之图1、图5～7），提示左眼内直肌全麻痹。左上转眼位左眼不能上转（图组6-2-1-1-13之图5），提示左眼上直肌麻痹；左下转眼位左眼不能下转（图组6-2-1-1-13之图7），提示左眼下直肌麻痹。由于左眼内转运动功能障碍，不能内转到下斜肌诊断眼位，所以难以判断下斜肌运动功能。无代偿头位（图组6-2-1-1-13之图10）。右眼瞳孔正常（图组6-2-1-1-13之图11），左眼瞳孔中等散大，对光反射不良（图组6-2-1-1-13之图12）。左眼外直肌牵拉试验有轻度阻力。

【补充病例6-2-1-1-13讨论】

● 本例左眼不能内转到下斜肌的诊断眼位，所以不能判断下斜肌是否麻痹，由于各动眼神经支配的眼外肌麻痹体征非常明确，甚至眼内肌也麻痹，所以下斜肌麻痹的可能性极大。

● 本例属于核下性动眼神经麻痹（见麻痹性斜视的总论）。患者无复视，这可能与自幼斜视、上睑下垂造成的形觉剥夺性弱视及斜视性弱视有关。

● 本例是先天性发病，牵拉试验外直肌轻度挛缩，有上睑下垂等体征，所以应当与先天性颅神经发育异常性疾病（CCDDs）及外直肌纤维化鉴别诊断：①CCDDs是颅神经先天性发育异常，病变在颅内神经核，无异常神经支配体征；而本例是核下性麻痹性斜视，无家族史，无全身其他，所以可以排除CCDDs；②因为外直肌纤维化发病率低，牵拉阻力可能与续发挛缩等因素有关。

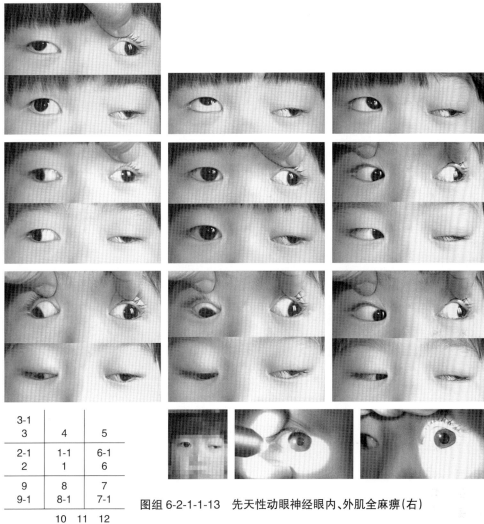

3-1		
3	4	5
2-1	1-1	6-1
2	1	6
9	8	7
9-1	8-1	7-1
	10　11　12	

图组 6-2-1-1-13　先天性动眼神经眼内、外肌全麻痹(右)

(二) 先天性展神经麻痹(congenital cranial nerve Ⅵ paralysis)

1. 主要特征

(1) 比较常见,可能与该神经在颅内路径长、易患神经肌肉发育不良或与产伤有关;

(2) 患眼第一眼位内斜视;

(3) 若外直肌全麻痹,患眼外转不能越过中线,若不全麻痹尚可不同程度外转;

(4) 单侧外直肌麻痹典型的代偿头位是面转向麻痹眼侧,视线朝向麻痹肌作用相反方向注视;

(5) 应与先天性内斜视、Duane 眼球后退综合征等鉴别。

2. 治疗要点

(1) 尽早手术,为防止弱视和双眼视觉发育创造条件。

(2) 轻度外直肌不全麻痹、内斜视度数较小者,单纯加强外直肌即可使眼正位;内斜视角较大者,可能需要外直肌加强联合内直肌减弱术。

(3) 对于外直肌全麻痹患者,可先行外直肌加强联合内直肌减弱手术,二次手术时再行上、下直肌移位;或在内直肌减弱的同时行上、下直肌的移位。

(4) 如伴有弱视,术后进行弱视训练。

3. 典型病例

| 例6-2-1-2 | 先天性外直肌麻痹(左),弱视(左),远视性屈光参差

患儿女,5 岁

自幼左眼内斜且不能外转,近日查体发现左眼视力差。

【检查】

视力:右1.0,左0.08+2.75 DS=0.08

第一眼位右眼注视左眼内斜 +35°(图组6-2-1-2之图1),左眼不能注视(图组6-2-1-2之图1-1)。在左侧各注视眼位左眼外转功能受限(图组6-2-1-2之图5~7);向右侧注视时双眼运动较协调,内斜角度减小(图组6-2-1-2之图2、图3、图9)。无代偿头位,左眼向颞侧牵拉试验无阻力。

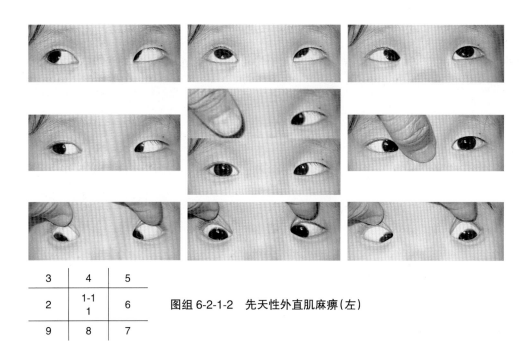

3	4	5
2	1-1 1	6
9	8	7

图组6-2-1-2　先天性外直肌麻痹(左)

【讨论】

(1) 自幼左眼内斜视、不能外转,因而诊断展神经麻痹或外直肌麻痹。

(2) 展神经麻痹患眼不能外转时应当与先天性内斜视、内直肌纤维化及固定性内斜视相鉴别。展神经麻痹内直肌牵拉无阻力,但是有些展神经麻痹患者内直肌挛缩,会造成内直肌牵拉有阻力。

(3) 展神经麻痹可能存在面向麻痹肌作用方向的代偿头位,但若幼小时期发病或存在弱视,双眼单视功能发育异常患者可能既无代偿头位也无复视。

(4) 展神经麻痹鉴别诊断的讨论

该类患者外转不能,若外转时睑裂开大,内转时睑裂缩小,则需与 Duane 眼球后退综合

征鉴别,还须与先天性内斜视的交叉注视(crossed fixation)引起的假性外展麻痹、眼球震颤阻滞综合征鉴别。

1)与 Duane 眼球后退综合征鉴别:该病内转时睑裂缩小,外转时睑裂扩大,睑裂变化较明显。部分 Duane 综合征患者内转时眼球急剧的上、下射,外直肌牵拉试验阳性,肌电图检查有异常放电。Duane 综合征患者较少形成弱视。

2)与先天性内斜视的假性外展麻痹鉴别:该病双眼交叉注视,外转功能正常,娃娃头试验阳性,常伴 DVD、下斜肌功能亢进等。

3)与眼球震颤阻滞综合征鉴别:存在眼球震颤,眼球震颤较内斜视出现早,即先出现眼震,发育到需要明视年龄后才出现内斜视,集合即双眼内转时眼震减轻、视力提高。

4)与分开麻痹(divergence paresis)鉴别:展神经麻痹也可发生在双侧,但是双侧麻痹经常不对称(请见图组 6-2-1-2A),双侧外转受限、内斜视;而分开麻痹眼球运动正常或娃娃头试验阳性,视远时轻度内斜视(请见第六章第一节)。

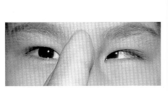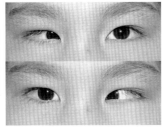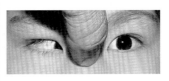
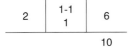

图组 6-2-1-2A　先天性外直肌麻痹(双)

(刘桂香　满辉　王超庆)

(三) 先天性滑车神经麻痹(congenital cranial nerve Ⅳ paralysis)

滑车神经支配上斜肌,故也可称先天性上斜肌麻痹(congenital superior oblique palsies)。发病率高,约占垂直斜视的 50%,是眼性斜颈的代表性疾病。单、双眼均可发生。临床主要表现:眼性斜颈、上斜肌功能不足及同侧下斜肌功能亢进。经过共同性扩散,临床体征变化多端,分型及各型处理原则复杂,有时下斜肌功能亢进最显眼,而且经常是唯一的体征,所以,有些学者直接用下斜肌功能亢进来诊断。

1. 主要特征

(1) 单侧上斜肌麻痹(unilateral superior oblique palsies)

1)代偿头位:常常是该病的最显著体征和就诊原因,表现为头歪向健侧、下颌内收、面向患侧转。

代偿头位出现在头能直立(约 3~4 月龄)之后,借助头位可保存一定双眼视觉。如幼少年时期不治疗将会诱发颜面、头颅不对称及脊柱侧屈等畸形。随着病程进展还会发生"先天性代偿不全性上斜肌麻痹",主要特点:①双眼视觉受到破坏,歪头对双眼视觉的代偿能力逐渐减弱,当歪头角度不够恰当时即感觉复视及眼疲劳等;②疲劳时维持双眼视觉更困难;

③常合并较明显的水平隐性斜视甚至显性外斜视。歪头体征的减轻说明双眼视觉开始崩溃，双眼视觉破坏（图6-2-1-3A）。因此，头位减轻是病情加重的表现，患者家长认为"孩子随着长大病越来越好"是一种错觉。

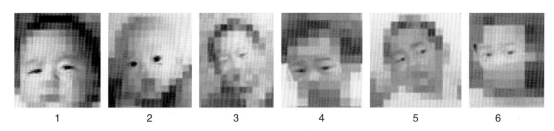

图 6-2-1-3A　先天性上斜肌麻痹（左）代偿头位随年龄的变化
图1:(百日照)刚开始出现头位;图2岁、3岁、4岁、5岁(1至8岁):随着年龄增长,对双眼视觉依赖加重,代偿头位逐渐明显;图6:10岁左右,代偿头位减轻

外科性斜颈的鉴别：外科性斜颈颈部扪诊有条索、人为将头扶正或扶向对侧时有阻抗、肩部随之移动、睡觉时依然存在固定头位、但是无垂直斜视。

2）垂直斜视：第一眼位患眼上斜视，内下转功能不足，当患眼向内下方运动时垂直斜视角逐渐增大。当其直接拮抗肌（下斜肌）功能出现亢进后患眼向内上方运动时垂直斜视角也增大。此时患者在内上和内下转眼位垂直斜视均明显。

3）V型斜视：由于上斜肌功能不足、下斜肌功能亢进，向下方注视时外转作用减弱、向上注视时外转作用增强，所以，双眼由下向上方运动时，外斜视角逐渐增大，呈现V征（详见第五章A V型斜视）。

4）分型：本著作根据患眼在内上、内下转眼位的垂直斜视角大小分为3型：

①内下转眼位明显型：垂直斜视仅在内下转眼位最明显，主要表现是患眼上斜肌功能不足；②内上、内下转眼位明显型：垂直斜视在内上、内下转眼位均明显，且斜视角大小接近，主要表现为患眼同时存在上斜肌功能不足及下斜肌功能亢进；③内上转眼位明显型：垂直斜视仅在内上转眼位最明显，主要表现为患眼下斜肌功能亢进。该分型简单易掌握，对掌握病情及指导手术有重要意义。

5）Bielschowsky头位倾斜试验阳性：将患者头歪向高位眼侧，即代偿头位相反侧时，高位眼位置更高，垂直斜视加重、复视出现或加重；若将头歪向低位眼侧时其垂直斜视及复视均减轻或消失。

6）外旋转斜视：眼底照相、同视机和双Maddax杆可查到。

7）不合作的幼小儿童，主要观察代偿头位、双眼水平侧转时内转眼是否上转、Bielschowsky头位倾斜试验是否阳性等体征，幼小照片也是重要的参考资料。

（2）双侧上斜肌麻痹（bilateral superior oblique palsies）

上斜肌麻痹中双侧者约占30%。双侧麻痹患者各眼分别具有单侧上斜肌麻痹体征，如上斜肌功能不足、下斜肌功能亢进、Bielschowsky头位倾斜试验阳性及代偿头位等。但代偿头位较轻甚至无，而临床表现却较单侧复杂，例如：①由于每只眼上斜肌都麻痹，第一眼位垂直斜视角较单侧小，甚至正位；②最大垂直斜视角不一定局限在外下转眼位，当其拮抗肌（下斜肌）功能亢进后外上方眼位的斜视角常常更大。随着同侧眼上直肌继发性挛缩和向共同性扩散,上斜视可扩展到上、中、下各诊断眼位注视眼位;③理论上,几乎在全注视眼位中均应当存在垂直斜视及复视,但是复视常常被患者忽视,所以有学者将其作为一种与单侧上斜肌麻痹相鉴别的方法;④双眼上斜肌麻痹体征经常不对称,甚至麻痹体征明显一侧完全掩盖另一侧;⑤代偿头位较单侧麻痹轻甚至无。临床体征如下:

1) 双眼上斜肌功能不足、下斜肌功能亢进,但:①每只眼的亢进和不足可能同时存在也可能不同时存在;②双眼各肌肉的亢进和不足可以对称也可以不对称。

2) 双眼水平左或右转时内转眼均高于外转眼,甚至在第一眼位就存在交替上斜,但是双侧的垂直斜视多不对称。

3) 第一眼位的垂直斜视较单侧上斜肌麻痹轻(双眼上斜视相互抵消作用)。

4) 代偿头位较单侧上斜肌麻痹者轻(双眼上斜视相互抵消作用)。

5) 理论上双侧 Bielschowsky 头位倾斜试验应当阳性,特别是歪头后交替遮盖时更清楚,但也经常遇到一侧阳性另侧阴性,甚至双侧均阴性者。

6) 多存在 V 型斜视。

7) 旋转斜视角度较单侧麻痹者大。

为了方便诊断和指导治疗,学者提出了许多临床分型方法,如 William E Scott 双上斜肌麻痹分型法:分为对称性、不对称性和隐蔽性三型。对称性和不对称性的临床表现与单侧上斜肌麻痹类似,可再分为内上转明显型、内下转明显型和内上、内下转明显型 3 个亚型。

双侧上斜肌麻痹各型的临床特征:

1) 双侧对称麻痹(symmetrical palsies):①第一眼位垂直斜视较轻或无垂直斜视;②双眼斜肌异常程度相似;③无明显代偿头位;④多存在 V 型斜视。

2) 双侧不对称麻痹(asymmetrical palsies):① 第一眼位垂直斜视较双侧对称麻痹型明显;②双侧上斜肌功能不足和下斜肌功能亢进程度有所不同;③代偿头位存在与否与双侧上斜肌功能不足和下斜肌功能亢进不对称程度相关;④多存在 V 型斜视。

3) "隐蔽性"双侧麻痹(masked bilateral superior oblique palsy):一侧上斜肌麻痹体征完全被另一侧体征掩盖。此型十分奇特(curious entity),所有检查结果均支持单侧麻痹,例如相关诊断眼位的双眼运动及 Bielschowsky 头位倾斜试验均显示一眼异常,甚至使用双马氏杆也检查不到明显旋转斜视(在第一眼位或下转位小于 10°)。因而容易误诊为单侧麻痹,但是在单侧麻痹手术后显露了另眼的上斜肌麻痹体征。为了避免误诊,术前应仔细检查双眼,特别是体征不典型侧眼的各诊断眼位双眼运动是否一致、交替遮盖有无偏斜,以及向同侧歪头时该眼是否上斜,即 Bielschowsky 头位倾斜试验是否阳性等。假如患者存在比较明显的 V 征,眼底检查或眼底照相表现为双眼外旋斜视(黄斑中心凹的位置低于视乳头中下 1/3 的水平线),以及较大度数的外旋斜视(>12°)时应当高度注意对侧眼隐蔽上斜肌麻痹的可能性。有作者认为当外旋超过 10°~15° 时,应高度怀疑双侧麻痹,但 von Noorden 在观察了 203 个单侧和双侧麻痹病人,两者差异无显著性(单侧 1°~25°,平均 7°;双侧 3°~20°,平均 8°)。应当强调,最初检查后仅发现单侧麻痹,另侧仅仅达到怀疑程度时,即可诊断双侧麻痹、注明另侧为隐蔽性是必要的。医师越是有临床经验,发现对侧上斜肌麻痹就越及时。

2. 治疗要点

(1) 垂直斜视度小于 $10^\triangle$ 者,可配戴三棱镜矫正,大于 $10^\triangle$ 且有明显代偿头位者应当尽早手术治疗,以免引起颜面部、脊柱的发育畸形。

(2) 内上转明显型主要体征是下斜肌功能亢进,应当选择下斜肌减弱术,包括下斜肌切断并部分切除术、下斜肌后徙术。其中,下斜肌切断并部分切除术是最简单快捷的手术方法,一般可矫正 $10\sim15^\triangle$。如第一眼位斜视度大于 $15^\triangle$,减弱单条下斜肌不能完全矫正时,应再增加对侧眼下直肌后徙术,但此手术方式远期易发生过矫,故设计时要适当欠矫。

(3)内下转明显型,被动牵拉试验显示上斜肌松弛者,可选择患眼上斜肌折叠术(8~12mm),或必要时联合对侧眼下直肌后徙术。上斜肌折叠手术很难定量,且可导致医源性Brown 综合征。因此,折叠前、后必须认真做上斜肌肌腱牵拉试验并与对侧眼比较,及时修正折叠量。另外,尽可能的折叠颞侧肌腱,可在很大程度上减少这一并发症。以麻痹眼注视者少见,常表现其配偶肌,即健眼的下直肌功能亢进,建议行健眼的下直肌减弱术,一般不行上斜肌加强术,特别是垂直斜度较大的患者。

(4)内上、内下转明显型,其第一眼位垂直斜视较小时行下斜肌减弱术;若垂直斜视 > $20^\triangle$时,行下斜肌减弱联合同眼上斜肌折叠和(或)对侧眼下直肌后徙术。

(5)当一侧视野的垂直斜视逐渐向其他方向扩散,在更多注视方向出现垂直斜视,甚至合并水平斜视及 V 型斜视时,手术前要详细检查 6 个诊断眼位的斜视度,在前述手术原则基础上根据眼外肌解剖学及其力学原理,逐一个性化设计。当手术不能顾全和解决全视野垂直斜视时要注意:①优先解决上、下斜肌诊断眼位及第一眼位的垂直斜视;②优先解决正前方和下方视野的斜视;③可分次手术。

(6)主要表现为外旋转斜视而第一眼位没有垂直斜视时,可以行上斜肌肌腱转位术,即Harada-Ito 术。

(7)双侧对称性上斜肌麻痹患者,如麻痹程度较轻,且第一眼位和正下方眼位不存在有意义的斜视、又无代偿头位时,可不手术。如麻痹程度明显,可同时进行双眼下斜肌切除或 /和上斜肌折叠手术。

(8)双侧不对称性上斜肌麻痹患者,双眼麻痹程度相差较大,应当根据情况或先治疗较重一侧,或双眼作不对称手术。假如向上注视眼位的垂直斜视度大于向下注视,甚或水平斜视度也增大时,应非对称性地减弱两眼下斜肌,手术量不足时,再行高位眼的上直肌减弱(后徙)术;假如向下注视眼位斜视度大时,应做两侧非对称性的上斜肌加强术(即双侧非对称性上斜肌肌腱折叠术或一眼上斜肌腱折叠联合另眼上斜肌止端转位术),或 / 和低眼位下直肌后徙术。

(9)隐蔽型双上斜肌麻痹患者术后才能发现另眼上斜肌麻痹体征,应当根据术后体征酌情处理,必要时先行单侧手术,若术后另侧出现上斜肌麻痹,可以根据情况决定是否二次手术。

(10)先天性上斜肌缺如与严重的上斜肌麻痹临床表现类似,往往在手术中才被发现,其手术设计与上斜肌麻痹类似。

3. 单侧先天性上斜肌麻痹典型病例

| 例 6-2-1-3-1 | 先天性上斜肌麻痹(内上转、内下转明显型,左)

患儿女,6 岁
半岁左右开始向右歪头,左眼上斜视,长时间在外科推拿治疗无效后转来眼科。
【检查】
双眼视力正常。第一眼位右眼注视时左眼外上斜视 $-32^\triangle$ L/R$36^\triangle$(图组 6-2-1-3-1A 之图 1)。双眼右转、右上转及右下转眼位左眼均明显上斜视(图组 6-2-1-3-1A 之图 2、图 3、图 3-1、图 9),提示左下斜肌功能亢进、上斜肌功能不足。双眼由右转眼位向左转眼位运动时左眼上斜视逐渐减轻,直至消失(图组 6-2-1-3-1A 之图 3~7)。Bielschowsky 头位倾斜试验左眼阳性(图组 6-2-

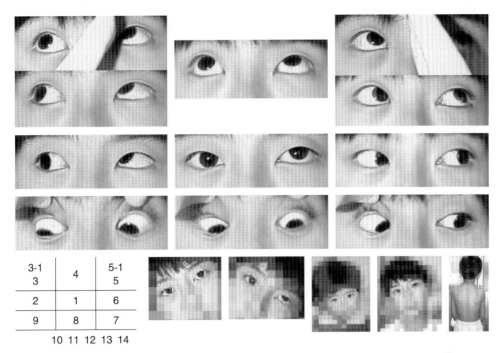

图组 6-2-1-3-1A　先天性上斜肌麻痹（左）　术前

1-3-1A 之图 11）。代偿头位为头向右倾、颅面发育畸形，表现为头颅左侧轻度突出、右侧面部较小"曲面"（图组 6-2-1-3-1A 之图 12、图 13），以及脊柱侧屈等（图组 6-2-1-3-1A 之图 14）。

【手术】

左眼下斜肌切断并切除 5mm，右眼下直肌后徙 5.5mm。

术后一周检查：第一眼位双眼正位（图组 6-2-1-3-1B 之图 1），各诊断眼位双眼运动大致正常（图组 6-2-1-3-1B 之图 2~9）。代偿头位消失（图组 6-2-1-3-1B 之图 10），Bielschowsky 头位倾斜试验左眼轻度阳性（图组 6-2-1-3-1B 之图 11）。

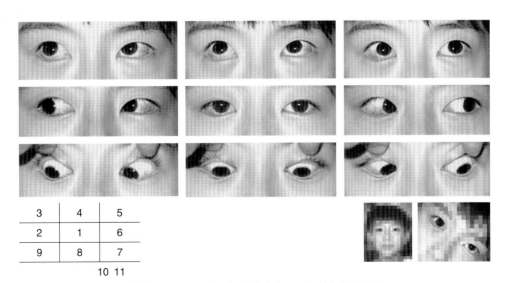

图组 6-2-1-3-1B　先天性上斜肌麻痹（左）　术后

　　术后 14 年检查:第一眼位正位(图组 6-2-1-3-1C 之图 1),各诊断眼位双眼运动正常(图组 6-2-1-3-1C 之图 2~9)。代偿头位消失,颅骨及颌面骨对称(图组 6-2-1-3-1C 之图 10),Bielschowsky 头位倾斜试验双眼均阴性(图组 6-2-1-3-1C 之图 11、图 12)。

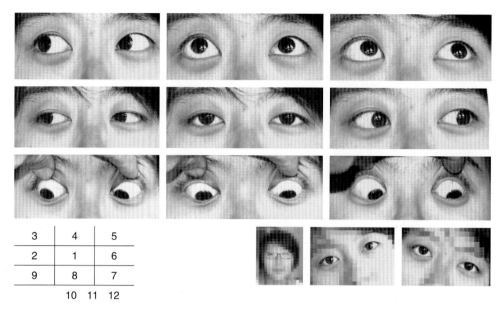

3	4	5
2	1	6
9	8	7
	10 11 12	

图组 6-2-1-3-1C　先天性上斜肌麻痹术后 14 年(左)

　　例 6-2-1-3-2　先天性上斜肌麻痹(内上转明显型,右),间歇性外斜视

　　患儿女,12 岁

　　家长因患儿左眼外斜视就诊,进一步追问病史时家长述生后 6 月开始歪头视物。

【检查】

　　视力:右 0.8+1.25DS+0.75DC×180=1.2,0.3+2.75DS+1.00DC×180=0.4

　　第一眼位可以控制正位,三棱镜加遮盖 −16△R/L13△斜视(图组 6-2-1-3-2A 之图 1、图 1-1)。在左转眼位右眼上斜视(图组 6-2-1-3-2A 之图 6),左上转眼位更著(图组 6-2-1-3-2A 之图 5),提示右眼下斜肌功能亢进。左下方眼位右眼双眼运动大致正常(图组 6-2-1-3-2A 之图 7),无明显右眼上斜肌功能不足。右转眼位双眼运动正常(图组 6-2-1-3-2A 之图 2、图 3、图 9)。6 月龄、2 岁、6 岁、10 岁照片均示头向左肩倾、下颌内收、面向右侧转代偿头位(图组 6-2-1-3-2A 之图 10~13)。Bielschowsky 头位倾斜试验右眼阳性、左眼阴性(图组 6-2-1-3-2A 之图 14、图 15)。

【手术】

　　右眼下斜肌切断并且切除 4mm,左眼外直肌后徙 4mm。

　　术后第一日检查:第一眼位正位(图组 6-2-1-3-2B 之图 1),各诊断眼位双眼运动正常(图组 6-2-1-3-2B 之图 2~9)。代偿头位消失(图组 6-2-1-3-2B 之图 10)。Bielschowsky 头位倾斜试验双眼阴性(图组 6-2-1-3-2B 之图 11、图 12)。

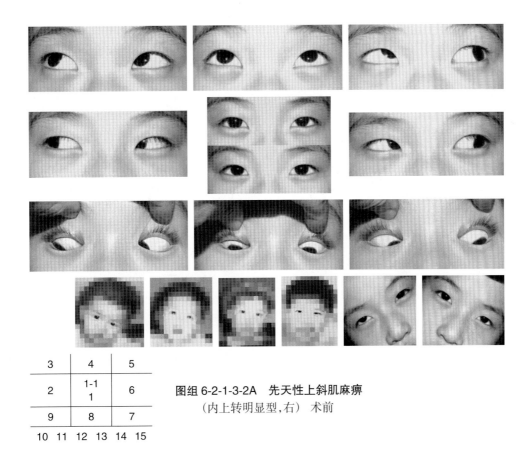

3	4	5
2	1-1 1	6
9	8	7

10　11　12　13　14　15

图组 6-2-1-3-2A　先天性上斜肌麻痹
（内上转明显型，右）　术前

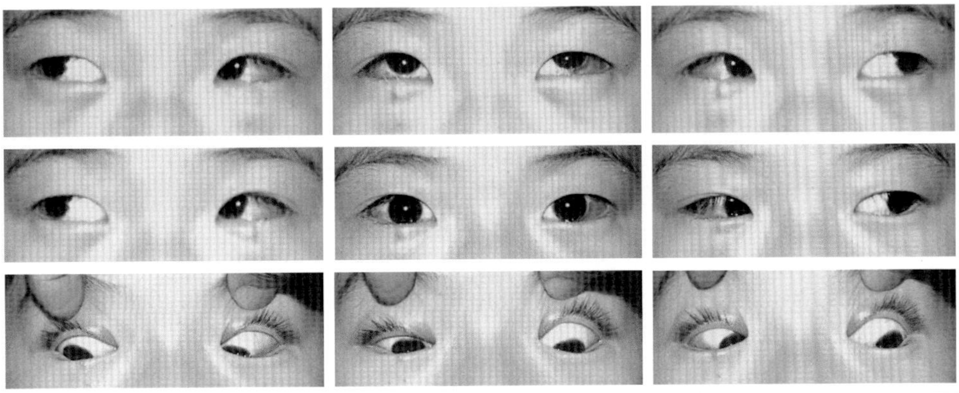

3	4	5
2	1	6
9	8	7

　　　10　11　12

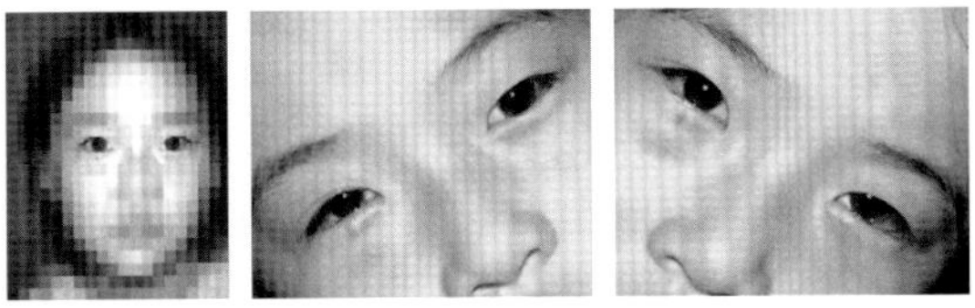

图组 6-2-1-3-2B　先天性上斜肌麻痹（内上转明显型，右）　术后

例 6-2-1-3-3　先天性上斜肌麻痹(内下转明显型,右)

患儿女,7 岁

自幼头向左肩倾。

【检查】

第一眼位大致正位(图组 6-2-1-3-3A 之图 1),三棱镜 + 遮盖 R/L12$^{\triangle}$。在右、右上、正上、左上及左转眼位双眼运动大致正常(图组 6-2-1-3-3A 之图 2~6)。在下方各注视眼位右眼高于左眼,左下方注视眼位更著(图组 6-2-1-3-3A 之图 7~9),提示右眼上斜肌功能不足。代偿头位:头向左肩倾,颌面部轻度畸形(图组 6-2-1-3-3A 之图 10)。Bielschowsky 头位倾斜试验:右眼阳性、左眼阴性(图组 6-2-1-3-3A 之图 11、图 12)。

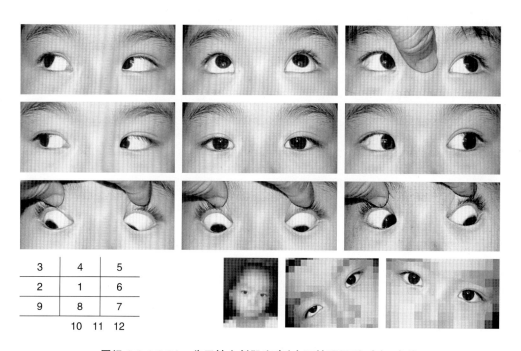

3	4	5
2	1	6
9	8	7

10　11　12

图组 6-2-1-3-3A　先天性上斜肌麻痹(内下转明显型,右)　术前

【手术】

左眼下直肌后徙 4mm。

手术后第一日检查:第一眼位正位,各诊断眼位双眼运动大致正常(图组 6-2-1-3-3B 之图 2~9),代偿头位消失(图组 6-2-1-3-3B 之图 10),Bielschowsky 头位倾斜试验:双眼阴性(图组 6-2-1-3-3B 之图 11、图 12)。

(1) 以上 3 个病例的讨论

1) 如例 6-2-1-3-1 所示右转眼位左眼明显高于右眼,属于内上转、内下转明显型;例 6-2-1-3-2 仅在左上方诊断眼位右眼下斜肌功能亢进,属于内上转明显型;例 6-2-1-3-3 仅在左下方诊断眼位右眼上斜肌功能不足,属于内下转明显型。

2) 分型是为了精确诊断,指导手术。

主要表现为下斜肌功能亢进的内上转明显型首选下斜肌减弱术;主要表现为配偶肌 -

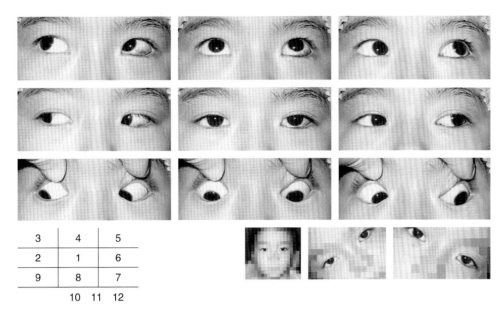

3	4	5
2	1	6
9	8	7

10　11　12

图组 6-2-1-3-3B　先天性上斜肌麻痹（右，内下转明显型）术后

对侧眼下直肌功能亢进的内下转明显型主要减弱对侧下直肌或加强同眼上斜肌。内上、内下转明显型，较为复杂，应根据斜视程度和眼球运动异常程度设计手术。一般情况下第一眼位垂直斜视较小时行下斜肌切断并切除术，若垂直斜视 >20$^\triangle$时，行下斜肌切断并切除联合同眼上斜肌折叠和（或）对侧眼下直肌后徙。

（2）关于下斜肌功能亢进的讨论

先天性上斜肌麻痹理论上应当上斜肌功能不足，即内下转功能不足，属于内下转明显型，但是临床更多见的是直接拮抗肌 - 下斜肌的功能亢进，表现为内上转明显型。因此，一些学者直接用下斜肌功能亢进来诊断。

学者对下斜肌功能亢进提出许多分级方法，并以此指导手术。丸尾敏夫将其分为 3 度，临床使用比较方便。

Ⅰ度：双眼轻度水平侧转时内转眼明显上斜视（图 6-2-1-3B 之图 1 左眼、图 1-1 右眼）；

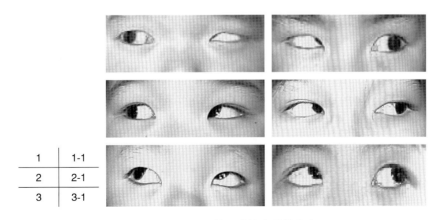

1	1-1
2	2-1
3	3-1

图 6-2-1-3B　下斜肌功能亢进的分度

Ⅱ度：双眼极度水平侧转时内转眼较明显上斜视（图 6-2-1-3B 之图 2 左眼、图 2-1 右眼）；Ⅲ度：双眼向颞上方转时内转眼才出现轻度上斜视（图 6-2-1-3B 之图 3 左眼，图 3-1 右眼）。

该分类法对确定手术具有重要价值，当幼儿不能进行精细检查时几乎是判断手术最重要检查。丸尾敏夫认为第一眼位存在垂直斜视及下斜肌功能亢进Ⅰ度者为手术适应证，Ⅱ、Ⅲ度者不一定必须手术。我们认为Ⅲ度大多不必手术，Ⅱ度患者要详细分析其他体征，根据具体情况判断是否手术。一般情况下，第一眼位的垂直斜视超过 10$^\triangle$，患者存在代偿头位及头正位时视疲劳等表现时应考虑手术。

麻痹性斜视（包括上斜肌麻痹）随着病情发展大多要经过以下几个阶段：①麻痹肌功能减弱；②麻痹肌的直接拮抗肌功能增强，日久其亢进常常掩盖了麻痹肌的功能减弱；③经过数月甚至数年，斜视将向所有注视眼位扩展，逐渐向共同性方向发展，即向共同性扩散（spread of comitance）。上斜肌麻痹更为复杂，患眼在内下方出现的垂直斜视，逐渐向全部内转眼位发展，然后患眼高于健眼的垂直斜视扩大到全部视野，如补充病例 6-2-1-3-4 所示除了右及右上方注视眼位外，其他注视眼位均出现明显的垂直斜视。

补充病例 6-2-1-3-4 先天性上斜肌麻痹（右，内上、内下转明显型）

患儿女，7 岁

自幼歪头、眼斜。

【检查】

双眼视力正常。第一眼位右眼明显内上斜视 +18$^\triangle$R/L39$^\triangle$（图组 6-2-1-3-4A 之图 1）。除了右上转眼位双眼运动大致正常外，其他各眼位右眼均不同程度高于左眼（图组 6-2-1-3-4A 之图 2~9），在左转各眼位及下转各眼位右眼高于左眼都很明显（图组 6-2-1-3-4A 之图 5~9），提示右高左的垂直斜视已经由左转眼位扩展到几乎全部眼位。代偿头位：头向左肩倾、面右转、下颌内收（图组 6-2-1-3-4A 之图 10）。Bielschowsky 头位倾斜试验右眼阳性、左阴性（图组 6-2-1-3-4A 之图 11、图 12）。

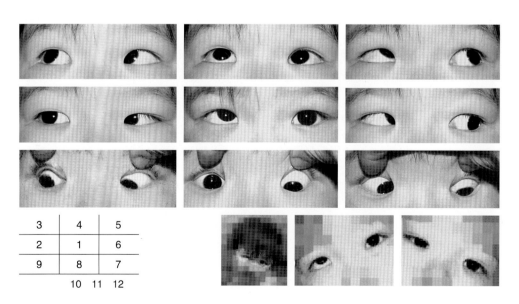

3	4	5
2	1	6
9	8	7

10　11　12

图组 6-2-1-3-4A　先天性上斜肌麻痹（右）术前

【手术】

右眼下斜肌切断并切除 6mm，右眼内直肌后徙 4 mm，左眼下直肌后徙 5mm。

术后第 3 天检查：第一眼位正位（图组 6-2-1-3-4B 之图 1），右眼下斜肌功能亢进及上斜肌功能不足体征基本改善（图组 6-2-1-3-4B 之图 5、图 7），其他各眼位垂直斜视消失（图组 6-2-1-3-4B 之图 1~9）。代偿头位消失（图组 6-2-1-3-4B 之图 10），右眼 Bielschowsky 头位倾斜试验阴性（图组 6-2-1-3-4B 之图 11）。

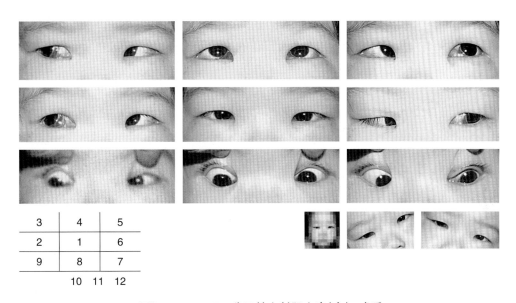

3	4	5
2	1	6
9	8	7

10　11　12

图组 6-2-1-3-4B　先天性上斜肌麻痹（右）　术后

（3）先天性上斜肌麻痹到底表现为上斜肌功能不足还是下斜肌功能亢进，学者观点不同，当发生麻痹性斜视时多数患者会选用健眼作注视眼，少数情况下（例如健眼视力不良等）选用麻痹眼作注视眼。如用麻痹眼做注视眼时，欲要保持双眼正位，上斜肌必须接受多量的神经冲动，根据 Herring's 法则，其配偶肌 - 健眼的下直肌也接受了过量的神经冲动，这就造成下直肌运动功能亢进，即内下转明显型。随着病情发展，直接拮抗肌下斜肌功能也亢进，及上斜肌的间接拮抗肌 - 另眼上直肌出现不全麻痹（inhibitional palsy of the contralateral antagonist），即表现为内上、下转明显型。

由于部分患者只表现下斜肌功能亢进，并无上斜肌功能不足，这与原发性下斜肌功能亢进体征极其相似。其鉴别方法：①原发性下斜肌功能亢进是眼侧转时（特别是侧上转时）出现的非共同性运动（形似先天性麻痹性上斜肌麻痹续发的下斜肌功能亢进），经常双眼同时出现，常伴有 V 征，但是无上斜肌功能不足及 Bielschowsky 征阴性等体征。个别原发性下斜肌功能亢进患者还同时存在上斜肌功能亢进，若下斜肌功能亢进同时合并了上斜肌功能亢进时，这绝对不是先天性上斜肌麻痹续发的下斜肌功能亢进，而是原发性下斜肌功能亢进；②继发性下斜肌功能亢进多因其拮抗肌 - 上斜肌的麻痹或对侧眼配偶肌 - 上直肌的麻痹引发，前者 Bielschowsky 征阳性；③继发性下斜肌功能亢进的另一原因可能是上、下斜肌解剖位置不平行。

但到目前为止，仍未阐明原发性下斜肌功能亢进的本质，甚至对这种原发性下斜肌功能亢进是否确实存在仍有争议。Duane 认为原发性下斜肌功能亢进的机制是眼内转时内转眼的下斜肌机械牵拉力量超过外转眼上直肌而导致的内转眼上斜视,属正常现象。Scobee 虽然也认为这种上斜视属正常现象,原因可能是对侧眼上直肌机械性功能不足,中枢对其发出过多神经冲动从而使其配偶肌 - 下斜肌功能亢进,当双眼向某一侧外上方注视时内转眼受内眦和鼻背遮盖双眼被分视,而暴露出的原发性肌力不平衡,故出现内转眼上斜视。Guibor 则认为是中枢神经系统神经冲动影响的下斜肌与同侧眼内直肌联合运动导致了下斜肌功能亢进,因而建议在对下斜肌进行手术前应先试行所有可行的非手术治疗。

有些学者将原发性下斜肌功能亢进称为"假性下斜肌亢进"欠恰当,因为原发性下斜肌功能亢进出现的垂直斜视是真性的,双眼视轴不平衡,而假性下斜肌功能亢进是指双眼视轴平行,无真性斜视。图组 6-2-1-3C 展示了几种假性下斜肌亢进:内眦赘皮遮盖过多角膜(图组 6-2-1-3C 之图 1-1)、将内眦部眼睑掀开后无下斜肌功能亢进体征(图组 6-2-1-3C 之图 1-2)。左眼似下斜肌亢进(图组 6-2-1-3C 之图 2-1),仔细检查后发现为角膜颞下方白斑(角膜皮样瘤切除术后)造成向内上方运动时不见角膜,形似下斜肌功能亢进(图组 6-2-1-3C 之图 2-2)。

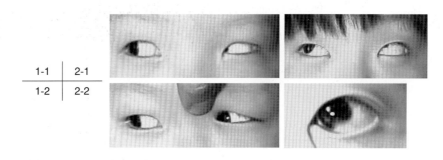

图组 6-2-1-3C　假性下斜肌功能亢进
图 1-1 形似左眼下斜肌强;图 1-2 将内眦赘皮掀开后无下斜肌功能亢进;图 2-1 形似下斜肌功能强;图 2-2 实际为角膜颞下方白斑造成假象

上斜肌麻痹引起的下斜肌功能亢进还要与 duane 眼球后退综合征的"上射"鉴别。duane 眼球后退综合征的"上射"与上斜肌麻痹引起的下斜肌功能亢进运动轨迹不同,上射有抽动的感觉,而下斜肌功能亢进是随着患眼内转逐渐上升。如同时伴有下射,更易鉴别,因为一只眼的一对拮抗肌同时功能亢进是不符合眼球运动法则的。另外,要查找各病的体征特点,上斜肌麻痹引起的下斜肌功能亢进还存在上斜肌功能不足、倾向健眼倾的代偿头位、Bielschowsky 头位倾斜试验阳性、V 征、患眼外旋斜视等;而 duane 眼球后退综合征还有内或外转功能不足、内转睑裂小和眼球后退、外转睑裂大和眼球轻微突出、内外直肌牵拉试验阳性等体征(补充病例 6-2-1-3-5)。

补充病例 6-2-1-3-5　曾被诊断右眼先天性上斜肌麻痹的 Duane 眼球后退综合征（Ⅱ型,右）

患儿男,7 岁
自幼右眼有时上斜视。

【检查】

双眼视力正常。第一眼位左眼注视右眼外斜视45$^{\triangle}$（图组6-2-1-3-5之图1）;右眼注视左眼外斜视50$^{\triangle}$,右眼睑裂减小（图组6-2-1-3-5之图1-1）。右转眼位右眼外转大致正常（图组6-2-1-3-5之图2）,双眼左转时右眼内转功能明显不足,睑裂减小（图组6-2-1-3-5之图6）,强令右眼内转时其内转功能无明显改善、突然向上斜视、睑裂缩小（图组6-2-1-3-5之图6-1）。左上方诊断眼位右眼眼位高,形似下斜肌功能亢进（图组6-2-1-3-5之图5）;但是向左下方诊断眼位右眼眼位却低,无上斜肌功能不足,故不支持上斜肌麻痹,而是"下射"（图组6-2-1-3-5之图7）。

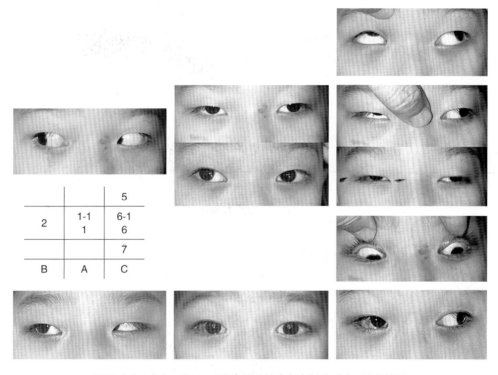

图组6-2-1-3-5　Duane眼球后退综合征（Ⅱ型,右）　手术前后

【手术】

局麻下牵拉试验发现右眼外直肌主动外转无力、向鼻侧被动牵拉有阻力。手术将右眼外直肌后徙8mm。

术后检查:双眼正位（图组6-2-1-3-5之图A）,双眼左转时右眼上射、下射体征均消失（图组6-2-1-3-5之图C）,内外转时睑裂不等大消失（图组6-2-1-3-5之图B、图A、图C）。

（4）关于上斜肌麻痹代偿头位的讨论

1）代偿头位的三要素包括:头的左右倾斜、面的左右转和下颌上举或内收。除出现在一般垂直斜视外,还出现在DVD、A-V型斜视和眼球震颤、上睑下垂等病。

2）先天性上斜肌麻痹代偿头位的意义:①为了得到更好一点的双眼视觉或使双眼视觉更舒适;②为了避免使用麻痹肌,保持双眼视觉、消除复视而发生头位;③在无法维持双眼单视的前提下,为了加大复像距离（矛盾性头位）,或用鼻梁遮挡一眼物象,以减少复视干扰;

④因单眼视诱发的头位异常,例如当健眼视力差,必须用麻痹眼注视时,将头歪向麻痹肌的作用方向,使该眼避免使用麻痹肌而产生的代偿头位(例如右眼视力不良,左眼因外直肌麻痹而内斜视,此时将采用头向左转的代偿头位,使左眼朝向被视物体方向)。

代偿头位是该病的最重要体征和就诊原因,头向健侧倾者可达70%,但也可出现头歪向患侧的矛盾性头位。von Noorde统计270名患者中7人出现矛盾性头位,另有少数患者无明确固定的代偿头位,尽管发生率不高,但是在诊断及设计手术时却令人困惑。一般情况下,融合功能较好的患者头倾向健侧,以减少垂直斜视、有助于维持一定的融合功能;而融合功能不良者若将头歪向健侧,尽管很努力也仅能得到间歇性的和(或)不稳定的融合,难以维持有用的双眼视觉时常常放弃融合的努力,将头歪向患侧以增大垂直斜视角,即加大患者的复像距离,从而诱发单眼交替抑制以消除复视。Burian等认为无固定代偿头位的患者是因为向任何方向歪头均不能增加有效融合功能,但上述推测尚未得到临床证实,甚至有一些研究认为具有典型头位和无典型头位患者的视力、第一眼位的融合力,以及上斜视和旋转斜视度并无统计学意义。

关于先天性上斜肌麻痹代偿头位出现的时间,有学者认为很少出现在18个月龄之前,但我们认为被家长注意到的月龄为一岁前,甚至多发生在半岁会坐之前,这一观点通过复习患者婴幼儿照片得到证实,甚至不乏患者出现在3月龄之前(中华民族有照百日照的良好习惯),随双眼视觉的发育而逐渐加重,代偿头位最明显阶段是患者利用头位维持双眼视觉最努力、且尚能凭头位代偿的时期,此前应当手术治疗,一旦头位减轻就意味着利用头位维持双眼视觉的能力开始下降或崩溃,再不手术双眼视功能就会受到更大破坏。

另外,患儿长期歪头,往往引起面部不对称(facial asymmetry),即头倾侧面部垂直缩小、眼眶低于另侧,严重者颈椎畸形,后者甚至可误行外科手术。其鉴别要点:①发病时间:先天性上斜肌麻痹代偿头位引起的眼性斜颈多发生在半岁前,而外科性斜颈的发现时间更早;②眼部检查:眼性斜颈第一眼位有垂直斜视、眼球运动异常、Bielschowsky头位倾斜试验阳性(图组6-2-1-3D)睡眠期间原有头位消失(无固定头位);而外科性斜颈无斜视、眼球运动正常、Bielschowsky头位倾斜试验阴性,睡眠期间头位固定不变;③眼性斜颈包单眼后歪头改善或

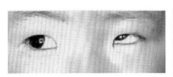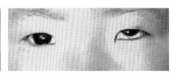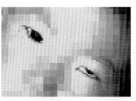

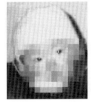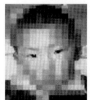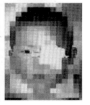

图组6-2-1-3D　左上斜肌麻痹引起的眼性斜颈

1	2	3
4	5	6	7	8	9

第一眼位左眼眼位高(图2),右转眼位左下斜肌功能亢进(图1),左眼Bielschowsky头位倾斜试验阳性(图3)。6月龄、1岁、2岁、3岁、6岁头位均向右肩倾,但6月龄头位较轻(图4~8)。遮盖单眼后头位正(图9)

消失,而外科性斜颈无改善;④外科性斜颈颈部存在条索,头颈左右倾斜不灵活等,人为将头歪向对侧是肩部随之移动。

先天性上斜肌麻痹患者的代偿头位可以持续到青年、成年甚至更久。一般情况下,多数患者到了20~30岁会出现失代偿症状,主要表现为即便借助代偿头位视疲劳症状也逐渐加重,间歇出现复视。随着病情进一步进展融合逐渐困难、融合范围更小,代偿头位对歪头的角度要求更加严格,角度稍微不足或超过就会复视。当出现配偶肌和间接拮抗肌肌力改变及续发水平斜视,无法维持脆弱的双眼视觉时,代偿头位反而减轻甚至消失。

先天性上斜肌麻痹引起斜颈,眼科手术效果非常有效,但仍有患者被误诊为外科性斜颈,甚至手术治疗(补充病例6-2-1-3-6)。

补充病例6-2-1-3-6　先天性上斜肌麻痹(右,内上、内下转明显型),外科斜颈矫正术后及内斜矫正术后

患儿女,7岁

自幼歪头,行外科斜颈矫正术后3.5年,歪头无改善,内斜视矫正术后1年。

【检查】

各眼视力均1.0。

第一眼位右眼高于左眼(图组6-2-1-3-6A之图1),右侧各诊断眼位双眼运动大致正常(图组6-2-1-3-6A之图2、图3、图9)。左转各位右眼均高于左眼(图组6-2-1-3-6A之图5~7),提示右下斜肌功能亢进、上斜肌功能不足。Bielschowsky头位倾斜试验右眼阳性(图组6-2-1-3-6A之图16)、左眼阴性(图组6-2-1-3-6A之图17)。脊柱侧曲(图组6-2-1-3-6A之图18)。代偿头位为头向左肩倾(图组6-2-1-3-6A之图10~15分别为百日龄、8月龄、1岁、3岁、5岁、7岁照片),4岁行外科性斜颈手术后歪头如故(图组6-2-1-3-6A之图14、图15),6岁内斜视得

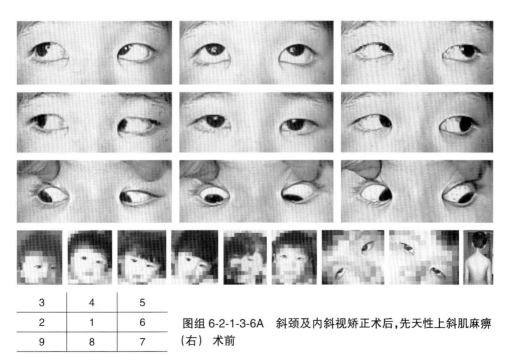

3	4	5
2	1	6
9	8	7

10 11 12 13 14 15 16 17 18

图组6-2-1-3-6A　斜颈及内斜视矫正术后,先天性上斜肌麻痹(右)　术前

到矫正但残存代偿头位(图组 6-2-1-3-6A 之图 15)。

【手术】

右眼下斜肌切断并切除 5mm,左眼下直肌后徙 4mm。

术后 1 周检查:第一眼位双眼正位(图组 6-2-1-3-6B 之图 1),左转各眼位双眼垂直斜视明显改善(图组 6-2-1-3-6B 之图 5~7)。代偿头位消失。

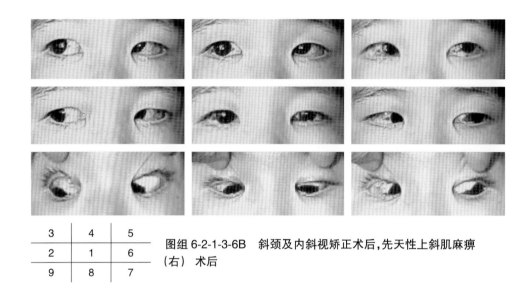

3	4	5
2	1	6
9	8	7

图组 6-2-1-3-6B　斜颈及内斜视矫正术后,先天性上斜肌麻痹(右)　术后

(5) 关于 Bielschowsky 头位倾斜试验的讨论

几乎所有单侧上斜肌麻痹患者 Bielschowsky 征均阳性,该试验对鉴别该眼上斜肌还是另眼上直肌麻痹具有重要价值。

正常情况下,如头向右肩倾斜时,为了维持躯体生理平衡,右眼将反射性的内旋(上直肌和上斜肌作用)、左眼反射性外旋(下直肌和下斜肌作用),左、右眼的两对起旋转作用的肌肉同时收缩,除共同完成左眼的外旋及右眼的内旋作用外,其左眼下直肌的下转作用和下斜肌的上转作用以及右眼上直肌的上转作用和上斜肌的下转作用相互抵消,共同避免发生垂直斜视。但当发生上斜肌麻痹后,该眼位将失去平衡,例如右眼上斜肌麻痹,头向右肩倾斜时因右眼上斜肌下转作用不足或消失,不能拮抗右眼上直肌的上转作用,因而右眼升高;而左眼的下直肌和下斜肌功能均正常,下直肌的下转作用和下斜肌的上转作用相互抵消,所以左眼不出现眼球上升,即右眼 Bielschowsky 头位倾斜试验阳性。

尽管 Bielschowsky 头位倾斜试验理论上对上、下斜肌麻痹和上、下直肌麻痹均有诊断价值,但是对诊断上斜肌麻痹价值最大,加之其他肌肉少单独麻痹,在多条肌肉麻痹时难以得到典型的阳性结果,因此诊断价值较少或无。

检查 Bielschowsky 头位倾斜试验注意点:①需要健眼(低位眼)注视正前远方,若用患眼(高位眼即左眼)注视容易得到假阴性结果(图组 6-2-1-3C 之图 1),使用健眼(右眼)视近时得到轻微阳性结果(图组 6-2-1-3C 之图 2),使用健眼(右眼)视远时患眼去遮盖后得到明显阳性结果(图组 6-2-1-3C 之图 3);②合并内、外斜视会影响 Bielschowsky 试验的判断,尤其是内斜视、内眦部睑缘遮挡时。此时可依靠经验和定量的三棱镜加遮盖试验方法来判断,如头位

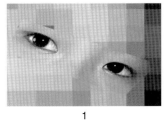 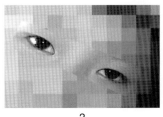 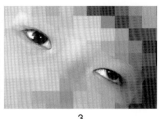

图组 6-2-1-3C　左眼上斜肌麻痹患者不同眼注视对 Bielschowsky 试验的影响

图 1,左眼注视时掩盖了症状;图 2,右眼视近左眼去遮盖时显弱阳性;图 3,右眼视远左眼去遮盖后显阳性

倾斜时比头正位时的垂直斜视增加 5$^\triangle$ 以上即为阳性;③检查时动态观察垂直斜视变化更为有效,方法是令患者健眼(例如左眼)注视远方物体,然后主动或者被动将头歪向高位眼(右眼),观察被观察眼(左眼)是否伴随歪头逐渐上升、反向歪头时垂直斜视是否随之减轻的动态变化。对年长儿童,还可同时询问头位倾斜过程中是否出现复视变化(必要时一眼前加红玻璃),若头位倾斜后复视加重为阳性;④对欠合作的幼儿,医生可以一边慢慢地左右歪头,一边逗引幼儿仿照,当幼儿比较合作后,再用一只手将被检者头歪向某侧,另一只手遮盖左眼,观察左眼是否上斜视。

(6) 先天性和后天性上斜肌麻痹鉴别诊断的讨论

1) 先天性麻痹性斜视是指生后 1 岁前各种原因引起眼外肌麻痹的总称,一般认为与先天发育异常、产伤和生后早期传染性疾病、感染、外伤等疾病有关,与家长经常提供的惊吓、过多看电视、被小朋友打闹、哭、生气等原因关系不大。

2) 先天性和后天性上斜肌麻痹均能引起视疲劳、垂直复视、物像旋转偏斜和异常头位。但先天性者除头位异常外,其他症状(特别是自觉症状)远不如后天性者明显,发病时间不如后天性者确切。

3) 后天性麻痹性斜视发病突然,发生斜视和复视的时间明确,在上斜肌的诊断眼位存在垂直斜视和复视。再者,新近发生的上斜肌麻痹发生旋转斜视比较明显,双 Maddox 杆检查有明显的外旋转斜视,尽管有学者报道 25% 先天性上斜肌麻痹患者存在复视,用马氏杆分离双眼后检查到旋转斜视,但是罕见主诉旋转复视或图像倾斜者,这也是鉴别两者的重要依据。

4) 由于新近发生的麻痹性斜视常存在眼眶骨及颅神经异常,所以,必须认真选择检查项目以及请神经内科、口腔科等医生会诊。

5) 观察患者历史照片是否存在代偿头位对诊断先天性上斜肌麻痹非常有益。然而,发病时间较久的后天性上斜肌麻痹其非共同性也可能向共同性发展,这将给诊断带来一定困难。

6) 诊断先天性麻痹斜视时主要依靠斜视发现年龄,但更要询问是否有视疲劳、垂直性和旋转性(图像倾斜)复视等自觉症状,这些症状是鉴别后天获得性麻痹和先天性麻痹的钥匙。确定为后天获得性发病者必须详细进行眼部及颅脑等检查以排除其他疾患。

7) Helveston 等认为先天性与后天性麻痹性斜视患者上斜肌肌腱存在差异,先天性者肌腱较长、Tenon 囊上存在异常粘连,而后天性则无。Plager 在手术时行牵拉试验证实某些患者确实存在上斜肌肌腱松弛。肌腱的超微病理结构研究也发现先天性和后天性上斜肌麻痹的肌腱不同,这就提出了一些先天性上斜肌麻痹是否属于真正的肌肉麻痹的推断。这一推测得到 Tian and Lennerstrand 的支持,他们发现,后天性者眼向内下方运动的最大扫视速度比先天性更慢。头颅 MRI 检查有助于上斜肌肌腱形态学改变的研究,一些研究显示先天性比后天性者肌肉体积小。Sato M 的研究也发现上斜肌麻痹患者影像学显示上斜肌大小改变和收缩力的减低。Demer JL 用定量 MRI 研究发现,当眼球下转位时正常眼上斜肌具有特有的收缩性,而上斜肌麻痹眼表现为上斜肌萎缩和收缩力量减弱。但并不是所有的上斜肌麻痹患者都有上斜肌发育不良,一些研究发现上斜肌麻痹患者的 MRI 显示其配偶肌 - 对侧的下直肌比同侧下直肌肥厚及收缩力量增强。因而,先天性上斜肌麻痹究竟是失神经萎缩还是先天异常目前仍不清楚。

(7) 垂直斜视合并水平斜视的讨论

垂直运动肌除了垂直运动主要作用外还具有水平和旋转运动功能,因此,这 4 条肌肉异常不但会引起垂直、旋转斜视,还经常伴发水平斜视,Urist 统计为 79%,Bielschowsky 为 45%,von Noorden 和 Olson 为 25%。一般认为,若垂直斜视为原发,则①垂直斜视角较大,水平斜视角较小;②常有代偿头位;③垂直斜视多为单眼性;④水平斜视手术矫正后垂直斜视及代偿头位改善不显著。若垂直斜视为续发,则①垂直斜视角较水平斜视小,且出现在内转位;②少或无代偿头位;③水平斜视手术矫正后垂直斜视消失或减轻;④垂直斜视多为单眼性。

其实,临床上判断是垂直伴发水平、还是垂直肌续发水平并非易事,也非绝对需要,对治疗影响不大,所以当判断原发或续发存在困难时,可以在诊断中叙述为"并发"或"合并"。

(8) 先天性上斜肌麻痹的内下转明显型与先天性上斜肌缺如鉴别的讨论

先天性上斜肌缺如主要体征是在上斜肌的诊断眼位运动功能严重不足,甚至第一眼位就存在大角度上斜视,其下斜肌功能亢进,对侧眼上斜肌也假性亢进,且常伴水平斜视、弱视。上斜肌麻痹在上斜肌的诊断眼位运动功能不会严重不足。在术前进行影像学检查或牵拉试验是重要的,手术开始时应当手术探查证实是否缺失,否则在术前单从临床表现确诊存在一定困难。

(9) 关于先天性上斜肌麻痹手术的范例

先天性上斜肌麻痹中内下转明显型、内上转明显型手术比较简单,而内上、内下转明显型较为复杂,下面补充几个手术范例供参考(补充病例 6-2-1-3-7~6-2-1-3-9),为了便于读者比较和理解,我们选用的病例均是右眼先天性上斜肌麻痹。

补充病例 6-2-1-3-7 第一眼位垂直斜视度较小的右眼内上、内下转明显型
先天性上斜肌麻痹

患儿男,12 岁

1 岁时被发现眼斜、头歪。

【检查】

各眼视力均为 1.0。

第一眼位右眼轻度上斜视,三棱镜 + 交替遮盖 R/L13$^{\triangle}$(图组 6-2-1-3-7A 之图 1)。在左转各眼位右眼均高于左眼(图组 6-2-1-3-7A 之图 5~7),且左上转和左下转垂直斜视度均明显(图组 6-2-1-3-7A 之图 5、图 7),提示属于内上、内下转明显型。右侧各眼位注视时双眼运动大致正常(图组 6-2-1-3-7A 之图 2、图 3、图 9)。代偿头位:头向左肩倾、面向右转(图组 6-2-

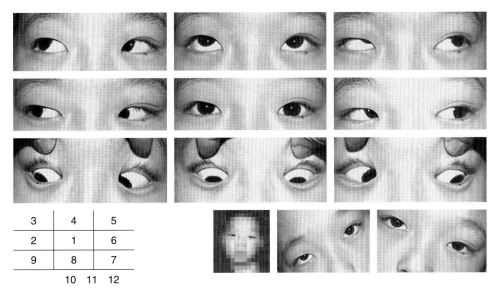

图组 6-2-1-3-7A　先天性上斜肌麻痹(右,内上、内下转明显型)　术前

1-3-7A 之图 10)。Bielschowsky 头位倾斜试验右眼阳性、左眼阴性(图组 6-2-1-3-7A 之图 11、图 12)。

【手术】

由于第一眼位垂直斜视较轻,左上及左下转眼位垂直斜视均明显,所以手术设计:右眼下斜肌切断并切除 5mm、上斜肌折叠 8mm。

术后 1 周检查:第一眼位大致正位(图组 6-2-1-3-7B 之图 1),三棱镜 + 交替遮盖 L/R3$^{\triangle}$。左侧各诊断眼位垂直斜视明显改善(图组 6-2-1-3-7B 之图 5~7)。代偿头位消失(图组 6-2-1-3-7B 之图 10),右眼 Bielschowsky 头位倾斜试验阴性(图组 6-2-1-3-7B 之图 11)。

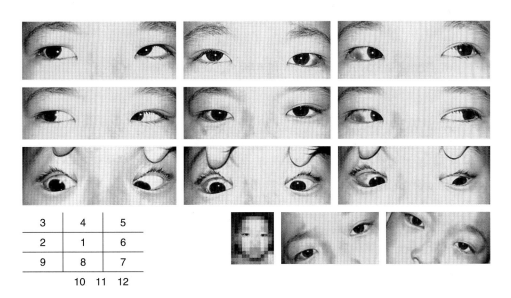

图组 6-2-1-3-7B　先天性上斜肌麻痹(右)　术后

补充病例 6-2-1-3-8　第一眼位垂直斜视大于 15$^\triangle$，合并内斜视的内上、内下转明显型先天性上斜肌麻痹（右）

患儿女，6 岁

1 岁眼斜、头歪。

【检查】

各眼视力均为 1.0。

第一眼位右眼内上斜视 +35$^\triangle$R/L37$^\triangle$（图组 6-2-1-3-8A 之图 1）。在左转各眼位右眼均高于左眼（图组 6-2-1-3-8A 之图 5~7），左上转时右眼下斜肌功能明显亢进（图组 6-2-1-3-8A 之图 5），左下转时右眼上斜肌功能明显不足（图组 6-2-1-3-8A 之图 7），提示为内上、内下转明显型。向右侧各注视时双眼运动大致正常（图组 6-2-1-3-8A 之图 2、图 3、图 9）。Bielschowsky 头位倾斜试验右眼阳性（图组 6-2-1-3-8A 之图 10）。无代偿头位，无立体视。

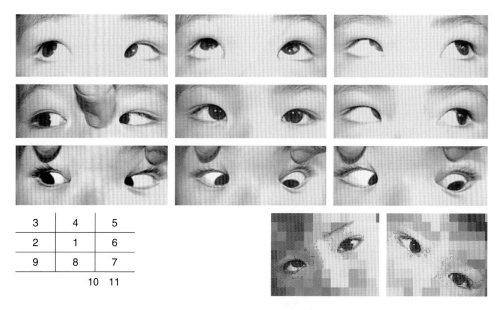

3	4	5
2	1	6
9	8	7

10　11

图组 6-2-1-3-8A　先天性上斜肌麻痹（内上、内下转明显型，右）　术前

【手术】

第一眼位垂直斜视较著，同时合并内斜视，手术选择右眼下斜肌切断并切除 5mm、内直肌后徙 6mm，左眼下直肌后徙 5mm。

术后 3 个月检查：第一眼位轻度外斜视（图 6-2-1-3-8B 之图 1），各诊断眼位运动协调（图 6-2-1-3-8B 之图 2~9），右眼 Bielschowsky 头位倾斜试验阳性消失（图 6-2-1-3-8B 之图 10）。

【补充病例 6-2-1-3-8 讨论】

一般情况下，第一眼位同时存在水平及垂直斜视，其诊断眼位合并明显运动异常时，若患儿检查欠合作，在全身麻醉手术时不易掌握手术量时，应当分次手术。本例术后 6 年明显外斜视（图组 6-2-1-3-8C 之右图），很难不怀疑初次手术是否过量。

再次手术将右眼内直肌前徙 4mm，术后四个月双眼正位（图组 6-2-1-3-8C 之左图）。

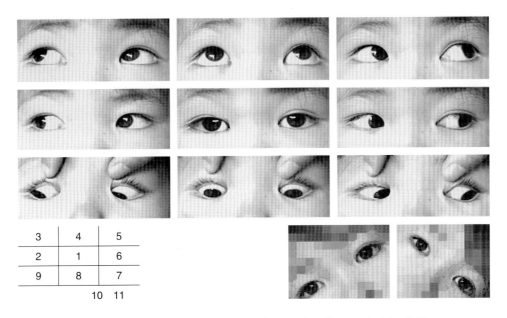

3	4	5
2	1	6
9	8	7

10　11

图组 6-2-1-3-8B　先天性上斜肌麻痹(内上内下转明显型,左)　术后

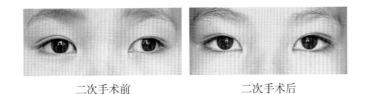

二次手术前　　　　　　　二次手术后

图组 6-2-1-3-8C　二次手术前后

补充病例 6-2-1-3-9　存在 V 型外斜视的内上、内下转明显型先天性上斜肌麻痹(右)

患儿女,17 岁

自幼眼斜头歪,近 2 年歪头减轻,但经常眼疲劳、复视。

【检查】

双眼视力正常。

第一眼位左眼注视右眼明显外上斜视,$-55^{\triangle}$ R/L35$^{\triangle}$(图组 6-2-1-3-9A 之图 1)。左转各眼位右眼均明显高于左眼(图组 6-2-1-3-9A 之图 5~7),左上、左下方诊断眼位垂直斜视均显著(图组 6-2-1-3-9A 之图 5、图 7),提示属于内上、内下转明显型。右侧各诊断眼位双眼运动大致正常(图组 6-2-1-3-9A 之图 2、图 3、图 9)。正上方眼位明显外斜视(图组 6-2-1-3-9A 之图 4),正下方眼位无外斜视(图组 6-2-1-3-9A 之图 8),提示存在 V 型外斜视。代偿头位:轻度头向左肩倾(图组 6-2-1-3-9A 之图 10)。Bielschowsky 头位倾斜试验右眼阳性、左眼阴性(图组 6-2-1-3-9A 之图 11、图 12)。

【手术】

右眼下斜肌切断并切除 4mm、外直肌后徙 8mm,左眼下直肌后徙 5mm。

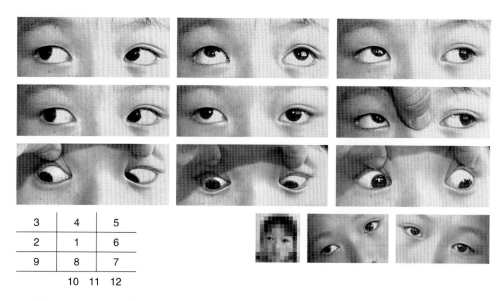

3	4	5
2	1	6
9	8	7
	10 11 12	

图组 6-2-1-3-9A 先天性上斜肌麻痹(内上、内下转明显型,右),合并 V 型外斜视 术前

术后第二天检查:第一眼位垂直斜视明显改善(图组 6-2-1-3-9 B 之图 1),下斜肌功能亢进及上斜肌功能不足体征明显改善(图组 6-2-1-3-9 B 之图 5、图 7),V 征及其他各眼位垂直斜视基本消失(图组 6-2-1-3-9 B 之图 4、图 8,图 5~9)。头位正(图组 6-2-1-3-9 B 之图 10),Bielschowsky 头位倾斜试验阴性(图组 6-2-1-3-9 B 之图 11、图 12)。

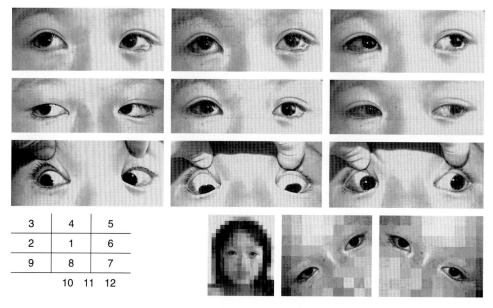

3	4	5
2	1	6
9	8	7
	10 11 12	

图组 6-2-1-3-9B 先天性上斜肌麻痹(内上内下转明显型,右),合并 V 型外斜视 术后

【补充病例 6-2-1-3-9 讨论】

该病例属于内上、内下转位明显型,特殊之处是垂直斜视合并外斜视及 V 征。第一眼

位垂直斜视度超过 20△ 时,单纯的下斜肌减弱术并不能完全矫正。如上斜肌功能不足,上斜肌牵拉试验松弛时行上斜肌加强;如不松弛则需行对侧眼的下直肌后徙。本例手术选择减弱下斜肌(上斜肌的拮抗肌)和对侧眼下直肌(配偶肌),以及右眼外直肌减弱术,术后眼位得到矫正,眼球运动恢复正常。

(10) 先天性上斜肌麻痹手术的注意点

下斜肌减弱术主要有:①下斜肌切断加部分切除术;②下斜肌后徙术。两者效果相似。前者简单易行,但若经验不足,可能残存部分下斜肌(图 6-2-1-3F 之图 1),甚至残留全部下斜肌(图 6-2-1-3F 之图 2),罕见误切断下直肌者(图 6-2-1-3F 之图 3,无下直肌)。即使存留少量下斜肌肌束术后也会存在下斜肌亢进及代偿头位体征。因而,手术规范操作、术中检查是否完整切除是避免残留的关键。

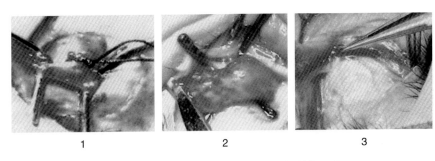

图 6-2-1-3F 下斜肌手术后肌肉残留或误切其他肌肉

4. 双侧先天性上斜肌麻痹典型病例

例 6-2-1-3-10 内上转明显的先天性双上斜肌麻痹(对称性),V 型斜视

患儿男,17 岁
自幼眼斜,未曾诊治。

【检查】

双眼视力均为 1.0。

第一眼位右眼角膜映光大致正位,但轻微隐性斜视 –8△R/L4△(图组 6-2-1-3-10A 之图 1)。水平右、左转时内转眼眼位均高(图组 6-2-1-3-10A 之图 2、图 6),右、左上方诊断眼位内转眼下斜肌功能亢进更明显(图组 6-2-1-3-10A 之图 3、图 5),左下方、右下方诊断眼位双眼上斜肌功能均无明显减弱(图组 6-2-1-3-10A 之图 7、图 9),即双眼眼球运动异常大致对称(图组 6-2-1-3-10A 之图 3、图 5、图 7、图 9)。正下方注视时双眼正位,自下而上运动时逐渐出现明显的外斜视,即出现 V 型斜视(图组 6-2-1-3-10A 之图 8、图 1、图 4)。轻微下颌上举代偿头位(图组 6-2-1-3-10A 之图 10)。Bielschowsky 头位倾斜试验:双眼均阳性(图组 6-2-1-3-10A 之图 11、图 12)。

【手术】

双眼下斜肌切断并切除 4mm。术后检查:第一眼位双眼正位(图组 6-2-1-3-10B 之图 1),双眼交替遮盖时仅发现轻微外隐斜视。双眼下斜肌功能亢进明显改善(图组 6-2-1-3-10B 之图 3、图 5),V 型斜视消失(图组 6-2-1-3-10B 之图 4、8)。无代偿头位(图组 6-2-1-3-10B 之图

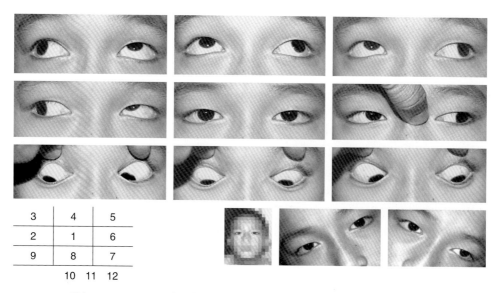

图组 6-2-1-3-10A　内上转明显的先天性上斜肌麻痹（对称性，双）　术前

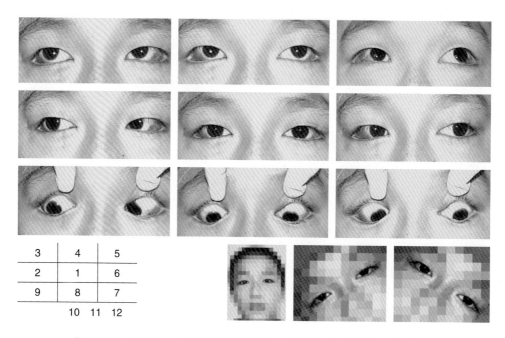

图组 6-2-1-3-10B　内上转明显的先天性上斜肌麻痹（对称性，双）　术后

10），Bielschowsky 头位倾斜试验均阴性（图组 6-2-1-3-10B 之图 11、图 12）。

【讨论】

（1）该例正前方无明显垂直斜视，但是水平左、右转时内转眼出现了垂直斜视，且垂直斜视程度大致相同，因而诊断为双侧对称性。双眼的下斜肌功能亢进基本对称（右眼稍重于左眼），无左右歪头的代偿头位（下颌上举为 V 型斜视的代偿头位），双侧对称手术即可矫正眼球运动异常及 V 型斜视。

（2）本例双眼仅表现下斜肌功能亢进、且程度相同，即垂直斜视表现为由麻痹肌向直接拮抗肌作用方向扩散,两侧均表现内上转明显。

| **例6-2-1-3-11** 内上、内下转明显的先天性双上斜肌麻痹(对称性),内斜视

患儿男,6岁

自幼内斜视。

【检查】

视力:右0.8,左0.8。

第一眼位:右眼注视时左眼内上斜 +22$^{\triangle}$L/R11$^{\triangle}$(图组6-2-1-3-11A之图1),左眼注视时右眼内上斜 +25$^{\triangle}$L/R8$^{\triangle}$(图组6-2-1-3-11A之图1-1)。双眼水平右、左转时无论使用何眼注视内转眼均高于另眼(图组6-2-1-3-11A之图2、图2-1、图6、图6-1)。在左、右外上转眼位内转眼位更高,提示左、右眼下斜肌功能亢进(图组6-2-1-3-11A之图5、图3);在左、右外下转眼位内转眼运动落后,提示双眼上斜肌功能不足(图组6-2-1-3-11A之图7、图9)。向正下方注视时内斜53$^{\triangle}$(图组6-2-1-3-11A之图8),向正上方注视时双眼大致正位(图组6-2-1-3-11A之图4),提示存在V型内斜视。无明显代偿头位(图组6-2-1-3-11A之图10),Bielschowsky头位倾斜试验:双眼均阳性(图组6-2-1-3-11A之图11、图12)。

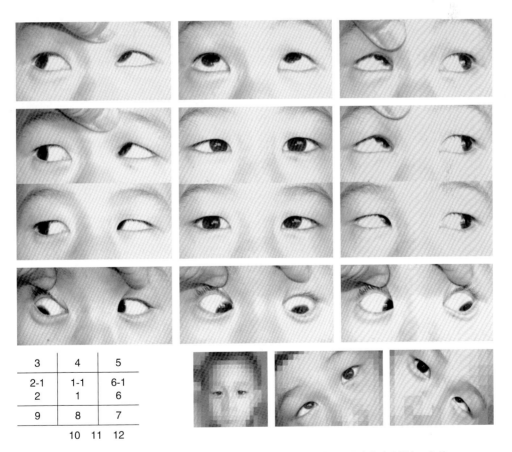

3	4	5
2-1	1-1	6-1
2	1	6
9	8	7

　　　10　11　12

图组6-2-1-3-11A　内上、内下转明显的先天性双上斜肌麻痹(对称性)　术前

【手术】

手术时牵拉试验双眼上斜肌松弛无力,双眼下斜肌切断并切除5mm,双眼上斜肌折叠10mm,左眼内直肌后徙4mm。

术后第2日检查:双眼正位(图组6-2-1-3-11B之图1),双眼下斜肌功能亢进、上斜肌功能不足均得到改善(图组6-2-1-3-11B之图3、图5、图7、图9),V征消失(图组6-2-1-3-11B之图4、图8),Bielschowsky头位倾斜试验双眼阴性(图组6-2-1-3-11B之图10、图11)。

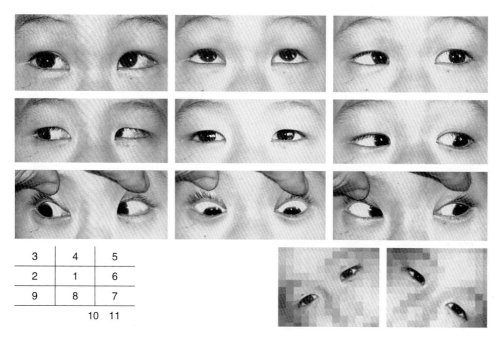

3	4	5
2	1	6
9	8	7

10　11

图组6-2-1-3-11B　先天性双上斜肌麻痹(对称性)　术后

【讨论】

本例双眼下斜肌功能亢进和上斜肌功能不足比较对称,第一眼位无明显垂直斜视,无代偿头位,属于对称型。由于存在明显V征,下斜肌功能亢进,手术时牵拉试验上斜肌无力,所以行双侧对称手术(双下斜肌切断并切除以及双上斜肌折叠)。

例6-2-1-3-12　内下转明显的先天性双上斜肌麻痹(对称性),V型内斜视

患儿女,11岁

2岁时被发现内斜视,否认歪头。

【检查】

视力:右眼1.0,左眼0.6(轻度近视)。

第一眼位右眼注视左眼内上斜视(图组6-2-1-3-12之图1),水平右、左转眼位内转眼略高于外转眼(图组6-2-1-3-12之图2、图6),外下转眼位更著(图组6-2-1-3-12图7、图9),提示双上斜肌功能不足,且程度相似。正下方注视眼位双眼明显内斜视,正上方注视眼位轻度外斜视(图组6-2-1-3-12图4、图8),提示存在V型内斜视。代偿头位不明显(图组6-2-1-3-12图10),有时取下颌内收头位。Bielschowsky头位倾斜试验:左、右眼均阴性(图组6-2-1-3-12

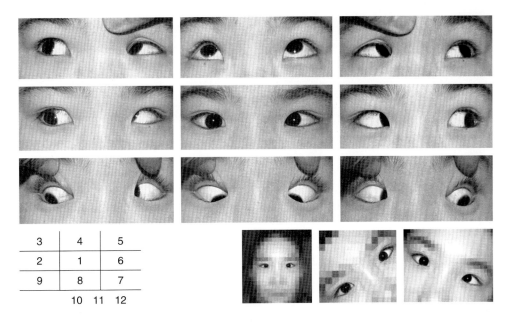

图组 6-2-1-3-12　内下转明显的先天性上斜肌麻痹（对称性，双）

图 11、图 12）。

【讨论】

（1）第一眼位内斜视，向下方注视时内斜视显著，所以属于 V 型内斜视。

（2）水平左右转、特别是内下转时内转眼均高于外转眼，且垂直斜视大致相等，因而诊断为双侧上斜肌麻痹（对称性，内下转明显型）。

（3）左、右外下转眼位垂直斜视最明显，眼球运动异常主要表现为上斜肌功能不足，所以左右侧均属于内下转明显型。此型的手术选择，应在术中作牵拉试验，如上斜肌松弛，应行双眼上斜肌的加强术；否则行双眼的下直肌后徙术。

（4）几乎所有上斜肌麻痹患者 Bielschowsky 征均阳性，但双侧对称性上斜肌麻痹经常表现轻度阳性，甚至双侧均阴性者。本例患者在视远时多次进行三棱镜交替遮盖检查，双侧 Bielschowsky 头位倾斜试验均阴性，可能与并发内斜视有关。

例 6-2-1-3-13　先天性双上斜肌麻痹（不对称性），合并内斜视，弱视

患儿男，6 岁

自幼歪头、斜视，3 岁查体发现弱视并戴镜加遮盖治疗，视力提高但歪头如故。

【检查】

视力：右 1.0 +1.00DS+0.50DC×90=1.0，左 0.7+3.50DS+0.75DC×100=0.8

第一眼位：左眼注视右眼内上斜视 +48$^\triangle$R/L 42$^\triangle$（图组 6-2-1-3-13A 之图 1）；右眼注视左眼内上斜视 +44$^\triangle$L/R44$^\triangle$（图组 6-2-1-3-13A 之图 1-1）。右、左转各眼位内转眼明显上斜视（图组 6-2-1-3-13A 之图 2、图 3、图 9，图 5~7），但是左眼更著，提示双眼下斜肌功能亢进、上斜肌功能轻度不足（双眼不对称）。代偿头位：2 岁、3 岁、5 岁照片均为头向右肩倾、面左转、下颌内收（图组 6-2-1-3-13A 之图 10~12）。双眼 Bielschowsky 试验均阳性，左眼著（图组 6-2-1-3-13A 之图 13、图 14）。

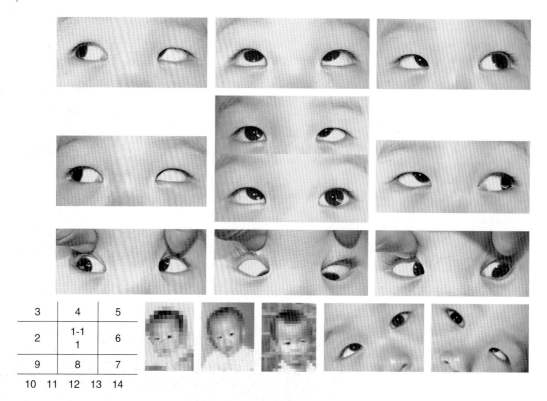

图组 6-2-1-3-13A　先天性双上斜肌麻痹（不对称性），合并内斜视　术前

【手术】

双眼下斜肌切断并切除 5mm，右眼下直肌后徙 4mm，左眼内直肌后徙 5mm。

术后 3 个月检查：第一眼位正位（图组 6-2-1-3-13B 之图 1），交替遮盖仍微有轻度左高右

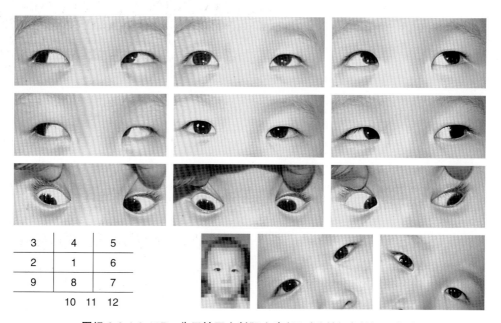

图组 6-2-1-3-13B　先天性双上斜肌麻痹（不对称性），内斜视　术后

运动,左侧下斜肌功能亢进明显改善(图组 6-2-1-3-13B 之图 2、图 3)。代偿头位消失(图组 6-2-1-3-13B 之图 10)。双眼 Bielschowsky 试验阴性(图组 6-2-1-3-13B 之图 11、图 12)。

【讨论】

(1) 左侧下斜肌功能亢进和上斜肌功能不足较右侧显著,第一眼位垂直斜视有临床意义,所以出现代偿头位,属于不对称性双侧上斜肌麻痹。

(2) 不对称性双侧上斜肌麻痹手术,除了需要 2 条下斜肌减弱之外,还需要 1 条上斜肌加强和(或)另一条直肌的减弱手术才可矫正第一眼位斜视,若合并水平斜视时还需要针对水平斜视手术,所以手术比较复杂,不必追求一次手术完成。

(3) 双侧上斜肌麻痹经常合并 V 型斜视(补充病例 6-2-1-3-14)。

补充病例 6-2-1-3-14 先天性双上斜肌麻痹(不对称性),V 型斜视

患儿男,12 岁

自幼歪头、斜视。

【检查】

双眼视力正常。

第一眼位可控制正位(图组 6-2-1-3-14A 之图 1),左眼注视右眼轻度上斜视(图组 6-2-1-3-14A 之图 1-1);右眼注视左眼明显上斜视 $-6^{\triangle}L/R48^{\triangle}$(图组 6-2-1-3-14A 之图 1-2)。右转各眼位左眼高于右眼(图组 6-2-1-3-14A 之图 2、图 3、图 9),提示左眼下斜肌功能明显亢进和上斜肌功能明显不足。而左转各眼位均存在右眼轻度高于左眼的垂直斜视(图组 6-2-1-3-14A

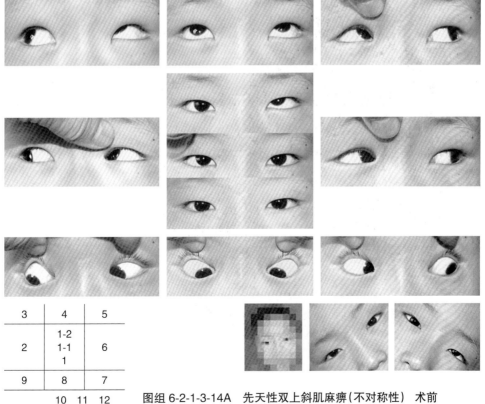

3	4	5
2	1-2 1-1 1	6
9	8	7
	10 11 12	

图组 6-2-1-3-14A 先天性双上斜肌麻痹(不对称性) 术前

之图 5~7),提示右眼下斜肌功能轻度亢进和上斜肌功能轻度不足。在正下方到正上方注视眼位存在明显 V 型斜视(图组 6-2-1-3-14A 之图 8、图 1、图 4)。代偿头位为头向右肩倾(图组 6-2-1-3-14A 之图 10)。Bielschowsky 试验左眼阳性、右眼阴性(图组 6-2-1-3-14A 之图 11、图 12)。

【手术】

双眼下斜肌切断并切除 5mm,左眼上斜肌折叠 6mm,右眼下直肌后徙 3.5mm。

术后第 1 日检查:第一眼位正位(图组 6-2-1-3-14B 之图 1),各方向眼球运动协调(图组 6-2-1-3-14B 之图 2~9)。代偿头位消失(图组 6-2-1-3-14B 之图 10)。双眼 Bielschowsky 征阴性(图组 6-2-1-3-14B 之图 11、图 12)。

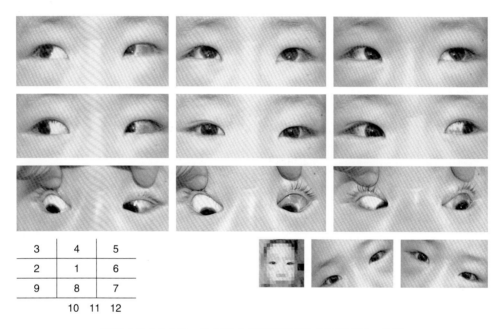

3	4	5
2	1	6
9	8	7

10 11 12

图组 6-2-1-3-14B 先天性上斜肌麻痹(双,不对称性) 术后

(4) 垂直肌麻痹可伴发内或外斜视。伴发不同水平斜视的机理不清,可能与出现水平斜视的时间不同有关。在垂直肌发生麻痹后,双眼视功能发育受到一定影响,如这种影响发生在融合功能发育的活跃期(约 2~6 岁)可能发生内斜视;否则可能发生外斜视。

(5) 不对称性先天性双上斜肌麻痹存在代偿头位,所以必须与外科性斜颈鉴别(补充病例 6-2-1-3-15)。

补充病例 6-2-1-3-15 先天性双上斜肌麻痹(不对称性),外科斜颈矫正术后

患儿女,6 岁

自幼歪头,在某医院诊断为外科性斜颈并行胸锁乳突肌手术五天,歪头如故。

【检查】

各眼视力均为 1.0。

第一眼位角膜映光大致正位(图组 6-2-1-3-15 之图 1),交替遮盖 + 三棱镜 −9$^{\triangle}$L/R 12$^{\triangle}$。右转眼位左眼高于右眼(图组 6-2-1-3-15 之图 2、图 3、图 9)。左转各眼位右眼轻度高于左眼(图

组 6-2-1-3-15 之图 5~图 7),提示双上斜肌功能不足、下斜肌功能亢进,左眼著。Bielschowsky 头位倾斜试验双眼阳性。代偿头位为头向右倾。颈部使用固定头架后歪头无好转(图组 6-2-1-3-15 之图 10)。

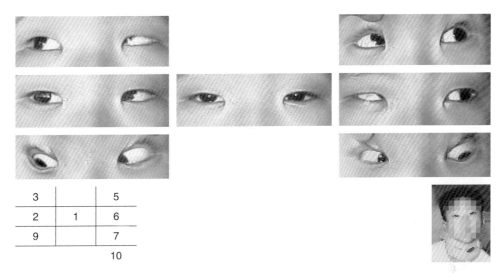

3		5
2	1	6
9		7
	10	

图组 6-2-1-3-15　先天性上斜肌麻痹(双,不对称性),外科斜颈矫正术后

例 6-2-1-3-16　先天性双上斜肌麻痹(隐蔽性),远视,弱视

患儿男,3 岁

因 1 岁开始歪头就诊。

【检查】

视力:右 0.5+2.75DS=0.7,左 0.4+3.75DS=0.6

充分睫状肌麻痹后检查:第一眼位右眼注视时左眼大致正位(图组 6-2-1-3-16A 之图 1),左眼注视右眼去遮盖后右高左 R/L21$^{\triangle}$(图组 6-2-1-3-16A 之图 1-1)。左转眼位右眼注视时左眼略低于右眼(图组 6-2-1-3-16A 之图 6)、左眼注视时右眼高左眼(图组 6-2-1-3-16A 之图 6-1),向左上方注视时更著(图组 6-2-1-3-16A 之图 5),提示右眼下斜肌功能轻度亢进;左下方注视时右眼上斜肌功能明显不足(图组 6-2-1-3-16A 之图 7)。在右、右上及右下方诊断眼位双眼运动大致正常(图组 6-2-1-3-16A 之图 2、图 3、图 9)。头向左肩倾(图组 6-2-1-3-16A 之图 10)。Bielschowsky 头位倾斜试验左眼阴性、右眼阳性(图组 6-2-1-3-16A 之图 11、图 12)。

【手术】

右眼下斜肌切断并切除 5mm。

家长述手术后 1 年开始轻度反向歪头,术后 3 年因歪头加重复诊。

【第一次术后 3 年检查】

第一眼位左眼注视右眼大致正位(图组 6-2-1-3-16B 之图 1),右眼注视 L/R11$^{\triangle}$(图组 6-2-1-3-16B 之图 1-1)。右、右上及右下方注视时左眼均高于右眼(图组 6-2-1-3-16B 之图 2、图 3、图 9),提示左眼下斜肌功能亢进及上斜肌功能不足;左侧各方位注视时双眼运动大致正常(图组 6-2-1-3-16B 之图 5~7)。头轻度向右肩倾(图组 6-2-1-3-16B 之图 10),Bielschowsky

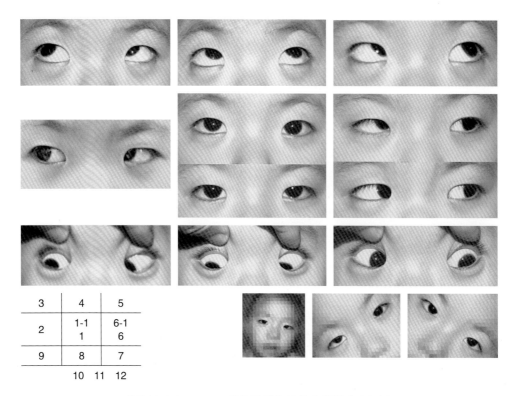

3	4	5
2	1-1 1	6-1 6
9	8	7
	10　11　12	

图组 6-2-1-3-16A　术前诊断先天性上斜肌麻痹（右）

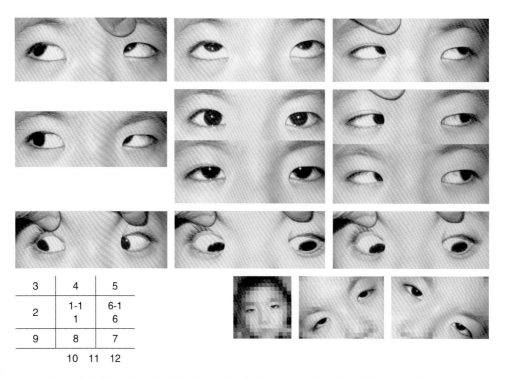

3	4	5
2	1-1 1	6-1 6
9	8	7
	10　11　12	

图组 6-2-1-3-16B　先天性双上斜肌麻痹（隐蔽性）术后 3 年复诊时发现反向歪头

头位倾斜试验右眼阳性、左眼阴性(图组 6-2-1-3-16B 之图 11、图 12)。

【讨论】

(1) William E. Scott 统计 35 名先天性上斜肌麻痹患者,其中隐蔽性 8 人(22.86%),对称性 15 人(42.86%),不对称性 12 人(34.29%)。Kraft(1986)报告隐蔽性者占双侧上斜肌麻痹的 8.7%。

该例术前仅发现右上斜肌麻痹体征,未发现左上斜肌麻痹体征。术后一个月即显露左下斜肌功能中度增强,怀疑为隐蔽性双上斜肌麻痹。

(2) 双侧上斜肌麻痹体征典型时诊断比较简单,但当一侧体征不显著,或完全隐蔽于另一侧时需要慎重与单侧鉴别:

1) 若一眼上斜肌麻痹各体征均明显,垂直斜视角较大,头明显倾向健侧时,诊断单眼上斜肌麻痹的可能性较大;若单侧上斜肌麻痹体征明确,代偿头位却轻微时,必须认真排除另侧隐蔽麻痹的可能性。

2) 观察第一眼位是否存在交替性上斜视(左眼注视右眼高于左眼、右眼注视左眼高于右眼),仔细对比不显著侧上、下斜肌诊断眼位的眼球运动功能,或在该眼位进行交替遮盖观察眼运动情况。

3) 仔细检查双侧 Bielschowsky 征,理论上应当是阳性,但阴性时也不能排除。

4) 双侧麻痹时外旋转斜视角较大(双 Maddox、同视机检查,或眼底照相),特别是下方注视眼位外旋斜视度增大时应怀疑双侧麻痹,但一些研究并不支持此观点。

5) 双侧上斜肌麻痹多存在明显的 V 征,双侧合并 V 征占 48%,而单侧只占 5%。

6) 有学者统计 48% 双侧患者伴随下颌内收代偿头位。

7) 双侧麻痹的患者第一眼位的垂直斜视比单侧小,Ellis 等甚至提出单侧上斜肌麻痹手术过矫可以掩盖对侧上斜肌麻痹。

8) Ellis 等还发现单侧上斜肌麻痹行下斜肌减弱手术后如发生过矫,对侧眼可能术前即存在上斜肌麻痹。

(3) 隐蔽性双侧上斜肌麻痹术前仅有单侧上斜肌麻痹体征,注意不到或检查不到另侧眼的异常体征,这不但是初学者而且也是有经验的医师术前存在的困难。统计资料表明约 10% 的单侧麻痹手术后显露出另眼麻痹,当临床上难以区分单、双侧麻痹时,允许先诊断和解决单侧麻痹。

(4) 有学者认为当外旋转斜视较明显,例如超过 10°~15° 时就要怀疑双侧麻痹。然而,von Noorden 回顾分析 203 例单侧和双侧麻痹的患者后,发现单侧麻痹的患者平均外旋转斜视是 7°(1°~25°),双侧麻痹的患者平均外旋转斜视是 8°(3°~20°),两者并无显著差异。

(5) von Noorden 在 92 例外伤患者中观察到双侧受累者 19 例,占 21%,有作者报道高达 88%。若双侧麻痹程度严重不对称,经常在严重侧手术后另侧才显现,所以临床遇到后天发生的获得性上斜肌麻痹时也要注意是否累及双侧。

(刘桂香 王琪 赵春宁)

二、后天性麻痹性斜视

双眼视觉发育到一定程度后发生的麻痹性斜视称为后天性麻痹性斜视(acquired paralytic strabismus),一般指 1 岁以后各种原因引起的麻痹性斜视。例如,神经系统疾病(眼球运动神经核、神经干、分支及肌支)、全身病、肌病、眶内占位性病变及眼外伤等引起的神经和(或)肌性损伤造成的眼球运动障碍等。绝大多数患者不但能清楚描述具体发病日期,发病后存在复视、过指现象及代偿头位等症状,而且均较先天性麻痹性斜视典型、持久,双眼视觉的失代偿及向共同性扩散速度也较先天性麻痹性斜视缓慢。由于过指现象只出现在新近发生的麻痹性斜视,故可借此与先天性麻痹性斜视相鉴别。

后天性麻痹性斜视中,展神经麻痹最为常见,其次是动眼神经和滑车神经麻痹,多条神经麻痹最少。主要病因是颅脑及眼眶疾患:如外伤,肿瘤,脑血管病,脑及脑膜炎,眼外肌运动神经炎,以及感染、中度和糖尿病等全身疾病,但仍有许多患者查不到原因。

1. 主要特征

(1) 复视和混淆视

复视(diplopia):正常视网膜对应患者眼位突然偏斜后,同一物像落在双眼视网膜非对应点上,大脑视觉中枢不能将其融合为一称为复视。水平肌麻痹引起水平复视,患者走路时会偏离方向;垂直肌麻痹引起垂直复视,造成歪头,上、下楼梯会踩空。麻痹性斜视引起的复视具有以下特点:①双眼性复视,遮盖一眼后复视立即消失;②复视具有非共同性,向麻痹肌诊断眼位方向转眼时复像分离增大,向相反方向转眼时减小甚至消失;③内斜视或合并内斜视者为同侧性复视,外斜视或合并外斜视者为交叉性复视;④复视的严重程度与麻痹或斜视程度成正比。

混淆视(confusion):正常视网膜对应患者眼位突然发生偏斜后,两个不同物像落在双眼视网膜对应点上,两个不同的像相互重叠,大脑知觉中枢不能融合为一,称为混淆视。

复视和混淆视往往是后天性麻痹性斜视患者最先感知到的首发症状,由于混淆视消失较快,所以复视常常是就诊的主要原因。由于突然出现,视觉定位功能破坏,患者表现为眼性眩晕和步态不稳,严重者甚至恶心呕吐,故可被误诊为神经科或内科疾病,尤其是新发病的患者。

(2) 过指现象(past-pointing):又称定位错误(false projection),是指新发病者用麻痹眼注视时发生的方向错误,例如左眼内直肌突然麻痹而外斜视,令患者用左眼单眼注视前方物体并指认被视物体方位时,患者会误认为物体在实物的右侧,即出现偏右方向的定位错误。

(3) 眼外肌运动功能异常:肌肉麻痹的严重程度不同,眼球向麻痹肌作用方向运动时受限的程度也不同,根据眼球运动受限程度分为部分或全部眼外肌麻痹,一般将运动不过中线者定义为全麻痹。

(4) 第二斜视角(麻痹眼注视时健眼的斜视角,A2)大于第一斜视角(健眼注视时麻痹眼的斜视角,A1)。

(5) 眼位偏斜具有非共同性:理论上患眼应当向麻痹肌作用相反方向偏斜,值得注意的是有些不全麻痹患者第一眼位可大致维持正位,但令双眼向该肌作用方向转动时斜视角逐渐增大;而向麻痹肌作用反方向转动时斜视角逐渐减小甚至消失。

(6) 代偿头位:通过代偿头位能减轻甚或消除复视,保存一定双眼视觉。后天性麻痹性斜视的代偿头位较先天性者更加典型、诊断价值更大。发病时间久远者诊断价值渐减。

(7) 复视检查:主要是红玻璃检查(red glass test),又称复视像检查(diplopia test),在后天性麻痹性斜视诊断中具有重要价值。

(8) 存在眼球运动异常又有复视的患者还可进行 Hess 屏检查(Hess screen test),Hess 屏检查是一种在 9 个或 25 个不同方位,观察患者眼球运动功能和眼球视觉方向的检查方法,但是 Hess 屏检查与红玻璃检查原理不同,不是复视像检查。

（9）麻痹性斜视的转归：

1）自愈、治愈、改善或未愈。

2）拮抗肌挛缩。

3）共同性扩散：主要表现为在麻痹肌逐渐恢复的同时其直接拮抗肌发生挛缩、配偶肌功能代偿性增强、间接拮抗肌功能减弱，此时健眼也会出现运动障碍，从而眼外肌间的神经冲动发生了重新分配，致使第一、二斜视角及复像间差距减小，向共同性方向发展。

4）后天性麻痹性斜视偶然也可以建立神经异常联合（见第六章第三节异常神经支配造成的眼相关异常联合运动），发生异常神经支配。

2. 治疗要点

（1）寻找病因：外伤及颅内疾病是麻痹性斜视的重要原因，必须请神经科医生会诊，结合颅脑 CT、MRI 等影像学检查，排查颅脑疾病，查找病因并进行针对性治疗。

（2）药物治疗：对原因不明者，主要依靠神经营养、促进代谢及扩张血管药物，如维生素 B 族、胞磷胆碱、银杏叶产品等药物以恢复神经功能。早期患者也可适当使用激素治疗。

（3）麻痹肌肉锻炼：促进肌肉功能恢复。

（4）消除复视、眩晕、恶心甚至呕吐：对早期、较重的患者，借用代偿头位仍不能消除复视并有严重的眩晕、恶心甚至呕吐影响正常生活者，可遮盖一眼防止复视困扰。至于遮盖健眼还是麻痹眼，目前多主张遮盖健眼，一是可以锻炼麻痹肌的功能，便于麻痹肌运动功能的恢复；二是可以延缓或避免直接对抗肌发生痉挛或挛缩。

（5）A 型肉毒杆菌毒素：在直接拮抗肌注射，使肌肉麻痹松弛，以治疗斜视引起的复视干扰，也可防止拮抗肌挛缩对后期手术效果的影响。尤其是展神经麻痹患者。

（6）配戴三棱镜：在健眼前加三棱镜（如左眼外直肌麻痹，在右眼前加底向外的三棱镜）用以矫正复视、防止拮抗肌挛缩。对小 $10^\triangle$ 的患者，用三棱镜矫正可获得好的效果，但对大于 $10^\triangle$ 的患者，建议配戴压贴三棱镜。

（7）手术治疗：经过半年或更长时间保守治疗，仍存在大度数斜视、反复观察斜视角稳定、排除神经科保守治疗必要后应考虑手术治疗。手术应选择在拮抗肌挛缩发生之前进行，其他原则基本同先天性麻痹性斜视（见第六章第二节）。但由于后天性麻痹性斜视多发生在老年人，对于全身情况差、老龄患者，特别是全麻痹患者，大量的直肌后徙联合拮抗肌缩短及移位手术也可能只是暂时改善眼位，且有发生眼球缺血的风险，应当慎重选择。

（一）动眼神经支配的单一肌肉麻痹（oculomotor palsy）

学者对动眼神经的解剖及其对眼外肌的支配方式存在争议，在讨论单一肌肉麻痹时我们按照公认的支配上直肌、内直肌、下直肌、下斜肌及提上睑肌、眼内肌逐一讨论，不涉及左、右侧神经核。

1. 后天性内直肌麻痹

（1）主要特征

1）患眼向鼻侧水平运动功能不足或不能。

2）当用健眼注视时患眼外斜视，当用患眼注视时健眼外斜视更著（$A_2 > A_1$）。

3）红玻璃复像检查表现为水平交叉复视，患眼鼻侧复像分离大，周边物像属患眼。Hess 屏检查结果见第一章附图。

4）代偿头位为面转向健眼侧，有较高临床诊断价值。

5）牵拉试验患肌收缩无力。

（2）手术要点

1）后徙外直肌，加强内直肌。

2）麻痹程度严重者不能恢复内转功能，只能改善内直肌作用方向的运动，甚或只能解决第一眼位的外斜视。

3）大度数外斜视往往需要外直肌超常量后徙联合内直肌大量缩短，故术后可能出现外转受限。

4）由于垂直直肌的移位术操作相对困难，并发症多，所以较外直肌麻痹应用少。

（3）典型病例

例 6-2-2-1-1   后天性内直肌全麻痹（左）老年性白内障（双）

患者男，67 岁

15 年前突然左眼外斜视复视至今，遮盖单眼后复视消失，神经内科治疗一年无效。发病初期歪头显著、近 5 年逐渐减轻，颅脑检查无异常发现。

【检查】

视力：右 0.6，左 0.1。双眼晶体不均匀白色浑浊，左眼较著。

第一眼位右眼注视时左眼外斜视 45°（图组 6-2-2-1-1A 之图 1），强令左眼注视时左眼内转不达中线、右眼外斜视 55° 以上（图组 6-2-2-1-1A 之图 1-1）。右转眼位右眼注视时左眼内转不达中线（图组 6-2-2-1-1A 之图 2），强令左眼注视时左眼右转仍然不能越过中线（图组 6-2-2-1-1A 之图 2-1），提示左眼内直肌全麻痹。左转眼位双眼运动较右转眼位协调（图组 6-2-2-1-1A 之图 5）。复视像：水平交叉复视，右侧分离最大，周边物像属左眼。发病初为面向右转或双眼向左侧注视的代偿头位，如今头位不明显（图组 6-2-2-1-1A 之图 10）。

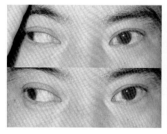
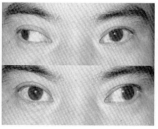
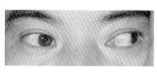
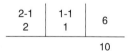

图组 6-2-2-1-1A   后天性内直肌全麻痹（左）   术前

【手术】

术前牵拉试验：左眼内直肌无阻力、外直肌有轻阻力（图组 6-2-2-1-1B 之图 10、图 11）。

手术：考虑到患者年龄较大，手术设计从简，故行左眼外直肌后徙 10mm、内直肌缩短 8mm。术后第二日检查：第一眼位双眼正位（图组 6-2-2-1-1B 之图 1），双眼左右运动大致正常（图组 6-2-2-1-1B 之图 2、图 6）。

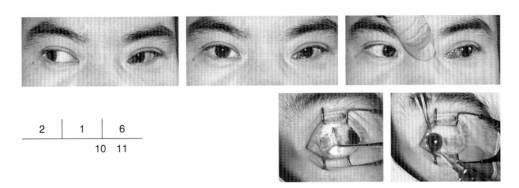

图组 6-2-2-1-1B　后天性内直肌全麻痹(左)　术后

【讨论】

(1) 患者自述发病初期代偿头位非常明显,但随着时间推移向共同性扩散,再加上近期白内障视力障碍,所以头位明显减轻。

(2) 因为左眼内转不达中线,所以为内直肌全麻痹,若可以越过中线者应当诊断不全麻痹(补充病例 6-2-2-1-2)。

(3) 尽管发病时间较长,但是左眼内直肌麻痹的体征比较典型,第一、二斜视角相差很悬殊。有些向共同性发展的麻痹性斜视患者,第一眼位第一、二斜视角很接近(补充病例 6-2-2-1-2)。

补充病例 6-2-2-1-2　已经向共同性发展的后天性内直肌不全麻痹(右)

患者女,62 岁

25 年前突然右眼外斜视、复视至今,未治疗。发病初期歪头显著,近 10 年减轻,颅脑检查无异常发现。

【检查】

视力:右 0.1,左 0.4。

第一眼位各眼注视时另眼外斜视角大致相同,难以区别第一、第二斜视角(图组 6-2-2-1-2 之图 1、图 1-1),发病前照片示双眼正位(图组 6-2-2-1-2 之图 1-3)。右转眼位右眼注视时左眼内转不到位,但是可以越过中线(图组 6-2-2-1-2 之图 2);强令左眼注视时左眼内转功能改善有限(图组 6-2-2-1-2 之图 2-1),提示左眼内直肌不全麻痹。左转眼位双眼运动比较协调(图组 6-2-2-1-2 之图 6)。

【手术】

左眼外直肌牵拉有阻力。

左眼外直肌后徙 9mm、内直肌缩短 7mm。

术后检查:第一眼位正位(图组 6-2-2-1-2 之图 A),双眼左、右运动良好(图组 6-2-2-1-2 之图 B、图 C)。

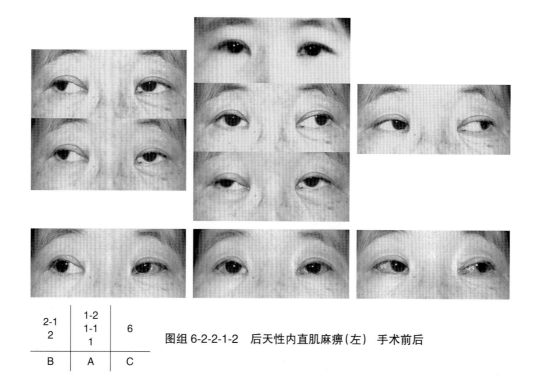

2-1	1-2	
2	1-1	6
	1	
B	A	C

图组 6-2-2-1-2　后天性内直肌麻痹（左）　手术前后

（4）患者突然发病、复视，左眼内转受限呈外斜视，但是内转可以越过中线，为典型左眼内直肌不全麻痹。新近发生的麻痹性斜视用麻痹眼注视所查斜视角（第二斜视角）大于健眼注视所查斜视角（第一斜视角），若第一、二斜视角大小接近，可能系发病时间较久，拮抗肌 - 外直肌已发生了挛缩（本例左眼外直肌牵拉试验有阻力），或已经向共同性发展。

（5）检查眼球运动注意点：

1）应在头正位及避免代偿头位的前提下，认真观察麻痹肌向诊断眼位方向的运动功能，必要时可与对侧眼同名肌运动功能比较。

2）若上述检查运动功能差异肉眼难辨，应在可疑诊断眼位进行交替遮盖或三棱镜加遮盖试验，并与对侧眼对比，确定是否存在不足或差异。

3）复视像及 Hess 屏检查具有重要价值。

4）主动、被动牵拉试验（forced duction test）可区分是神经源性、还是结构异常引起的眼球运动障碍，后者为眼外肌结构异常、结膜筋膜瘢痕、粘连等造成的眼球运动机械障碍，常见于下直肌缺如、Brown 上斜肌鞘综合征、眼外肌纤维化、固定性斜视、Johnson 综合征及眼球后退综合征等（详见第七章），对手术设计具有重要意义。

牵拉试验的具体操作方法：表面麻醉（婴幼儿或欠合作者全身麻醉）下，令患者双眼放松，用两把有齿镊抓住角膜缘处结膜向眼球运动受限反方向牵拉眼球，检查内斜视时用镊子抓住 6、12 点时钟角巩膜缘结膜向内、外侧牵拉眼球，如无阻力即为麻痹斜视，如有阻力即为限制性斜视。但偶尔会有反向限制效应（reverse leash effect），见于赤道后直肌粘连和后巩膜固定缝线。

（6）尽管后天性内直肌麻痹性斜视体征典型，不易误诊，但还应与下列疾病鉴别：

1）集合麻痹：集合麻痹是一种核上性麻痹，双眼不能进行集合运动，但是双眼左、右转动及单眼内转功能均正常。

2）Duane 眼球后退综合征 Ⅱ 型：该病除了内转障碍外，内转时睑裂缩小、眼球后退，外转时睑裂开大，有时还可能伴有轻度外转障碍，上、下射及其他 CCDDs 体征。

（7）新近发生的麻痹性斜视的治疗：应当先请神经科寻找原发病因，经神经科保守治疗半年以上，斜视角及复视稳定且无好转迹象，患者仍存在复视、斜视及头位异常等体征时可以手术治疗。

手术原则：患眼内直肌尚存在部分功能者，首选患眼外直肌后徙联合内直肌缩短术。患眼内直肌近全或全麻痹者行患眼外直肌后徙联合内直肌缩短联合上、下直肌部分联扎术（Jensen 术），或患眼外直肌后徙联合上、下直肌移位术。但要注意，行两条以上肌肉手术时一定要慎重，需分次手术。

（胡晶晶　范晓军　孔庆兰）

2. 后天性上直肌麻痹

（1）主要特征

1）患眼向外上方诊断眼位运动功能不足或不能。

2）红玻璃复像检查：垂直交叉复视，患眼的外上方复像分离大，周边物像属患眼。

3）Hess 屏检查结果见第一章。

4）常合并上睑下垂，其程度可以与上直肌麻痹一致或不一致。

5）有时存在假性上睑下垂：用健眼注视时患眼下斜视，上睑位置也随之下移；当用患眼注视时该眼上睑"下垂"消失，健眼上斜视。

6）Bell 征阴性，这是核下性上直肌麻痹的特点。Bell 征还可鉴别单纯上睑下垂造成的假性上直肌麻痹，假性上直肌麻痹患者 Bell 征阳性。

（2）治疗要点

1）手术选择：根据斜视的程度和眼球运动特点选择下直肌后徙或联合上直肌缩短。

2）如伴有真性上睑下垂，可进行手术治疗，但要分次进行。

3）基本的手术设计和注意事项同先天性上直肌麻痹。

（3）典型病例

| 例 6-2-2-1-3 | 后天性上直肌全麻痹（右） |

患者女，44 岁

头痛、发烧、数日后复视，神经科治疗半年无明显改善。

【检查】

第一眼位左眼注视时右眼下斜视 L/R46$^{\triangle}$（图组 6-2-2-1-3 之图 1，第一斜视角），强令右眼注视时右眼上转不过水平线、左眼明显上斜视 L/R60$^{\triangle}$ 以上（图组 6-2-2-1-3 之图 1-1，第二斜视角）。水平右转眼位左眼高于右眼（图组 6-2-2-1-3 之图 2），在右上方注视眼位左眼注视时右眼下斜视（图组 6-2-2-1-3 之图 3），强令右眼注视时右眼上转功能无改善、睑裂轻度增大，左眼明显上斜视（图组 6-2-2-1-3 之图 3-1），提示右眼上直肌全麻痹。正上转眼位右眼低于左眼（图组 6-2-2-1-3 之图 4）。左侧注视眼位，自上而下各眼位左眼高于右眼体征逐渐减轻（图组 6-2-2-1-3 之图 5~7），在右下转眼位左眼轻度高于右眼（图组 6-2-2-1-3 之图 9），双眼随着左转时双眼垂直斜视逐渐减轻（图组 6-2-2-1-3 之图 9~7）。复视像：垂直交叉复视，右上方分离最大，周边物像属于右眼。存在明显下颌上举，头微向右肩倾的代偿头位（图组 6-2-2-1-3

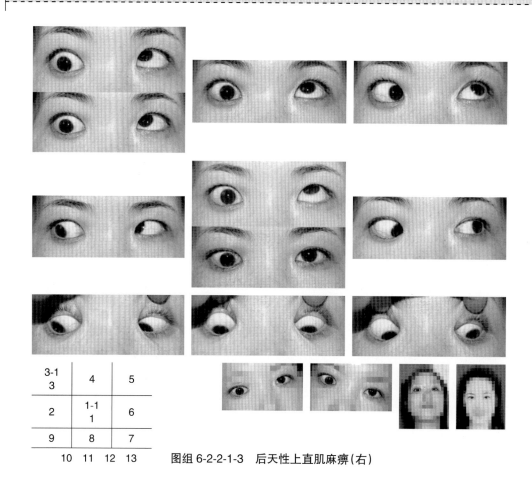

图组 6-2-2-1-3   后天性上直肌麻痹(右)

之图 12),发病前正位(图组 6-2-2-1-3 之图 13)。

【讨论】

1) 右眼完全不能右上转,属于后天性上直肌全麻痹。

2) 先天性及后天性上直肌麻痹体征相似,但后天性麻痹者发病突然,有明显眩晕、恶心症状,体征更为典型,常伴有其他神经系统症状。

3) 病因除外伤、颅脑异常外,也可继发于眼外伤甚至眼科手术(如白内障、青光眼的牵拉缝线),仍有一些患者原因不明。眼科手术造成的斜视往往是暂时的,而有外伤史者应与爆裂性眶壁骨折(第七章第五节)进行鉴别,原因不明者应当与下直肌肌炎或纤维化、Graves眼病的下直肌纤维化等引起的限制性上转受限(第七章第一、四、六节)鉴别,这些限制性因素引起的斜视往往出现在全部上方注视眼位、被动牵拉试验阳性。另外,还要注意与对侧眼的上斜肌麻痹鉴别,后者 Bielschowsky 头位倾斜试验阳性。

4) 上直肌麻痹常常合并睑裂改变,本例在右上方注视眼位左眼注视时右眼下斜视(图3),强令右眼注视时右眼上转功能无改善,但是大脑给了上直肌、同侧提上睑肌及对侧眼上转肌过强的神经冲动,致使右眼睑裂增大,左眼上斜视更著。另外,还常见假性上睑下垂,即健眼注视时患眼下斜视、上睑位置也跟随眼球下落,形似下垂;但是当患眼注视时上直肌及提上睑肌得到较多神经冲动,虽然患眼眼球上转功能不足,但是提上睑肌得以上举(补充病例 6-2-2-1-4)。

补充病例 6-2-2-1-4 后天性上直肌麻痹,假性上睑下垂(左)

【检查】

第一眼位右眼注视时左眼下斜视、上睑下垂(图组 6-2-2-1-4 之图 1、图 1-1);左眼注视时上睑下垂消失(未使用额肌)、右眼明显上斜视(图组 6-2-2-1-4 之图 1-2),提示第一、二斜视角不同,左眼假性上睑下垂。上转各眼位左眼无上睑下垂(未使用额肌)(图组 6-2-2-1-4 之图 3~5)。

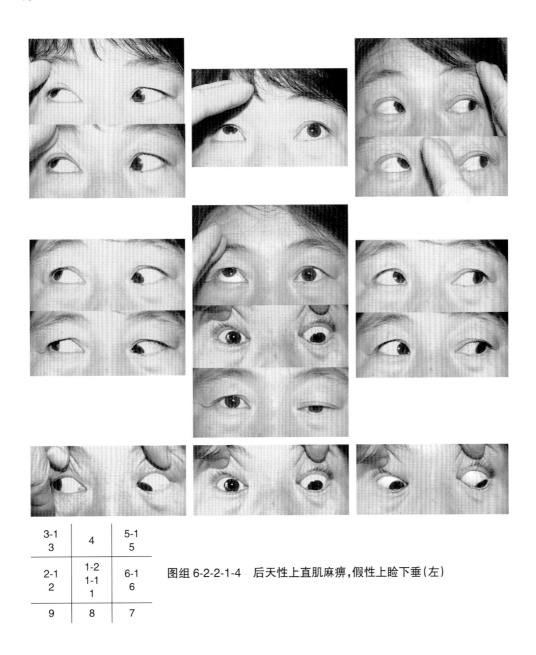

3-1 3	4	5-1 5
2-1 2	1-2 1-1 1	6-1 6
9	8	7

图组 6-2-2-1-4 后天性上直肌麻痹,假性上睑下垂(左)

　　后天性麻痹性斜视的转归比较复杂,部分患者逐渐减轻和向共同性发展(补充病例6-2-2-1-5)。

补充病例6-2-2-1-5　向共同性发展的后天性上直肌不全麻痹(右)

患者男,39岁

　　不明原因复视13年,逐渐减轻数年。发病时正前方垂直复视非常明显,明显歪头,右眼上睑下垂,平时只能遮盖一眼视物,经治疗后逐渐减轻,各方向复视距离的差异逐渐接近,歪头明显减轻。

【检查】

　　第一眼位左眼注视时双眼大致正位(图组6-2-2-1-5之图1第一斜视角),三棱镜加遮盖检查:L/R 6△;右眼注视时左眼轻度上斜视 L/R 12△(图组6-2-2-1-5之图1-1,第二斜视角)。水平右转眼位左眼高于右眼(图组6-2-2-1-5之图2、图2-1),右上方眼位左眼注视右眼下斜视(图组6-2-2-1-5之图3第一斜视角),强令右眼注视时右眼上转有限改善,但是左眼高于右眼更著(图组6-2-2-1-5之图3-1,第二斜视角),提示右眼上直肌功能不足。上转眼位右眼略低于左眼(图组6-2-2-1-5之图4)。左转及下转各眼位双眼运动大致正常(图组6-2-2-1-5之图6~9),但是存在 L/R 4△左右的隐性垂直斜视。复视像:垂直交叉复视,右上方分离最大,周边物像属于右眼,其他诊断眼位亦存在微小垂直复视。代偿头位:头向右肩倾(图组6-2-2-1-5之图10)。

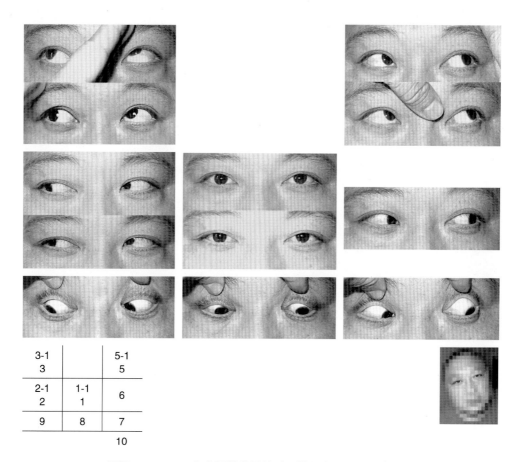

图组6-2-2-1-5　向共同性发展的后天性上直肌不全麻痹(右)

如补充病例 6-2-2-1-5 所述上直肌麻痹,在发病初期经过治疗可能有一定好转,但是在右上方诊断眼位依然残存垂直斜视,而其他诊断眼位亦有较小的垂直斜视,第一眼位已经难以区分第一、二斜视角,说明经过 13 年演变取得了一定共同性。

上直肌麻痹经常合并同眼真性提上睑肌麻痹(补充病例 6-2-2-1-6)。

补充病例 6-2-2-1-6 后天性上直肌全麻痹,提上睑肌麻痹(左)

患者男,21 岁

15 岁体育课冲撞后突然复视、左眼睑裂小,神经内科治疗数月后无好转,左眼睑裂小及复视至今。

【检查】

第一眼位右眼注视时左眼上睑下垂(图组 6-2-2-1-6 之图 1)、人为助开左上睑后可见左眼外下斜视(图组 6-2-2-1-6 之图 1-1),左上转眼位左眼上直肌功能不足(图组 6-2-2-1-6 之图 5),水平及上转各眼位左眼上睑下垂(图组 6-2-2-1-6 图之 2~6),眉 - 上睑缘间距加大(图组 6-2-2-1-6 图之 5)。代偿头位:头向左肩倾(图组 6-2-2-1-6 之图 10)。手术后双眼大致正位,代偿头位消失(图组 6-2-2-1-6 之图 A)。

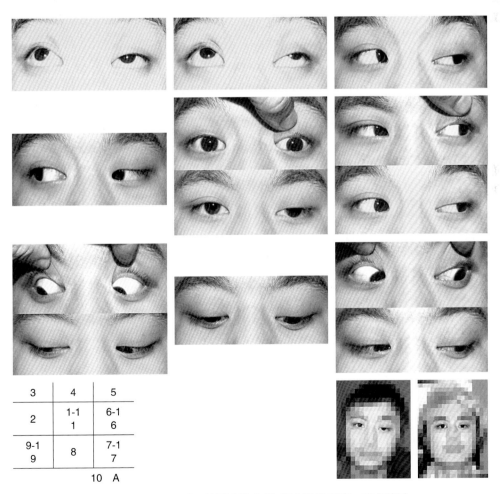

3	4	5
2	1-1 1	6-1 6
9-1 9	8	7-1 7
	10 A	

图组 6-2-2-1-6 后天性下直肌麻痹、提上睑肌麻痹 手术前后

上直肌麻痹应与下直肌纤维化鉴别,两者上转功能均不足,但后者向上方牵拉试验有明显阻抗,核磁共振可能有异常发现(补充病例 6-2-2-1-7)。

补充病例 6-2-2-1-7　下直肌纤维化(左)

患者女,45 岁

自幼左眼下斜视,不能上转,左眼睑裂小。

【检查】

第一眼位右眼注视时左眼下斜视、睑裂较小(图组 6-2-2-1-7A 之图 1),左眼不能注视(图组 6-2-2-1-7A 之图 1-1),在全部诊断眼位均表现左眼下斜视(图组 6-2-2-1-7A 之图 1~9)。水平及上转各眼位左眼上转功能明显不足(图组 6-2-2-1-7A 之图 2~6),下转各眼位左眼睑轻度内翻。

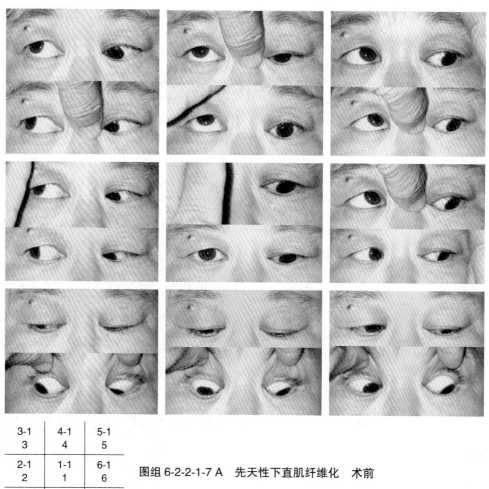

3-1	4-1	5-1
3	4	5
2-1	1-1	6-1
2	1	6
9-1	8-1	7-1
9	8	7

图组 6-2-2-1-7 A　先天性下直肌纤维化　术前

【手术】

局麻下左眼向上牵拉下直肌存在明显阻力、患者疼痛(图组 6-2-2-1-7B 之图 10),向内牵拉存在轻微阻力,其他方向大致正常。角膜下方 6 点处有一横条形色素痣(图组 6-2-2-1-7B 之图 10),虽然能钩到下直肌,但是无法缝线,将下直肌离断,分离并松解下方巩膜表层纤维化组织后左眼向上牵拉无阻力(图组 6-2-2-1-7B 之图 11),将外直肌后徙 6mm 并上移一个肌腹,患者主动上转功能明显改善。

术后检查:第一眼位垂直斜视及左眼上睑下垂消失,双眼大致正位,左眼上睑功能正常(图组 6-2-2-1-7B 之图 1),左眼上转存在较好功能(图组 6-2-2-1-7B 之图 3~5),左眼下转功能受限(图组 6-2-2-1-7B 之图 7-1)。

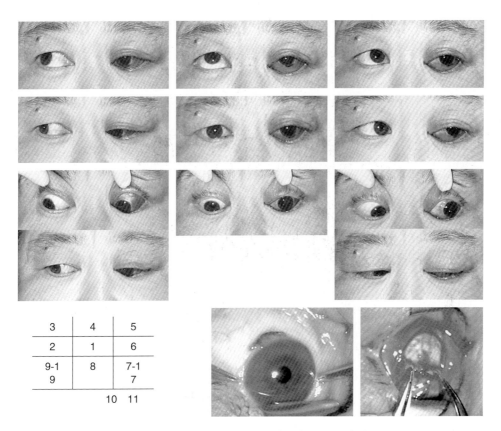

3	4	5
2	1	6
9-1	8	7-1
9		7

10 11

图组 6-2-2-1-7B 先天性下直肌纤维化 术后

(卢秀珍 刘桂香)

3. 后天性下直肌麻痹

(1) 主要特征

1) 患眼向外下方诊断眼位运动不足或不能。

2) 当用健眼注视时患眼上斜视、下睑裂开大;当用患眼注视时健眼下斜视并经常出现假性上睑下垂。

3) 红玻璃复像试验表现为垂直交叉复视,患眼外下方复像分离大,周边物像属患眼。Hess 检查结果见第一章附图。

4）代偿头位常无诊断价值，可表现为下颌内收。

（2）手术要点

1）下直肌麻痹主要影响下方眼位，复视对患者的困扰较大，故以加强受累下直肌为主，如斜视角度大可合并后徙同眼上直肌或对侧眼下直肌。

2）其他手术原则及注意事项同先天性下直肌麻痹。

（3）典型病例

例 6-2-2-1-8 | 后天性下直肌麻痹（左）

患者男，24 岁

发烧数日后复视，歪头视物 12 年未治愈。

【检查】

第一眼位右眼注视时左眼上斜视，睑裂开大（图组 6-2-2-1-8A 之图 1）；左眼注视时右眼轻度下斜视及睑裂减小、上睑形似"下垂"（图组 6-2-2-1-8A 之图 1-1）。上方注视各眼位双眼运动大致正常，无上睑下垂（图组 6-2-2-1-8A 之图 3~5），左上方注视眼位无明显第一、二斜视角差异（图组 6-2-2-1-8A 之图 5、图 5-1），左侧注视眼位右眼注视时左眼上斜视（图组 6-2-

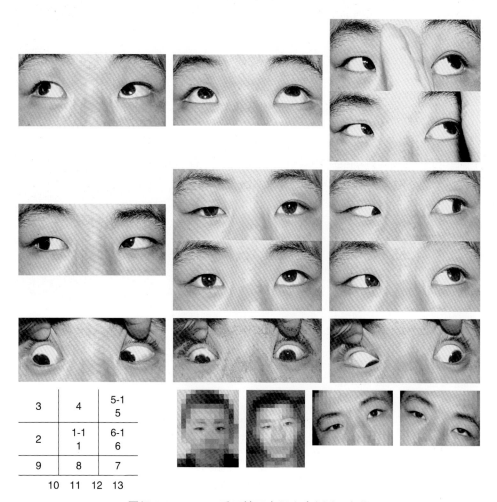

图组 6-2-2-1-8A　后天性下直肌麻痹（左）　术前

2-1-8A 之图 6)，左眼注视时右眼下斜视（图组 6-2-2-1-8A 之图 6-1)，左下方注视时最著，左眼下转不能越过水平线（图组 6-2-2-1-8A 之图 7)，提示左眼下直肌功能不足。双眼由左下方向右下方运动时垂直斜视逐渐减轻（图组 6-2-2-1-8A 之图 7~9)。代偿头位：头向右肩倾（图组 6-2-2-1-8A 之图 11)，11 岁发病前的照片头正位（图组 6-2-2-1-8A 之图 10)。复视像：垂直交叉复视，左下方复像分离大，周边物像属左眼。

【手术】

左眼上直肌后徙 5mm、下直肌缩短 4mm。

术后第二天检查：第一眼位正位（图组 6-2-2-1-8B 之图 1)。除正上方、左上方注视眼位左眼上直肌功能改善仍不足外（图组 6-2-2-1-8B 之图 4、图 5)，各眼位双眼运动大致正常（图组 6-2-2-1-8B 之图 2、图 3、图 6~9)。术后 3 个月左上方注视眼位左眼上直肌功能恢复正常（图组 6-2-2-1-8B 之图 5-1)。

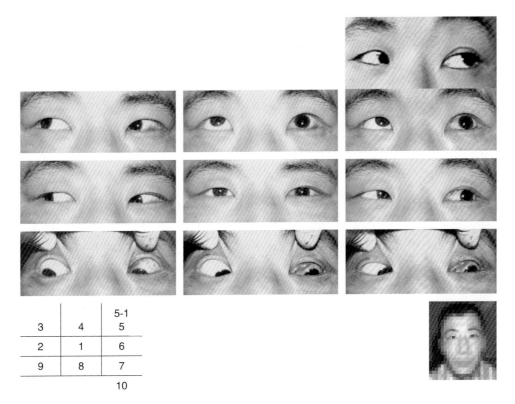

图组 6-2-2-1-8B　后天性下直肌麻痹　术后（5-1 为术后 3 个月、其余均为术后第 2 日）

【讨论】

1）下直肌功能主要作用是下转、内转及外旋，因旋转斜视不易肉眼观察、外斜视有时不明显，所以诊断下直肌麻痹时主要观察患眼向外下方的运动功能。本例左下方运动功能最差，故诊断左眼下直肌麻痹。

2）术后第二日第一眼位正位，左眼向左上方运动功能仍不足（图组 6-2-2-1-8B 之图 5)，但是术后 3 个月运动功能恢复正常，说明随着时间推移，各肌肉间达到新的平衡（图组 6-2-2-1-8B 之图 5-1)。

3）复视像对诊断新近发生的麻痹性斜视重要意义的讨论

斜视检查应当先查斜视角及眼球运动，初步判断麻痹肌，然后在半暗室中避免杂光干扰情况下进行复视像检查。检查者应头脑清醒，熟知每条肌肉的主要、次要作用，各肌肉的诊断眼位及其复视像特征，认真对比各诊断眼位复视情况、寻找复像分离最大方位。若有多个诊断眼位复像分离大，则注意各眼位复像特点并汇总其他检查结果全面分析诊断。

检查复视像时应注意：①是单眼复视还是双眼复视？单眼复视者与斜视关系不大；②复像距离是否变化？随上下、左右眼球运动变化者是麻痹性斜视，否则是共同性斜视；复像距离随注视距离的远近变化较大者可能与核上性运动异常有关（例如集合麻痹、分开麻痹等）；复像距离随劳累变化者可能为重症肌无力；③复视是水平性、垂直性，还是均有？复视为同侧性还是交叉性？同侧性复视者患有内斜视，交叉性复视者患有外斜视，垂直性复视患有垂直斜视；④垂直复视像是否倾斜（检查时使用蜡烛或其他条形光源）？倾斜显著者可能是上、下斜肌麻痹，倾斜较轻者可能是上、下直肌麻痹；⑤复视的最大分离眼位是一处还是多处？多处者可能是多条眼外肌麻痹。

分析时注意：①复视像分离的最大方向是在哪个诊断眼位，该诊断眼位是检查哪一对眼外肌；②周边物像属患眼；③当外转肌（外直肌及上、下斜肌）麻痹时眼球内斜视，产生同侧复视；当内转肌（内直肌及上、下直肌）麻痹时眼球外斜视，产生交叉复视。

4）下直肌麻痹的鉴别诊断

外伤发生眶骨骨折时也会表现患眼下转功能不足，应当详细询问病史，仔细检查时可能有眼球内陷、眼眶 CT 显示骨折、被动牵拉试验阳性等。如患者斜视度变化不定，时好时坏，新斯的明或滕喜龙试验斜视消失或好转，则可能为重症肌无力。Graves 眼病也可表现下直肌麻痹（上直肌纤维化），仔细检查会发现有突眼，眼睑肿胀、退缩、迟落，结膜水肿、充血等表现，被动牵拉试验阳性，眼眶 CT 示眼外肌肥大。另外，患者在斜视手术或下睑成形术后以及球旁注射后出现急性下直肌麻痹则为医源性伤及下直肌所致。还要注意下直肌缺如（补充病例 6-2-2-1-8C）及黄斑异位、下睑退缩等引起的假性上斜视，以及眶部异常引起的下直肌运动限制（补充病例 6-2-2-1-9）。

补充病例 6-2-2-1-8C　下直肌缺如

下直肌缺如患者体征与下直肌麻痹极其相似，术前检查极易漏诊，在打开球结膜后方才发觉找不到肌肉（图 6-2-2-1-8C），所以，任何麻痹性斜视术前都应详细查体，牵拉试验及影像学检查是必要的。

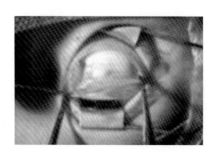

图 6-2-2-1-8C　下直肌缺如（右）

补充病例 6-2-2-1-9　眶下部血肿？限制性下直肌麻痹（左）

患儿男,6 岁

碰伤后左下睑红肿,复视 10 天,疼痛 5 天。

【检查】

左下睑见一约 3cm×2cm 大小局限性圆形隆起,边界清、质软、红肿、有压痛,但是无波动感。左眼球轻度突出。第一眼位正位,交替遮盖存在左眼高于右眼的运动（图组 6-2-2-1-9 之图 1）。向下方注视时左眼下转明显受限（图组 6-2-2-1-9 之图 8）,上方注视时眼球运动无异常。B 超显示:左眼下睑探及一大小约 2.9cm×2cm 的不规则液性暗区,壁厚,内有分隔,暗区内透声差,可见点状略强回声,周围软组织回声增强,层次模糊（图组 6-2-2-1-9 之图 10）。眼眶 CT:左眼睑及眼球后方见软组织高密度影,与眼睑及下直肌分界欠清,内可见数个气泡影（图组 6-2-2-1-9 之图 11）,考虑左侧眼眶血肿。复视像:左侧垂直复视,左下方分离最大,周边物像属左眼。

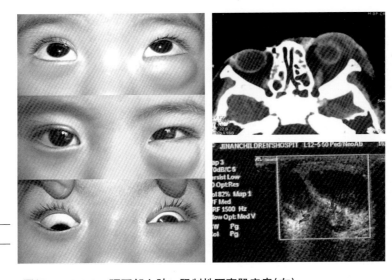

图组 6-2-2-1-9　眶下部血肿？限制性下直肌麻痹（左）

（满　辉　刘桂香　葛金玲）

4. 后天性下斜肌麻痹

（1）主要特征

1）第一眼位患眼下斜视或下隐斜视,患眼注视时健眼轻度上斜视,眼底检查理论上可能显示内旋斜视。

2）患眼内上转功能不足或不能,该肌肉的诊断眼位垂直斜视最明显,内下转眼位患眼上斜肌功能亢进。

3）红玻璃复像试验表现为垂直同侧复视,下斜肌的诊断眼位处复像分离大,周边物像属患眼。

4）Hess 检查见第一章附图。

5）代偿头位多为下颌上举,面向健侧转（常有例外）,头向患侧倾,但诊断价值不大。

6）Bielschowsky 头位倾斜试验阳性,当头倾向健眼侧时患眼下斜更著。

7）单独下斜肌麻痹比较少见，应与上斜肌腱鞘综合征（Brown 综合征）鉴别，下斜肌麻痹患者被动牵拉试验无阻力，而 Brown 综合征存在阻力。

（2）治疗要点

1）下斜肌麻痹主要影响上方功能眼位，轻度麻痹患者正前方若无显性斜视、复视及代偿头位，可不手术。

2）如正前方有斜视、复视及代偿头位，即应手术治疗。主要行对侧眼上直肌后徙，理论上可行下斜肌加强（缩短或前徙）术，但因效果差，且临近黄斑增加手术风险，所以较少选择。

（3）典型病例

例 6-2-2-1-10 | 后天性下斜肌麻痹（右）

患者女，31 岁

无明显诱因突然复视、外斜视，经药物治疗无好转 12 年。

【检查】

各眼视力均为 1.5。

第一眼位左眼注视右眼外下斜视 $-70^{\triangle}$L/R$7^{\triangle}$（图组 6-2-2-1-10 图 1，第一斜视角），右眼

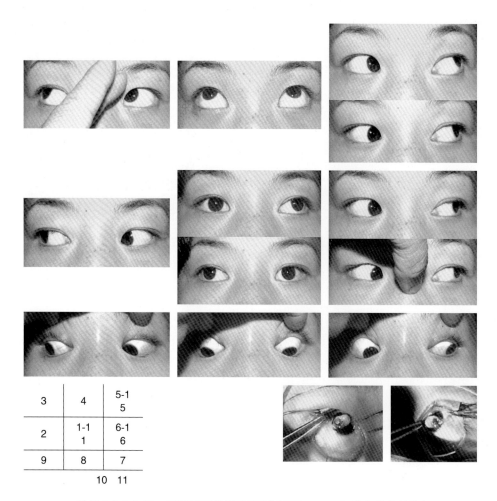

图组 6-2-2-1-10　后天性下斜肌麻痹（右）（图 10、11 角膜上盖有棉片）

注视左眼外上斜视 $-85^{\triangle}$L/R25$^{\triangle}$（图组 6-2-2-1-10 图 1-1，第二斜视角）。右转及右上转眼位双眼运动大致正常（图组 6-2-2-1-10 之图 2、图 3），双眼从右上转眼位向左转时右眼逐渐低于左眼（图组 6-2-2-1-10 之图 4、图 5），左上转眼位左眼注视时右眼上转仅达水平线高度（图组 6-2-2-1-10 之图 5），右眼注视时左眼明显高于右眼（图组 6-2-2-1-10 之图 5-1），提示右下斜肌麻痹。双眼由左上转眼位下转时垂直斜视逐渐减轻（图组 6-2-2-1-10 之图 5~7），双眼由左下转眼位右转时垂直斜视逐渐消失（图组 6-2-2-1-10 之图 7~9）。正下方注视眼位明显外斜视，而正上方注视眼位轻度外斜视（图组 6-2-2-1-10 之图 8、图 4），提示存在 A 型外斜视。复视像：垂直同侧复视，左上方分离大，周边物像属右眼。双眼牵拉试验均阴性（图组 6-2-2-1-10 之图 10、图 11）。

（刘　彬　刘桂香　田巧霞）

（二）后天性展神经麻痹（abducens palsy）

展神经核位于脑桥背侧，其发出的神经纤维由脑桥和延髓交界处穿出脑干，穿入海绵窦，沿其外侧前行，经眶上裂进入眼眶。左、右侧核团发出的神经不交叉，支配同侧外直肌。

展神经径路长、浅表，易受侵犯，故发病率高，多单侧发病。展神经不仅因本身病变能引起神经麻痹，而且与神经相距较远的颅内病变（例如颅内压增高等）也易诱发展神经功能异常。所以，发现展神经麻痹时应进行颅脑检查，否则单纯凭外直肌运动异常很难在展神经核、展神经、神经肌肉结合部、外直肌本身及眶内等部位定位诊断。核上性麻痹也会影响外直肌运动，侧转试验可帮助鉴别，例如右眼外直肌功能异常时，令患者注视正前方不动，然后人为被动左转患者头部，此时若右眼不能外转依然斜向原方位则为核下性外直肌麻痹，若可以外转为核上性麻痹。

1. 主要特征

（1）患眼外直肌功能部分或全部麻痹，患眼外转运动障碍和不同程度内斜视。

（2）水平同侧复视，水平各注视方向复像距离不等，患眼外侧的复像距离最大，越向患眼内侧转眼复像距离越近甚至消失。

（3）代偿头位具有较高临床诊断价值，表现为面向患侧转、视线向健侧。

（4）展神经核位于脑桥及第四脑室底部，左右互不交叉。由于面神经核与其临近，并绕过展神经核下行，所以展神经核性病变经常合并同侧面神经核功能异常（面瘫）。

（5）有些外转严重障碍眼外转时睑裂开大。

（6）展神经麻痹程度与内斜视角度不一定成正比，外直肌诊断眼位复像距离的大小与外直肌的麻痹程度不一定成正比（补充病例 6-2-2-2-3~6-2-2-2-5）。

2. 治疗要点

经保守治疗不能完全恢复，则需手术治疗，手术要点基本同先天性展神经麻痹。对于严重的、内直肌挛缩的双侧展神经麻痹，进行常规眼位矫正手术效果仍不理想者，可通过弹性硅胶管将麻痹的外直肌固定在外侧眶壁从而增强外直肌的外转作用。

3. 典型病例

例 6-2-2-2-1　后天性展神经全麻痹（右）

患者男，43 岁

颅脑外伤后突然复视，右眼内斜视，且不能外转，歪头视物 2 个月。

【检查】

各眼视力正常。

第一眼位左眼注视右眼明显内斜视(图组 6-2-2-2-1 之图 1,第一斜视角),右眼不能正位注视,强令右眼注视时左眼内斜视程度更著(图组 6-2-2-2-1 之图 1-1,第二斜视角)。右转各诊断眼位右眼外转均不过中线,提示右眼外直肌全麻痹(图组 6-2-2-2-1 之图 2、图 3、图 9)。左转各诊断眼位双眼运动大致正常(图组 6-2-2-2-1 之图 5~7)。复视像:水平同侧复视,右侧分离大,周边物像属右眼。代偿头位:面向右转(图组 6-2-2-2-1 之图 10)。

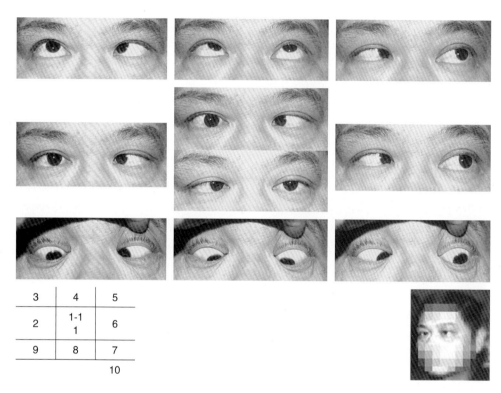

3	4	5
2	1-1 1	6
9	8	7
	10	

图组 6-2-2-2-1　后天性展神经全麻痹(右)

例 6-2-2-2-2　后天性展神经全麻痹(左)

患者男,38 岁

车祸后左眼突然不能外转、歪头视物 1 年,药物治疗无明显好转。

【检查】

各眼视力正常。第一眼位右眼注视左眼内斜视(图组 6-2-2-2-2 之图 1,第一斜视角),左眼不能注视正前方(图组 6-2-2-2-2 之图 1-1),强令左眼注视时右眼明显内斜视(图组 6-2-2-2-2 之图 1-2,第二斜视角)。左转时左眼外转不过中线(图组 6-2-2-2-2 之图 6),提示左眼外直肌全麻痹。右转眼位双眼运动大致正常(图组 6-2-2-2-2 之图 2)。代偿头位:面向左转(图组 6-2-2-2-2 之图 10)。复视像:水平同侧复视,左侧分离大,周边物像属左眼。

【讨论】

(1) 患者颅脑外伤后复视、患眼不能外转,第一眼位右眼明显内斜视,且外转不过中线,以及典型的代偿头位和复像特点,所以例 6-2-2-2-1 诊断后天性展神经全麻痹(右),6-2-2-2-2 诊断后天性展神经全麻痹(左)。

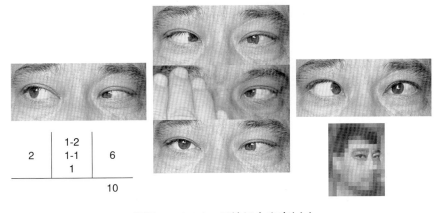

图组 6-2-2-2-2　展神经全麻痹(左)

（2）展神经核位于脑桥及第四脑室底部，左右展神经互不交叉。由于麻痹性斜视范围较广，包括神经麻痹及其他障碍影响肌肉运动引起异常（见第六章麻痹性斜视第一段），当眶内未发现影响运动的因素及肌肉异常、存在明显颅脑损伤史时多为神经麻痹。在无法明确属于神经麻痹所致时不妨诊断为外直肌麻痹。

（3）**患眼展神经的麻痹程度与内斜视严重程度不成正比的讨论**

下面展示 3 个展神经全麻痹引起第一眼位内斜视轻重程度完全不同的病例（补充病例 6-2-2-2-3~ 补充病例 6-2-2-2-5）。

补充病例 6-2-2-2-3　第一眼位接近正位的展神经全麻痹(左)

患者男,42 岁

车祸后左眼不能外转 10 年。

车祸后明显复视、左眼内斜视、面向左转,近年复视及歪头视物均减轻。

【检查】

第一眼位右眼注视时左眼几乎无显性内斜视（图组 6-2-2-2-3 之图 1），但是，左转各诊断眼位左眼外转仅达中线（图组 6-2-2-2-3 之图 5~7），提示左眼外直肌全麻痹。其他各诊断眼

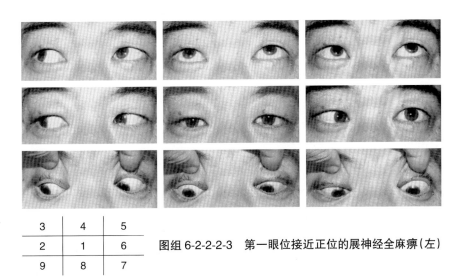

图组 6-2-2-2-3　第一眼位接近正位的展神经全麻痹(左)

位双眼运动大致正常（图组 6-2-2-2-3 之图 2～图 4，图 8、图 9）。复视像：水平同侧复视，左侧分离大，周边物像属左眼。代偿头位不明显。

补充病例 6-2-2-2-4　第一眼位轻度内斜视的展神经全麻痹（右），脑瘤术后

患者女，51 岁

脑瘤术后复视、内斜视 13 个月，经治疗后无明显改善。

【检查】

第一眼位左眼注视时右眼仅仅轻度内斜视（图组 6-2-2-2-4 之图 1），在右转各眼位右眼不达中线（图组 6-2-2-2-4 之图 2、图 3、图 9），提示右眼外直肌全麻痹，左转各眼位双眼运动大致正常（图组 6-2-2-2-4 之图 5～7）。复视像：水平同侧复视，右侧分离大，周边物像属右眼。图组 6-2-2-2-4 之图 10 示颅脑手术瘢痕。

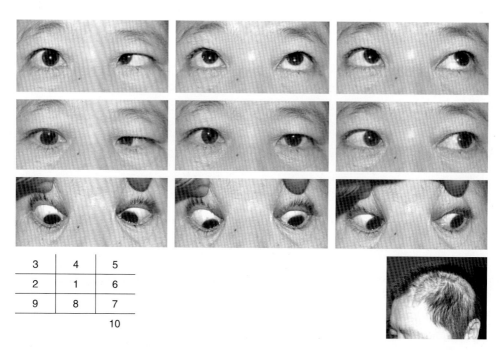

3	4	5
2	1	6
9	8	7

10

图组 6-2-2-2-4　后天性展神经全麻（右）　颅脑术后

补充病例 6-2-2-2-5　第一眼位重度内斜视、无代偿头位的展神经全麻痹，面神经麻痹（右）

患者男，48 岁

外伤后右眼不能外转、右面部感觉迟钝半年，右眼内斜视、有明显复视，但不歪头视物。

【检查】

视力：右 1.2，左 1.2。

第一眼位左眼注视时右眼 $+47^\triangle$（图组 6-2-2-2-5A 之图 1，第一斜视角），右眼注视时左眼 $+80^\triangle$ 以上（图组 6-2-2-2-5A 之图 1-1，第二斜视角）。右转各眼位左眼注视时右眼外转不达中线（图组 6-2-2-2-5A 图 2、图 3、图 9），强令右眼外转时外转功能无改善（图组 6-2-2-2-5A 之

图2-1、图3-1、图9-1),提示右眼外直肌全麻痹。上转及左转各眼位双眼运动大致正常(图组6-2-2-2-5A之图4~7)。正常视网膜对应,水平同侧复视,右侧分离大,周边物象属于右眼,只有在双眼极度左转时复视消失。尽管双眼闭合良好(图组6-2-2-2-5A之图1-2),但是上转时右眼睑裂略大(图组6-2-2-2-5A之图3~5),下转时右眼下睑略下垂(图组6-2-2-2-5A之图7-1~图9-1)。无代偿头位(图组6-2-2-2-5A之图10)。右侧口角轻度下垂,右侧鼻唇沟略浅,右面部皮肤知觉减退(图组6-2-2-2-5A之图11、图12),提示左面神经轻度麻痹。右眼内直肌被动牵拉存在强阻力。

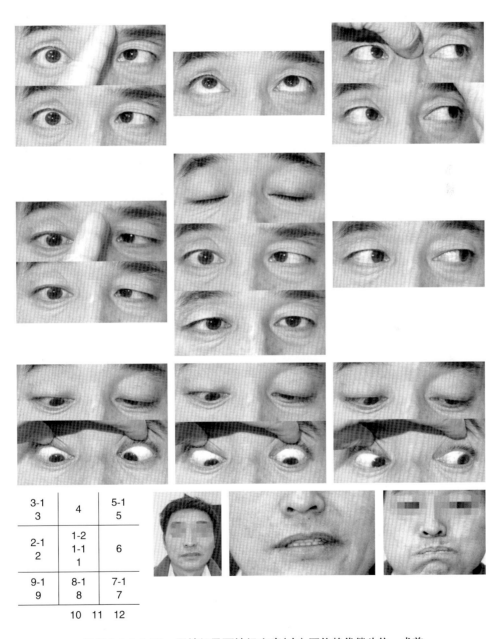

图组 6-2-2-2-5A 展神经及面神经麻痹(右)、不依赖代偿头位 术前

【手术】

手术中牵拉试验,右眼向外侧牵拉时有阻力,说明内直肌挛缩;外直肌主动收缩无力,说明外直肌麻痹。手术:右眼内直肌后徙7mm、外直肌缩短9mm。

术后第2日检查:第一眼位双眼正位(图组6-2-2-2-5B之图1),交替遮盖双眼由内到正中,第一、二斜视角无明显差异,双眼从第一眼位左转10°左右范围内无复视,右眼外转功能改善(图组6-2-2-2-5B之图2),代偿头位面向右转约15°(图组6-2-2-2-5B之图10)。

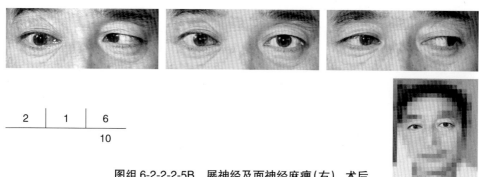

图组 6-2-2-2-5B　展神经及面神经麻痹(右) 术后

【补充病例 6-2-2-2-3~6-2-2-2-5 讨论】

● 3例患者患眼外转均不达中线,属于展神经全麻痹。但是内斜视程度明显不同,补充病例 6-2-2-2-3 近年病情有所恢复,尽管左眼外转功能仍然明显障碍,但第一眼位却接近正位,复视及歪头视物体征明显减轻,代偿头位几近消失,内直肌没有发生挛缩、补充病例 6-2-2-2-5 右眼内直肌被动牵拉存在强阻力,内直肌没有发生挛缩可能是相应转归的重要原因。所以展神经麻痹患眼的内斜视角与外直肌麻痹程度不成正比。

● 正常视网膜对应的新近发生的麻痹性斜视存在复视,为了避免复视将产生代偿头位。补充病例 6-2-2-2-5 患者双眼极度左转时复视像才得以消失,此情况下头颈及双眼很累,但是患者认为头正、注视正前方时可以轻易分辨真假,所以使用第一眼位注视使复视像分离更远免除干扰,故没有代偿头位。关于展神经麻痹合并面神经麻痹(补充病例 6-2-2-2-10~ 补充病例 6-2-2-2-12)。

(4) 外直肌麻痹手术方式的讨论

外直肌麻痹手术方式主要是患眼内直肌后徙联合外直肌缩短术,如仍矫正不足则再次行上、下直肌联扎或移植,或健眼内直肌后徙联合患眼上、下直肌联扎或移植。总体来讲,如外直肌为不全麻痹、存在一定外转功能,患眼的内直肌后徙联合外直肌缩短即可矫正内斜视。如果全麻痹、斜视角大,全身情况良好就需要增加上、下直肌移植或健眼的内直肌后徙,且应当分次手术。若是高龄老人应当根据身体状况设计简单手术。鉴于外直肌麻痹程度和内斜视程度不成正比,麻痹转归结果很不一致,所以术前一定要认真做主动及被动牵拉试验,观察麻痹肌及其拮抗肌的肌力,特别要注意拮抗肌是否挛缩及挛缩程度,酌情设计术式及手术量。

(5) 展神经麻痹转归的讨论

因为多数患者经过治疗和随着时间的推移病情会得到一定缓解,所以手术前一定要观察半年或更长时间,无神经科治疗必要、斜视角稳定、外展功能无改善后再手术。一项213

例非创伤性单侧麻痹的回顾性研究发现，78% 患者可以自然恢复，其中 73% 患者 24 周内恢复。另有学者研究了急性外伤性所致的 33 例第Ⅵ颅神经麻痹自然恢复的患者，单侧麻痹者占 84%，双侧者占 25%。

展神经麻痹经过药物治疗和恢复，可以治愈或自愈，也可向共同性发展、拮抗肌挛缩，偶见产生异常神经支配等。下面补充 3 个不同转归的外直肌麻痹病例（补充病例 6-2-2-2-6~补充病例 6-2-2-2-8）。

补充病例 6-2-2-2-6 自愈的展神经不全麻痹（左）、怀孕 5 个月

患者女，21 岁

1 个多月前突然发现视物重影，左眼不能外转。

【检查】

第一眼位双眼正位（图组 6-2-2-2-6A 之图 1），右眼外转不到位（图组 6-2-2-2-6A 之图 2），提示右眼外直肌功能不足。代偿头位：面向右转（图组 6-2-2-2-6A 之图 10）。

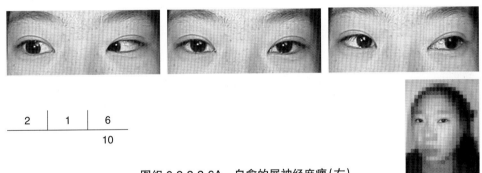

| 2 | 1 | 6 |
| 10 | | |

图组 6-2-2-2-6A 自愈的展神经麻痹（右）

患者因为已经怀孕 5 个月拒绝药物治疗，1 个月后复视逐渐减轻，7 个月后复诊检查：第一眼位双眼正位，交替遮盖不动（图组 6-2-2-2-6B 之图 1），双眼左右运动功能良好（图组 6-2-2-2-6B 之图 2、图 6），且均无复视。代偿头位消失（图组 6-2-2-2-6B 之图 10）。

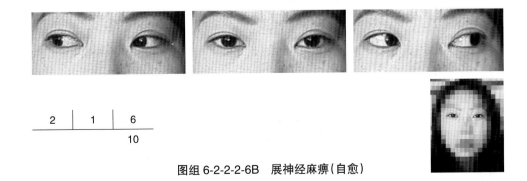

| 2 | 1 | 6 |
| 10 | | |

图组 6-2-2-2-6B 展神经麻痹（自愈）

补充病例 6-2-2-2-7　向共同性发展的展神经全麻痹（右）

患者男,55 岁
车祸后复视 2 月余。

【检查】

视力:右眼 1.0,左眼 0.6。

第一眼位左眼注视时右眼 +60$^{\triangle}$（图组 6-2-2-2-7A 之图 1,第一斜视角）;右眼注视时左眼 +100$^{\triangle}$ 以上（图组 6-2-2-2-7A 之图 1-1,第二斜视角）。右转眼位右眼外转均不过中线（图组 6-2-2-2-7A 之图 2、图 3、图 9）,提示右眼外直肌全麻痹。其他各诊断眼位双眼运动大致正常（图组 6-2-2-2-7A 之图 4~8）。代偿头位:面向右转（图组 6-2-2-2-7A 之图 10）。复视像:水平同侧复视,右侧分离大,周边物像属右眼。

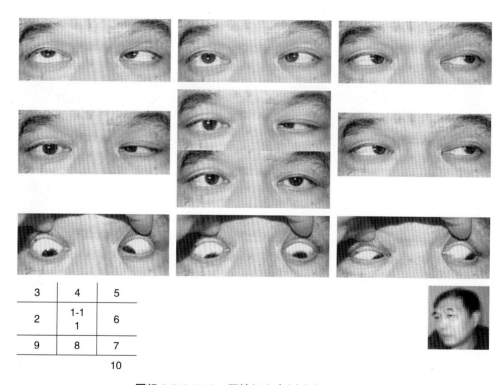

3	4	5
2	1-1 1	6
9	8	7

10

图组 6-2-2-2-7A　展神经麻痹（右）发病 2 个月

2 年后检查:第一眼位内斜视明显减轻,第一、二斜视角大致相等（图组 6-2-2-2-7B 之图 1、图 1-1）。右转各眼位右眼外转仅轻度受限（图组 6-2-2-2-7B 之图 2、图 3、图 9）。最近半年逐渐经常使用麻痹眼注视（图组 6-2-2-2-7B 之图 10,右眼视力好）,但有时也采用面向左转代偿头位（图组 6-2-2-2-7B 之图 11）。

【手术】

伤后 2 年 2 个月时手术:右眼内直肌后徙 4mm、外直肌缩短 5mm。

术后 7 个月检查:角膜映光正位（图组 6-2-2-2-7C 之图 1）,双眼外转眼位外转功能基本正常（图组 6-2-2-2-7C 之图 2、图 6）。代偿头位消失（图组 6-2-2-2-7C 之图 10）。

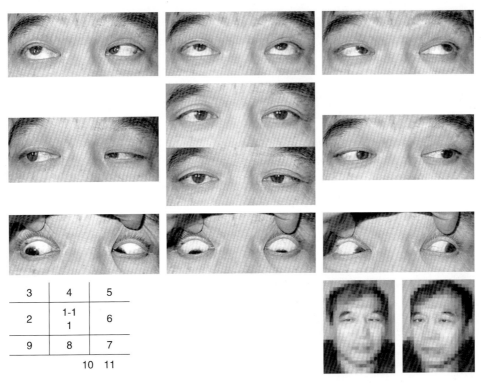

图组 6-2-2-2-7B 外直肌麻痹(右),2年后第一、二斜视角接近 术前

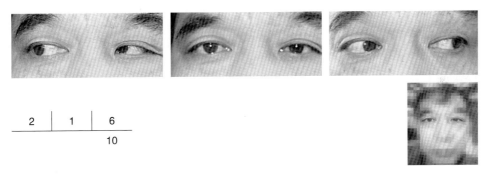

图组 6-2-2-2-7C 展神经麻痹术后(右) 术后

【补充病例 6-2-2-2-7 讨论】

麻痹性斜视经过一段时间恢复后会向共同性发展,展神经麻痹向共同性演变的过程仅仅涉及水平运动四条肌肉,所以一般教科书多是借展神经麻痹来讲解向共同性发展的机制。

该患者经过2年时间恢复,斜视、复视及代偿头位均减轻,第一、二斜视角接近,针对正前方仍存在的内斜视及代偿头位给予手术治疗。术后眼位正位,外转功能明显改善,代偿头位消失。

补充病例 6-2-2-2-8　内直肌挛缩的展神经全麻痹(双)

患者男,49 岁

颅脑外伤后突然复视及内斜视,曾进行药物治疗,全身伤情恢复,但内斜视逐渐加重,外转逐渐困难,双眼逐渐固定在内眼角不能外转20 余年。

【检查】

视力:右 0.6,左 0.3,均不能矫正。

第一眼位双眼固定在内斜视位(图组 6-2-2-2-8 之图 1)。双眼左、右转时外转眼仅仅从第一眼位的内斜位置轻微外移(图组 6-2-2-2-8 之图 2~9),提示双眼外直肌全麻痹。代偿头位:面向左转(图组 6-2-2-2-8 之图 10)。双眼向外侧被动牵拉试验均存在明显阻力,但是牵拉时可以外转30°,患者有轻度疼痛,提示双眼内直肌挛缩。

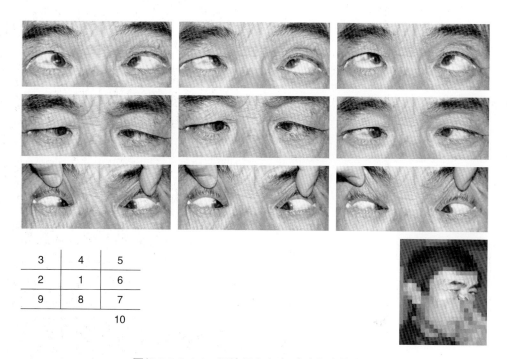

3	4	5
2	1	6
9	8	7

10

图组 6-2-2-2-8　展神经全麻痹,内直肌挛缩(双)

【补充病例 6-2-2-2-6~ 补充病例 6-2-2-2-8 讨论】

● 6-2-2-2-6 是自然恢复的展神经全麻痹,有学者研究78% 患者经历了自然恢复过程。补充病例 6-2-2-2-7 是向共同性发展的病例。补充病例 6-2-2-2-8 是发生内直肌挛缩的病例。

● 补充病例 6-2-2-2-7、补充病例 6-2-2-2-8 双眼外直肌麻痹,严重内斜视,且固定不能外转,被动牵拉试验有阻力,说明麻痹肌的拮抗肌(内直肌)已经发生了挛缩。临床不乏单侧展神经麻痹经过一定恢复后,麻痹向共同性发展,表现为双内直肌功能增强,双外直肌功能不足,形似双侧展神麻痹,两种斜视牵拉试验均存在阻力,但是双侧展神经麻痹性患者能说明突然发生斜视和复视的时间,发生挛缩时牵拉试验阻力较固定性斜视小、疼痛轻。

● 虽然不是所有的病例都会发生挛缩,但是,麻痹肌功能恢复期矫治复视,除缓解患者生活困难之外,防止拮抗肌继发性挛缩也是重要目的,特别是继发性挛缩发生较快者。因为一旦拮抗肌出现继发性挛缩，将会影响后期的手术效果。许多学者认为在肌电图监测下，向麻痹肌的拮抗肌注射肉毒毒素也是防止拮抗肌挛缩的有效方法。

4）斜视角较小的患者（例如当斜视度小于 $10^\triangle$）及病情不稳定者可以借助三棱镜矫治。当斜视度较大（例如大于 $10^\triangle$）又不宜手术时可以试用菲涅尔（Fresnel）膜棱镜，其原理是在附加三棱镜的眼镜上加一个半透膜，半透膜加在复视像较明显的视野部位，这样既用三棱镜中和了第一眼位轻度复视，又用半透膜遮盖了复视像较大的三棱镜不能中和视野的复视，即半透膜既起到遮盖作用又不太影响美观，特别适用于第一眼位斜视度角小、但是外直肌重度麻痹者。临床自制方法也非常简单，先配制能中和第一眼位复视的三棱镜眼镜（眼镜框架略大一点），在患眼鼻侧贴一两层半透明胶带即可（图组6-2-2-2-8A），调整贴膜的宽窄，使其既不影响无复视的视野，又恰能遮盖复视的视野，借此消除复视。斜视角较大的展神经麻痹患者、甚或其他非共同性斜视主要靠手术治疗。

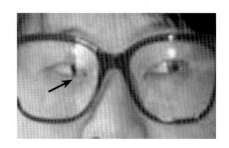

图组 6-2-2-2-8A　菲涅尔（Fresnel）膜棱镜自制和使用方法，箭头所指的是医师根据复视像大小的贴膜

（6）展神经麻痹合并其他神经疾病的讨论（补充病例 6-2-2-2-9~ 补充病例 6-2-2-2-13）。

补充病例 6-2-2-2-9　后天性展神经不全麻痹（左），海绵窦动 - 静脉瘘

患者男，37 岁

头痛、复视 10 个月，曾被建议行核磁共振检查遭拒绝，近 2 周因左眼经常红、轻度突出复诊。

【检查】

各眼远视力均 1.0。第一眼位右眼注视时左眼明显内斜视，结膜血管迂曲、轻度充血（图组 6-2-2-2-9 之图 1、图 10、图 11）。左眼左转时运动落后（图组 6-2-2-2-9 之图 5~7），提示左眼外转功能不足。右转时双眼运动正常（图组 6-2-2-2-9 之图 2、图 3、图 9）。复视像：水平同侧复视，左侧分离最大，周边物像属左眼。代偿头位：面向左转。左眼眶区可以听到与脉搏频率一致的吹风样杂音（图组 6-2-2-2-9 之图 12）。眼眶 CT 示左眼球突出，眼上静脉充盈、扩张（图组 6-2-2-2-9 之图 13、图 14）。

【补充病例 6-2-2-2-9 讨论】

● 海绵窦动 - 静脉瘘分自发性及外伤性两种，文献报道自发性占 53%，多由高血压、动脉硬化及动脉瘤引起，但是有报道外伤性者达 80%。该病一般分两型，即直接型和硬脑膜型。直接型多因动脉硬化引起，病变位置偏前部，直接向眶部引流，因此眶内体征显著；硬脑膜型为颈外或颈内动脉的脑膜分支与海绵窦交通，在海绵窦部位引发了硬脑膜动脉 - 海绵窦瘘。

海绵窦动 - 静脉瘘随着病情进展将影响到眼球运动，会发生外直肌麻痹。因此，对于后天性麻痹性斜视必须认真进行更全面的临床检查及颈内静脉造影等影像学和其他辅助检查。

海绵窦动 - 静脉瘘早期可只表现眼结膜充血、并无眼球突出等异常，易被误诊为结膜炎。但仔细检查发现这种结膜充血有其特殊性，即充血的血管成螺旋样扩张、深红、压之不易褪色，点抗生素眼药水治疗无效。有学者综合文献认为该病体征包括：视力下降，复视，血管性杂音，上睑下垂，结膜水肿，血管充血，眼外肌麻痹，三叉神经麻痹，眼压升高等，罕见眼前节

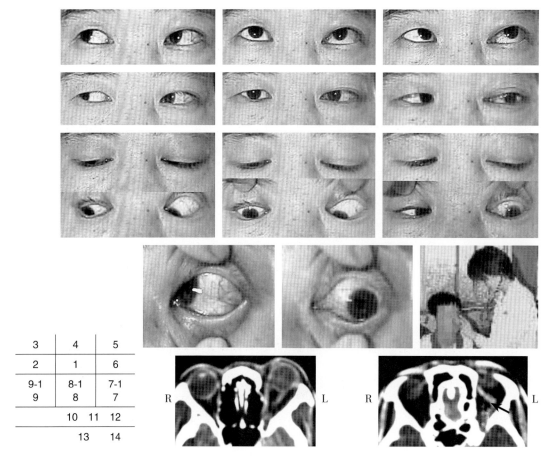

3	4	5
2	1	6
9-1	8-1	7-1
9	8	7
	10　11	12
	13	14

图组 6-2-2-2-9　后天性外直肌麻痹,海绵窦动-静脉瘘

图13示左眼球突出,图14黑箭头示扩张的眼上静脉(左)

缺血,面神经麻痹,视网膜静脉扩张,视网膜出血,视乳头水肿,视神经萎缩及增殖性视网膜病变等。

● 成人突然发生的麻痹性斜视,缺血与血管性病变占主要因素,病因较多。如高血压、糖尿病导致的微血管病变。炎症、外伤、肿瘤尤其是鼻咽癌也是常见病因,偶见于多发性硬化,但仍有约 20%~25% 的患者检查不出明确原因。对于无明显外伤等原因的外直肌麻痹患者应与 Duane 眼球后退综合征、Graves 眼病进行鉴别。Duane 眼球后退综合征为先天性,也存在外转受限,可伴内斜视,但内斜度数通常较小、斜度变化不大,内转时睑裂小、眼球后退,外转时睑裂变大等体征。Graves 眼病内直肌纤维化引起的内斜视及外转受限,但被动牵拉试验阳性,超声和 CT 示内直肌肥大。

补充病例 6-2-2-2-10　合并左面神经麻痹的后天性展神经全麻痹、假性 Graefe 氏征(左)

患儿男,9岁

出生后 40 天突然眼斜、嘴歪,MRI 检查示颅内出血,经脑外科治疗后生命体征稳定,但是眼斜、嘴歪如故。4 岁时曾行内斜视矫正术,术后近期斜视程度明显改善,但是数月后回退。

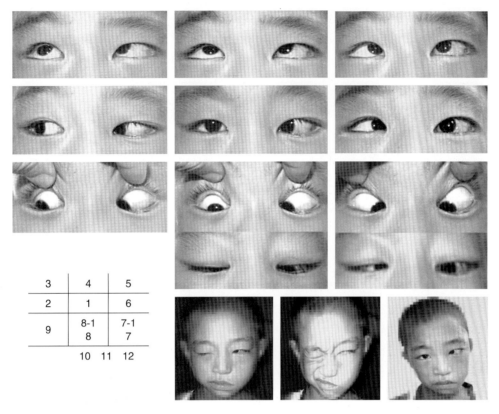

3	4	5
2	1	6
9	8-1 8	7-1 7
	10 11 12	

图组 6-2-2-2-10A　外直肌麻痹、面神经麻痹（左）　术前

【检查】

视力：右 0.5，左 0.05，不能矫正。

第一眼位，右眼注视左眼内斜视（图组 6-2-2-2-10A 之图 1）。左眼外转明显受限（图组 6-2-2-2-10A 之图 5~7），提示左眼外直肌全麻痹。右侧各眼位双眼运动正常（图组 6-2-2-2-10A 之图 2、图 3、图 9）。正下、左下方注视眼位左眼睑裂逐渐增大，可能是假性 Graefe 氏征（图组 6-2-2-2-10A 之图 7）。被动牵拉试验各个方向无阻力。左眼轻度外突，闭眼困难，Bell 征不明确。代偿头位：头向右倾斜（图组 6-2-2-2-10A 之图 12）。左眼睑裂闭合不全、结膜轻度充血、角膜上皮点状染色、左侧额纹、鼻唇沟浅，口角右歪，但是舌正，鼓腮漏气，提示左侧面神经麻痹（图组 6-2-2-2-10A 之图 10~12）。

【手术】

牵拉试验：左眼外直肌无力，内直肌无明显阻力。行左眼内直肌后徙 8mm、外直肌缩短 8mm。

术后 2 周检查：第一眼位正位（图组 6-2-2-2-10B 之图 1），左眼外转较术前稍好转，可达中线，但内转受限（图组 6-2-2-2-10B 之图 2、图 6）。术后 1 年检查，第一眼位轻度内斜视（图组 6-2-2-2-10B 之图 A），左眼外转功能较术后短期回退，但内转功能无明显受限（图组 6-2-2-2-10B 之图 C）。角膜上皮严重点状染色，湿敷包眼治疗。

【补充病例 6-2-2-2-10 讨论】

● 本例左眼外转严重受限，但牵拉试验内直肌无明显阻力，左侧额纹、鼻唇沟浅，口角右

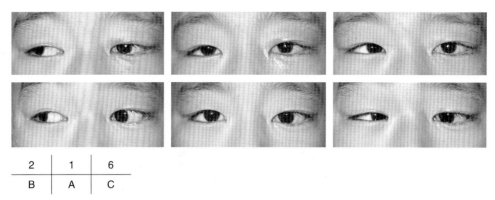

2	1	6
B	A	C

图组 6-2-2-2-10B　外直肌麻痹、面神经麻痹（左）　术后
术后 2 周：1、2、6
术后 1 年：A、B、C

歪,鼓腮漏气,表明左侧展神经合并面神经麻痹。面神经核与展神经核临近,面神经核发出的纤维绕过同侧展神经核下行,两神经核发出的纤维左右均不交叉。所以,展神经核性麻痹经常合并同侧面神经麻痹。

● 小儿展神经麻痹的病因：一侧麻痹且不伴有其他神经系统病变者常与病毒感染有关,如非特异性发热、上呼吸道感染等,发病年龄多为 18 月龄到 10 岁,常在病后 10 周左右自行恢复。外伤、脑水肿、脑肿瘤等也是发病的常见原因,Robertson 等(1970 年)报告 122 例小儿外直肌麻痹,近一半为外伤与肿瘤引起。Harley(1985 年)报告外伤占 1/3,肿瘤占 1/4。Raymond 报告脑水肿是加拿大多伦多儿童医院单侧与双侧展神经麻痹的重要原因。该例患者生后 40 天时 MRI 检查示颅内出血,推测颅内出血压迫左侧展神经核及面神经核从而导致展神经、面神经同时麻痹,4 个月龄时出现神经核性病变很可能进一步引起外直肌发育异常,造成外转极度困难、形似内直肌挛缩。

● 先天性、后天性展神经合并面神经麻痹的鉴别：先天性眼球水平外转障碍、面部肌肉运动缺陷、或合并其他眼部或全身异常的病征称为 Möbius 综合征(详见第七章第一节)。本例存在后天发病的具体时间及救治医院病历,病变局限在展神经和面神经,无其他异常,为后天性展神经和面神经麻痹。

● 小儿展神经麻痹要与婴儿性内斜视鉴别：后者娃娃头试验显示外转不受限,常伴DVD、下斜肌功能亢进、隐性眼球震颤等。但幼儿眼球运动检查欠配合,常会误诊。

● 左眼假性 Graefe 征很难解释,因为本病没有涉及动眼神经的下直肌和提上睑肌,很难认为两肌之间发生了异常神经支配。

补充病例 6-2-2-2-11　颅脑手术后,左眼展神经合并左动眼眼神经(左眼内直肌、下直肌,右眼上直肌)核性麻痹、滑车神经、左面神经不全麻痹

患者女,44 岁
颅脑手术后眼斜、面瘫 15 年余,经神经内科治疗数年无明显好转。

【检查】

左眼睑裂较右眼大(图组 6-2-2-2-11 之图 1),但是闭合尚可,第一眼位右眼注视左眼内上斜视约 -35°L/R20°(图组 6-2-2-2-11 之图 1),左眼不能注视(图组 6-2-2-2-11 之图 1-1)。

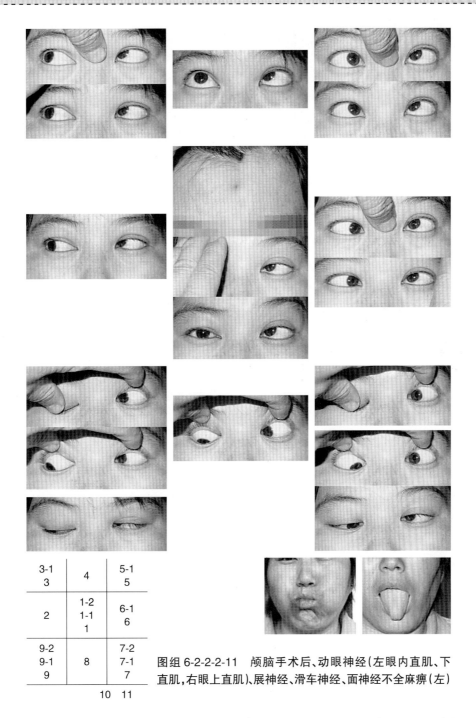

3-1 3	4	5-1 5
2	1-2 1-1 1	6-1 6
9-2 9-1 9	8	7-2 7-1 7

10　11

图组 6-2-2-2-11　颅脑手术后、动眼神经（左眼内直肌、下直肌，右眼上直肌）、展神经、滑车神经、面神经不全麻痹（左）

在右转眼位右眼注视时左眼上斜视约 L/R15°（图组 6-2-2-2-11 之图 2）。右上方诊断眼位左眼注视时右眼下斜视（图组 6-2-2-2-11 之图 3），强令右眼注视时右眼上转功能无改善（图组 6-2-2-2-11 之图 3-1），提示右眼上直肌功能不足。左转各眼位左眼外转无力，几乎与第一眼位相同（图组 6-2-2-2-11 之图 5、图 5-1，6、图 6-1，图 7，图 7-1），提示左眼外直肌全麻痹。双眼由左上转眼位下转时左眼的上斜视逐渐加重（图组 6-2-2-2-11 之图 4、图 5、图 6-1、图 7-1），强令左眼注视时其下转功能无改善（图组 6-2-2-2-11 之图 7-2），下转各眼位左眼睑裂较右眼大（图组 6-2-2-2-11 之图 7、图 9），提示左眼下直肌全麻痹，左上睑下落迟滞。下转各眼位左眼下转不过水平线（图组6-2-2-2-11之图7-1、图8、图9-1），右下转眼位强令左眼注视时其下转功能无改善（图组6-2-2-2-11之图9-2），提示左眼上斜肌麻痹。鼓腮时嘴轻度右歪（图组6-2-2-2-11之图10），伸舌时舌尖偏左（图组6-2-2-2-11之图11），提示左面神经麻痹。颅脑手术瘢痕（图组6-2-2-2-11之图1-2）。

补充病例6-2-2-2-12　外直肌麻痹(左)，左侧面瘫，右侧上、下肢体轻度麻痹

患者女,56岁

5个月前突然眼斜、嘴歪,右腿走路不灵活,手握物无力,经治疗后眼斜、嘴歪如故。

【检查】

第一眼位右眼注视左眼内斜视（图组6-2-2-2-12之图1、图1-1）。左转各眼位右眼注视时左眼外转仅过中线（图组6-2-2-2-12之图5-1~7-1），强令左眼向左侧注视时其外转仍无改

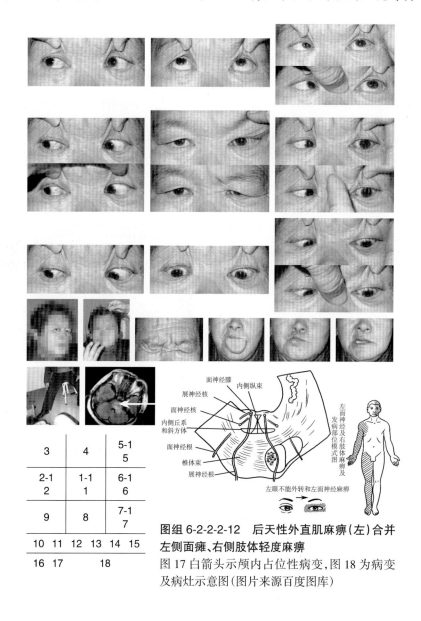

图组6-2-2-2-12　后天性外直肌麻痹(左)合并左侧面瘫、右侧肢体轻度麻痹

图17白箭头示颅内占位性病变,图18为病变及病灶示意图(图片来源百度图库)

善(图组 6-2-2-2-12 之图 5~7),提示左眼外直肌麻痹。右侧各眼位双眼运动正常(图组 6-2-2-2-12 之图 2、图 3、图 9)。主动牵拉试验左眼外直肌无力。代偿头位:面向左转(图组 6-2-2-2-12 之图 10)。左侧额面部感觉迟钝(图组 6-2-2-2-12 之图 11),左侧额纹浅、闭眼时左眼轮匝肌无力(图组 6-2-2-2-12 之图 12),但是伸舌无明显偏右(图组 6-2-2-2-12 之图 13),左侧鼻唇沟浅、鼓腮漏气(图组 6-2-2-2-12 之图 14),笑时左侧面部僵硬(图组 6-2-2-2-12 之图 15),提示左侧面神经麻痹。右侧肢体虽然可以活动但不灵活(图组 6-2-2-2-12 之图 16),颅脑 MRI 影像片示左侧脑干及大脑脚部位占位病变(图组 6-2-2-2-12 之图 17),图组 6-2-2-2-12 之图 18 是本病模式图。

【补充病例 6-2-2-2-12 讨论】

本例核磁共振影像片示左侧脑干及大脑脚部位占位性病变,是典型的颅内病变引起的周边麻痹,表现为左眼外直肌麻痹、左侧面瘫及右侧肢体轻度麻痹,颅脑外科诊断 Millard-Gublre 综合征(图组 6-2-2-2-12 之图 18)。

补充病例 6-2-2-2-13　后天性外直肌麻痹(左)合并岩尖综合征

患者女,55 岁

患乳突炎及中耳炎,因复视由耳科转眼科会诊。

【检查】

第一眼位双眼大致正位(图组 6-2-2-2-13 之图 1),右转时双眼运动大致正常(图组 6-2-2-2-13 之图 2),左转时左眼外转功能不足(图组 6-2-2-2-13 之图 6),提示左眼外直肌麻痹。复视像:水平同侧复视,左侧分离大,周边物像属左眼。右侧三叉神经第一支支配的皮肤感觉正常(图组 6-2-2-2-13 之图 10,针刺有疼痛),左侧感觉迟钝(图组 6-2-2-2-13 之图 11,针刺无感觉)。

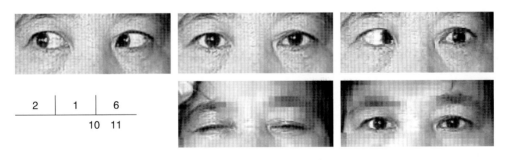

图组 6-2-2-2-13　外直肌麻痹(左)合并岩尖综合征

【补充病例 6-2-2-2-13 讨论】

● 岩尖综合征(Gradenigro 综合征),又名颞骨岩尖综合征、颞骨综合征、三叉神经痛—展神经麻痹—急性中耳炎综合征、展神经麻痹—岩骨髓炎综合征。主要特征为:展神经麻痹,三叉神经痛,化脓性中耳炎。病因为中耳乳突炎、颅底骨膜骨髓炎、局限性化脓性脑膜炎、岩部感染、外伤、出血及鼻咽癌扩散等使颞骨岩部尖端损害,压迫或侵犯三叉神经半月神经节及岩蝶韧带下方的展神经和面神经所致。

● 眼部特征为展神经麻痹引起的复视、内斜视,同侧三叉神经第一支支配的皮肤感觉迟钝、有明显三叉神经痛。第 Ⅱ、Ⅲ、Ⅳ 颅面神经可出现暂时性损害,畏光流泪,球后疼痛,角膜知觉减退。

（王超庆　葛金玲　刘桂香）

（三）滑车神经（上斜肌）麻痹

滑车神经核发出纤维后在脑干交叉，经脑干背侧穿出，支配对侧眼上斜肌，其神经纤细，行走径路最长。颅脑损伤造成的神经核病变、颅内或眶内的神经干病变，神经肌肉结合部、上斜肌本身及眶内病变、机械障碍等均能引起功能障碍。但若不结合其他神经科体征，很难推测病变具体部位，所以该病定位诊断不如动眼神经准确。后天性滑车神经麻痹病因主要是颅脑外伤，也偶见直接滑车损伤（眼眶、鼻窦手术，尤其筛窦手术及眼睑美容手术损伤），其次是血管性疾病和炎症如糖尿病，高血压等，也可见于其他神经源性疾病。

1. 主要特征

（1）自觉症状：复视及复视引起的视疲劳、视物模糊、影像偏斜和异常头位，特别是向下方注视或头歪向患侧时更著。

（2）完全或不完全麻痹：在第一眼位麻痹眼上斜视、外旋及内斜视。若肉眼难以观察到外旋转斜视时，最简单的检查方法是借检眼镜查看眼底或眼底照相，观察视盘与黄斑的相对位置，上斜肌功能不足时将发生外旋。

（3）向鼻下方运动功能不足、垂直斜视及垂直复视像最明显，复视像为垂直同侧复视，周边物像属于患眼。

（4）代偿头位比较稳定者占70%，典型头位表现为头向健侧倾斜、面向患侧转、下颌内收。

（5）发病时间久者，将向共同性发展，致使同侧下斜肌及上直肌功能亢进，故患眼眼位高、健眼眼位低，但这些改变不如先天性上斜肌麻痹明显。

（6）Bielschowsky 头位倾斜试验：将头歪向患侧时其垂直斜视及复视均增大，将头歪向健侧时垂直斜视及复视减弱或消失，几乎所有患者 Bielschowsky 头位倾斜试验阳性，所以对上斜肌麻痹诊断价值较高。

2. 治疗要点

后天性上斜肌麻痹发生在视觉发育成熟后，发病突然，所以相对于先天性者就诊及时，主要体征表现在下方视野，尤其是内下方视野的垂直、旋转斜视，故常行上斜肌加强术。

（1）上斜肌折叠术：难以定量，术前的牵拉试验非常重要，以确定上斜肌的松弛程度，酌情确定折叠量。单侧者可与对侧正常肌肉进行比较，双侧者由于定量困难，需要丰富经验。手术的关键是防止发生医源性 Brown 综合征发生。

（2）Harada-Ito 术：主要用于只表现旋转斜视，没有明显垂直斜视、下斜肌功能亢进、V 征等的后天性上斜肌麻痹。手术方法是将上斜肌的前部肌腱向前、向颞侧移位，以加强上斜肌的旋转作用。此手术矫正旋转复视效果好，不引起垂直斜视，但远期往往发生回退现象，所以应当适当过矫。

（3）下斜肌断腱术：适应于存在拮抗肌 - 下斜肌功能亢进、又有垂直斜视者。

（4）对侧下直肌后徙术：如正前方和下方存在明显垂直斜视，可选择其配偶肌 - 对侧下直肌的后徙术。

3. 典型病例

| 例 6-2-2-3-1 | 滑车神经麻痹（左）

患者女,42 岁

车祸后垂直合并旋转性复视、歪头视物 10 年。

【检查】

视力:右 1.0,左 1.0。

第一眼位右眼注视左眼去遮盖时轻微外上斜视 –35$^\triangle$L/R14$^\triangle$（图组 6-2-2-3-1 之图 1）。在右下方诊断眼位左眼运动轻度落后（图组 6-2-2-3-1 之图 9）,其余各诊断眼位无论左眼还是右眼注视眼球运动均大致正常（图组 6-2-2-3-1 之图 2~ 图 8）。代偿头位:头向右肩倾、下颌内收（图组 6-2-2-3-1 之图 10）。Bielschowsky 头位倾斜试验左眼阳性（图组 6-2-2-3-1 之图 12,交替遮盖时明显）,眼底照相:右眼正常、左眼外旋转性斜视（图组 6-2-2-3-1 之图 13、图 14）。复视像:垂直复视,右下方分离最大,周边物象属于左眼。

【手术】

左眼上斜肌折叠 12mm、上直肌后徙 3mm。

术后次日检查:第一眼位 –5$^\triangle$ L/R1$^\triangle$,双眼向右下方注视时运动大致正常（图组 6-2-2-3-1 之图 A）,头正位（图组 6-2-2-3-1 之图 B）。复视像检查:第一眼位仅存轻微旋转斜视,右下方诊断眼位仅存轻微垂直复视。

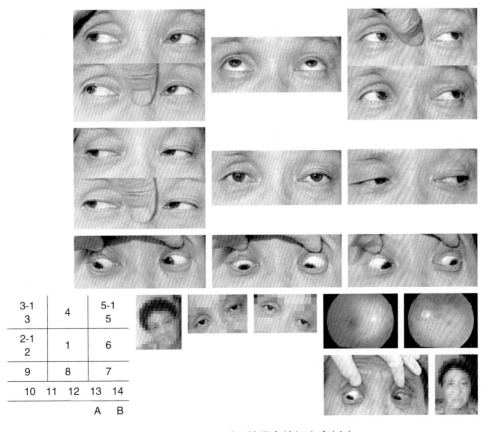

图组 6-2-2-3-1　后天性滑车神经麻痹（左）

【讨论】

(1) 滑车神经麻痹的病因的讨论

有学者对 10 年中手术治疗的 270 例上斜肌麻痹患者研究发现,先天性最常见(39.5%),其次为外伤(34%)、特发性(23.2%)和神经性麻痹(2.9%)。脑钝挫伤是后天性滑车麻痹的重要病因,尽管常常是轻微脑震荡。另外,颅脑疾病也易引起后天性滑车麻痹,有学者发现滑车神经麻痹患者的神经影像显示单侧后天性小脑延髓池神经鞘瘤(cisternal schwannoma),而这些患者无一人有其他颅神经和中枢神经系统异常的症状体征。

(2) 后天性上斜肌麻痹与先天性上斜肌麻痹等病鉴别诊断的讨论

先天性和后天性上斜肌麻痹的主要体征相似,有些患者发病无外伤史,突然发生的上斜肌麻痹可能是颅内疾病的信号,所以,新近发生的无外伤史的后天性麻痹患者,需要仔细询问病史、必要时重新进行眼部及全身检查。但是也有些患者出于疏忽,误将先天发病的上斜肌麻痹经过一定时间演变,由于代偿不足出现的复视及斜视当成了初发,所以复视的存在与否并不是鉴别诊断的可靠体征。

后天性者,常有明显诱因及复视,发病突然,一般无下斜肌功能亢进及头、面部畸形等体征。但是先天性患者因自幼代偿头位造成的颜面畸形,影像学检查也可作为区分先天性和新近发生的后天性麻痹的一个依据。重症肌无力和多发性硬化也可能表现孤立的单侧的上斜肌麻痹,由于隐性发作,也易与先天性混淆。

(3) 本例第一眼位存在明显的旋转性斜视,及旋转斜视引起的代偿头位(头向右肩倾斜,下颌内收),仅在右下方诊断眼位出现左眼内下转功能不足引起的垂直斜视。诊断上斜肌麻痹无困难,但是手术重点解决旋转斜视。由于牵拉试验患眼上斜肌无力,所以选择了上斜肌折叠术,术后效果良好。若牵拉试验感觉患眼上斜肌有力,应考虑 Harada-Ito 术。

(4) 上斜肌麻痹的代偿头位是头向健侧倾斜、下颌内收、面向患侧转。一些患者经过持久的努力不能消除复视、出现间歇性不稳定融像时,常选择头向患侧倾斜来使复视像分离更大来打破融合,从而减轻不适。几乎所有上斜肌麻痹患者 Bielschowsky 征阳性,而头倾向健眼只占 70%。该患者采用的是歪向左侧、下颌内收(面转的方向欠典型)的代偿头位。

(6) 后天性上斜肌麻痹随着时间推移,同侧的上直肌也可以出现继发性挛缩,造成同侧整个视野都存在垂直斜视,逐渐趋向共同性。

(7) 后天性双侧滑车神经麻痹,尤其新近发生者症状及体征均典型,诊断不难。但时间较久向共同性发展后需要与反向偏斜(Skew deviation)鉴别。

反向偏斜也是一种后天获得性的垂直旋转斜视,由前庭 - 眼反射通路病变所致。大多表现为共同性垂直斜视,不符合滑车神经损伤或眼部肌肉异常的特征,但少数的病例在某一眼位垂直斜视角度增加,头向低位眼侧倾斜及 Bielschowsky 歪头试验阳性。其病因常为后颅窝急性损伤,特别是脑干被盖,从中脑到延髓通路的病变,也可见于椭圆囊或周围前庭功能障碍的患者中,如脑梗死、出血、多发性硬化、肿瘤、外伤、脓肿或神经外科手术、多灶性脑病、单侧耳蜗前庭损伤等。临床表现为知觉(主观视觉垂直方向倾斜)、眼球运动(眼球旋转,反向偏斜)和位置(头部倾斜)的异常。

两者的鉴别点:①病因:反向偏斜是核上性病变所致,患者会有脑干或小脑病变相关的神经系统体征。而后天性双侧滑车神经麻痹的主要原因是颅脑外伤、炎症、脑肿瘤及糖尿病、高血压等所致其他神经源性疾病;②症状:上斜肌麻痹的患者存在明显复视主诉,向下注视时明显,向非麻痹侧注视或头倾向患侧时垂直复视加重。反向偏斜主观视觉垂直倾斜,但很少引起症状,不会引起不平衡,通常会否认周围的环境存在倾斜。患者感知的主观视觉世界是直立的,但实际上却是倾斜的。若怀疑患者有主观视觉垂直方向倾斜,可通过观察患者拍摄照片的倾斜度或闭眼写字时的倾斜度,也可应用双马氏杆检查来鉴别;③眼位及眼球运动:大多数反向偏斜是共同性的,垂直斜视角度在各诊断眼位基本相同,偶尔会在侧向注视方向表现为非共同性,Bielschowsky 歪头试验常为阴性。而上斜肌麻痹患者的眼球运动主要表现为患眼向鼻下方运动时功能不足(上斜肌功能减弱)、向鼻上方动时则功能过强(下斜肌功能亢进)、交替性上斜视、Bielschowsky 歪头试验阳性;④眼球旋转:双眼眼底照相的客观旋转检查对于鉴别诊断很重要,反向偏斜的患者中高位眼为内旋转、低位眼为外旋转,而在上斜肌麻痹患者中高位眼(上斜肌麻痹眼)为外旋转;⑤头位倾斜:两者均表现为向低位眼侧倾斜,但反向偏斜的患者中,头位倾斜为代偿主观视觉的垂直倾斜,因此,反向偏斜的患者虽经三棱镜、肉毒杆菌毒素或手术治疗改善了垂直斜视,也不能消除头位倾斜。而上斜肌麻痹的患者中,头位倾斜为代偿旋转、垂直复视,上斜肌麻痹的患者在治疗垂直斜视或遮盖单眼后,头位倾斜即消失或好转;⑥体位试验:反向偏斜的患者的体位从直立位改变至仰卧位时,垂直斜视和眼球旋转的幅度至少会降低 50%。这是因为头部直立时椭圆囊位于水平位,而在仰卧位椭圆囊改变至垂直位,会引起前庭—眼反射传入神经冲动降低。而在上斜肌麻痹的患者中,这两种体位的垂直斜视和眼球旋转幅度基本没有改变。因此,两种体位变化垂直斜视降低 50% 或更多是鉴别反向偏斜和其他类型垂直斜视的特异标准。

(许金玲 岑洁 刘桂香)

(四) 多条肌肉麻痹(combined oculomotor palsy)

1. 主要特征

(1) 多条眼外肌麻痹临床表现复杂,麻痹肌的组合有较大随机性,所以必须逐一进行各诊断眼位的眼球运动功能、复视像等检查,然后综合分析判断。

(2) 由于动眼神经支配肌肉多且一侧动眼神经核支配双眼多条眼外肌,所以首先应当判断各眼有几条麻痹肌,最后将各眼多条肌肉按其支配神经归类,分辨左右何眼神经核麻痹、神经干麻痹,还是双眼均受累。若是神经核性麻痹同时合并其他眼球运动神经麻痹的可能性比较小;而核下性麻痹,特别是筛窦附近及眶内病变附近引起多个眼球运动神经麻痹的可能性较大。

(3) 轻度不全麻痹患者,若凭肉眼不能鉴别某诊断眼位眼球运动强弱时,应进一步检查:①比较左右眼成对的肌肉在各自诊断眼位运动功能:有时各肌的麻痹程度不同,某一方向眼位某条肌肉运动功能明显不足,而在另一眼位轻度不足的肌肉易被漏诊;②遮盖试验:当发现某一眼位可疑时,在该眼位进行交替遮盖、三棱镜加遮盖检查,必要时与对侧眼检查结果做比较;③红玻璃复视像及 Hess 屏检查。

(4) 当外直肌麻痹眼明显内斜视,患眼不能外转到上、下斜肌的诊断眼位时会影响上、下斜肌检查,甚至出现假性上、下斜肌麻痹;同理,当内直肌全麻痹时会影响上、下直肌检查;当动眼神经全麻痹时,眼球处于外转且轻度下斜视位,会造成假性下直肌功能亢进及假性上睑下垂。肌电图检查可帮助判断。

(5) 陈旧性麻痹性斜视,在神经麻痹恢复,特别是动眼神经麻痹恢复过程中,眼球运动会向共同性发展,造成第一、二斜视角差异减小,还经常发生神经异常联合,造成异常神经支配,这将进一步增加多条肌肉麻痹的复杂性(详见本章第三节)。

2. 动眼神经解剖及其定位诊断

动眼神经核簇位于中脑上丘水平,大脑导水管腹侧的中央灰质中,动眼神经核簇包括许多"柱"及动眼神经副核(Edinger-westphal 核)等核团,分布范围较大。

(1) 侧柱:左、右动眼神经核簇各柱对称排列,解剖专著中经常将支配各眼外肌的神经核称为"柱",而眼科著作经常直接用相应的肌肉来命名,例如将腹侧柱直接称为内直肌亚核,甚或内直肌核。

从腹侧向背侧依次为:①腹侧柱(内直肌核)支配同侧眼内直肌;②中间柱(下斜肌核)支配同侧眼下斜肌;③内侧柱(上直肌核)支配对侧眼上直肌(这一点需要临床医师注意);④背侧柱(下直肌核)支配同侧眼下直肌;⑤中央后柱(不成对)支配双侧提上睑肌,即双侧提上睑肌麻痹患者的病变部位多在动眼神经核部。

动眼神经核簇病变理论上会引起:同侧眼内直肌、下斜肌、下直肌、对侧眼上直肌及双侧提上睑肌(双侧可以不对称,甚或单侧非常轻)麻痹。当一侧动眼神经所支配的眼内、外肌全麻痹,而另侧眼完全正常时可排除核性障碍。但是,由于①左右侧动眼神经核簇相距较近,所以偶见涉及双眼动眼神经核;②动眼神经核簇分布范围较广泛,若临床上病变比较微小,以至于现有医疗手段检查不到。所以,动眼神经核簇病变经常局限在部分眼外肌,以及不完全性麻痹。

(2) 动眼神经核簇发出的纤维组成神经干,先在后颅窝大脑后动脉和小脑上动脉之间,跨越天幕孔与后交通动脉相伴前行,在后床突的外侧进入颅中窝,穿硬脑膜后邻海绵窦侧壁经眶上裂入眶。动眼神经干障碍将引起同侧眼内直肌、下斜肌、下直肌、上直肌及单侧提上睑肌麻痹甚或包括眼内肌麻痹。神经干进入眶后分为上、下支,上支支配上直肌及提上睑肌;下支支配下直肌、内直肌及下斜肌和眼内肌,上下支麻痹将引起相应肌肉麻痹,一般认为上睑下垂及瞳孔散大分别是上、下支受累的标志。

(3) 单眼单一肌肉麻痹时,病变可能仅仅累及动眼神经通路各肌肉的肌支,但也不能排除其他部位的微小异常。

(4) 动眼神经副核(E-W 核)支配同侧眼的眼内肌。由前正中柱及背侧内脏核柱发出(副交感节前)纤维,沿动眼神经干下行,在眶内继续沿动眼神经下支下行不久由下支发出纤维(睫状神经节的节前纤维),离开动眼神经进入睫状神经节,该神经节发出的节后纤维至眼球,支配瞳孔括约肌及睫状肌。①E-W 核障碍引起同侧眼内肌麻痹,但是由于双侧 E-W 核相距非常近,又邻近动眼神经核簇,所以 E-W 核病变经常合并动眼神经异常;②动眼神经眶内的下支病变常引起下直肌、下斜肌及内直肌功能障碍。若还合并眼内肌异常其病变部位发生在下支向睫状神经节发出纤维之前。若不合并眼内肌异常,其病变部位发生在下支向睫状神经节发出纤维之后。

(5) 临床上发现动眼神经麻痹,应进一步确定病变的部位。尽管眼科医师缺乏神经科疾病诊断经验,但也应从眼科体征着手,进一步分析病变部位在核部、核下部、眶内段还是颅内段,为判断疾病的严重程度和治疗提供依据。

分析病变部位方法(参考 Daroff,1971 年):

1) 眶内段麻痹的临床表现(按概率顺序排列):①动眼神经支配单侧全部眼外肌麻痹;②单侧动眼神经支配的部分眼外肌(含上直肌或提上睑肌)麻痹、瞳孔运动障碍,但是对侧上直肌功能正常;③单侧上睑下垂;④单侧眼内肌麻痹;⑤合并眶内异常;⑥合并其他多条眼球运动神经(Ⅳ、Ⅵ)异常;⑦可能有眼球突出、影像学等异常表现。

2）核以下部位（不含核）病变的临床表现（按概率顺序排列）：①动眼神经支配单侧全部眼外肌麻痹；②单侧动眼神经支配的部分眼外肌（含上直肌和（或）提上睑肌）麻痹、瞳孔运动障碍，但是对侧上直肌功能正常；③单侧上睑下垂；④单侧眼内肌麻痹。

3）可能是核性麻痹的临床表现（按概率顺序排列）：①某侧动眼神经核支配的双眼相应肌肉麻痹（同侧眼内直肌、下斜肌、下直肌）、对侧眼上直肌及双侧提上睑肌麻痹；②某侧动眼神经核支配的对侧眼上直肌麻痹，含同侧眼部分相应肌肉麻痹（同侧眼内直肌、下斜肌、下直肌的部分麻痹）；③双侧上睑下垂；④双侧眼内肌麻痹；⑤双侧内直肌麻痹（左右侧动眼神经核的内直肌核相距近）；⑥除提上睑肌及上直肌之外的单一肌肉麻痹。

4）核性麻痹的临床表现：①同侧动眼神经支配的全部或部分眼外肌麻痹（除上直肌之外）、双眼提上睑肌全或不全麻痹及对侧上直肌麻痹；②双侧动眼神经麻痹、双眼眼内肌麻痹，但是双眼提上睑肌功能正常。

3. 治疗要点

（1）总体治疗原则是减弱拮抗肌力量，加强麻痹肌力量，优先改善第一眼位及下方视野的斜视。多条眼肌麻痹引起的斜视复杂，常常既有水平斜视又合并垂直斜视，甚或伴发上睑下垂。时间较久的动眼神经麻痹恢复过程中，经常向共同性发展，甚至发生异常神经联合造成异常神经支配，手术应个性设计。

（2）如为动眼神经不全麻痹，治疗效果相对较好。

（3）受累肌肉较多，手术应当采用的手术方式往往是超常量的外直肌后徙联合内直肌缩短术，第一眼位复像距离可以明显减小，但是眼球运动受限难以改善。需要注意的是减小斜视角之后，复视距离过近反而造成困扰。如有下转功能不足造成下方视野复视，行下直肌加强术或/和对侧眼下直肌减弱术，以达到消除或减小下方视野复视目的。

（4）上睑下垂手术应在斜视手术之后进行，以便观察斜视矫正术后上睑下垂变化，避免先作上睑下垂后，因患眼下斜视导致暴露性角膜炎风险。

（5）动眼神经麻痹造成水平、垂直麻痹，由于每次手术操作的直肌条数不能超过2条，因此，手术可能需要两次以上。

（6）眶及眶内病变引起的多条动眼神经麻痹，应先处理眶内病变。

4. 动眼神经核下性麻痹典型病例

例 6-2-2-4-1　后天性动眼神经全麻痹（右，核下性），异常神经支配

患者女，59岁
外伤后复视7年，未治愈。
【检查】
第一眼位：左眼注视右眼外下斜视 $-52^\triangle L/R20^\triangle$、轻度上睑下垂（图组6-2-2-4-1A之图1，第一斜视角）；右眼注视左眼外上斜视 $-65^\triangle L/R15^\triangle$ 以上，右眼睑裂开大，无上睑下垂（图组6-2-2-4-1A之图1-1，第二斜视角）。水平右转眼位双眼运动比较协调，但是右眼睑裂小，上睑下垂（图组6-2-2-4-1A之图2）。双眼由右水平向左运动时右眼睑裂逐渐增大，直到正常（6-2-2-4-1A之图2、图1、图6），提示右眼内直肌与提上睑肌存在异常神经支配。右上方诊断眼位左眼注视右眼上转不过水平线、上睑下垂（图组6-2-2-4-1A之图3），强令右眼注视时上转功能无改善（6-2-2-4-1A之图3-1），提示右眼上直肌功能不足。在左上方诊断眼位右眼运动落后（6-2-2-4-1A之图4、图5），提示右眼下斜肌功能不足。左转各诊断眼位右眼内转不到位

（6-2-2-4-1A 之图 5~7），提示右眼内直肌功能不足。右下方诊断眼位右眼下转不到位（6-2-2-4-1A 之图 9-1），由右下方水平左转时逐渐减轻（6-2-2-4-1A 之图 9-1~图 7-1），提示右眼下直肌功能不足。右眼瞳孔直径约 6mm，直接、间接对光反射消失（6-2-2-4-1A 之图 10），左眼瞳孔直径约 3mm（6-2-2-4-1A 之图 11），提示右眼瞳孔括约肌麻痹。无明显代偿头位（6-2-2-4-1A 之图 12）。

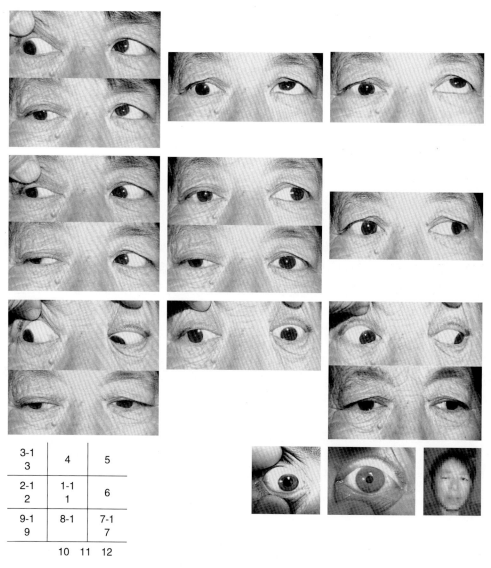

3-1 3	4	5
2-1 2	1-1 1	6
9-1 9	8-1 8	7-1 7

10　11　12

图组 6-2-2-4-1A　动眼神经完全麻痹（右，核下性）异常神经支配　术前

【手术】

右眼外直肌后徙 9mm，左眼上直肌后徙 4mm。

术后次日检查：第一眼位大致正位（图组 6-2-2-4-1B 之图 1、图 1-1），右眼外、内转运动均轻度受限（图组 6-2-2-4-1B 之图 2、图 2-1、图 6）。

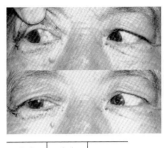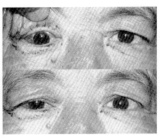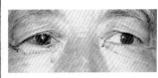

| 2-1 2 | 1-1 1 | 6 |

图组 6-2-2-4-1B　动眼神经完全麻痹(右,核下性)　术后

【讨论】

(1) 当一侧动眼神经所支配的全部眼内、外肌(上直肌、内直肌、下直肌、下斜肌、提上睑肌、瞳孔括约肌)麻痹,而另侧眼完全正常(特别是上直肌功能正常)时,麻痹部位应在核下部。

(2) 第一眼位右眼外下斜视及上睑下垂,手术改善垂直斜视后下垂依旧,证实为真性上睑下垂。

(3) 本例动眼神经全麻痹(包括提上睑肌),其恢复过程中发生了右眼内直肌对提上睑肌异常神经联合,此种异常称为眼睑注视拉锯征(Sea saw sign),即右眼内转时大脑给内直肌的神经冲动未能使内直肌有效收缩,却引起了提上睑肌收缩睑裂开大;当右眼外转时大脑未向内直肌发出指令即未支配提上睑肌,由于提上睑肌本身麻痹,所以暴露出上睑下垂、睑裂减小。动眼神经的异常神经支配并非罕见,详见本章第三节。

(4) 多条肌肉麻痹手术设计主要是矫正正前方或下方视野的眼位,尽力协调各注视眼位眼球运动。

(5) 本例除眼外肌麻痹外,还合并眼内肌麻痹。表现为右眼瞳孔括约肌麻痹引起的瞳孔散大,睫状肌麻痹导致的视近困难,但由于该患者 59 岁,已出现生理性调节困难,因而无突然视近困难的主诉,如若发生在年轻人则会出现视近困难(请见补充病例 6-2-2-4-2)。

补充病例 6-2-2-4-2　后天性动眼神经全麻痹(左,核下性)

患者女,23 岁

外伤后眼斜、头歪,且视近困难 7 年。

【检查】

第一眼位右眼注视左眼外下斜视、上睑随之下落(图组 6-2-2-4-2 之图 1,第一斜视角);强令左眼注视时左眼不能上转到第一眼位注视,而右眼明显外上斜视、睑裂随之开大(图组 6-2-2-4-2 之图 1-1,第二斜视角)。左眼不能内转,提示左眼内直肌功能严重障碍(图组 6-2-2-4-2 之图 2、图 2-1、图 3、图 9)。右上方注视眼位左眼几乎未向内和上方转动,提示左眼下斜肌功能严重障碍(图组 6-2-2-4-2 之图 3、图 3-1)。正上方和左上方注视时左眼上转功能落后,左上睑也未随之上举,提示左眼上直肌功能严重障碍、提上睑肌功能障碍(图组 6-2-2-4-2 之图 4、图 5)。下方注视各眼位时左眼下转功能不足、上睑下落迟滞,左下方最明显,提示左眼下直肌严重障碍(图组 6-2-2-4-2 之图 7~图 9、图 7-1)。右眼瞳孔直径约 2mm(图组 6-2-2-4-2 之图 10),左眼瞳孔直径约 6mm,直接、间接对光反射消失(图组 6-2-2-4-2 之图 11),右眼视近

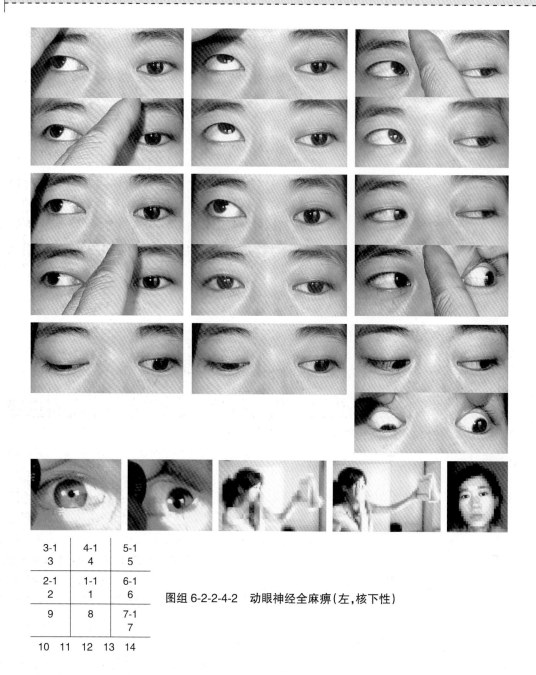

3-1 3	4-1 4	5-1 5
2-1 2	1-1 1	6-1 6
9	8	7-1 7
10　11	12　13	14

图组 6-2-2-4-2　动眼神经全麻痹（左，核下性）

不困难，左眼视近困难（图组 6-2-2-4-2 之图 12、图 13），提示左眼瞳孔括约肌麻痹、睫状肌麻痹。代偿头位：面向左转，头向右肩倾（图组 6-2-2-4-2 之图 14）。

【补充病例 6-2-2-4-2 讨论】

本例与病例 6-2-2-4-1 相似，为左眼动眼神经支配的内、外眼外肌全麻痹。不同的是前例发病前就存在老视，所以发病后无视近困难主诉，检查时容易遗漏。该例患者年轻，眼内肌麻痹，主诉视近困难。

（6）如例 6-2-2-4-1 展示的上睑轻度下垂已经被内直肌的异常支配所掩盖，所以下垂体征不典型，下面再补充一例严重上睑下垂，下垂既未恢复也未发生异常支配（补充病例 6-2-2-4-3）。

补充病例 6-2-2-4-3　后天性动眼神经核下性全麻痹（右眼：提上睑肌、上直肌、下直肌、下斜肌、眼内肌）

患者女，42 岁
发烧后右眼不能动 18 余年。

【检查】

右眼上睑下垂，凭额肌不能有效开睑（图组 6-2-2-4-3 之图 1-2、图 2-1、图 6-1）（由于其他诊断眼位上睑下垂情况相同，所以本病例仅仅展示人为开睑后的眼位照片），麻痹肌集中在右眼：内直肌（图组 6-2-2-4-3 之图 5~7），上直肌（图组 6-2-2-4-3 之图 3），下斜肌（图组 6-2-2-4-3 之图 5），下直肌（图组 6-2-2-4-3 之图 9）及瞳孔括约肌麻痹（图组 6-2-2-4-3 之图 10），代偿头位：头向左肩倾（图组 6-2-2-4-3 之图 12）。

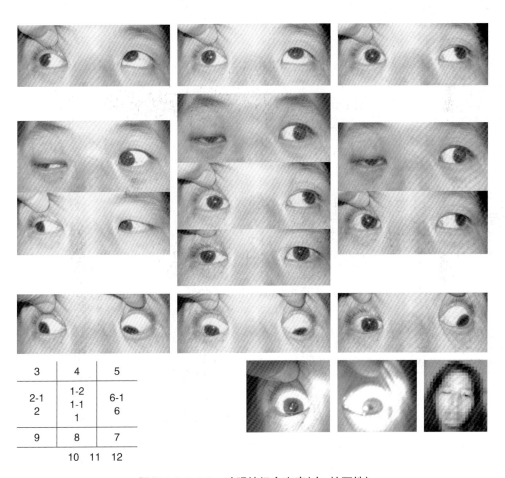

图组 6-2-2-4-3　动眼神经全麻痹（右，核下性）

（7）动眼神经麻痹的症状及体征有时会被其他类型斜视掩盖，如补充病例 6-2-2-4-4 所述的患者多次被医院诊断间歇性外斜视。我院就诊时的主诉是患者新发现的：左眼不能视近、右眼不能视远的屈光异常。

补充病例 6-2-2-4-4　被诊断为间歇性外斜视的后天性左动眼神经下支麻痹
（内直肌、下直肌、下斜肌、眼内肌），近视（右）

患者女,25 岁

外伤后有时外斜视,右眼不能视远 15 年,近几年发现左眼不能视近。曾被诊断间歇性外斜视 2 年。

【检查】

视力：右 0.1−5.00DS=1.0,左 1.0+ 平光 =1.0。

第一眼位双眼可以控制正位（图组 6-2-2-4-4A 之图 1）,有时外斜视,提示间歇性外斜视,但是右眼注视左眼外斜（图组 6-2-2-4-4A 之图 1-1,第一斜视角）,左眼注视右眼外斜更显著（图

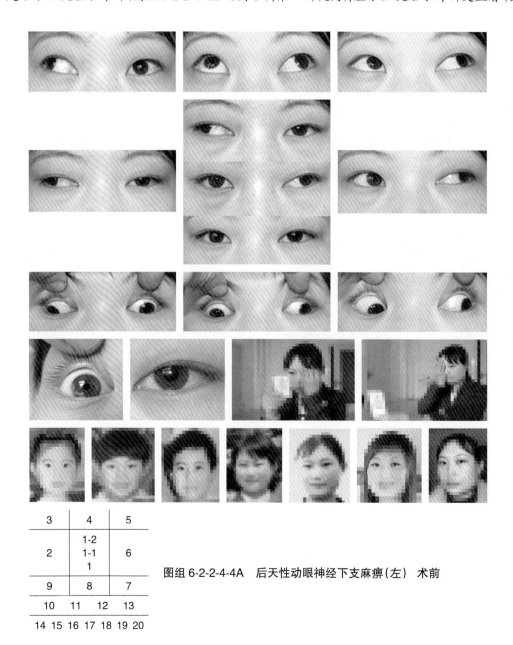

3	4	5
2	1-2 1-1 1	6
9	8	7
10	11	12	13

14 15 16 17 18 19 20

图组 6-2-2-4-4A　后天性动眼神经下支麻痹（左）　术前

组 6-2-2-4-4A 之图 1-2,第二斜视角),具有麻痹性斜视性质。双眼水平右转各眼位左眼内转不到位(图组 6-2-2-4-4A 之图 2、图 3、图 9),提示左眼内直肌功能不足。右上转注视眼位左眼运动落后(图组 6-2-2-4-4A 之图 3),提示左下斜肌功能不足。双眼自右下方向左下方运动时外斜视逐渐减轻,但左高右眼位逐渐加重(图组 6-2-2-4-4A 之图 7~ 图 9),左下方垂直斜视度最大,提示左眼下直肌功能不足。

右眼瞳孔直径约 2mm,直接、间接对光反射灵敏(图组 6-2-2-4-4A 之图 10);左眼瞳孔直径约 5mm,直接、间接对光反射消失(图组 6-2-2-4-4A 之图 11),右眼看近清楚、左眼看近模糊(图组 6-2-2-4-4A 之图 12、图 13),验光结果:右眼 −5.00DS,提示右眼近视、左眼眼内肌麻痹、调节功能异常。历史照片:外伤前头位正(图组 6-2-2-4-4A 之图 14~16),外伤后至手术前各年龄头位均是面向右转、头向右肩倾的代偿头位(图组 6-2-2-4-4A 之图 17~ 图 20)。

【手术】

第一次手术行左眼外直肌后徙联合内直肌缩短,第二次手术行左眼上直肌后徙术。

术后半年检查:第一眼位角膜映光正位(图组 6-2-2-4-4B 之图 1),上方及水平各眼位眼球运动大致正常,右转眼位和左下方眼位左眼轻度落后(图组 6-2-2-4-4B 之图 2~9)。

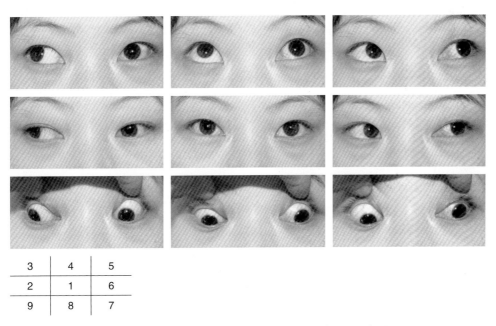

3	4	5
2	1	6
9	8	7

图组 6-2-2-4-4B　后天性动眼神经下支麻痹(左)　术后

【补充病例 6-2-2-4-4 讨论】

● 患者主诉左眼不能视近、右眼不能视远,会引导医师向屈光方面考虑,但患者不到老视年龄应引起医生注意调节异常。第一眼位频繁自发间歇性外斜视,会引导医师向间歇性外斜视考虑,但患者第一、二斜视角不等、存在代偿头位及眼球运动异常就应考虑为麻痹性斜视。

● 因手术需 2 条以上的直肌肌肉才能解决包括水平和垂直的斜视,故手术分 2 次进行,术后第一眼位正位,左眼内转、下转运动受限改善。

● 本例尽管第一眼位存在"间歇性外斜视"体征,但是左眼内直肌、下直肌、下斜肌麻痹,应当诊断为动眼神经的眶内下支病变。因有瞳孔散大,即合并眼内肌异常,均支持动眼神经进入眼眶的下支病变。这类病例临床上并非罕见,可以出现在后天性动眼神经麻痹病例,亦可以出现在先天性动眼神经麻痹(补充病例 6-2-2-4-4C)。

补充病例 6-2-2-4-4C　被诊断为间歇性外斜视的先天性动眼神经核性麻痹(右眼内直肌、下直肌,左眼上直肌,双侧提上睑肌),右侧上睑下垂矫正术后

患儿男,9 岁

自幼歪头视物,有时外斜视,右眼上睑下垂矫正术后 3 年。

【检查】

第一眼位双眼可以控制正位、双眼上睑下垂、右眼上睑存在矫正术痕迹(图组 6-2-2-4-4C 之图 1),有时外斜视,提示存在间歇性外斜视,但是左眼注视右眼轻度外斜视(图组 6-2-2-4-

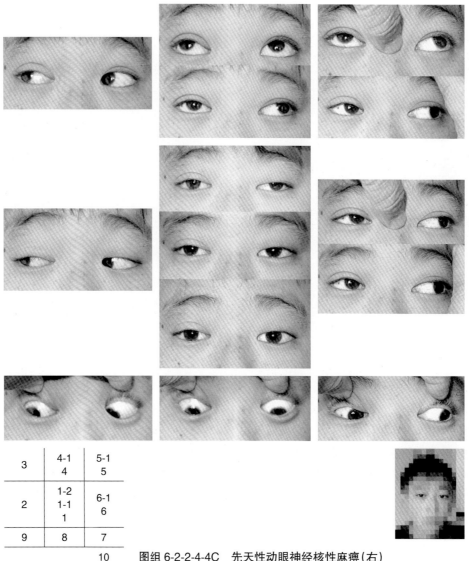

3	4-1 4	5-1 5
2	1-2 1-1 1	6-1 6
9	8	7

10　　图组 6-2-2-4-4C　先天性动眼神经核性麻痹(右)

4C 之图 1-1,第一斜视角),右眼注视左眼明显外斜视(图组 6-2-2-4-4C 之图 1-2,第二斜视角),提示具有麻痹性斜视性质。水平右转眼位眼双眼水平运动正常(图组 6-2-2-4-4C 之图 2、图 3、图 9)。双眼由右上方逐渐左转时出现右高左的垂直斜视(图组 6-2-2-4-4C 之图 3~图 5),在左上转注视眼位右眼注视时左眼上转功能不足(图组 6-2-2-4-4C 之图 5,第一斜视角),强令左眼注视时左眼上转功能改善,但是右眼明显上斜视(图组 6-2-2-4-4C 之图 5-1,第二斜视角),提示左眼上直肌功能不足。在左转各眼位右眼内转轻度落后(图组 6-2-2-4-4C 之图 5~图 7),提示右眼内直肌功能不足。在右下方注视眼位右眼运动轻度落后(图组 6-2-2-4-4C 之图 9),提示右眼下直肌功能不足。其他各眼位双眼运动大致正常(图组 6-2-2-4-4A 之图 7、图 8),代偿头位为面向左转(图组 6-2-2-4-4C 之图 10)。

5. 动眼神经核性麻痹典型病例

例 6-2-2-4-5　后天性动眼神经核性不全麻痹(右内直肌、下直肌,左眼上直肌)

患者男,51 岁

不明原因突然斜视 30 余年。

【检查】

视力:右 0.8,左 1.0。

第一眼位左眼注视时右眼明显外上斜视,睑裂开大、重睑存在(6-2-2-4-5 之图 1);右眼注视左眼外下斜视、上睑下落(6-2-2-4-5 之图 1-1,人为助开左上睑图 1-2),提示左眼假性上睑下垂。各诊断眼位右眼均高于左眼(6-2-2-4-5 之图 2~9)。在右、右上及上转眼位右眼外上斜视,但是在左上转眼位右眼完全不能内转(6-2-2-4-5 之图 5~7)、左眼上转刚过水平线(6-2-2-4-5 之图 5)。在左转眼位右眼完全不能内转且明显上斜视(6-2-2-4-5 之图 6),提示右眼内直肌、左眼上直肌麻痹。左下方诊断眼位右高左的垂直斜视明显改善(6-2-2-4-5 之图 7),由左下方向右下方运动时右高左的垂直斜视逐渐加重(6-2-2-4-5 之图 7~9)。右下转眼位左眼注视时右眼明显上斜视(6-2-2-4-5 之图 9),强令右眼注视时右眼仍固定在外上转位,不能向下移动(6-2-2-4-5 之图 9-1),提示右眼下直肌全麻痹。代偿头位:头向右肩倾、下颌上举(6-2-2-4-5 之图 10)。

【讨论】

(1) 由于本例发病时间长久,再加上双眼多条肌肉麻痹,所以在第一眼位难以区分第一、二斜视角。

(2) 由于右眼的下直肌、内直肌及左眼的上直肌麻痹,所以病变应当定位在动眼神经核部,包括:腹侧柱(内直肌核)支配的同侧眼内直肌、背侧柱(下直肌核)支配的同侧眼下直肌及内侧柱(上直肌核)支配的对侧眼上直肌。

(3) 当双眼眼外肌麻痹,特别是一侧的下直肌、内直肌及下斜肌,或其中部分肌肉麻痹,同时另眼的上直肌麻痹时不宜诊断双眼动眼神经麻痹,应考虑一侧动眼神经核性麻痹:①应尽力将神经归一,本例不宜分别诊断为左眼上直肌麻痹、右眼下直肌、内直肌麻痹;②应当判断病变部位,定位分析麻痹是在核部、还是核下部;③若是病变在颅内就应当请神经内科或脑外科诊治。补充病例 6-2-2-4-6 被误诊为双眼动眼神经不全麻痹。

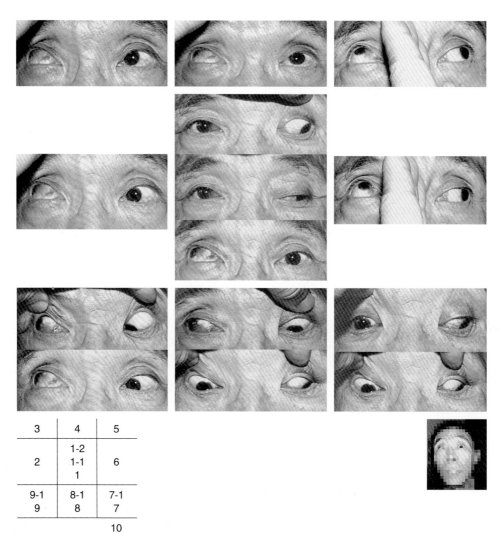

3	4	5
2	1-2 1-1 1	6
9-1 9	8-1 8	7-1 7
	10	

图组 6-2-2-4-5　后天性动眼神经核性麻痹（左眼上直肌，右内直肌、下直肌）

补充病例6-2-2-4-6　后天性动神经核性麻痹（左），曾被诊断双眼动眼神经部分麻痹（右上直肌、左下直肌）

患者男，22岁

打球时球砸面部后复视2年，被诊断麻痹型斜视欲入院手术，但是脑外科会诊后被留脑外科入院，半年后回眼科就诊。

【检查】

第一眼位：右眼注视左眼明显外上斜视、睑裂随之开大（图组6-2-2-4-6A之图1）；左眼注视右眼外下斜视、上睑随之下落（图组6-2-2-4-6A之图1-1）。各眼位右眼均低于左眼（图组6-2-2-4-6A之图2~9），右上方注视眼位右眼上转明显落后（图组6-2-2-4-6A之图3），提示右眼上直肌功能不足。下方各诊断眼位左眼明显高于右眼（图组6-2-2-4-6A之图7~9），左下方最著（图组6-2-2-4-6A之图7），提示左眼下直肌功能不足。平时无代偿头位，存在明显垂

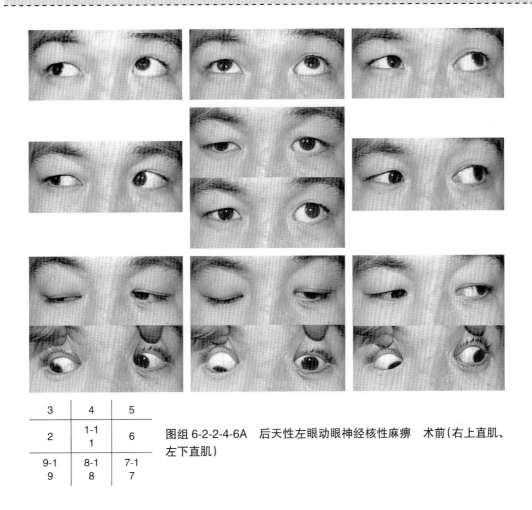

3	4	5
2	1-1 1	6
9-1 9	8-1 8	7-1 7

图组 6-2-2-4-6A　后天性左眼动眼神经核性麻痹　术前（右上直肌、左下直肌）

直复视，但是两像相距较远可以回避，习惯使用右眼注视下方，复视像：①左下方分离大，周边物象属于左眼；②右上方分离大，周边物象属于右眼，提示左眼下直肌和右眼上直肌功能不足。

【手术】

术中各方向牵拉无阻力，右眼上直肌及左眼下直肌无力。手术设计以改善下方注视眼位复视为主，先将右眼下直肌后徙 5mm，发现下方各眼位依然左眼高于右眼，故将左眼下直肌缩短 5mm。

术后次日检查：第一眼位正位（图组 6-2-2-4-6B 之图 1），各诊断眼位双眼运动大致正常（图组 6-2-2-4-6B 之图 2~9）。第一眼位及下方复视基本消失。

【补充病例 6-2-2-4-6 讨论】

麻痹性斜视应当精确检查，按发病部位分段诊断，特别是要分清病变部位到底是颅内还是眶内，术前应当常规请神经科和脑外科会诊，本例脑外科治疗半年（可惜疏忽了保存脑外科治疗内容）。

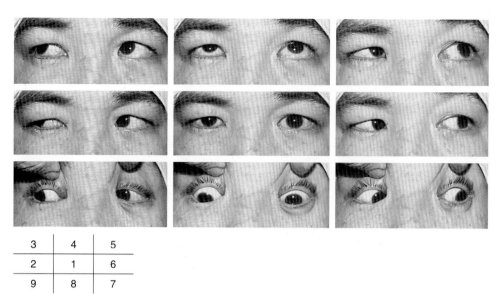

3	4	5
2	1	6
9	8	7

图组 6-2-2-4-6B　后天性左眼动眼神经麻痹(右上直肌、左下直肌)　术后

(4) 如果某眼的下直肌、内直肌,下斜肌及另眼的上直肌麻痹,再合并双眼的提上睑肌麻痹,则更支持动眼神经核性麻痹。但双眼的提上睑肌麻痹经常轻重不等(补充病例 6-2-2-4-7)。

补充病例 6-2-2-4-7　后天性动眼神经核性麻痹(左)(双侧提上睑肌,右眼上直肌,左内直肌、下直肌)

患者男,42 岁

不明原因突然复视、斜视 19 年余,发病初期因复视在眼科及神经内科治疗数年。

【检查】

视力:右 1.2,左 1.0。

双眼上睑下垂,借额肌帮助右眼可以有效开睑、左眼有限开睑(图组 6-2-2-4-7 之图 1、图 1-2)。第一眼位右眼注视左眼外上斜视约 −35°L/R10°(图组 6-2-2-4-7 之图 1-1);左眼不能内转到注视眼位,强令左眼注视时右眼外下斜视超过 −50°L/R30°、下睑退缩造成睑裂开大(图组 6-2-2-4-7 之图 1-2)。右转各眼位左眼内转不达中线(图组 6-2-2-4-7 之图 2、图 2-1,图 3、图 3-1,图 9、图 9-1),提示左眼内直肌全麻痹。水平右转眼位右眼注视时左眼轻度上斜视(图组 6-2-2-4-7 之图 2),强令左眼注视时其内转功能无改善且轻度上斜视,右眼下斜视(图组 6-2-2-4-7 之图 2-1)。右上方诊断眼位左眼内转不达中线,左眼注视时右眼下斜视(图组 6-2-2-4-7 之图 3),强令右眼注视时右眼上转功能无明显改善、而左眼明显上斜视(图组 6-2-2-4-7 之图 3-1),提示右眼上直肌功能不足。在正上方、左上方及左转注视眼位各眼注视时另眼均外斜视,无明显垂直斜视(图组 6-2-2-4-7 之图 4~图 6,图 4-1~图 6-1)。在左下转眼位右眼注视时左眼下转功能不足(图组 6-2-2-4-7 之图 9),强令左眼注视时左眼下转无改善(图组 6-2-2-4-7 之图 9-1),双眼由左下方逐渐右转时垂直斜视逐渐减小(图组 6-2-2-4-7 之图 7~图 9,图 7-1~图 9-1),提示左眼下直肌功能不足。代偿头位:头向右肩倾、下颌上举(图组 6-2-2-4-7 之图 10)。

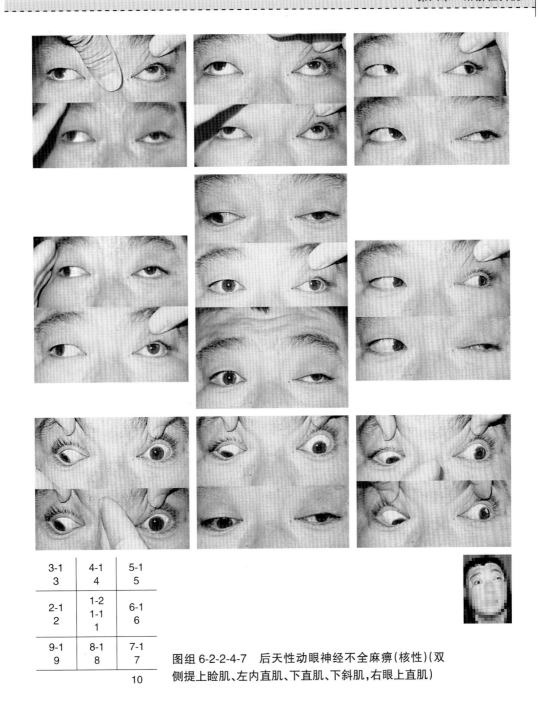

3-1 3	4-1 4	5-1 5
2-1 2	1-2 1-1 1	6-1 6
9-1 9	8-1 8	7-1 7
	10	

图组 6-2-2-4-7　后天性动眼神经不全麻痹(核性)(双侧提上睑肌、左内直肌、下直肌、下斜肌,右眼上直肌)

(5) 由于 E-W 核在动眼神经核的一端,所以动眼神经核性麻痹有时涉及眼内肌麻痹(补充病例 6-2-2-4-8)。

补充病例 6-2-2-4-8　后天性左眼动眼神经核性麻痹(左)(右眼上直肌,左眼下直肌、内直肌、左眼内肌),左上斜肌麻痹待排除

患者女,22 岁

打排球运动后突然复视、歪头 4 年。

【检查】

视力：右 1.0，左 1.0。

右眼是经常注视眼，第一眼位右眼注视时左眼外上斜视约 $-26^\triangle$ L/R17$^\triangle$，双眼无上睑下垂（图组 6-2-2-4-8 之图 1）；左眼不能下降到正位注视（图组 6-2-2-4-8 之图 1-1）。右转眼位左眼内转不到位（图组 6-2-2-4-8 之图 2），提示左眼内直肌麻痹。右上方诊断眼位左眼注视时右眼明显下斜视（图组 6-2-2-4-8 之图 3，第一斜视角）；强令右眼注视时右眼上转功能无明显改善，但是左眼上斜视更著（图组 6-2-2-4-8 之图 3-1，第二斜视角），提示右眼上直肌功能不足麻痹。正上方及左上方注视眼位双眼运动大致正常（图组 6-2-2-4-8 图 4，图 5、图 5-1）。水平左转眼位右眼注视时左眼轻度上斜视（图组 6-2-2-4-8 之图 6、图 6-1）。左转各眼位左眼均高于右眼，左下方最著（图组 6-2-2-4-8 之图 5~图 7、图 5-1~图 7-1），左眼下转不能达到水

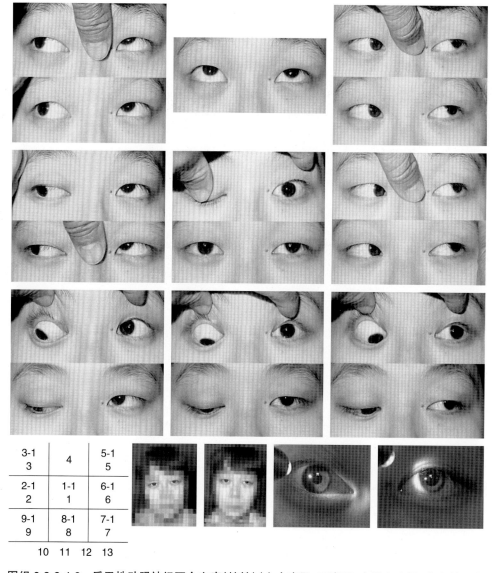

图组 6-2-2-4-8　后天性动眼神经不全麻痹（核性）（左内直肌、下直肌，右眼上直肌，左上斜肌麻痹待排除）

平线、左上睑下落迟滞(图组 6-2-2-4-8 之图 7、图 7-1),提示左下直肌严重功能不足。右下方诊断眼位左眼下转功能无改善,仍然不达水平线,左上睑下落迟滞(图组 6-2-2-4-8 之图 9、图 9-1),提示左上斜肌功能严重不足,假性上睑下垂。代偿头位:头向右肩倾(经常头位),但是有时轻度左倾(图组 6-2-2-4-8 之图 10、图 11)。在暗室里右眼直接对光反射正常(图组 6-2-2-4-8 之图 12),左眼异常(图组 6-2-2-4-8 之图 13)。

【补充病例 6-2-2-4-8 讨论】

本例重点展示累及到眼内肌的左眼动眼神经核性麻痹,之所以诊断核性麻痹是因为左眼内直肌、下直肌麻痹合并了另眼上直肌麻痹。由于存在左、右眼多条肌肉麻痹,所以在各诊断眼位的第一、二斜视角不如单条肌肉麻痹清楚。

(6) 双眼在右下转眼位左眼运动明显落后(补充病例 6-2-2-4-8),支持左眼上斜肌麻痹,但是值得疑问的是:①左眼不能内转到上斜肌行使功能的有利位置;②左眼动眼神经核与左滑车神经核相距较远,同时受累的可能性较小。

内直肌全麻痹的患者由于患眼不能内转到上、下斜肌的诊断眼位,更会妨碍上、下斜肌功能的检查、诊断,给是否存在上、下斜肌麻痹诊断带来困难(补充病例 6-2-2-4-9)。

补充病例 6-2-2-4-9 后天性右眼动眼神经核性麻痹
(右内直肌、下直肌,左眼上直肌)

患者女,47 岁

不明原因突然斜视 15 年余,发病初期在神经内科治疗数年。

【检查】

视力:右 1.2,左 1.0。

第一眼位:左眼注视时右眼外上斜视 -50°L/R10°(图组 6-2-2-4-9 之图 1),强令右眼注视时不能转到正位,右眼未正位情况下左眼外斜视约 -40°R/L5°(图组 6-2-2-4-9 之图 1-1)。左转眼位左眼注视右眼内转不达中线,与第一眼位大致相同(图组 6-2-2-4-9 之图 6、图 1-1),强令右眼注视时其内转功能无改善(图组 6-2-2-4-9 之图 6-1),提示右眼内直肌麻痹。在右转眼位无论右眼注视还是左眼注视时双眼运动均大致正常(图组 6-2-2-4-9 之图 2、图 2-1)。右上方诊断眼位无论双眼、强令左眼及右眼注视时另眼均无明显垂直斜视(图组 6-2-2-4-9 之图 3、图 3-1、图 3-2)。左上转眼位右眼内转不过中线(图组 6-2-2-4-9 之图 5、图 5-1),强令右眼注视时左眼下斜视(图组 6-2-2-4-9 之图 5),强令左眼注视时左眼上转功能依然不足,看不到右眼下斜肌麻痹的痕迹(图组 6-2-2-4-9 之图 5-1),提示左眼上直肌麻痹。左转眼位右眼内转不过中线,强令右眼注视时左眼下斜视(图组 6-2-2-4-9 之图 6),强令左眼注视时左眼上转功能依然不足(图组 6-2-2-4-9 之图 6-1),提示右眼内直肌麻痹,支持左眼上直肌麻痹。左下转眼位右眼内转不达中线、但无明显垂直斜视(图组 6-2-2-4-9 之图 7)。双眼由左下方逐渐右转时垂直斜视逐渐增加(图组 6-2-2-4-9 之图 8、图 9),至右下转眼位时垂直斜视最著(图组 6-2-2-4-9 之图 9),提示右眼下直肌麻痹。双眼瞳孔等大(图组 6-2-2-4-9 之图 10、图 11),代偿头位:头向左肩倾、下颌轻度上举(图组 6-2-2-4-9 之图 12)。

【补充病例 6-2-2-4-9 讨论】

本例右动眼神经的下支支配的肌肉麻痹(内直肌、下直肌),理应涉及下斜肌,但是由于右眼内转功能严重不足,右眼不能内转到下斜肌的功能位置所以影响到下斜肌麻痹的判断。

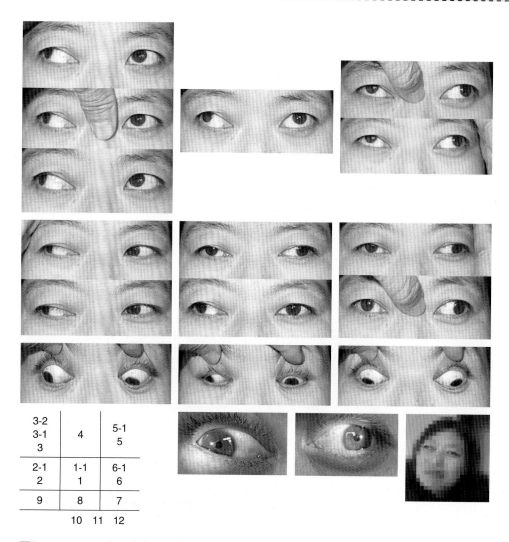

图组 6-2-2-4-9　由于内直肌麻痹,影响斜肌检查的右眼动眼神经核性麻痹(右眼下直肌、右内直肌、左眼上直肌)

6. 动眼神经合并其他神经麻痹的病例

例 6-2-2-4-10　动眼神经全麻痹,面神经麻痹、暴露性角膜炎睑裂缝合术后(右),白内障(左)

患者男,58 岁

42 年前头部外伤后左眼各方向不能转动,视力减弱。12 年前右侧面瘫,暴露性角膜炎,右睑裂缝合术数月。

【检查】

右眼睑裂缝合。第一眼位左眼固定在外下方不能注视正前方、双眼上睑下垂(图组 6-2-2-4-10 之图 1),左眼除能轻度外转下外,向其他各诊断眼位均不能运动,提示左眼动眼神经支配的全部眼外肌肉麻痹(图组 6-2-2-4-10 之图 2-1~ 图 9-1)。瞳孔散大、核性白内障(图组 6-2-2-4-10 之图 10),提示左眼眼内肌麻痹。代偿头位:面向右转,下颌轻度上举(图组 6-2-2-

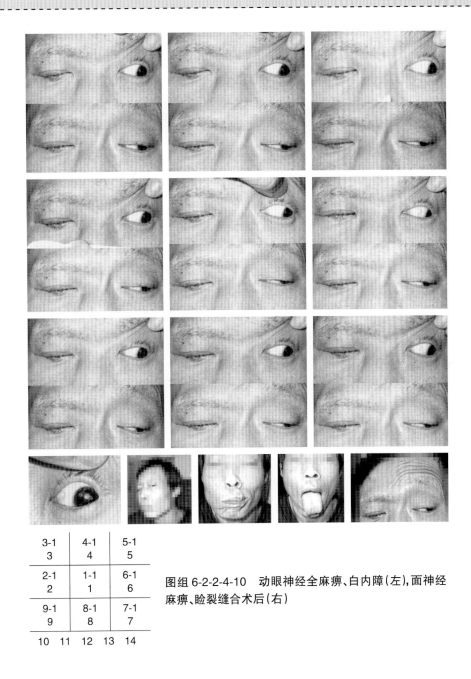

3-1 3	4-1 4	5-1 5
2-1 2	1-1 1	6-1 6
9-1 9	8-1 8	7-1 7

10 11 12 13 14

图组 6-2-2-4-10　动眼神经全麻痹、白内障(左),面神经麻痹、睑裂缝合术后(右)

4-10 之图 11)。右侧鼻唇沟浅、鼓腮时嘴向左偏,伸舌左偏(图组 6-2-2-4-10 之图 12、图 13),提示右侧面神经麻痹。左眼开睑靠额肌力量、右侧眼睑已缝合、额纹消失(图组 6-2-2-4-10 之图 14)。左眼向各方向牵拉无阻力。

【讨论】

(1) 患者 42 年前患左眼动眼神经麻痹,平时使用右眼注视。10 余年前右侧面神经麻痹,暴露性角膜炎保守治疗,但效果差,近半年已发生角膜上皮糜烂,所以行右眼睑裂缝合术。

(2) 动眼神经全麻痹应与固定性斜视鉴别,后者牵拉试验有阻力。

(3) 该患者面神经麻痹与左眼动眼神经麻痹无关,但是左眼动眼神经麻痹,多方向转眼困难,理当使用右眼注视,由于右眼暴露性角膜炎,只好缝合右眼睑裂,姑且用左眼注视。

　　临床工作中遇到一例左侧面神经麻痹导致左眼睑裂闭合不全 12 年,因角膜干燥、反复多年上皮剥脱,但半年前又发生左动眼神经麻痹,上睑轻度下垂、睑裂减小,病上加病本来是不幸之事,但是却使得暴露性角膜炎自愈(补充病例 6-2-2-4-11)。

补充病例 6-2-2-4-11　后天性动眼神经核下性全麻痹(左),面神经麻痹(左)

　　患者男,58 岁

　　左面神经麻痹 12 年、左角膜上皮经常剥脱,湿房包眼治疗多年无见好转。外伤后复视半年,左眼角膜上皮剥脱自愈。

【检查】

　　第一眼位:右眼注视左眼外斜 $-55^{\triangle}$R/L $22^{\triangle}$,轻度上睑下垂(图组 6-2-2-4-11 之图 1);左眼注视右眼外上斜更显著,$-70^{\triangle}$R/L $45^{\triangle}$(图组 6-2-2-4-11 之图 1-1)。右转各眼位左眼内转

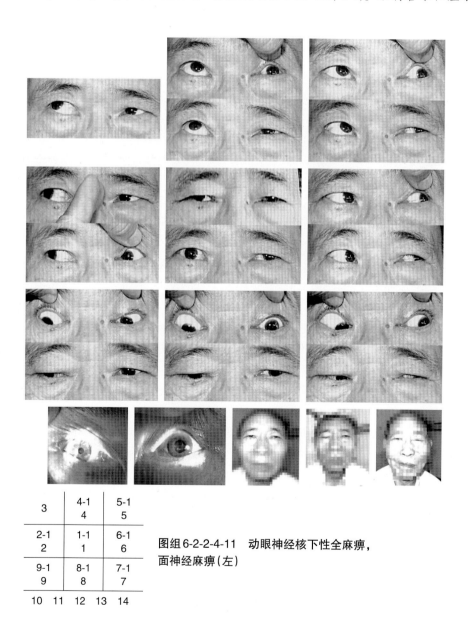

3	4-1 4	5-1 5
2-1 2	1-1 1	6-1 6
9-1 9	8-1 8	7-1 7

10　11　12　13　14

图组 6-2-2-4-11　动眼神经核下性全麻痹,
面神经麻痹(左)

均轻度不足(图组 6-2-2-4-11 之图 2、图 3、图 9)提示左眼内直肌功能不足。正上方,左上方注视时左眼上转落后(图组 6-2-2-4-11 之图 4、图 4-1,图 5、图 5-1),提示左眼上直肌功能不足。左转,特别是左下转时左眼高于右眼(图组 6-2-2-4-11 之图 6、图 6-1,图 7、图 7-1),提示左眼下直肌功能不足。右眼瞳孔正常,左眼散大、对光反射极迟钝(图组 6-2-2-4-11 之图 10、图 11)。代偿头位:下颌轻度上举(图组 6-2-2-4-11 之图 12)。左侧虽然轻度上睑下垂,却还睑裂闭合不全、额纹消失、鼻唇沟浅、鼓腮漏气、口角右歪(图组 6-2-2-4-11 之图 13、图 14),提示左侧面神经麻痹。

(刘桂香　王超庆　满辉)

第三节　异常神经支配造成的眼相关异常联合运动

无论何原因引起的一条或多条眼外肌或其他骨骼肌麻痹,经过一段时间恢复后,运动神经由中枢端发出的再生神经纤维沿原 Schwan 鞘下行,到达相应眼外肌。若再生的神经纤维(aberrant regeneration)误入其他 Schwan 鞘,或沿着包围它的结缔组织延伸,最后下行到非相关肌肉,就建立了异常神经联合(anomalous connection of nerve),也称为异常神经支配(anomalous innervation),或矛盾性神经支配(paradoxical innervation)。当神经核向相关肌肉发出冲动时会引起非相关肌肉收缩,或者既引起了相关肌肉收缩又引起非相关肌肉的异常联合运动(anomalous synkinesis)。

与眼有关的异常神经支配可先天亦可后天发生。先天性最常见的是:Duane 眼球后退综合征、颌动瞬目综合征、鳄鱼泪及 Möbius 综合征等,遗传及产伤可能是主要致病原因。后天性主要包括:假性 Graefe's 征、眼睑注视拉锯征(see saw sign)等,多因颅脑外伤(主要位于海绵窦)和动脉瘤等引起的异常。发生的部位包括颅神经核上(含颅神经核,见第七章第一节 CCDDs)和核下部位。

眼内、外肌受多个中枢神经核或核团支配,如支配眼球运动的Ⅲ、Ⅳ、Ⅵ颅神经,及支配双眼集合、融合、水平侧转、垂直运动的核上部位的中枢等(图 6-3A),所以较其他骨骼肌更易出现异常神经联合。异常神经联合虽然具有随机性,但因动眼神经支配肌肉最多,特别是内直肌(见图 6-3B),所以更易发生在动眼神经支配的各肌肉间(主要是眼外肌间,罕见眼内 -外肌间)。亦可以发生在动眼神经和其他眼球运动神经之间,如发生在动眼神经的内直肌肌支和展神经之间(Duane 综合征)。也可发生于眼和非眼运动神经之间,如发生在眼球运动神经和支配翼外肌的三叉神经之间(颌动瞬目综合征),面神经麻痹恢复过程中偶然也可出现异常神经支配(鳄鱼泪)。

当临床上遇到眼肌之间,眼肌与眼睑之间,眼肌、眼睑与非眼肌之间的非循规运动,以及用常规神经支配难以解释的异常眼球运动时,均应考虑存在异常神经支配的可能性。一般情况下可凭典型体征来诊断或拟诊异常神经联合,若进行肌电图检查,会记录到异常神经放电,例如内转时外直肌却强放电,则可得到进一步的客观证实。几种与眼有关的常见异常联合运动临床特征详述如下:

一、核下性异常神经支配(不含神经核)

(一) 动眼神经内部的异常神经支配

常为不完全型,仅累及动眼神经支配的部分肌肉,多与提上睑肌相关。由于内直肌受动眼神经及多个核上中枢神经核团支配(见图6-3A),故比骨骼肌更易产生异常神经支配。其发生率依次为内直肌、下直肌、上直肌、下斜肌、眼内肌,极罕见多条肌肉之间对提上睑肌的异常支配(见图6-3B)。

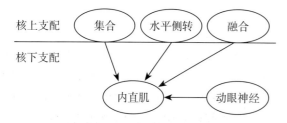

图 6-3A　内直肌受核上及核下神经支配复杂
内直肌受核上的集合、水平侧转、及融合中枢支配;还受动眼神经核支配

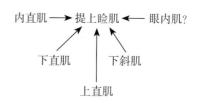

图 6-3B　动眼神经各支神经与提上睑肌发生异常支配几率的顺序(按箭头粗细顺序排列)

主要临床表现如下:

(1) 眼睑注视拉锯征(see saw sign):内直肌和提上睑肌之间的异常神经支配,内直肌运动或企图运动时引发了提上睑肌运动。临床表现为患眼上睑下垂,当令患眼由外转眼位向内转眼位时,大脑对内直肌发出神经冲动(冲动强度甚至会超过正常)后,无论内转是否到位(要看内直肌原来麻痹程度及功能恢复情况)却支配了同眼提上睑肌收缩,致使睑裂开大、上睑下垂随之消失;而当眼外转时,大脑无需对患眼内直肌发出神经冲动,提上睑肌得不到异常神经支配而继续下垂。这种双眼水平左右运动引起的眼睑下垂和上举的垂直运动,形似"拉锯",故称眼睑注视拉锯征。

(2) 假性 Graefe 征:多单眼发病,是下直肌和提上睑肌之间的异常神经支配。临床表现为:患眼上睑下垂,当患眼下转时大脑对下直肌发出神经冲动(冲动强度甚至会超过正常),无论下转是否到位(要看下直肌麻痹程度及功能恢复情况)却支配了同眼提上睑肌收缩,引起睑裂开大、上睑下垂随之消失;当向上方注视时,大脑无需对患眼下直肌发出神经冲动,提上睑肌得不到异常神经支配而继续下垂。该体征与甲亢患者上睑下落迟滞体征相似,故称为假性 Graefe 征(pseudo Graefe's sign)。

(3) 上直肌和提上睑肌之间的异常神经支配:患眼上睑下垂,当眼球向上方注视时大脑支配上直肌的同时还支配了提上睑肌,使得下垂的上睑上举、睑裂开大,当眼球下转上直肌放松时,同侧提上睑肌因无神经支配而下垂。

(二) 动眼神经分支与展神经甚或滑车间发生的异常神经支配

典型病例为 Duane 眼球后退综合征(参见第七章第一节 CCDDs),病变部位可能在脑干。这种异常神经支配首先得到肌电图证实,近年来影像学及解剖学再次证实这一推断。机制为:

(1) 内、外直肌之间的异常神经支配:外转时大脑对外直肌的神经支配不足甚或无,故外转功能不足或不能;企图内转时大脑对内直肌发出冲动的同时又异常的支配了外直肌,所以内、外直肌同时收缩,牵拉眼球后退致使睑裂缩小。肌电图显示患眼内转时内、外直肌同时放电。

(2) 外直肌和提上睑肌之间的异常神经支配:近年学者发现当患眼企图外转时睑裂异常

开大,很难完全用内、外直肌均放松时致眼球轻度突出,进而睑裂开大来解释,认为展神经可能还异常支配了同眼提上睑肌,促使睑裂开大。

(3) 内直肌与上、下转肌之间的异常神经支配:过去学者认为 Duane 眼球后退综合征的上射和下射体征为外直肌纤维化所致,当内直肌收缩时外直肌因纤维化不能放松,从而产生了"缰绳"作用,引起眼球上、下滑动。但是,有学者认为可能与内直肌和上、下斜肌之间甚或上、下直肌或存在异常神经支配有关,当内直肌收缩时引起垂直肌异常收缩而上射或下射。

(三) 眼与非眼球运动神经之间的异常神经支配

(1) 鳄鱼泪(crocodile's tear):主要表现为咀嚼食物时患眼流泪,单纯作咀嚼运动时不流泪。先天性发生者多见于外直肌麻痹且合并面神经损伤者,可能与遗传或产伤有关;后天性多由外伤引起,如头面部外伤性骨折发生面神经麻痹。当面神经麻痹累及靠近膝状神经节的岩大浅神经变性后,激发司泪液分泌的岩小浅神经发出侧支,与支配泪腺的神经发生了异常联合。

(2) 颌动瞬目综合征(Marcus Gunn syndrome):支配翼外肌的三叉神经和提上睑肌之间出现异常神经支配。多为先天性,后天性多因外伤、肿瘤及脑血管意外所致。主要临床表现:张口或下颌移向健眼侧时上睑上举而开睑,闭口或下颌移向患眼侧时上睑下垂,特别是向下方注视时对眼睑影响更著。有时可表现为反颌动瞬目综合征。

(3) 眼鼻联动征(Oculonasal synkinesis):患者随着眨眼,鼻尖一侧或两侧出现小凹陷现象。可能为眼轮匝肌与压鼻小肌间异常运动联合,当患者闭眼时眼轮匝肌与压鼻小肌同时收缩所致。

二、核上性异常神经支配(含神经核)

1. 假性 Argyll-Robertson 瞳孔:常发生于动眼神经麻痹大约半年之后,多因脑炎、脊髓痨、松果体瘤及慢性乙醇中毒等引起。临床表现为:瞳孔散大,对光反射消失,但眼内转运动或集合时瞳孔缩小,即存在调节 - 集合反射,患眼阿托品散瞳反应正常。仅累及单眼,常合并其他异常神经支配体征。

2. 侧方注视时出现的异常集合运动(参见第七章第一节 CCDDs 及第七章 duane 眼球后退综合征)

3. 侧方注视时出现的异常分开运动(参见第七章第一节 CCDDs)。

本章节的重点讨论上述分类中的后天性异常神经支配,先天性异常神经支配请参考第七章第一节 CCDDs。

(一) 治疗要点

(1) 异常神经支配引起的眼相关异常运动主要因先天性和后天其他疾病引起,时间久、表现复杂,首先要积极寻找可能引起该征的病因。

(2) 该征主要影响外观,根据眼动体征确定异常神经支配,但要找到异常的神经支配路径几乎不可能。因此,多数没有可行的根治方法,临床主要根据每个患者的实际情况解决第一眼位斜视、改善外观。斜视手术以矫正第一眼位 / 甚或下方正位为主。

(3) Duane 眼球后退综合征除了解决第一眼位斜视外,适当的松解内、外直肌,改善内转时眼球后退,上射、下射等体征,也有采用外直肌"Y"劈开,企图稳定眼球运动。颌动瞬目综合征可酌情慎重行上睑下垂手术,但可能更加重咀嚼时的上睑上举。切除舌咽神经后可以解除"鳄鱼泪"。

（二）后天性眼球运动神经异常神经支配的典型病例

例 6-3-1 | 假性 Graefe 征（右上直肌、下斜肌、外直肌麻痹；右眼内转肌甚或上斜肌与提上睑肌异常神经支配）

患者女,49 岁

5 年前被倾倒大树砸伤头部,右眼向各方向不能转动,但是开睑及闭眼正常,1 年后右眼上转困难,向下方注视时上睑异常。

【检查】

第一眼位双眼睑无异常、睑裂等大（图组 6-3-1 之图 1、图 1-1）。左眼注视时右眼轻度内下斜视（图组 6-3-1 之图 1,第一斜视角）,右眼注视时左眼明显内上斜视（图组 6-3-1 之图 1-1,第二斜视角）。在右转眼位右眼外转功能不足,其垂直斜视及其第一、二斜视角与第一眼位相同（图组 6-3-1 之图 2、图 2-1）,提示右眼外直肌麻痹。在右上及左上转眼位右眼上转均不过中线（图组 6-3-1 之图 3、图 5）,提示右眼上直肌及下斜肌全麻痹。左下方注视眼位双眼运动大致正常,然而上睑不但下落迟滞,反而出现上举动作,其睑裂较第一眼位还大（图组 6-3-1 之图 7、图 7-1）,表现为假性 Graefe's 征,提示右眼内转肌甚或上斜肌与提上睑肌异常神经支

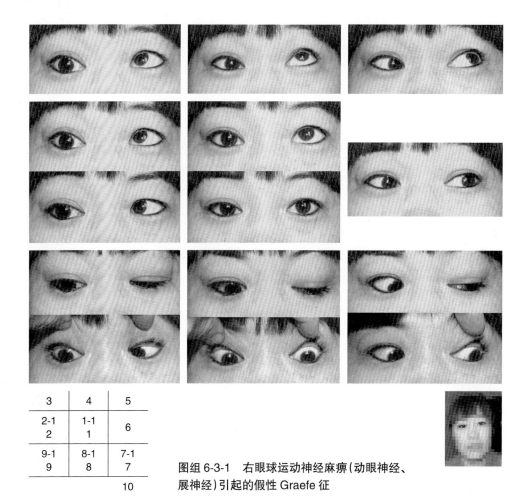

3	4	5
2-1 2	1-1 1	6
9-1 9	8-1 8	7-1 7
	10	

图组 6-3-1   右眼球运动神经麻痹（动眼神经、展神经）引起的假性 Graefe 征

配。双眼由左下方向右下方逐渐转眼时,右眼逐渐出现轻度下斜视(图组 6-3-1 之图 7~图 9),提示与右眼上直肌麻痹有关,而右眼睑开大体征却逐渐改善,睑裂减小(图组 6-3-1 之图 7-1~图 9-1)。代偿头位:头向右肩倾(图组 6-3-1 之图 10)。

【讨论】

(1) 本例临床诊断应当考虑为:麻痹性斜视(右上直肌、下斜肌、外直肌麻痹,右假性 Graefe 征),但是本章重点介绍异常神经支配,所以将假性 Graefe 征放在第一位。以下其他病例类同不再赘述。

(2) 本例右眼第一眼位上睑开睑正常,向左下方转眼时右眼上睑竟然主动开大,睑裂大小甚至超过第一眼位及上转时的开睑程度,即患假性 Graefe 征。这是因为在动眼神经麻痹恢复过程中,首先是提上睑肌功能恢复,接着是内直肌、上直肌。大约半年至 1 年时间部分动眼神经麻痹可能完全恢复,不能完全恢复的患者会残留复视及瞳孔的功能障碍,若发生内转肌和(或)上斜肌与提上睑肌异常神经支配时就会产生假性 Graefe 征。

(3) 动眼神经损伤恢复时,再生的轴突主要是向相关肌肉延伸,但是其异常再生具有一定随机性。Scherer 发现,在动眼神经再生过程中,其分支轴突下行到动眼神经干的近端就乱了,有可能下行到提上睑肌、上直肌、下直肌、内直肌……因此,在临床上如果患者向某方向转眼时却引起提上睑肌或其他眼外肌运动,就可能与其他眼外肌建立了异常神经支配。

(4) 根据病史,发病初"右眼向各方向不能转动,但是开睑及闭眼正常"这些症状推测:发病之初右眼除了提上睑肌外,全眼外肌麻痹。根据现在的临床体征判断,右眼动眼神经支配的内直肌、下直肌功能基本恢复,残留上直肌、下斜肌麻痹,在内直肌功能恢复过程中其部分神经纤维误入了提上睑肌形成异常联合,当右眼向内下方转眼时就造成假性 Graefe 征(根据体征推测,似乎右眼上斜肌也参与了对提上睑肌的异常支配)。

(5) 甲状腺功能亢进患者交感神经支配的 Müller 肌功能亢进,向下方注视时上睑不能跟随眼球正常下落,上睑下落迟滞,致使角膜上方露白(巩膜)较多,称为 von Graefe 征,该体征经常双眼发病,但两眼轻重和发病先后可以不同。而假性 Graefe 征是异常神经支配造成的眼球向下方注视时睑裂开大的现象,形似甲亢的上睑下落迟滞,多单眼发病。

(6) 动眼神经核分布范围较大,双侧核团距离较近,神经较长及支配肌肉较多。动眼神经麻痹的病因也较多,临床常见于外伤、海绵窦病变、眶内病变、全身病(如糖尿病)引起的肌性麻痹、多发性神经炎、病毒感染等。海绵窦病变还将引起其他眼运动神经异常,经过半年恢复后经常发生异常神经联合。由于本患者展神经也麻痹,所以病变部位可能在进入眼眶前后,是核下性。假性 Graefe 征也可能发生在动眼神经核部位,引发多条眼外肌的异常神经支配(例 6-3-2、例 6-3-3)。

例 6-3-2	异常神经支配(右下直肌、上斜肌和右提上睑肌,右上斜肌和左提上睑肌,左上直肌和左提上睑肌),动眼神经核性麻痹(右眼上斜肌、下直肌,左眼上直肌,双眼提上睑肌)

患者男,28 岁

4 年前双杠运动摔伤头部,次日双眼不能睁眼,右眼不能动,半年后右眼睁眼有所好转,但是向左上方及下方注视时不但复视,而且"一眼大一眼小"。

【检查及分析】

本例右眼下直肌不全麻痹(图组 6-3-2 之 9、9-1),右眼上斜肌不全麻痹(图组 6-3-2 之图

7、图 7-1)、左眼上直肌不全麻痹(图组 6-3-2 之图 5),双眼提上睑肌(右眼不全麻痹、右眼完全麻痹)(图组 6-3-2 之图 1、图 1-1),属于右侧核上性动眼神经麻痹。异常神经支配(右下直肌和右提上睑肌、右、上斜肌和左提上睑肌、左上直肌和左提上睑肌)。

　　由于右眼下直肌麻痹和不完全性上睑下垂,第一眼位左眼注视时右眼轻度上斜视及睑裂减小(图组 6-3-2 之图 1-1),当令右眼注视正前方时大脑需要向右眼下直肌下达收缩指令,使右眼下转到正前方注视,下直肌收缩的同时异常支配了提上睑肌,使得右眼睑裂开大(图组 6-3-2 之图 1、图 9-1)。

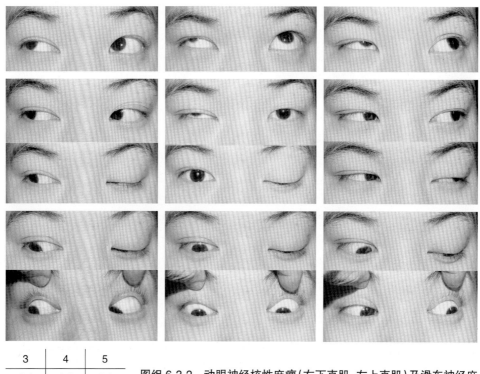

3	4	5
2-1	1-1	6-1
2	1	6
9-1	8-1	7-1
9	8	7

图组 6-3-2　动眼神经核性麻痹(右下直肌、左上直肌)及滑车神经麻痹(右)引起的异常神经支配(右眼下转肌和提上睑肌、左眼上直肌和提上睑肌)

　　由于左上直肌不全麻痹和完全性上睑下垂,所以在第一眼位右眼注视时左眼下斜视、上睑完全下垂(图组 6-3-2 之图 1),强令左眼注视正前方时大脑需要向左眼上直肌下达收缩指令,同时异常支配了左眼提上睑肌使上睑开大(图组 6-3-2 之图 1-1、图 5)。

　　由于右眼上斜肌不全麻痹,当双眼由左上方逐渐向左下方转眼注视时左眼上睑反而逐渐开大,提示右眼上斜肌与左眼提上睑肌之间异常支配(图组 6-3-2 之图 7-1)。

【讨论】

　　(1) 本例患者 4 年前摔伤头部后双眼睁眼困难,现表现为左眼上直肌、右眼下直肌、右眼上斜肌麻痹及双眼提上睑肌麻痹。由于右侧动眼神经核支配双侧提上睑肌、右侧下直肌、内直肌、下斜肌及左侧上直肌,故应考虑右眼的动眼神经核性麻痹,而非双眼动眼神经麻痹。

　　(2) 患者受伤后"双眼不能睁眼",说明双眼提上睑肌全麻痹。但是从目前体征分析:

①右侧提上睑肌麻痹得到一定恢复,左侧提上睑肌麻痹未得到恢复;②当大脑向右眼下直肌发出神经冲动而眼球右下转时右眼提上睑肌异常收缩引发开睑,即假性 Graefe 征;③当大脑向右眼上斜肌发出神经冲动眼球左下转时,右眼提上睑肌异常收缩引发睑裂开大;④左侧提上睑肌未恢复,平时完全下垂,当大脑向左上直肌发出神经冲动左上转眼时,异常引发左提上睑肌收缩,使睑裂完全开大。

(3) 在左下转眼位(右眼上斜肌诊断眼位)右眼落后、睑裂明显开大,表明同时存在右眼滑车神经麻痹,甚或右眼上斜肌与提上睑肌建立异常支配,本文仅仅使用"甚或"词语,是因为:①异常神经支配多发生在动眼神经内部;②被证实的不同神经之间的异常支配,集中在 Duane 眼球后退综合征、颌动瞬目综合征、鳄鱼泪等少数病,所以上斜肌是否能引起提上睑肌的异常支配尚待研究;③若排除上斜肌引起提上睑肌开睑的话,左下转眼位的开睑还应当理解为依然是右眼下直肌异常支配的作用。但这种疑为上斜肌对提上睑肌异常支配的类似病例并非罕见(补充病例 6-3-3~ 补充病例 6-3-7)。

补充病例 6-3-3　异常神经支配(右下斜肌和内直肌与提上睑肌、左上直肌与提上睑肌),动眼神经麻痹(右),滑车神经麻痹(右)

患者女,41 岁

外伤后复视 2 年。头部摔伤昏迷数日,清醒后发现双眼睁不开,数月后睁眼逐渐改善,但是复视依旧。

【检查】

视力:右 0.8,左 1.2。

第一眼位左眼注视时右眼外斜视(图组 6-3-3 之图 1),右眼除外转功能正常外(图组 6-3-3 之图 2),向右上、右下、左上、左及左下方诊断眼位均运动均不足(图组 6-3-3 之图 3、图 9、图 5~ 图 7),提示右眼动眼神经支配的上、下直肌、下斜肌、内直肌及滑车神经支配的上斜肌麻痹。左眼除了提上睑肌全麻痹外,各诊断眼位眼球运动大致正常(图组 6-3-3 之图 1~ 图 9)。

双眼上睑的体征及其变化:①左眼在水平及上方各诊断眼位不但无上睑下垂,睑裂反而比右眼大(图组 6-3-3 之图 1~ 图 6),当左眼由水平各眼位略下转(上直肌放松)时,左上睑突然完全下垂(图组 6-3-3 之图 7-1~ 图 9-1),提示左眼完全性上睑下垂,上直肌支与提上睑肌支神经之间发生了异常联合、左上睑得到左上直肌支神经冲动后可以开睑;②双眼由右转眼位水平左转时,右眼睑裂逐渐开大(图组 6-3-3 之图 2、图 1、图 6),提示右眼内直肌支与右眼提上睑肌支神经之间存在异常联合,即眼睑注视拉锯征;③双眼自右下方向左下方眼位运动时右眼睑裂逐渐增大(图组 6-3-3 之图 9-1~ 图 7-1),左下转眼位右眼睑裂(图组 6-3-3 之图 7-1)甚至大于第一眼位(图组 6-3-3 之图 1),与上转各眼位睑裂(图组 6-3-3 之图 3~ 图 5)相似,提示右上斜肌甚或内直肌与提上睑肌之间存在着异常神经联合。

【补充病例 6-3-3 讨论】

● 本例与病例 6-3-2 类似,均为右眼核性动眼神经麻痹、发生了多种异常神经支配。

● 神经损伤(主要发生在海绵窦)后,经过半年左右恢复,神经纤维异常再生有时会与支配其他肌肉的神经支之间发生异常联合,甚或完全取代其他肌肉的神经支,当大脑企图支配某肌时却引起其他非相关肌肉的运动。动眼神经比较复杂,所以异常神经支配的发生率较高,其中最多见内直肌对提上睑肌的异常支配,具体表现为麻痹眼在第一眼位及外转时上睑下垂、内转时睑裂却能随之开大(眼睑注视拉锯征),其次是下直肌对提上睑肌的异常支配,

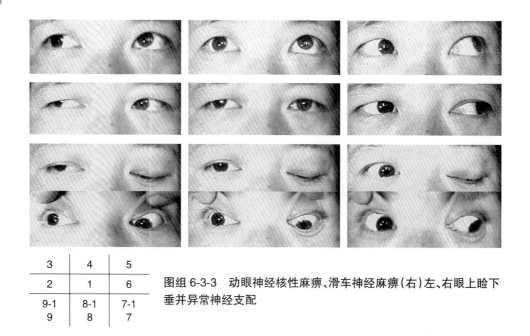

3	4	5
2	1	6
9-1	8-1	7-1
9	8	7

图组 6-3-3　动眼神经核性麻痹、滑车神经麻痹(右)左、右眼上睑下垂并异常神经支配

假性 Graefe 征。两者经常同时出现。

● 本例发病初累及双侧提上睑肌,所以属于动眼神经核性麻痹。

补充病例 6-3-4　眼睑注视拉锯征、假性 Graefe 征(右)、眼内肌与内直肌之间异常支配,动眼神经麻痹(右眼上直肌、下直肌、内直肌、眼内肌)、滑车神经麻痹(右)

患者男,21 岁

5 年前体育课头部摔伤,右眼多方向不能转动,几乎不能睁眼,一年后有所恢复,但是残存斜视、逐渐发生眼及眼睑运动异常。

【检查】

第一眼位双眼闭合良好(图组 6-3-4A 之图 1),左眼注视时右眼明显外下斜视、上睑轻度下垂、睑裂明显小于左眼(图组 6-3-4A 之图 1-1);右眼注视左眼明显外上斜视、双眼睑裂等大(图组 6-3-4A 之图 1-2)。水平右转时双眼运动大致正常,但是右眼睑裂较小,与第一眼位右眼内直肌未行使功能时相同(图组 6-3-4A 之图 2、图 1-1);水平左转时右眼内转功能不足但睑裂却明显增大,竟然达到双眼上转时的睑裂高度(图组 6-3-4A 之图 6),提示右眼内直肌功能不足、内直肌与提上睑肌异常神经支配(眼睑注视拉锯征)。右上及左上转眼位右眼上转均不过水平中线(图组 6-3-4A 之图 3、图 5),提示右眼上直肌及下斜肌全麻痹,提示右眼上直肌及下斜肌全麻痹。右下方注视眼位右眼下转勉强过中线(图组 6-3-4A 之图 9-1),提示右眼下直肌麻痹。

双眼由右下方逐渐向左下方运动时:①右眼高于左眼体征毫无减轻(图组 6-3-4A 之图 9-1~图 7-1),提示右眼也上斜肌麻痹;②右眼睑由下落迟滞状态转为主动开大(图组 6-3-A4 之图 9~图 7),左下方注视眼位睑裂大小竟然不逊于上转眼位(图组 6-3-4A 之图 7),提示右眼上斜肌和内直肌与提上睑肌异常神经支配,表现假性 Graefe's 征。右眼外斜视时瞳孔较大(图组 6-3-A4 之图 10,睑裂开大系人为开睑),正位及内转时瞳孔较小(图组 6-3-4A 之图 11),提示内转的神经冲动对瞳孔有异常支配,视近时瞳孔较外转时缩小(图组 6-3-4A 之图 11,睑

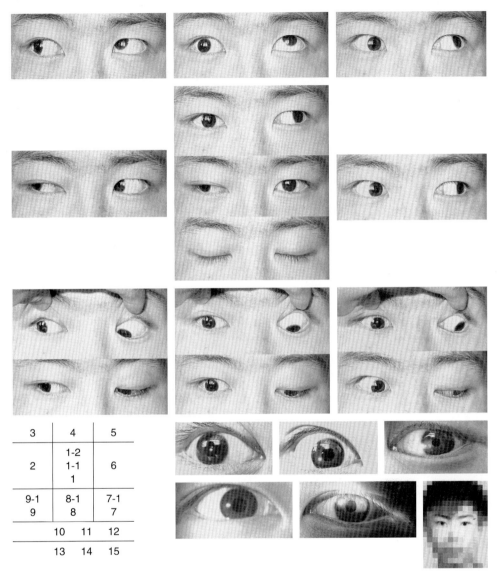

图组 6-3-4A 动眼神经麻痹(右)、滑车神经麻痹(右) 术前
眼睑注视拉锯征、假性 Graefe 征、右眼眼内肌与内直肌、右眼上斜肌与提上睑肌之间异常支配

裂系自然开睑),但依然较左眼大(图组 6-3-4A 之图 12)。暗室条件下,右眼(图组 6-3-4A 之图 13)瞳孔较左眼(图组 6-3-4A 之图 14)大、直接对光反射弱,提示右眼眼内肌麻痹。发病前学生证照片示双眼正位,双眼睑裂等大(图组 6-3-4A 之图 15)。

【手术】

由于右眼除了外转之外,各个方向运动均不足,双眼向各个方向运动几乎均异常,所以手术设计从简,争取第一眼位正位,如仍不能正位二次手术,但迄今未见复诊。

手术:左眼外直肌后徙 8mm、内直肌缩短 6mm。

术毕检查:第一眼位大致正位(图组 6-3-4B 之图 1),右转眼位右眼睑裂均较术前减小(可能与术后反应有关),水平各诊断眼位眼球及眼睑运动与术前大致相同(图组 6-3-4B 之图 2、图 6)。

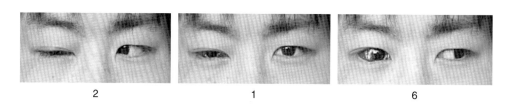

2　　　　　　　　　　　　1　　　　　　　　　　　　6

图组 6-3-4B　动眼神经麻痹(右)、滑车神经麻痹(右)　术后

【补充病例 6-3-4 讨论】

● 眼睑注视拉锯征(see saw sign)是内直肌与提上睑肌之间发生了异常神经联合,当用健眼注视时,患眼外斜视,由于内直肌松弛,提上睑肌未得到内直肌的神经冲动而下垂;当患眼内转,内直肌企图收缩时提上睑肌受到内直肌的异常支配而开睑。这种因更换注视眼双眼水平移动而伴随的上睑上、下移动现象,形似拉锯称为眼睑注视拉锯征。

● 本例根据病史及体征推测,5 年前受伤时右眼动眼神经全麻痹(提上睑肌、上直肌、下直肌、内直肌、下斜肌、眼内肌)及上斜肌麻痹。由于同眼上直肌麻痹,所以属于核下性麻痹。经过一定时间治疗和恢复:①右眼可以有限内转和开睑,表明内直肌和提上睑肌功能有限恢复;②右眼上直肌、下直肌、下斜肌、眼内肌及上斜肌仍然麻痹;③恢复过程中,右眼的内直肌与提上睑肌形成异常联合,表现为眼睑注视拉锯征,上斜肌甚或内直和提上睑肌异常联合,表现假性 Graefe 征。

● 罕见眼内肌异常神经支配,本例右眼外斜视时瞳孔较大,而正位时瞳孔较小(图 11),疑为内直肌对眼内肌的异常支配,但是该类文献较少,我们也缺乏临床经验,如此诊断是否恰当尚待探讨。

(三) 先天性眼球运动神经异常神经支配典型病例

例 6-3-5　假性 Graefe 征、Duane 眼球后退综合征 I 型(左)

患者男,19 岁

自幼左眼不能外转

【检查】

第一眼位双眼正位,睑裂等大(图组 6-3-5 之图 1)。右转眼位双眼运动正常,左眼睑裂略缩小(图组 6-3-5 之图 2),左转眼位左眼外转功能不足、但是睑裂明显开大(图组 6-3-5 之图 6),提示左眼 Duane 眼球后退综合征 I 型。右下转眼位双眼睑裂大小正常(图组 6-3-5 之图 9),左下转眼位左眼睑裂反而开大(图组 6-3-5 之图 7),提示左眼存在假性 Graefe's 征。代偿头位:面微向左转(图组 6-3-5 之 10)。

【讨论】

患者左眼外转时功能不足、睑裂开大,内转时眼睑裂缩小、眼球后退,是典型 Duane 眼球后退综合征 I 型体征。但左下转眼位左眼睑裂反而开大,即除了左眼内、外直肌间存在异常神经支配外,下直肌与提上睑肌之间也存在着异常神经支配。先天性颅神经发育异常也可出现假性 Graefe 征(第七章第一节 CCDDs)。

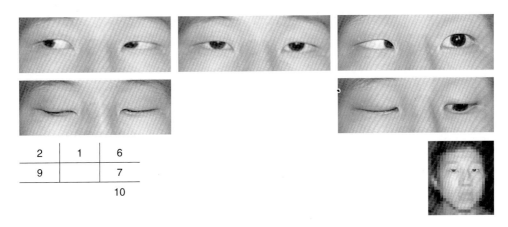

2	1	6
9		7
		10

图组 6-3-5　假性 Graefe 征,Duane 眼球后退综合征Ⅰ型(左)

例 6-3-6　先天性滑车神经与动眼神经提上睑肌间的异常神经联合(左)

患儿男,13 岁

自幼左眼内下转时"眼大"。

【检查】

双眼向右下方注视时左眼睑裂骤然主动开大(图组 6-3-6 之图 9-1),提示左眼上斜肌与提上睑肌间异常神经支配。其他各眼位双眼运动及眼睑运动正常(图组 6-3-6 之图 1~ 图 8)。

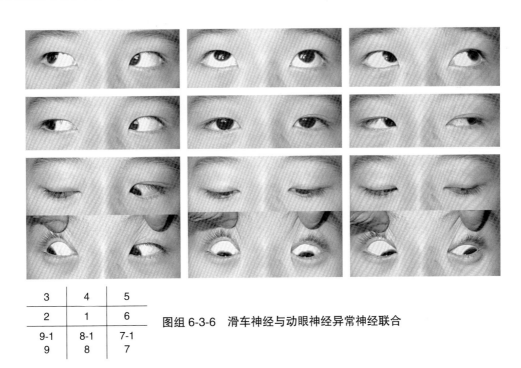

3	4	5
2	1	6
9-1	8-1	7-1
9	8	7

图组 6-3-6　滑车神经与动眼神经异常神经联合

【讨论】

(1) 患者右下方诊断眼位左眼上睑反而上举,即左眼上斜肌与提上睑肌间存在异常神经联合,但眼球运动无异常发现,推测可能在早期脑干等部位发生了异常病变,出现滑车神经麻痹,但病情较轻,经过一段时间恢复,建立了滑车神经与动眼神经分支间的异常神经支配。

(2) 例6-3-2和例6-3-3中所述,均为多条肌肉麻痹,上斜肌与提上睑肌之间是否存在异常支配还不肯定,但本例仅仅在上斜肌功能眼位出现了上睑反而上举,这就大大支持了上斜肌与提上睑肌存在异常神经支配的推断。

例6-3-7 | 颌动瞬目综合征、假性 Graefe 征(右),右上直肌麻痹

患儿男,7岁

自幼被发现右上睑随咀嚼上、下活动。

【检查】

闭嘴时第一眼位右上睑完全下垂(图组6-3-7A之图1、10),下颌向右侧(患侧)水平移动时右上睑下垂(图组6-3-7A之图11),张嘴时右眼睑裂随之开大,双重睑出现(图组6-3-7A之图1-1、图12)。下颌向左侧(健侧)水平移动时睑裂开大(图组6-3-7A之图13)。注射新斯的明半小时后睑裂无变化(图组6-3-7A之图13)。提示右上睑下垂与重症肌无力无关,可能是三叉神经中支配翼外肌的纤维异常支配了右侧提上睑肌运动。存在微向右倾的代偿头位(图组6-3-7A之图14)。患者为了保持右眼开睑,还有一个习惯:虽然闭着嘴但下颌向左移位以开右眼睑。右转各眼位右眼下斜视,若无下颌移动时右眼上睑完全下垂(图组6-3-7A之图3、图2、图9),提示右眼上直肌及提上睑肌功能麻痹。双眼水平左转时右睑裂轻微开大,出现重睑(图

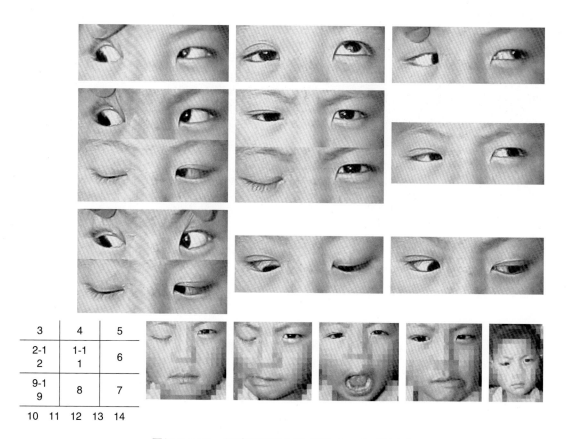

3	4	5
2-1 2	1-1 1	6
9-1 9	8	7

10 11 12 13 14

图组 6-3-7A 颌动瞬目综合征、假性 Graefe 征(右)

组 6-3-7A 之图 6),向左下、正下方转动时睑裂明显开大,上睑重睑沟加深(图组 6-3-7A 之图 7、图 8),提示右眼上斜肌甚或内直肌与提上睑肌间存在着异常神经联合,即假性 Graefe 征。

【讨论】

(1) 患者的眼睑随咀嚼开闭运动,为三叉神经中支配翼外肌的纤维与动眼神经中支配提上睑肌的纤维之间发生了中枢或周围性异常联合,致使开口时及下颌向健侧移动时上睑上举、睑裂开大,闭嘴时及下颌向患侧移动时上睑下垂。该病多为先天性,少因外伤、肿瘤及脑出血等后天原因引起。

(2) 1983 年,Marcus Gunn 首先报道一患者单侧先天上睑下垂,当下颌运动到对侧时,下垂的眼睑快速上举。因而,该病也称 Marcus Gunn 现象。但"颌动瞬目综合征"之诊断存在缺陷,因颌动只是引发眼睑单向运动(开睑或闭睑),并非引发瞬目(一闭一开往返运动)。

(3) 该病无性别差异,多散发,但也有累及同一家族两代人的报告。图组 6-3-7B 为父子同患颌动瞬目综合征(父为闭口开睑,子为张口开睑)。父亲张口时睑裂无开大(图组 6-3-7B 之图 1)、闭口时左眼睑裂开大(图组 6-3-7B 之图 2),下颌左右移动时无眼睑运动(图组 6-3-7B 之图 3、图 4)。儿子张口时右眼睑裂开大(图组 6-3-7B 之图 5)、闭口时右眼睑裂无开大(图组 6-3-7B 之图 6),下颌移向健侧时右眼睑开大(图组 6-3-7B 之图 7)、下颌移向患侧时右眼睑无开大(图组 6-3-7B 之图 8)。

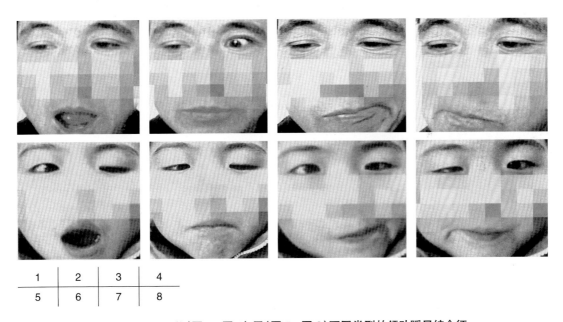

| 1 | 2 | 3 | 4 |
| 5 | 6 | 7 | 8 |

图组 6-3-7B 父(图 1~ 图 4)、子(图 5~ 图 8)不同类型的颌动瞬目综合征

(4) 检查颌动瞬目综合征需特别注意点:双眼平视张口引发的开睑运动不明显(图组 6-3-7C 之图 1),在双眼下转时体征较第一眼位及上转时更明显(图组 6-3-7C 之图 2)。双眼平视时下颌移向健侧引发的开睑运动不明显(图组 6-3-7C 之图 3),双眼下转时下颌移向健侧引发的开睑运动明显(图组 6-3-7C 之图 4)。

(5) 颌动瞬目综合征可伴有上睑下垂和斜视,也可伴发唇裂等畸形。据统计,先天性上睑下垂患者中有 5% 患该征,该征 90% 以上的患者也伴发先天性上睑下垂,其中 25% 为双

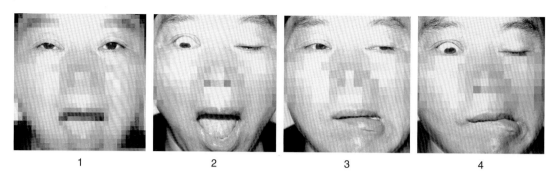

图组 6-3-7C　颌动瞬目综合征技巧

侧上睑下垂。随年龄增长,两者均有自行改善的可能。35%~60% 的患者伴弱视和斜视,其中,25% 患者伴上直肌麻痹,有些患者开口时可减轻斜视。瞳孔和角膜反射正常,有些患者眼睑下垂时瞳孔可能略缩小,但非真性霍纳综合征。约 40% 患者当下颌被压迫或下颌向键侧移动时可诱发眼睑上举,个别患者还可在动唇、吹口哨、微笑、牙关紧闭、鼓双颊、伸舌或吮吸动作时诱发,甚至可因吞咽运动或向同侧或双侧移动颌骨而产生。我们遇到三个打哈欠引发瞬目的病例,在打哈欠快结束时,吞咽唾液动作引发了睑裂开大。其机制可能为咽部运动肌肉异常支配了上睑,从而在吞咽唾液时引起了异常开睑运动。如下例患者,在一般性张嘴时无明显睑裂变化(图组 6-3-7D 之图 1),在打哈欠末期,开始吞咽时睑裂才明显开大(图组 6-3-7D 之图 2)。图组 6-3-7E、图组 6-3-7F 为另 2 个患者的视频截图,展示从打哈欠开始到结束全过程中右眼睑裂的一系列变化。

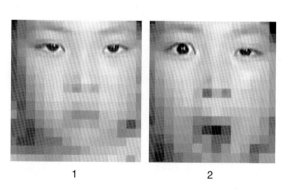

图组 6-3-7D　吞咽引发眼动的颌动瞬目综合征
图 1:闭嘴时睑裂等大;图 2:打哈欠张嘴到开始吞咽唾液时睑裂明显开大

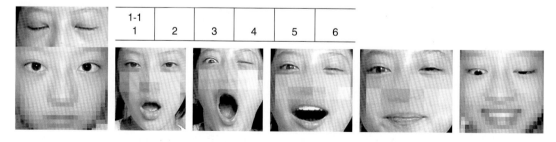

图组 6-3-7E　打哈欠引发眼动的颌动瞬目综合征
图 1:闭嘴时睑裂等大,图 1-1:眼睑闭合正常;图 2:开始打哈欠右眼睑裂无明显开大;图 3:哈欠末期、开始吞咽唾液时右眼睑裂增大;图 4、5:哈气结束后睑裂短时持续开大;图 6:向下方注视时右眼上睑反而上举

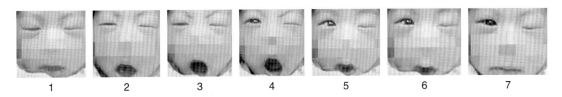

图 1 2 3 4 5 6 7

图组 6-3-7F　打哈欠引发眼动的颌动瞬目综合征

图 1:开始张嘴右睑裂无开大;图 2、3:打哈欠到出现吞咽动作前右睑裂无开大;图 4、5:哈欠末期、开始吞咽唾液时右眼睑裂增大;图 6、7:哈气结束直到闭嘴,由于咽部吞咽仍在进行,睑裂短时持续开大

（6）与颌动瞬目综合征相关的还有瞬目颌动综合征及 Marin Amat 综合征。

瞬目颌动综合征:又称反 Marcus Gunn 综合征、角膜下颌反射、翼外肌角膜反射。为眼轮匝肌和翼外肌间的异常神经支配。主要表现为:触及角膜时下颌明显向对侧运动,也可前伸。与颌动瞬目综合征相同均被认为是核上病变,如畸形或严重脑干或脊髓病损。

Marin Amat 综合征（Marin Amat syndrome）:为面神经麻痹后面神经部分纤维异常再生而产生的面部内在肌肉间的异常联动。当下颌从一侧向对侧运动时部分下垂的眼睑进一步下垂,还可出现眼球上、下移（跳）动。也曾有报告咀嚼肌与上直肌的联合运动。

例 6-3-8　｜　鳄鱼泪综合征（右）,Duane 眼球后退综合征（左）

患儿女,7 岁

2 月龄时被发现右眼随吮奶而流眼泪,平时不流泪。

【检查】

第一眼位双眼正位,双眼睑裂大小正常（图组 6-3-8 之图 1）,进食并咀嚼时右眼结膜囊盈泪（图组 6-3-8 之图 1-1）,提示存在鳄鱼泪综合征。右转眼位左眼睑裂小、眼球后退（图组 6-3-8 之图 2、图 2-1）,右、右上转眼位左眼上射（图组 6-3-8 之图 2-1、图 3）,右、特别是右转偏下一点时左眼下射（图组 6-3-8 之图 2-1）。左眼左转不到位、睑裂开大（图组 6-3-8 之图 6）,提示左眼患 Duane Ⅰ型。泪道冲洗双眼均通畅。

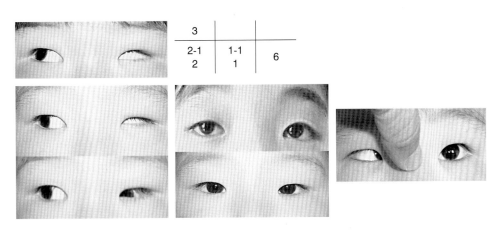

图组 6-3-8　鳄鱼泪综合征（右）,Duane 眼球后退综合征（左）

【讨论】

（1）患者 2 月龄即被发现吮奶时右眼流泪,不进食时不流泪,冲洗泪道通畅,因而诊断为鳄鱼泪综合征。

1913 年,Oppenheim 首先报告此病,Bogorad 于 1928 年进行了更详细的描述,因其更像鳄鱼进食流泪的传说而命名。此后一些学者也曾命名味觉性泪腺分泌综合征(gustatory lacrimation)、阵发性泪腺分泌(paroxysmal lacrimation)、Bogorad 综合征(Bogorad syndrome)、味觉出汗反射(gustolacrimal reflex)等。

（2）面神经包含具有支配面部表情肌的运动神经成分、来自舌前 2/3 部位味觉、面部本体感觉的神经成分和自主神经-副交感神经成分。后两种成分起自上涎核,然后通过①Wrisberg 神经、鼓索和舌神经到达颌下腺和舌下腺,司分泌和血管舒缩功能;②Wrisberg 神经、岩浅大神经、翼管神经、蝶腭神经节和颧颞神经至泪腺,司分泌和血管舒缩功能。上述各成分均位于膝状神经节,彼此位置非常接近。当膝状神经节出现损伤,经过一定时间恢复,可以发生神经再生,支配颌下腺和舌下腺的神经纤维与支配泪腺的神经纤维可产生异常联合,当味觉刺激时会引起异常泪腺分泌。

（3）该病可先天或后天发病,多单侧、极少数双侧。先天性者常合并展神经麻痹或 Duane 综合征(如本例),因为展神经核附近的病损会引起神经核退化或发育不良,支配泪腺分泌和动眼神经的纤维代替了外直肌的神经支配。后天性发病者多继发于面部或岩浅大神经的创伤或炎症,在运动功能逐渐恢复过程中,神经核发出侧支与支配泪腺的神经发生了异常联合。Boyer 和 Gardner 报告一例,为治疗头疼行手术切除岩浅大神经时损伤了岩浅小神经,出现了鳄鱼泪。因为岩浅小神经在颅中窝走行于岩浅大神经外侧仅 2mm 处。当神经再生时,两个神经的纤维易发生异常联合,产生鳄鱼泪。该综合征还可发生于神经性梅毒、听神经瘤,血管疾病与耳部带状疱疹有关的面部麻痹等。

（4）此征患者流泪时常伴有面部痉挛或弥散的面部肌肉反应。例如,如果显露牙齿,则出现前额皱起和眼睑关闭;反之,如皱前额或闭眼可以引起口角后缩和鼻唇沟加深。这些异常表现表明一组肌肉的神经冲动可弥散分布到整个面部肌肉运动,即产生了神经纤维错构再生,这种现象也称为"Marin Amat 现象"。

（5）此征不应与面瘫引起的眼轮匝肌收缩力减弱致睑外翻、导泪能力下降,或由于角膜上皮剥脱刺激反射性泪腺分泌过多,使得眼泪从结膜囊中流出相混淆,此种情况不受进食的影响。

例 6-3-9 眼-鼻联动征(共 3 个病例)

均为在就诊过程中被医生发现眨眼时鼻翼出现跳动。

【检查】

图 1、2、3 均为各例患者闭眼时鼻翼随之突然跳动一下,出现一个直径 5mm 的小窝,图 1-1、图 2-1、图 3-1 均为睁眼时鼻翼小窝随之平复消失。

【讨论】

胡聪及专业组 40 余年临床工作中遇到了 4 例,第 1 例未加注意,遇到第 2 例时才重视该病。若按每天看 20 位患者计算,40 余年门诊量约看 30 万患者算,此体征仅占门诊量的 0.013%。且 4 例均非患者家属主诉来就诊,而是医生检查过程中时偶然发现,因此,人群中发病率可能会略高。

这种眼轮匝肌与鼻翼小肌之间的联动,很难不用异常神经联合解释,此解释若正确,即

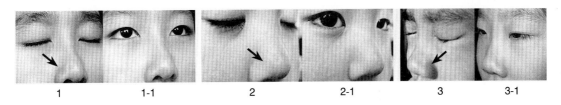

图组 6-3-9　眼 - 鼻联动征（共 3 个病例）
图 1、2、3：闭眼时鼻翼出现小窝（1、2 右侧，3 左侧，黑色箭头所指），图 1-1、2-1、3-1：睁眼时小窝消失

属于异常神经支配的一个新类型，是眼睑肌与非眼球运动神经之间的异常神经支配。由于迄今为止，尚未查到有关此征的详细报道，笔者凭眼科解剖知识很难说明发生异常神经支配的径路和部位，所以近二十年来一直未在杂志报道，期待发现更多病例，解释其发病机制。

（刘桂香　刘艳　王琪）

第四节　周期性动眼神经麻痹

周期性动眼神经麻痹（cyclic oculomotor paralysis）：指动眼神经所支配的眼内、外肌周期性的出现麻痹，或麻痹与痉挛交替出现的病症。患者对眼外肌的收缩能力周期性的、不同程度的失去控制，是一种罕见和奇特的动眼神经麻痹。原因不清，单侧多见。一个周期持续1~4 分钟，昼夜均能出现。

（一）主要特征

（1）动眼神经支配的眼内、外肌的麻痹期和痉挛期交替出现。

（2）麻痹期体征表现为患侧动眼神经支配的肌肉完全麻痹，包括上睑下垂，眼球呈轻度外下斜视。眼球内、上及下转均受限，瞳孔散大，对光反应消失，调节辐辏运动消失或减弱。但外转正常或亢进。

（3）痉挛期与麻痹期交替出现，此期首先表现下垂的上睑先有抽动颤搐，然后眼睑逐渐上提，甚至患侧上睑高于健侧。当患眼企图向下注视时，上睑仍保持退缩位，即假性 Graefe 现象。痉挛期过后眼位得到一定恢复，是否能恢复到正位要看麻痹恢复程度，同时瞳孔缩小甚至小于健侧。肌电图强电位。

（4）多数患者视力低下，伴有不同程度弱视。

（二）鉴别诊断

（1）动眼神经麻痹再生错向综合征：无自动节律改变，个别病例周期性痉挛与再生错向合并存在。多见于先天性或外伤性动眼神经麻痹的急性期或恢复期。

（2）Marcus-Gunn 综合征：眼睑上举及下垂常发生在张、闭口、下颌前突、咀嚼及伸舌等运动时，瞳孔无异常改变。

（3）眼型重症肌无力：早期出现上睑下垂，单眼或双眼，麻痹肌的麻痹程度及斜视度数变化较大，具有晨轻暮重现象，常有复视。

（三）治疗要点

（1）尽管该病原因不清，但仍应进行颅脑等检查，以排除可能的器质性病变。

（2）痉挛期，患者有复视时可对症处理。

（刘桂香　满辉　范晓军）

第七章

7

特殊类型斜视

第一节　先天性颅神经异常支配疾病

先天性颅神经异常支配性疾病（congenital cranial dysinnervation disorders，CCDDs）是一组先天非进行性、以眼球、眼睑和（或）面部肌肉运动异常为主要特征的颅神经发育异常性疾病，可散发或有家族遗传史。包括先天性眼外肌纤维化（congenital fibrosis of extraocular muscles，CFEOM）、Duane 眼球后退综合征、Möbius 综合征、水平注视麻痹伴脊柱侧弯、先天性上睑下垂和先天性面神经麻痹等。现已阐明，这类疾病的病因是一条或多条颅神经发育异常甚至完全缺失，导致原发性或继发性肌肉异常神经支配，引起眼肌和面部肌肉组织异常，是神经源性疾病而不是肌源性疾病。因此，将这类疾病统称为先天性颅神经异常支配性疾病（CCDDs）。本节主要介绍先天性眼外肌纤维化、Duane 眼球后退综合征、Möbius 综合征、水平注视麻痹伴脊柱侧弯，而先天性上睑下垂详见第八章。

一、先天性眼外肌纤维化（CFEOM）

Heuck 和 Brown 描述了一种少见的先天性、家族性或散发的、与麻痹性斜视体征较类似的斜视。这些疾病的共同特点是先天性、非进展性的多条眼肌麻痹，可伴随上睑下垂。

既往的许多学者对该病切除的眼外肌进行组织学研究发现，眼外肌完全被纤维成分代替，CT 也显示肌肉明显减少，故称之为眼外肌纤维化。3 条以上或全部眼外肌（包括提上睑肌）纤维化，则称为眼外肌广泛纤维化，曾被认为是肌源性疾病。但近期的研究发现，各种类型的 CFEOM 是由于支配眼外肌的动眼神经和（或）滑车神经核团的异常发育和异常支配，进而造成包括动眼神经支配的上直肌、下直肌、内直肌、下斜肌及提上睑肌和滑车神经支配的上斜肌发育及运动异常，表明眼外肌纤维化不是一种原发改变，而是继发改变。

目前已确定了四个 CFEOM 遗传位点（CFEOM1，CFEOM2，CFEOM3 和 Tukel），并且确定

了 KIF21A 和 PHOX2A 是 FEOM1 和 FEOM2 的致病基因。KIF21A 基因突变引起 CFEOM1 和 CFEOM3 型,PHOX2A 基因突变引起 CFEOM2 型,Tukel 综合征是伴有肢体异常的眼外肌纤维化。

（一）分型

根据相关基因检测位点分为以下四型:

(1) CFEOM1 表现型:最常见的、最经典的 CFEOM 表现型。其特征为先天性双侧上睑下垂,双眼运动异常,原在位双眼下斜视,向上注视受限及企图上转引起集合运动,不同程度的水平注视运动限制,被动牵拉试验阳性,下颌上举代偿头位。遗传特性为完全外显的常染色体显性遗传,整个家系的临床表现相同,K1F21A 基因位点在 12 号染色体(12p11-q12)。神经病理学提示为原发的动眼神经上支的缺失,从而引起动眼神经上支支配提上睑肌和上直肌的发育不全,致使眼睑不能睁开和眼球不能上转,但很少有眼球后退。

(2) CFEOM2 表现型:极为少见。患者双侧上睑严重下垂,并有大角度的外斜视,水平和垂直眼球运动均严重受限。遗传特性为常染色体隐性遗传,该病只在近亲婚配的家系中发生。主要的基因型是 PHOX2a 基因,位于 11 号染色体(11q13.2)。研究表明,人类的 CFEOM2 表型是由动眼神经与滑车神经的原发性发育缺陷造成。

(3) CFEOM3 表现型:非经典表型,一个家系中至少有一名患者表现型与其他人不同。临床表现变化大,严重受累的患者出生时即双侧上睑下垂,双眼固定在下斜和外斜位,双眼眼球运动严重受限,被动牵拉试验阳性。受累较轻的患者可有正常眼位,但向上注视受限。双眼也可不对称,一眼受累较轻,另一眼较重。为Ⅲ和(或)Ⅳ颅神经支配的眼外肌的限制性麻痹。不完全外显的常染色体显性遗传,主要基因位点在 16 号染色体上(16q24.2-q24.3)。

(4) Tukel 综合征:除了眼外肌纤维化的表现还伴有肢体的异常(详见第七章第三节异常神经支配造成的眼相关异常联合运动)。

（二）主要特征

(1) 本病少见,累及单眼或双眼;

(2) 常染色体显性或隐性遗传,具有家族性,也可散发;

(3) 特征性的上睑下垂,下颌极度上举的代偿头位;

(4) 多数一眼或两眼固定在内下方,但是双眼下固视程度可以不同;

(5) 眼球运动障碍,试图向上方及向侧方注视时会产生异常集合运动;

(6) 被动牵拉试验阳性。

（三）治疗要点

由于眼外肌组织已经纤维化,手术矫正上睑下垂和斜视效果均不满意,只能改善外观。一般先行斜视矫正术,再行上睑下垂矫正术。

(1) 斜视矫正术:

1) 较轻的患者尽量局麻下先进行被动牵拉试验,结合术前检查酌情手术。原则是先解除限制,例如牵拉试验发现下直肌紧张,可后徙下直肌,必要时可后徙再悬吊。超常量后徙下直肌时应注意切断下睑缩肌以避免下眼睑退缩。

2) 牵拉严重受限者牵拉疼痛时可以在全麻下手术,手术行直肌断腱术,并分离眼球下部组织纤维化粘连。

3) 手术时除了松解相应肌肉外,必须再次做各方向被动牵拉试验,松解肌肉之外的眶组织纤维化粘连,解除限制因素,加强眼外肌后徙的效果。

(2) 上睑下垂矫正术:

对于不存在 Bell 现象以及严重的眼球运动受限者，要特别注意避免手术后角膜暴露。手术设计应欠矫，上眼睑位置以能暴露瞳孔即可。建议用术后可调节的不可吸收缝线行额肌悬吊（详见第八章）。

（四）典型病例

例 7-1-1-1　　先天性眼外肌纤维化（CFEOM1 型）

患儿女，4 岁

自幼双上睑下垂不能上提，双眼不能上转，注视前方时下颌高度上举。

其母有类似体征，但较轻（例 7-1-1-2）。

【检查】

视力检查不合作，但是患儿拒绝遮盖右眼，左眼视力可能低于右眼。

双上睑明显下垂不能上举，借额肌也不能开睑，几乎完全遮盖角膜（图组 7-1-1-1A 之图 1）。当人为助开上睑时双眼均处于明显内下斜视，令其向各诊断眼位注视时几乎固定未移动（图组 7-4-1-1A 之图 2~图 9）。双眼由正下方企图上转时双眼上转并不明显，却由极度的向下转位骤然向内侧抽动（↗↖），停留在较水平位偏下一点的集合位（图组 7-1-1-1A 之图 8-1、图 8、图组 7-1-1-1B），提示：①平时患儿双眼固定在极度下转位，视线向下方；②双眼仅仅能从下固定位略微上转，但是达不到水平位；③患儿双眼企图上转时却发生了异常的集合运动。仅能在下方各注视眼位观察到左眼有限的左、右运动（图组 7-1-1-1A 之图 7-1、图 9-1），其他各眼位双眼几乎均固定不动。除向正下方注视时可以保持正常头位（图组 7-1-1-1A 之图 10）外，向其他各眼位注视时均极力地将下颌上举（图组 7-1-1-1A 之图 11）。

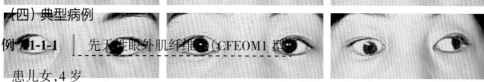

图组 7-1-1-1A　先天性眼外肌纤维化

例 7-1-1-2　　先天性眼外肌纤维化（CFEOM1 型）（例 7-1-1-4 之母）

患者女，39 岁

自幼双眼几乎不能向各方向转动，下颌极度上举视物。其子（例 7-1-1-4）有类似眼病，否认家族其他人发病。

【检查】

视力：右眼 0.2，左眼 0.1；双眼矫正视力均为 0.8。

第一眼位双上睑下垂，凭额肌力量右眼勉强睁眼，左眼几乎不能开睑，但双眼右转及右上方转时右眼睑裂可以开大（图组 7-1-1-3A 之图 2-1、图 2，图 3-1、图 3）。双眼固定在内下转位（图组 7-1-1-3A 之图 1、图 1-1），双眼固定在内下转位置，令其向各诊断眼位运动时双眼几乎不动（图组 7-1-1-3A 之图 2~图 9），但自下方向上方运动时可见到双眼集合现象（图组 7-1-1-3A 之图 8-1、图 4-1）。代偿头位为下颌上举，头向右倾（图组 7-1-1-3A 之图 10）。

被动牵拉试验（图组 7-1-1-3B）：双眼向各方向牵拉均明显受限，牵拉时感觉各肌肉几乎无弹性，患者明显疼痛。

【手术】

双眼下直肌断腱联合双眼内直肌后徙 6mm 及左眼上睑下垂矫正术（分 2 次手术）。术后两周检查双眼可以大致注视正前方，左上睑下垂得到改善，代偿头位消失（图组 7-1-1-3A 之图 a）。

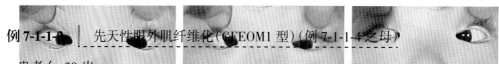

了 KIF21A 和 PHOX2A 是 FEOM1 和 FEOM2 的致病基因。KIF21A 基因突变引起 CFEOM1 和 CFEOM3 型,PHOX2A 基因突变引起 CFEOM2 型。Tukel 综合征是伴有肢体异常的眼外肌纤维化。

(一)分型

根据相关基因检测位点分为以下四型:

(1) CFEOM1 表现型:最常见的、最经典的 CFEOM 表现型。其特征为先天性双侧上睑下垂,双眼运动异常,原在位眼下斜视,向上注视受限及企图上转引起集合运动,不同程度的水平注视运动限制,被动牵拉试验阳性。颏上举代偿头位。遗传特性为完全外显的常染色体显性遗传,整个家系的临床表现相同。K1F21A 基因位点在 12 号染色体(12p11-q12)。神经病理学提示为原发的动眼神经上支的缺失,从而引起动眼神经上支支配提上睑肌和上直肌的发育不全,致使眼睑不能睁开和眼球不能上转,但很少有眼球后退。

(2) CFEOM2 表现型:极为罕见。患者双侧上睑下垂,原在位双眼外斜视,水平和垂直眼球运动均分离受限。遗传特性为常染色体隐性遗传,家系均有近亲婚配。CFEOM2 表现型,致病的基因是 PHOX2A 基因,位于 11 号染色体(11q13.2)。研究表明,人类的 CFEOM2 表型是由动眼神经与滑车神经的原发性发育缺陷造成。

(3) CFEOM3 表现型:不很经典及罕见。各患者表现型极其不同,临床表现变化大、严重受累患者也有:双眼这侧上睑下垂、这眼受限及企斜和转斜,眼球运动严重受限,被动牵拉试验阳性,受累较轻的患者则有正常眼位,但向上注视受限。双眼也可不被累,但是双眼快速内转神经支配的眼外肌弹性消失,麻痹,核上性异常神经支配。该病遗传有杂合基因组点在 16 号染色体上(16q24.2-q24.3)。

(4) Tukel 综合征:眼外肌纤维化的表现还伴有肢体的异常(详见第七章第三节异常神经支配造成的眼相关异常联合运动)。

(二)主要特征

(1) 患者病变累及单眼或双眼;

(2) 常染色体显性或隐性遗传且是非进展性,患者出生前行左眼下直肌断腱、右眼下直肌后徙;

(3) 特征性表现为眼睑重睑缩短,额肌收缩及颏上举得到改善,但是左眼下转不良;

(4) 单眼或两眼固定在某位,其他只是双眼下固视程度可以不同;

(5) 眼球运动障碍,试图向上方及向侧方注视时会产生异常集合运动;

(6) 被动牵拉眼球阳性,左、右眼内转时轻度下斜视(图组 7-1-1-2 之图7)向左、右上方注视时内转眼落后(图组 7-1-1-2 之图5、图3),双眼向左下方注视时眼位低上睑下垂和颏上举均有改善。同视机检查无同时视及立体视。

(三)治疗要点

眼外肌纤维化手术治疗主要为上睑下垂和斜视手术。原则是先解除限制。

(1) 斜视矫正术:较轻的患者假量年限,要先进行被动牵拉试验,结合检查得到的情况。例如内转、眼球运动受限制被破坏者视肌必须要重视考虑尊重正常量后徙下直肌来解决斜视,其病难治经验丰富的眼科医生也无法信心十足的对预后做出判断重要的自的痉挛睡那以眼病科视和伴随下直肌断腱系明显主要眼球运部组织纤维化问题可以通过眼外肌(下直肌、内直肌)大量后徙来改善,同时后徙球结膜以减弱球结膜牵拉术时候于松解相邻肌肉及外后做 CFEOM 的其来被动试验检查肌肉手术的眼组织纤化近行眼经险障碍眼束如强眼维肌得微的视果。

(2) 上睑下垂矫正术:

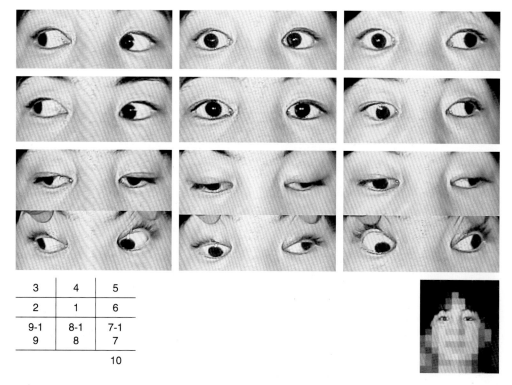

3	4	5
2	1	6
9-1	8-1	7-1
9	8	7
	10	

图组 7-1-1-2　先天性眼外肌纤维化
（15 年前行手术治疗）

例 7-1-1-3 | 先天性眼外肌纤维化（CFEOM1 型）（例 7-1-1-4 之母）

患者女，39 岁

自幼双眼几乎不能向各方向转动，下颌极度上举视物。其子（例 7-1-1-4）有类似眼病，否认家族其他人发病。

【检查】

视力：右眼 0.2，左眼 0.1；双眼矫正视力均为 0.8。

第一眼位双上睑下垂，凭额肌力量右眼勉强睁眼、左眼几乎不能开睑，但双眼右转及右上方转时右眼睑裂可以开大（图组 7-1-1-3A 之图 2-1，图 2，图 3-1，图 3）。双眼固定在内下转位（图组 7-1-1-3A 之图 1、图 1-1），双眼固定在内下转位置，令其向各诊断眼位运动时双眼几乎不动（图组 7-1-1-3A 之图 2~ 图 9），但自下方向上方运动时可见到双眼集合现象（图组 7-1-1-3A 之图 8-1、图 4-1）。代偿头位为下颌上举，头向右倾（图组 7-1-1-3A 之图 10）。

被动牵拉试验（图组 7-1-1-3B）：双眼向各方向牵拉均明显受限，牵拉时感觉各肌肉几乎无弹性，患者明显疼痛。

【手术】

双眼下直肌断腱联合双眼内直肌后徙 6mm 及左眼上睑下垂矫正术（分 2 次手术）。术后两周检查双眼可以大致注视正前方，左上睑下垂得到改善，代偿头位消失（图组 7-1-1-3A 之图 a）。

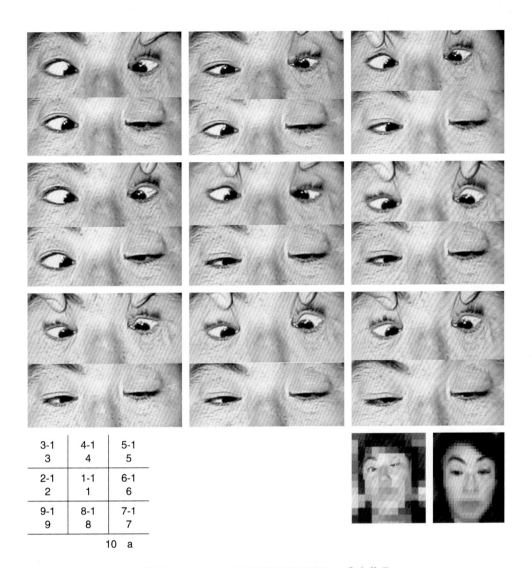

3-1 3	4-1 4	5-1 5
2-1 2	1-1 1	6-1 6
9-1 9	8-1 8	7-1 7

10   a

图组 7-1-1-3A 先天性眼外肌纤维化 手术前后

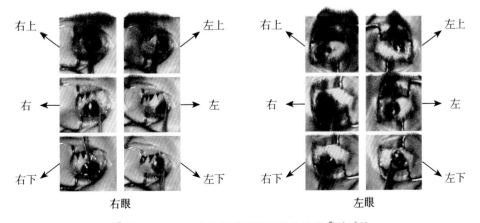

右眼   左眼

图组 7-1-1-3B 先天性眼外肌纤维化被动牵拉试验

【讨论】

与斜视矫正手术比较,上睑下垂的治疗是最困难的。由于眼球运动受限,B-H征阴性,术后容易并发暴露性角膜炎,因而上睑下垂手术应慎重。

例 7-1-1-4　先天性眼外肌广泛纤维化(CFEOM1 型)(例 7-1-1-3 患者之子)

患儿男,5 岁

自幼双眼不能向各方向运动,下颌上举视物。

【检查】

第一眼位右眼上睑下垂、眼球固定在外下方,左眼轻微外斜视(图组 7-1-1-4A 之图 1),左眼可以勉强注视前方,此时右眼外下斜视(图组 7-1-1-4A 之图 1-1)。双眼向各诊断眼位方向运动均困难,上睑及双眼位置几乎与第一眼位相同(图组 7-1-1-4A 之图 2~ 图 9)。代偿头位为下颌上举,头向左肩倾,面向右转(图组 7-1-1-4A 之图 10)。图组 7-1-1-4A 之图 11、图12 是家族中另一成员手术前、后照片。

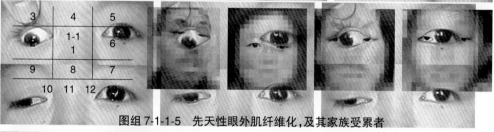

图组 7-1-1-5　先天性眼外肌纤维化,及其家族受累者

表 7-1-1　先天性眼外肌纤维化与固定性斜视鉴别诊断要点

	固定性斜视	先天性眼外肌纤维化
病因	眼外肌被纤维组织代替	先天性颅神经发育异常
发病时间	可以先天、也可后天发生	先天发生
进展	可能进展(例如高度近视相关性内斜视)	非进行性
主要临床表现	眼球运动异常(多固定在内转或下转位)	眼睑、眼球、口腔咽部和(或)面部等多处肌肉运动异常
上睑下垂	若存在的话,可能是假性	绝大多数存在
主要累及	内直肌及下直肌	眼部可能累及Ⅲ、Ⅳ、Ⅵ等许多颅神经支配的部分或全部眼外肌
语言、咀嚼	正常	经常吐字发音不清、咀嚼吞咽困难
遗传性及家族史	无	常染色体显性或隐性遗传,有家族性,也可散发
异常神经支配	无	向上及向侧方注视时产生异常集合运动
手、足、耳、牙异常	无(若有也是偶然合并)	经常存在
发育及智力	正常	可能异常

图组 7-1-1-4A　先天性眼外肌广泛纤维化

全身麻醉下双眼向各诊断眼位方向运动均受限,存在同时视(图组 7-1-1-4B),以正位、视力正常。双眼上睑下垂,借助额肌力量可开睑,所以无明显下颌极度上举体征。但许多先天性眼外肌

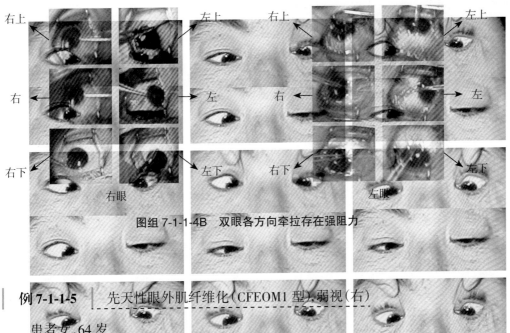

图组 7-1-1-4B　双眼各方向牵拉存在强阻力

例 7-1-1-5　先天性眼外肌纤维化（CFEOM1 型），弱视（右）

患者女,64 岁

自幼右眼内斜视,双眼几乎不能转动,存在家族史。

【检查】

视力:右 0.12,左 1.0。

各眼位双眼均上睑下垂,左眼凭额肌力量尚能开睑,右眼仅能轻微开睑(图组 7-1-1-5 之图 1)。右眼不能注视,企图用右眼注视时左眼 +45$^{\triangle}$L/R12$^{\triangle}$ (图组 7-1-1-5 之图 1),左眼注视时右眼 +40$^{\triangle}$L/R 26$^{\triangle}$ (图组 7-1-1-5 之图 1)。除了右下转眼位右眼可外转之外双眼在各眼位几乎均与第一眼位类似(图组 7-1-1-5 之图 2~图 9)。双眼由正下方企图上转时双眼仅能达到水平线高度,但是双眼轻度内转,出现轻度异常集合(图组 7-1-1-5 之图 8、图 9)。家族成员多人受累(图组 7-1-1-5 之图 10~图 13)。牵拉试验:双眼向颞下方及鼻侧牵拉无阻力,双眼向上方及颞侧主动、被动牵拉均阳性(右眼著)。

【讨论】

(1) 临床上凡上睑下垂、下颌极度上举、单眼或双眼向下方固视者均应怀疑先天性眼外肌纤维化。

(2) 双眼上转运动不但严重受限,而且企图上转时双眼迅速内转,则出现异常集合。

(3) 牵拉试验阳性是该病的重要特征,本例双眼向颞下方及鼻侧牵拉无阻力,双眼向上方及颞侧主动、被动牵拉均阳性(右眼著)。

(4) 该病常有阳性家族史,本例家族成员中多人受累。

(5) 先天性眼外肌纤维化与固定性斜视的鉴别诊断的讨论

过去认为先天性眼外肌纤维化是眼外肌的发育异常,在这种认识指导下临床医师很难与固定性斜视鉴别。随着遗传学和神经影像学的发展,现在进一步确定眼外肌纤维化是继发于颅神经缺失或异常神经支配,这类疾病还包括 Duane 眼球后退综合征、Möbius 综合征、水平注视麻痹伴脊柱侧弯、先天性上睑下垂和先天性面神经麻痹等。固定性斜视(特别是先天性固定性斜视)与先天性眼外肌纤维化的眼部体征比较类似,都是眼球运动受限、眼球固定在某位置、牵拉试验有阻力等,鉴别比较困难,以下几点可作为参考(表 7-1-1)。

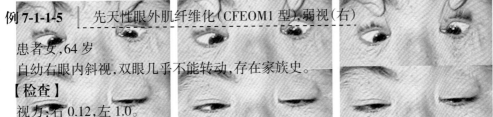

图组 7-1-1-3A　先天性眼外肌纤维化　手术前后

图组 7-1-1-3B　先天性眼外肌纤维化被动牵拉试验

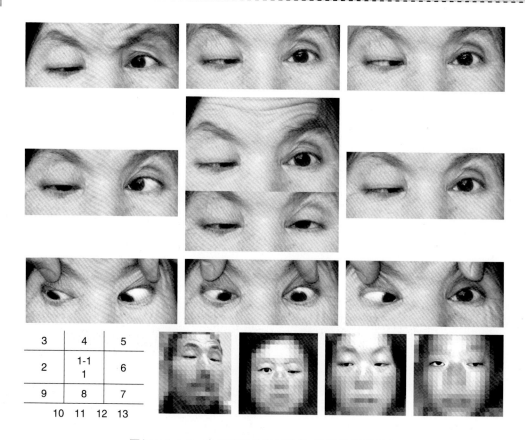

图组 7-1-1-5 先天性眼外肌纤维化,及其家族受累者

表 7-1-1 先天性眼外肌纤维化与固定性斜视鉴别诊断要点

	固定性斜视	先天性眼外肌纤维化
病因	眼外肌被纤维组织代替	先天性颅神发育异常
发病时间	可以先天、也可后天发生	先天发生
进展	可能进展(例如高度近视相关性内斜视)	非进行性
主要临床表现	眼球运动异常 (多固定在内转或下转位)	眼睑、眼球、口腔咽部和(或)面部等多处肌肉运动异常
上睑下垂	若存在的话,可能是假性	绝大多数存在
主要累及	内直肌及下直肌	眼部可能累及Ⅲ、Ⅳ、Ⅵ等许多颅神经支配的部分或全部眼外肌
语言、咀嚼	正常	经常吐字发音不清,咀嚼吞咽困难
遗传性及家族史	无	常染色体显性或隐性遗传,有家族性,也可散发
异常神经支配	无	向上及向侧方注视时产生异常集合运动
手、足、耳、牙异常	无(若有也是偶然合并)	经常存在
发育及智力	正常	可能异常

(6) 该病常合并高度近视、散光或弱视,该患者右眼严重弱视,左眼可以正位、视力正常。双眼上睑下垂,借助额肌力量可开睑,所以无明显下颌极度上举体征。但许多先天性眼外肌

广泛纤维化患者即使借助额肌帮助也开睑无望（例7-1-1-6）。

例7-1-1-6 先天性眼外肌纤维化（CFEOM1型）

患儿男，5岁

自幼双眼下斜视，不能上转，注视前方时下颌上举。

【检查】

双眼上睑严重下垂，几乎无上举功能，上睑缘遮盖瞳孔，额皮肤平滑，毫无额纹，患者丝毫无借助额肌代偿上睑的能力和欲望（图组7-1-1-6A之图1、图11）。双眼在各诊断眼位上睑下垂体征几乎相似（图组7-1-1-6A之图1~图9）。人为开睑后双眼向各诊断眼位几乎不能转动，但是仔细比较后会发现：①双眼在下转各眼位均表现轻度外斜视（图组7-1-1-6A之图7~图9），上转各眼位均表现内斜视（图组7-1-1-6A之图3~图5）；②正下方外斜视，由下向上方转眼时双眼不能上转到水平位的高度，但是却发生了集合运动，临床检查时可以看到骤然向内及稍稍向上方的"抽动"（图组7-1-1-6A之图8、图1、图4），提示双眼企图上转时却发生了异常集合运动；

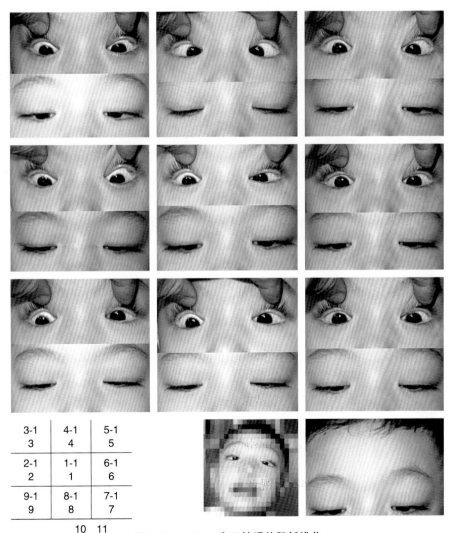

图组7-1-1-6A 先天性眼外肌纤维化

牵拉试验(图组 7-1-1-6B):各方向牵拉均受限,存在强阻力。

二、Duane 眼球后退综合征

Duane 眼球后退综合征(Duane retraction syndrome)亦称 Duane 征、眼球后退综合征(retraction syndrome)、Stilling-Tutk-Duane 综合征等。1905 年首先由 Duane 发现,女性等于或略多于男性,单眼多于双眼(8:2)、左眼多于右眼(3:1),但原因不明。既往学者通过组织学研究发现外直肌纤维化,企图外转时外直肌不能收缩,所以影响外转;内转时外直肌又不能松弛,在内、外直肌同时牵引下眼球后退,因而认为 Duane 眼球后退综合征是肌源性疾病。Heuck 手术时发现内直肌止点后插入,认为这是眼球内转时后退的原因。Bahn、Apple、Bielschowsky 和 von Noorden 曾同意这个观点。T.Duane 等认为内转时的异常垂直眼球运动是斜肌的代偿性亢进,Parker 认为是垂直直肌的亢进,而 Scott 和 Souza Dias 认为是水平肌肉的共同收缩的结果。

随着肌电图研究深入,Breinin 首先发现,Duane 眼球后退综合征患者外直肌存在异常肌电活动,内转时内、外直肌均收缩,进而眼球后退、睑裂缩小。而外转时没有电活动,因而睑裂开大。之后逐渐被许多人认同。

一些学者认为单纯内、外直肌共同收缩还不足以使眼球后退,可能还存在其他的机制。有学者曾用肌电图记录到内直肌和上、下直肌或斜肌之间存在异常神经支配,这可以解释内转时的垂直斜视。学者发现一例 23 岁脑干肿瘤的获得性双侧眼球后退综合征患者,为 Duane 眼球后退综合征是脑干的神经支配异常而不是肌肉的结构异常提供了证据。Johns Hopkins 医院的 Wilmer 机构发现一例双侧眼球后退综合征患者,脑干的展神经核和展神经缺如,而且外直肌受到部分动眼神经分支的支配。而另一例单侧 Duane 综合征患者,病灶仅限于患侧。Muller 等报告一例右眼 Duane 综合征Ⅲ型患者右展神经核缺如,Parsa 等描述了一例 Duane 综合征患者的 MRI 检查显示展神经缺如。这些都为眼球后退综合征提供了中枢神经系统的病理学证据。一些学者还发现脑肿瘤、外伤或非特异性血管炎伴发的后天获得性眼球后退综合征患者。综上所述,这些均定位于脑干。最近40年的研究表明,Duane 眼球后退综合征可能是一组神经原性疾病,是 CCDDs 中的一个类型,归入了先天脑神经异常支配综合征(CCDDs)的一型(第六章第转脑神经异常支配综合征(第六章第三节),正确认为 Duane 综合征是人类胚胎早期出现的 Ⅲ、Ⅳ 脑神经核发育不良或缺如导致动眼神经核的动眼神经被动眼神经支配。

【补充病例】一例 6 岁患者的 MRI 检查显示展神经缺如,右眼右转功能不足、轻度低位,右眼各方向运动均受限。代偿头位下颌上举(图组 7-1-1-7 之图 10)。图组 7-1-1-7 之图 11 为其主要特征,图组 7-1-1-7 之图 12 为其胞兄均患病。多人发音不清,吞咽困难。

【补充讨论】
- (1)内转受限或内外转均受限;
- (2)其兄转时睑裂变大,睑下垂及外斜视,与其表现相同,而其胞兄右眼外斜视及上睑下垂轻。(3)内转时眼球后退,睑裂变小或眼球后退较轻或眼球后退本人双眼临床表现也不一,严重受累的右眼严重上转固定在下斜位,眼球运动严重受限,而受累较轻的左眼正常眼位,眼球运动不受限,眼球内转时眼球上射或下射(up-shoot 或 down-shoot);
- (2)该患者斜视高度近视,右眼固定在内斜位外转及上转困难,体征很像固定性斜视或与高度近视相关性斜视。特别是先天性静止性疾病、病情无进展,合并上睑下垂以及上转时右眼出现异常继发展睑现象的联合运动,具有家族史家族中多人眼部患病,多人发音不清,吞咽困难。(具有眼外肌纤维化典型体征。

广泛纤维化患者即使借助额肌帮助也开睑无望(例7-1-1-6)。

例7-1-1-6 先天性眼外肌纤维化(CFEOM1型)

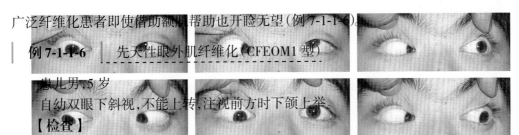

患儿男,5岁

自幼双眼下斜视,不能上转,注视前方时下颌上举。

【检查】

双眼上睑严重下垂,几乎无上举功能,上睑缘遮盖瞳孔,额皮肤平滑,毫无额纹,患者丝毫无借助额肌代偿上睑的能力和欲望(图组7-1-1-6A之图1、图11)。双眼在各诊断眼位上睑下垂体征几乎相似(图组7-1-1-6A之图1~图9)。人为开睑后双眼向各诊断眼位几乎不能转动,但是仔细比较后会发现:①双眼在下转各眼位均表现轻度外斜视(图组7-1-1-6A之图7~图9),上转各眼位均表现内斜视(图组7-1-1-6A之图3~图5);②正下方外斜视,由下向上方转眼时双眼不能上转到水平位的高度,但是却发生了集合运动,临床检查时可以看到骤然向内及稍稍向上方的"抽动"(图组7-1-1-6A之图8、图1、图4),提示双眼企图上转时却发生了异常集合运动;

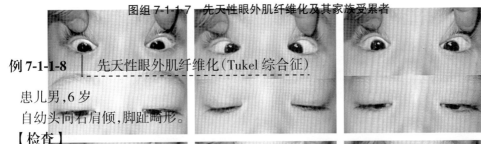

图组7-1-1-7 先天性眼外肌纤维化及其家族受累者

例7-1-1-8 先天性眼外肌纤维化(Tukel综合征)

患儿男,6岁

自幼头向右肩倾,脚趾畸形。

【检查】

上睑下垂,双眼固定在下转位,向多方向不能运动,特别是不能上转,耳廓下移(图组7-1-1-8之图1),下颌上举(图组7-1-1-8之图2),双脚趾畸形(图组7-1-1-8之图3、图4)。家族受累的部分成员(图组7-1-1-8之图5~图8)。

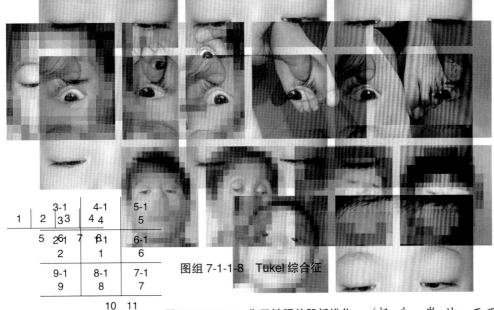

图组7-1-1-8 Tukel综合征

图组7-1-1-6A 先天性眼外肌纤维化 (杨先 岑洁 王亚夫)

二、Duane 眼球后退综合征

Duane 眼球后退综合征（Duane retraction syndrome）亦称 Duane 征、眼球后退综合征（retraction syndrome）、Stilling-Tutk-Duane 综合征等。1905 年首先由 Duane 发现，女性等于或略多于男性、单眼多于双眼（8∶2）、左眼多于右眼（3∶1），但原因不明。既往学者通过组织学研究发现外直肌纤维化，企图外转时外直肌不能收缩，所以影响外转；内转时外直肌又不能松弛，在内、外直肌同时牵引下眼球后退，因而认为 Duane 眼球后退综合征是肌源性疾病。Heuck 手术时发现内直肌止点后插入，认为这是眼球内转时后退的原因。Bahr、Apple、Bielschowsky 和 von Noorden 曾同意这个观点。T.Duane 等认为内转时的异常垂直眼球运动是斜肌的代偿性亢进，Parker 认为是垂直直肌的亢进，而 Scott 和 Souza Dias 认为是水平肌肉的共同收缩的结果。

随着肌电图研究深入，Breinin 首先发现，Duane 眼球后退综合征患者外直肌存在异常肌电活动，内转时内、外直肌均收缩，进而眼球后退、睑裂缩小。而外转时没有电活动，因而睑裂开大。之后逐渐被许多人认同。

一些学者认为单纯凭内、外直肌共同收缩还不足以导致眼球后退，可能还存在其他的机制。有学者曾用肌电图记录到内直肌和上、下直肌或斜肌之间存在异常神经支配，这可以解释内转时的垂直斜视。学者发现一例 23 岁脑干肿瘤的获得性双侧眼球后退综合征患者，及一例脑外伤后出现双垂直直肌在内转和向下方注视时有共同收缩体征的患者，为眼球后退综合征是脑干的神经支配异常而不是肌肉的结构异常提供了证据。Johns Hopkins 医院的 Wilmer 机构发现一例双侧眼球后退综合征患者，脑干的展神经核和展神经缺如，而且外直肌受到部分动眼神经分支的支配。而另一例单侧 Duane 综合征患者，病灶仅限于患侧。Mulhern 等报告一例右眼 Duane 综合征Ⅲ型患者右展神经核缺如，Parsa 等描述了一例 Duane 综合征Ⅰ型患者 MRI 检查显示展神经缺如。这些研究均为眼球后退综合征提供了中枢神经系统异常的病理学证据。一些学者还发现脑肿瘤、外伤或非特异性血管炎伴发的后天获得性眼球后退综合征患者还常合并味 - 泪反射（鳄鱼泪，第六章第三节例 6-3-8）、前庭 - 眼反射、视动性眼震和听觉诱发反应等异常，这些异常均定位于脑干。

最近 40 年的研究表明，Duane 眼球后退综合征属神经源性病变，是 CCDDs 中的一个类型，它除了疾病本身特征外不可避免地存在 CCDDs 的一些体征（第六章第三节）。Saad 等进一步认为 Duane 综合征是人类胚胎 21 到 26 天胎龄时展神经核没能从动眼神经核分化造成的。

1. 主要特征

（1）外转或内转受限、甚或内外转均受限；

（2）外转时睑裂开大；

（3）内转时眼球后退、睑裂缩小，甚或眼球后退。

2. 其他特征

（1）眼球内转时可伴上射或下射（upshoot or downshoot）；

（2）可伴斜视；

（3）可有代偿头位，特别是伴有斜视者；

（4）可伴屈光不正、弱视；

（5）视功能大多良好；

(6) 可合并 CCDDs 的某些眼及全身先天异常；

(7) 女性多于男性，左眼多于右眼，单眼多于双眼。

(一) Huber(1974)的分型方法

1. Ⅰ型　典型的 Duane 眼球后退综合征，外转障碍型 Duane 眼球后退综合征，占 78%。

(1) 主要特征

1) 外转不能或显著受限；

2) 内转正常或轻微受限；

3) 内转时眼球后退、睑裂缩小，甚或眼球后退；

4) 外转或试图外转时睑裂增大。

(2) 其他特征

1) 第一眼位内斜视或正位，偶有外斜视；

2) 少数人存在面转向患侧的代偿头位；

3) 内转时可有上射和(或)下射；

4) 被动牵拉试验阳性(内直肌存在抵抗感)；

5) 肌电图表现为外直肌异常神经支配(外转时神经冲动弱或无，内转时记录到神经冲动)。

2. Ⅱ型　内转障碍型 Duane 眼球后退综合征，占 7%。

(1) 主要特征

1) 内转不能或明显受限；

2) 外转正常或轻微受限；

3) 内转时眼球后退、睑裂缩小，甚或眼球后退；

4) 外转时睑裂开大。

(2) 其他特征

1) 第一眼位多外斜视；

2) 少数人存在面转向健侧的代偿头位；

3) 被动牵拉试验阳性(外直肌存在抵抗感)；

4) 内转时可有上射和(或)下射；

5) 肌电图表现外直肌异常神经支配(内、外转时外直肌均有神经冲动，其强度无明显差异)。

3. Ⅲ型　内、外转障碍型 Duane 眼球后退综合征，占 15%。

(1) 主要特征

1) 内、外转均不能或明显受限；

2) 内转或试图内转时眼球后退、睑裂缩小，甚或眼球后退；

3) 外转或试图外转时睑裂开大。

(2) 其他特征

1) 多双眼发病，较Ⅰ型、Ⅱ型少见；

2) 内转眼上射和(或)下射；

3) 多数人第一眼位大致正位或轻度内斜视/外斜视；

4) 牵拉试验阳性(内、外转均受限)；

5) 眼外肌肌电图表现为内、外直肌异常神经支配(内、外转时内、外直肌均有神经冲动，但是外转时神经活动较内转时弱)。

(二) Duane 眼球后退综合征治疗要点

由于 Duane 眼球后退综合征病因是异常神经支配,因此,手术仅能改善第一眼位的斜视和代偿头位、上下射引起的异常外观和眼球后退引起的睑裂改变等,而不能完全解决各诊断眼位的眼位偏斜。

(1) 手术指征

1) 第一眼位有明显斜视;

2) 有明显代偿头位;

3) 内转时有上、下转(上射或下射)现象,或内转时存在明显的眼球后退体征,睑裂缩小影响外观。

(2) 手术原则

1) 第一眼位无明显斜视患者　原则上不手术,若存在内转时眼球后退、睑裂缩小,眼球上下偏斜(上、下射)者,可行内、外直肌联合等效的后徙术。

2) 第一眼位内斜视患者:首先进行牵拉试验,如发现内直肌存在运动限制,则将内直肌后徙至无限制,若后徙量超过 6mm 才能缓解内直肌运动限制时,可以后徙 5~6mm 再悬吊 1~2mm。

图组 7-1-2-1B　Duane 眼球后退综合征 I 型(右,12 岁)　术前

4) 内转时眼球后退和睑裂缩小及上、下射的矫正:同时等效后徙受累眼的内、外直肌。近年来肌电图证明,患者上射或下射系因内直肌与外直肌之间存在异常神经支配。根据这一机制,许多学者介绍了限制眼球上射和下射的术式,包括:①同时后徙两条水平直肌到赤道部;②受累眼外直肌后固定术;③外直肌"Y"形劈开并移位术。Jampolsky 首先报道,外直肌"Y"形劈开,将劈开的两个断端分别上、下固定于巩膜表面以稳定眼球,避免产生滑动。此肌肉分叉移位还可以防止眼球上、下旋转,并可增加肌肉张力。如合并外斜视,可同时后徙移位。

(三) Duane 眼球后退综合征 I 型典型病例

例 7-1-2-1　观察 10 余年的 Duane 眼球后退综合征 I 型(右),左侧胸锁乳突肌松解术后

患儿女,5 岁

自幼歪头,右眼不能外转,向左侧转眼时右眼向上、下钻眼角。3 岁时因歪头行左侧胸锁乳突肌松解手术,术后头位无改善。

【检查】

第一眼位各眼注视时另眼轻度外斜视、双眼睑裂大致相等(图组 7-1-2-1A 之图 1、图 1-1)。右转眼位右眼外转功能不足、睑裂较第一眼位及右上方眼位还大),左眼轻度高于右眼(图组 7-1-2-1A 之图 2)。左转眼位右眼明显后退、睑裂缩小,当稍偏上一点及左

图组 7-1-2-1C　Duane 眼球后退综合征 I 型(右)　术后 2 年

上方注视时右眼（图组……及……6 只 2……当稍偏下方一点及向左下方注视时右眼
下射（图组 7-1-2-1A 之图 7）右眼，他眼仍眼眼运动大致正常（图组 7-1-2-1A 之图 3、
图 4、图 8）Huber（1974）的分型做法牵拉试验有轻度阻力。5 月龄照片仅存轻度代偿头位（图
组 7-1-2-1A 之图 11）Duane 眼球后退综合征，家长认为向右倾斜（图组 7-1-2-1A 之图 7、图
14）其中某照片恰好双眼左上转，可以观察到右睑裂小、眼球上射（图组 7-1-2-1A 之图
12）。B 外转不能或显著受限试验阴性（图组 7-1-2-1A 之图 15、图 16）。如图组 7-1-2-1A 之图
17 之箭头所示……术瘢痕。

3）内转时眼球后退、睑裂缩小，甚或眼球后退；

4）外转或试图外转时睑裂增大。

（2）其他特征

1）第一眼位内斜视或正位，偶有外斜视；

2）少数人存在面转向患侧的代偿头位；

3）内转时可有上射和（或）下射；

4）被动牵拉试验阳性（内直肌存在抵抗感）；

5）肌电图表现为外直肌异常神经支配（外转时神经冲动弱或无，内转时记录到神经
冲动）。

2. II型 内转障碍型 Duane 眼球后退综合征，占 7%。

（1）主要特征

1）内转不能或明显受限；

2）外转正常或轻微受限；

3）内转时眼球后退、睑裂缩小，甚或眼球后退；

4）外转时睑裂开大。

（2）其他特征

1）第一眼位多外斜视；

2）少数人存在面转向健侧的代偿头位；

3）被动牵拉试验阳性（外直肌存在抵抗感）；

4）内转时可有上射和（或）下射；

5）肌电图表现外直肌异常神经支配（内、外转时外直肌均有神经冲动，其强度无明显
差异）。

3. III型 内、外转障碍型 Duane 眼球后退综合征，占 15%。

（1）主要特征

1）内、外转均不能或明显受限；

2）内转或试图内转时眼球后退、睑裂缩小，甚或眼球后退；

3）外转或试图外转时睑裂开大。

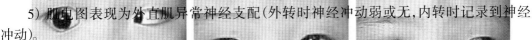

图组 7-1-2-1A Duane 眼球后退综合征 I 型（右，5 岁时）I 型（右）

（2）供其他特征及眼球上、下射建议手术，但是家长认为第一眼位正位未同意手术。

1）2 多双眼视检查，基本如故，但是右眼外转时睑裂开大（图组 7-1-2-1-B 之图 2）、及
代偿头位、内转眼上射和（或）……之图 10）等体征均有所减轻。

1）多数人第一眼位大致正位或轻度内斜视/外斜视；

4）右眼被动牵拉试验，向……被动牵拉无阻力，内直肌被动牵拉实验存在轻微阻力。

5）内眼肌肌腱电图表现直肌后继直肌异常……线、被转适当内直肌均有神经冲动，

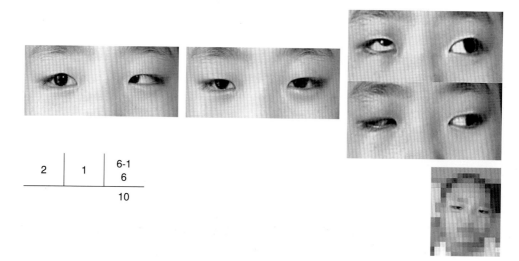

		6-1
2	1	6

10

图组 7-1-2-1B   Duane 眼球后退综合征 Ⅰ型（右，12 岁）   术前

术后第 2 年检查：第一眼位双眼正位（图组 7-1-2-1C 之图 1）。右转各眼位右眼外转功能不足体征无加重（图组 7-1-2-1C 之图 2、图 3、图 9）。左转各眼位右眼内转略功能略不足（图组 7-1-2-1C 之图 5~ 图 7），上、下射体征消失（图组 7-1-2-1C 之图 6）。右眼外转睑裂开大、内转睑裂缩小等体征均改善（图组 7-1-2-1C 之图 2、图 6），但右转时睑裂仍较第一及右上方眼位略大（图组 7-1-2-1C 之图 1~ 图 3）。其他各眼位眼球运动大致正常（图组 7-1-2-1C 之图 4、图 8）。代偿头位消失（图组 7-1-2-1C 之图 10）。

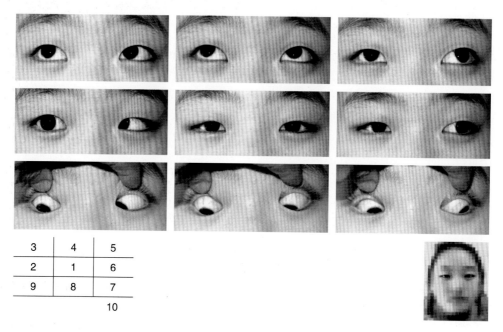

3	4	5
2	1	6
9	8	7

10

图组 7-1-2-1C   Duane 眼球后退综合征 Ⅰ型（右）   术后 2 年

术后 8 年检查:第一眼位双眼正位(图组 7-1-2-1D 之图 1)。右转各眼位右眼外转功能改善(图组 7-1-2-1D 之图 2、图 3、图 9)。左转及左下转眼位右眼内转功能亦有改善(图组 7-1-2-1D 之图 6、图 7),上、下射体征消失(图组 7-1-2-1D 之图 6)。右眼外转睑裂开大、内转睑裂缩小等体征均消失(图组 7-1-2-1D 之图 2、图 6)。其他各眼位眼球运动大致正常(图组 7-1-2-1D 之图 4、图 8)。代偿头位消失(图组 7-1-2-1D 之图 10)。

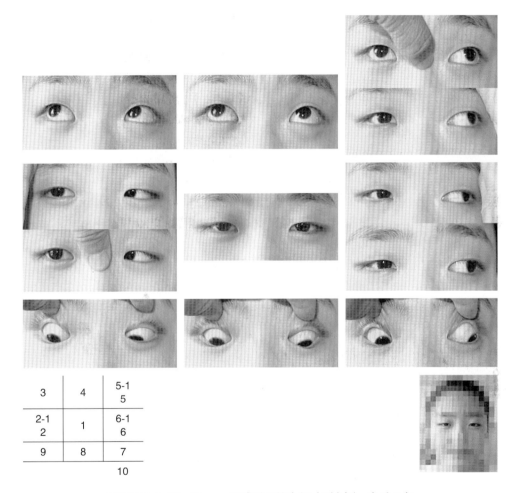

3	4	5-1 5
2-1 2	1	6-1 6
9	8	7
	10	

图组 7-1-2-1D　Duane 眼球后退综合征 Ⅰ型(右)　术后 8 年

(四) Duane 眼球后退综合征 Ⅱ型典型病例

例 7-1-2-2　Duane 眼球后退综合征 Ⅱ型(左)(外转功能大致正常)

患者女,23 岁

10 岁左右左眼开始外斜视。

【检查】

第一眼位右眼注视左眼外斜视 75$^\triangle$,双眼睑裂等大(图组 7-1-2-2A 图 1);左眼不能中心注视,强令左眼注视时内转不达中线、睑裂较右眼小、右眼外斜视 95$^\triangle$(图组 7-1-2-2A 之图

1-1)。右转各眼位左眼内转均不过中线(图组 7-1-2-2A 之图 2、图 2-1,图 3、图 3-1、图 9),眼球下射并后退、睑裂缩小(图组 7-1-2-2A 之图 2);强令左眼注视时左眼内转仍不过中线、且右眼外上斜视(图组 7-1-2-2A 之图 2-1)。右下转眼位左眼下射(图组 7-1-2-2A 之图 9),右上转眼位左眼注视时双眼无垂直斜视(图组 7-1-2-2A 之图 3),右眼注视时左眼上射(图组 7-1-2-2A 之图 3-1)。双眼左转各眼位眼球运动大致正常(图组 7-1-2-2A 之图 5、图 5-1、图 6、图7)。代偿头位:面向右转(图组 7-1-2-2A 之图 10),4 岁照片存在代偿头位(图组 7-1-2-2A 之图 11),9 岁照片无代偿头位(图组 7-1-2-2A 之图 12,照相馆照片,可能摄影师调整),但 4 岁、9 岁照片均无明显外斜视(图组 7-1-2-2A 之图 11、图 12)。

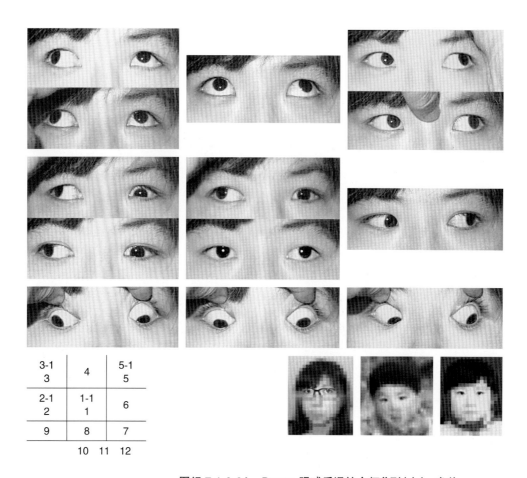

图组 7-1-2-2A   Duane 眼球后退综合征Ⅱ型(左)   术前

【手术】

左眼外直肌从眼球离断后,左眼外斜视及下射均明显改善,外转仍可基本到位(图组 7-1-2-2B 之图 1、图 2、图 6)。故将左眼外直肌后徙 10mm,右眼外直肌后徙 5mm。术后第一眼位正位,左眼内转受限及上射消失(图组 7-1-2-2B 之图 A、图 B、图 C)。

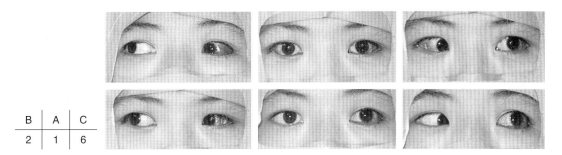

B	A	C
2	1	6

图组 7-1-2-2B Duane 眼球后退综合征 Ⅱ型（左） 术中

（五）Duane 眼球后退综合征 Ⅲ型典型病例

例 7-1-2-3 ｜ Duane 眼球后退综合征（Ⅲ型、右）

患儿女,6 岁

足月顺产,1 岁左右发现右眼异常,视物无歪头。

【检查】

第一眼位左眼注视时右眼轻度外斜视、且睑裂略小（图组 7-1-2-3 之图 1）;右眼注视时左

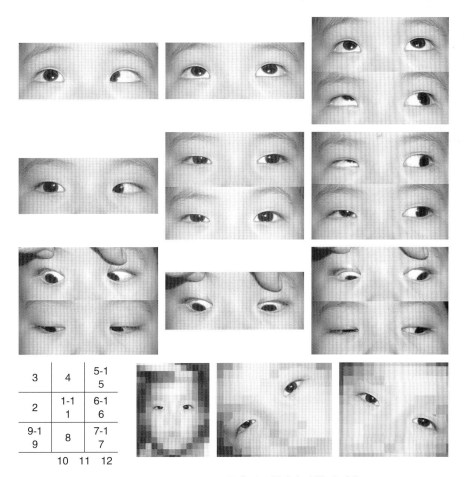

3	4	5-1 5
2	1-1 1	6-1 6
9-1 9	8	7-1 7

10 11 12

图组 7-1-2-3 Duane 眼球后退综合征（Ⅲ型,右）

眼明显外斜视、右眼睑裂略小(图组7-1-2-3之图1-1)。右转各眼位右眼外转功能不足(图组7-1-2-3之图2、图3、图9),睑裂较第一眼位及左转眼位均大(图组7-1-2-3之图2、图1、图6)。左转各眼位右眼内转功能不足、上射且睑裂缩小(图组7-1-2-3之图5~图7)。提示右眼为Ⅲ型。左下方注视时左眼上睑下落轻微迟滞(图组7-1-2-3之图7),提示左右下直肌对提上睑肌存在异常神经支配(参考第六章第三节例6-3-5)。无代偿头位(图组7-1-2-3之图10),Bielschowsky头位倾斜试验双眼均阴性(图组7-1-2-3之图11、图12)。

例7-1-2-4　Duane眼球后退综合征(单卵双生姐妹)

姐:右眼Ⅲ型,左眼Ⅰ型

妹:双眼Ⅰ型

患儿女,15岁

足月顺产,出生体重:姐2800g、妹3100g。自幼双眼不能外转,视物歪头。

【检查】

姐(例7-1-2-4A)

视力:右0.9,左1.2。

第一眼位左眼注视右眼内斜视+8△ L/R6△,右眼睑裂略小(图组7-1-2-4A之图1)。右眼内、外转功能均不足(图组7-1-2-4A之图2、图3、图9及图5~图7),外转时睑裂较第一眼位及内转时均增大、内转时睑裂缩小(图组7-1-2-4A之图2、图1、图6)。提示右眼为Ⅲ型。而左眼外转明显受限、睑裂大(图组7-1-2-4A之图6),内转运动微受限、睑裂小(图组7-1-2-4A之图2),提示左眼为Ⅰ型。无明显代偿头位。向颞侧牵引左、右眼及向鼻侧牵引右眼时有轻微阻力。

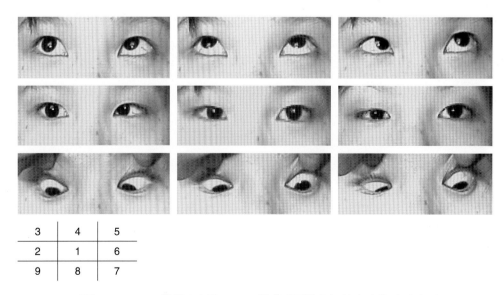

3	4	5
2	1	6
9	8	7

图组7-1-2-4A　单卵双生子Duane眼球后退综合征(姐),右Ⅲ型,左Ⅰ型

妹(图组7-1-2-4B)

第一眼位双眼正位(图组7-1-2-4B之图1)。双眼外转均严重受限、睑裂增大,内转功能正常、且睑裂缩小(图组7-1-2-4B之图2、图6)。双眼左、右转时外转功能不足(图组7-1-2-4B

之图 2、图 3、图 9 及图 5~图 7),注视两侧物体时经常使用内转眼注视,即交叉注视。注视正前方时无明显代偿头位,向颞侧牵拉左、右眼存在轻微阻力。

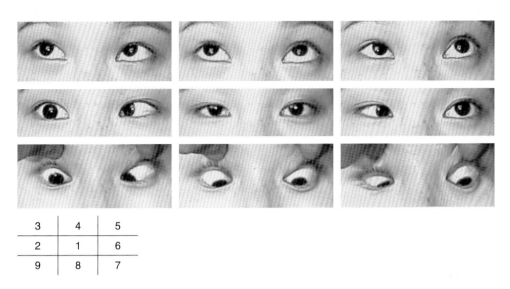

3	4	5
2	1	6
9	8	7

图组 7-1-2-4B　单卵双生子 Duane 眼球后退综合征(妹),双眼均为 I 型

【讨论】

(1) 临床病理学研究证实双侧 Duane 眼球后退综合征患者,存在中脑病变、动眼神经核发育不良或双侧展神经核、展神经缺如等病变。

(2) 例 7-1-2-4A 姐姐右眼内、外转均明显受限,诊断 Duane 眼球后退综合征Ⅲ型,左眼内转轻微受限、外转明显受限,属于 Duane 眼球后退综合征 I 型。Duane 眼球后退综合征多左眼单侧发病,此患者双眼发病,且类型不同,国内外文献报道不多。其孪生胞妹双眼患 I 型,更为罕见(此病例曾由刘桂香发表于中华眼科杂志,2004,40(10):706-707)。

(3) Duane 眼球后退综合征多为先天性、散发,有家族史者占 10% 或更高。许多学者进行遗传学研究证明存在染色体异常,多为 16 对和 22 对染色体异常,因而认为可能存在潜在的基因损害,发病在双胎儿更能有力的证实这种因素。鉴于 Duane 眼球后退综合征患者全身畸形的发病率较高,Cross 和 Pfaffenbach 提出一个有趣的理论,认为是在怀孕 8 周时被一个共同的致畸因素造成的,Kruger 早前也表达过该观点。

(4) 有学者认为尽管单卵双胎儿遗传基因相同,在两胎盘间有一共用区域,但宫内环境不同也可能影响眼的发育,从一个胎儿回收来的脐动脉血液携氧量少,这样就造成了两胎儿的发育不平衡。

(5) 例 7-1-2-1、例 7-1-2-3 患者均有外转功能不足,第一眼位却外斜视,临床上凡是遇到外转功能不足但表现为外斜视的患者应高度怀疑 Duane 眼球后退综合征。

(6) Duane 眼球后退综合征患眼外转功能不足与外直肌麻痹鉴别的讨论

外直肌麻痹除外转功能不足、内斜视外,眼球内、外转时睑裂大小无改变、无眼球后退及上、下射等体征。而 Duane 眼球后退综合征 I 型患者除外转功能不足外,还具有 Duane 眼球后退综合征的诸多体征(表 7-1-2)。

另外,被动牵拉试验、电生理检查(肌电图或 EOG 等)都是重要的鉴别方法。Maruo 等

表 7-1-2　Duane 眼球后退综合征与外直肌麻痹的鉴别诊断

	Duane 眼球后退综合征	外直肌麻痹
肌电图改变	内、外转时存在异常放电	外展时放电减弱
上、下射	+	—
外斜视	可以有(外转功能不足伴外斜视者首先考虑 Duane 眼球后退综合征)	无
牵拉实验	符合异常神经支配	外直肌无力
代偿头位	+	后天性的较明显
睑裂变化、眼球后退	+	—

检查了 126 例患者的肌电图发现,Duane 综合征Ⅰ型的外直肌最大神经冲动发生于内转时,最小的神经冲动发生于外转时。Ⅱ型外直肌最大神经放电在外转和内转时,Ⅲ型内直肌和外直肌在内转、外转时同时放电。但是有时不同类型间区别不太明显,特别是Ⅱ型、Ⅲ型之间。

(7) 关于 Duane 眼球后退综合征存在异常神经支配的讨论

Huber 发现三种类型 Duane 综合征均与异常神经支配相关。Maruo 检查 126 例 Duane 眼球后退综合征患者的眼外肌肌电图,发现内转时外直肌放电也增强。久保田伸枝检查 100 例该病眼外肌肌电图,认为Ⅰ、Ⅱ、Ⅲ型 Duane 的外直肌均存在异常神经支配,Ⅰ型外直肌的最大神经冲动发生于内转时,最小的神经冲动发生于外转时,Ⅱ型外直肌最大神经放电发生在外转和内转时,Ⅲ型在内转和外转时内直肌和外直肌同时放电。因而,肌电图检查是判断异常神经支配的客观指标。近年对 Duane 眼球后退综合征患者 MRI 检查及尸检也发现展神经的异常缺失。

(8) 关于 Duane 眼球后退综合征上、下射的讨论

Duane 眼球后退综合征内转时眼球快速上、下转,称为上射、下射。初学者易误诊为下或上斜肌功能亢进,甚至误为其手术治疗。

von Noorden 将内转眼明显上斜视统称为内转上转,包括:

1) Duane 眼球后退综合征的上射和下射:患眼内转时引发的快速上转和(或)下转眼球运动,犹如向上或向下弹射。此体征类似下或上斜肌功能亢进,但上、下斜肌是一对配偶肌,下斜肌功能亢进往往合并上斜肌功能不足,不可能同时存在上斜肌及下斜肌功能同时亢进。所以,若同时存在上、下射体征时应高度怀疑 Duane 眼球后退综合征。

2) 下斜肌功能亢进:眼球随着内转或内上转逐渐上斜视,同时还可能合并上斜肌麻痹其他体征。若仅仅存在上或下射体征时就应当分别检查上和下斜肌的功能。另外,当手术松解内、外直肌后仍不能缓解上、下射体征时要怀疑斜肌异常。

3) 眼在眶内扭转:向第三眼位运动时双眼运动经常出现非共同性运动(垂直斜视)是由于眼球在眶内转动时扭转造成的,在无斜肌功能异常的外斜视患者也可致内转时轻度上斜视(形似上射或下射)。当眼内转时内直肌不再单纯是内转肌,同时可使眼上转(形似上射);而外直肌也不再单纯是外转肌,同时可使眼下转(形似下射),这种内转时的上斜视(形似上射)比下斜视(形似下射)多见且明显。Bielschowsky 曾记录了 1 例外斜视患者因下斜肌功能亢进而眼明显上斜视,手术时仅仅将内直肌附着点向前下移,斜视就消失了。所以,推测该现象可能是眼眶内外侧平面结构异常造成的。

(9) 眼球后退综合征Ⅱ型较Ⅰ型少见,Ⅰ型主要体征除了外转不能或显著受限,内转也可能轻微受限;而Ⅱ型的主要体征是内转不能或明显受限,外转大致正常或轻微受限,所以较易鉴别。Ⅲ型的主要体征是内、外转均受限,所以应注意和Ⅱ型、Ⅰ型的鉴别。

(10) 眼球后退综合征在第一眼位经常合并斜视,Ⅰ型和Ⅲ型合并内斜视较多,Ⅱ型合并外斜较多。合并斜视的患者经常采取代偿头位来维持双眼视觉,除非是罕见的后天获得性病例,很少有患者存在复视。

(11) 学者统计835例Duane眼球后退综合征患者,认为女性患者多于男性,左眼多于右眼,单眼多于双眼(表7-1-3)。

表 7-1-3　835 例 Duane 综合征患者的性别和眼别的分布

女性	男性	左眼	右眼	双眼
58%	42%	59%	23%	18%

(12) Duane眼球后退综合征主要根据有无内或外转障碍来分型,但是各型之间内或外转障碍的程度并没有明确的分界线,常常存在混合型。例如Ⅰ型主要表现外转障碍,但是内转亦可能轻度异常;Ⅱ型主要表现内转障碍,但是外转亦可能轻度异常(补充病例7-1-2-5)。

补充病例 7-1-2-5　内转功能障碍外转也轻度受限的 Duane 眼球后退综合征 Ⅱ型(左眼)

患儿女,16 岁

自幼左眼内斜视

【检查】

第一眼位右眼注视左眼外斜视 60$^\triangle$,双眼睑裂略有差异(图组 7-1-2-5 之图 1);左眼不能注视,强令左眼注视时内转不过中线、睑裂较右眼注视时略减小、右眼外斜视约 70$^\triangle$(图组

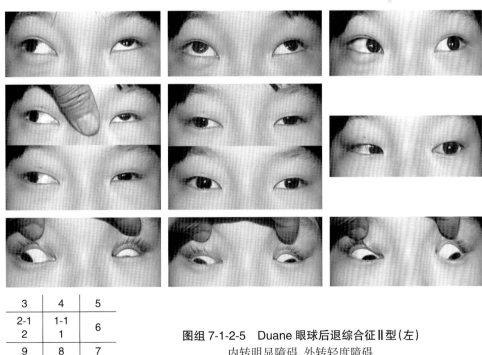

3	4	5
2-1	1-1	6
2	1	
9	8	7

图组 7-1-2-5　Duane 眼球后退综合征Ⅱ型(左)

内转明显障碍、外转轻度障碍

7-1-2-5 之图 1-1）。右转眼位左眼内转不过中线、睑裂缩小、眼球后退（图组 7-1-2-5 之图 2），右眼注视偏水平线略高一点视标时左眼上射（图组 7-1-2-5 之图 2-1）。右上及右下注视眼位左眼上、下射更著（图组 7-1-2-5 之图 3、图 9）。左转各眼位左眼外转功能不足、睑裂略开大（图组 7-1-2-5 之图 5~ 图 7）。无代偿头位，无双眼视，左眼向内牵拉无阻力。

（13）Duane 眼球后退综合征属于 CCDDs 类疾病，所以不可避免的混杂 CCDDs 的特殊体征（补充病例 7-1-2-6~ 补充病例 7-1-2-10）。

补充病例 7-1-2-6　观察 4 年的内转睑裂大、外转睑裂小的 Duane 眼球后退综合征 I 型（左）

患儿男，2~6 岁

自幼歪头，转眼时眼裂大小变化。

【检查】

第一眼位双眼正位，左眼睑裂小（图组 7-1-2-6 之图 1~ 图 3），各年龄检查均表现左眼外转功能不足、且眼睑裂减小（图组 7-1-2-6 之图 1-5、图 2-5、图 3-5），右转时左眼睑裂开大、轻度下射（图组 7-1-2-6 之图 1-2、图 2-2~ 图 3-2）。各年龄代偿头位均为头向右肩倾，双耳廓位置下移（图组 7-1-2-6 之图 10~ 图 12）。眼眶 CT 片，示左眼内直肌增粗、纤维化（图组 7-1-2-6 之图 13）。口齿发音不清楚。

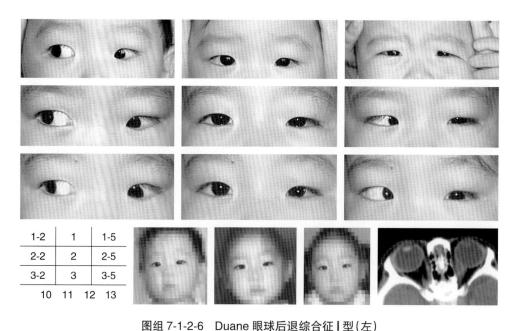

图组 7-1-2-6　Duane 眼球后退综合征 I 型（左）

图 1、1-2、1-5 及 10 为 2 岁检查

图 2、2-2、2-5 及 11 为 5 岁检查

图 3、3-2、3-5 及 12 为 6 岁检查

【补充病例 7-1-2-6 讨论】

● Duane 眼球后退综合征是第六颅神经（展神经）核、神经及其所支配的外直肌先天异常或异常神经支配引起的疾病。本病例不同年龄的体征均支持左眼 Duane 眼球后退综合征

Ⅰ型,但是眼睑大小变化与典型Ⅰ型相反,即左眼内转时睑裂开大、外转时缩小。这可能与左眼内直肌纤维化有关,当外直肌收缩时内直肌不能松弛,所以眼球后退、睑裂缩小;而当内直肌收缩时外直肌放松,所以睑裂略大。

- 部分患者为了保存双眼视功能而存在面向左或右转的代偿头位,多数情况下采取头面转向运动受限肌肉作用方向,即面向患侧转。Ⅰ型面转向患侧,Ⅱ型面转向健侧,Ⅲ型则根据内、外转受限程度不同而异,如右眼外转受限大于内转受限,则面转向右侧。但也有不典型者,如本例,可能与内直肌纤维化有关。

补充病例7-1-2-7 存在下直肌与提上睑肌之间异常神经支配的Duane眼球后退综合征Ⅰ型(左)

患儿女,2~6岁

自幼左眼不能外转。

【检查】

第一眼位双眼正位(图组7-1-2-7之图1),左眼外转功能不足、外转时睑裂开大(图组7-1-2-7之图6),内转时睑裂减小(图组7-1-2-7之图2),内转时上、下射(图组7-1-2-7之图3、图9),提示为Duane眼球后退综合征Ⅰ型。左眼向左下方注视时上睑下落迟滞,睑裂开大与第一眼位相似(图组7-1-2-7之图7)。即除了内、外直肌之间,左眼下直肌与提上睑肌之间也存在异常神经支配。

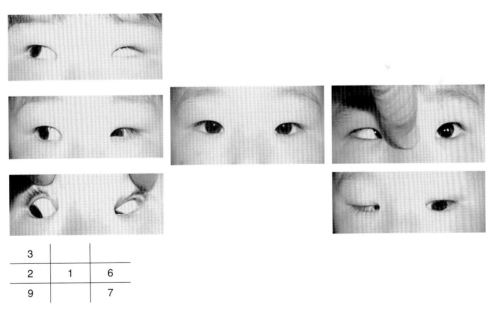

3		
2	1	6
9		7

图组7-1-2-7 Duane眼球后退综合征Ⅰ型
下直肌对提上睑肌异常支配(左)

补充病例7-1-2-8 左眼下直肌对提上睑肌异常支配带有冲动性的Duane1型(左)

患儿男,11岁

自幼左眼不能外转,吞咽困难。

【检查】

第一眼位双眼大致正位(图组7-1-2-8之图1),左眼外转功能不足、外转时睑裂开大(图组7-1-2-8之图6);内转时睑裂减小(图组7-1-2-8之图2),内转时上、下射(图组7-1-2-8之图3、图9)。下转各注视眼位双眼运动功能大致正常(图组7-1-2-8之图7~图9,图7-1~图9-1),但当双眼由水平各注视眼位快速下转眼时,左眼上睑反而向上一跳,睑裂随之开大(图组7-1-2-8之图7-2~图9-2),数秒钟之后就缓缓下落至大致正常(图组7-1-2-8之图7-1~图9-1),提示:左下直肌对提上睑肌的异常支配带有冲动性。代偿头位:面向右转(图组7-1-2-8之图10,头位与展神经麻痹不一致)。患儿牙齿、口舌外观正常,但是吞咽困难,吃饭速度较慢。

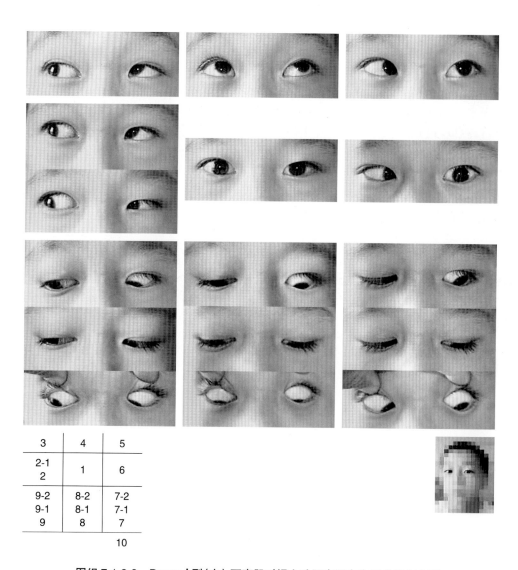

3	4	5
2-1 2	1	6
9-2 9-1 9	8-2 8-1 8	7-2 7-1 7

10

图组7-1-2-8　Duane I 型(左),下直肌对提上睑肌直肌存在异常神经支配

【补充病例7-1-2-8 讨论】

● 患者第一眼位外斜视,左眼内转轻度不到位,且轻度上射、睑裂缩小;外转时明显不到位,且睑裂开大。凡是外转功能不足却外斜视的患者,首先考虑诊断 duane I 型。

● 左眼快速下转时睑裂开大,系左眼下直肌对提上睑肌间异常神经支配引起的异常眼睑运动。经多年观察这种异常运动常常带有"冲动性"性,即在眼球慢慢下转时异常眼睑运动不明显,而在眼球快速下转时却引起提上睑肌快速向上跳的"冲动性"运动,当眼球下转运动到一定程度停止时,提上睑肌运动随之慢慢恢复,睑裂转正常。在幼小年龄可能不显著,随着发育或检查依从性提高有显著的趋势(补充病例 7-1-2-9、补充病例 7-1-2-9A、补充病例 7-1-2-9B)。

补充病例7-1-2-9　先天性眼外肌纤维化,Duane 眼球后退综合征待排除(左,I型),弱视(左)

患儿女,3 岁

自幼左眼内斜视,歪头。

【检查】

右 0.7+2.75DS+0.50DC×180=0.9,左 0.9+2.50DS+1.75DC×180=0.2

左眼上睑体征:在水平及上转的各注视眼位左眼上睑下垂(图组 7-1-2-9 之图 1~图 6),但在左下方注视眼位左眼反而上睑下落迟滞(图组 7-1-2-9 之图 7),提示左眼上睑下垂、下直肌与提上睑肌之间存在异常神经支配。水平各注视眼位左眼内转时睑裂小,外转时睑裂开大(图组 7-1-2-9 之图 6、图 1、图 2),提示类似 Duane 眼球后退综合征 I 型。上方各注视眼位左眼上睑下垂,很大程度上凭额肌力量助开上睑(图组 7-1-2-9 之图 1~图 6)。

斜视体征:第一眼位(右眼为经常注视眼),右眼注视左眼内下斜视约 +20△ R/L20△(图组 7-1-2-9 之图 1、图 1-1)。左转各眼位左眼外转功能不足,勉强越过中线(图组 7-1-2-8 之图 5~图 7、图 5-1~图 7-1),提示支持 Duane 眼球后退综合征 I 型。双眼在各眼位均轻度下斜视(图组 7-1-2-8 之图 1-1~图 9-1),但是左上转眼位左眼无明显下斜视(图组 7-1-2-8 之图 5-1),提示不支持左眼上直肌麻痹。左下转眼位双眼无明显垂直斜视,但是由此眼位水平右转时(图 7-1~图 9-1)及由右上方向右下方转眼时逐渐出现右眼下转功能不足、左眼下转功能亢进(图组 7-1-2-9 之图 3、图 2、图 9),提示可能是左眼下射体征。代偿头位:下颌极度上举、头向左肩倾(图组 7-1-2-9 之图 10)。患者双耳位置明显下移(图组 7-1-2-9 之图 13)、双耳平坦短小(图组 7-1-2-9 之图 14、图 15)。语言发音不良。

【补充病例7-1-2-9 讨论】

● 患儿左眼视力不良可能为上睑下垂、散光造成弱视。

● 水平及上方的各注视眼位,左眼上睑下垂(图组 7-1-2-9 之图 1~图 6)。一般情况下,上睑下垂患眼在下转时上睑下落不应迟滞,但是本例在左下方注视眼位左眼睑裂反而较第一眼位大(图组 7-1-2-9 之图 7),应当高度考虑左眼下直肌与提上睑肌之间存在异常神经支配,即当下直肌收缩时异常支配提上睑肌而上睑下落迟滞。

● 左眼内转时睑裂小,外转时睑裂开大(图组 7-1-2-9 之图 6、图 1、图 2),这一体征很像 Duane 眼球后退综合征 I 型。8 岁时检查及其母亲检查体征均支持上述诊断(图组 7-1-2-9A、7-1-2-9B)。

● 8 岁就诊时可以明确这是 1 个先天性眼外肌纤维化病种中具有 Duane 眼球后退综合征体征的病例。

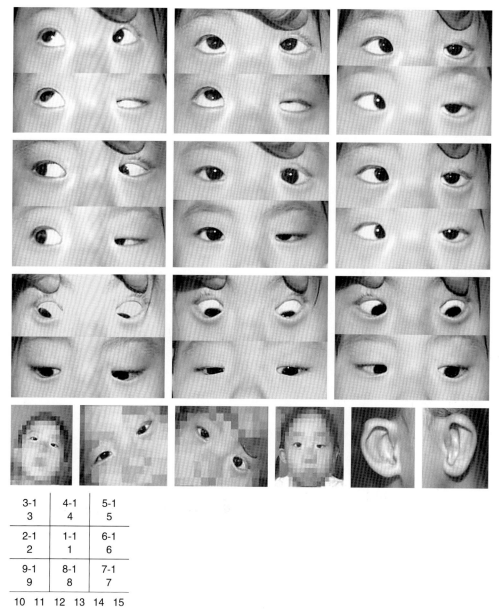

3-1	4-1	5-1
3	4	5
2-1	1-1	6-1
2	1	6
9-1	8-1	7-1
9	8	7

10   11   12   13   14   15

图组 7-1-2-9　先天性眼外肌纤维化(左)
Duane 眼球后退综合征待排除(左、I 型)
女儿 3 岁

　　检查结果:①左眼水平内转时睑裂较 3 岁更小(7-1-2-9A 图 2),外转功能不足,外转时睑裂开大较 3 岁更著(7-1-2-9A 图 6);②左眼外下转时上睑反而向上开大(7-1-2-9A 图 7),比左转眼位及左上转眼位还大(7-1-2-9A 图 7~ 图 5),无需人为开睑即能观察眼球运动,而正下方及右下方注视时需要人为开睑才能观察眼球运动(7-1-2-9A 图 7~ 图 9),提示左眼下直肌对提上睑肌之间存在异常神经支配;③患者说话时发现语言发音极不清楚,提示口腔及舌运动支配神经异常;④舌体较长,伸舌偏左;⑤双耳畸形,位置下移。

　　● 其母(图组 7-1-2-9B):左眼内转功能略差(7-1-2-9B 之图 2、图 3、图 9),内转时睑裂略

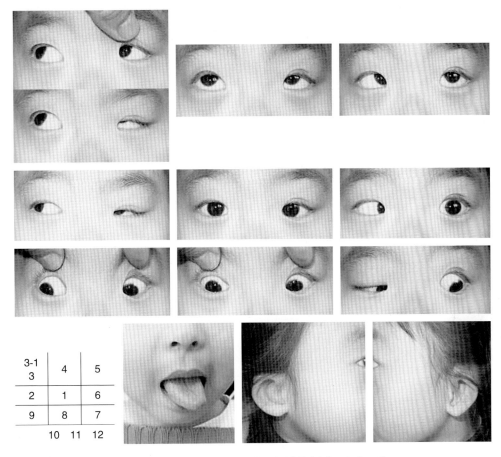

3-1 3	4	5
2	1	6
9	8	7

10　11　12

图组 7-1-2-9A　先天性眼外肌纤维化（左）　女儿 8 岁

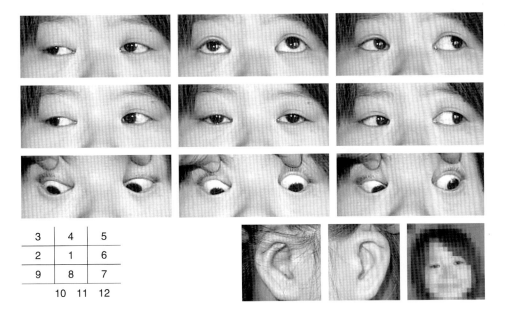

3	4	5
2	1	6
9	8	7

10　11　12

图组 7-1-2-9B　先天性眼外肌纤维化　母亲

小、外转时睑裂略大(7-1-2-9B之图2、图1、图6),左下直肌运动功能不足(7-1-2-9B之图7)。双耳位置下移、耳廓平坦且短小与女儿极其相似(7-1-2-9B之图10、图11),双耳不同程度失聪(一侧近乎无听力)。发音吐字不清,多字存在"咬舌"音。代偿头位:头向右肩倾(7-1-2-9B之图12)。

补充病例7-1-2-10　合并鳄鱼泪的 Duane 眼球后退综合征Ⅱ型(右)

患儿女,12岁

自幼右眼内转不灵活。

【检查】

第一眼位左眼注视右眼外斜视40$^\triangle$(图组7-1-2-10之图1),右眼不能注视(图组7-1-2-10之图1-1),企图用右眼注视时左眼外斜视55$^\triangle$(图组7-1-2-10之图1-2)。右转眼位右眼外转轻度不足、睑裂略增大(图组7-1-2-10之图2、图3);左转眼位右眼内转严重受限、眼球后退,睑裂明显缩小、并伴上、下射(图组7-1-2-10之图5~图7、图6-1、图7-1)。正上转眼位示外斜视、右睑裂小(图组7-1-2-10之图4)。代偿头位:面微左转、双眼右侧注视(图组7-1-2-10之图10)。咀嚼食物时右眼轻度含泪(图组7-1-2-10之图11)。被动牵拉试验:右眼外直肌存在阻力、内直肌无阻力。

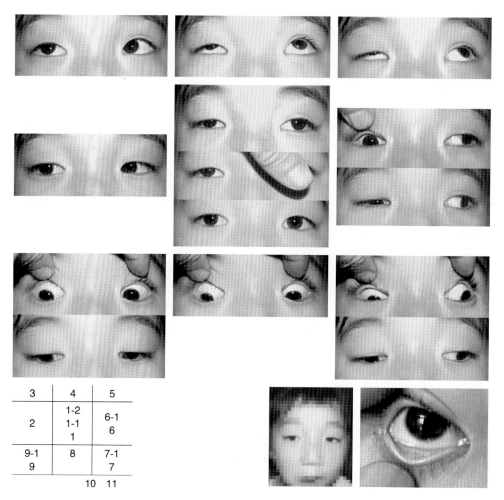

3	4	5
2	1-2 1-1 1	6-1 6
9-1 9	8	7-1 7
	10　11	

图组7-1-2-10　Duane 眼球后退综合征Ⅱ型、鳄鱼泪(右)

（14）眼球侧转时因节制韧带或其他原因也可引起的眼球后退（图组 7-1-2-11），有些内斜视患儿甚或正常儿童也存在内转时睑裂小、外转睑裂大（图组 7-1-2-12），但不能仅仅凭此诊断 Duane 眼球后退综合征。诊断 Duane 眼球后退综合征时，要满足：眼球运动受限，内、外转时睑裂大小变化，以及内转时眼球后退等体征。

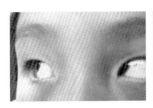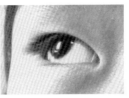

图组 7-1-2-11 与 Duane 眼球后退综合征无关的眼球后退

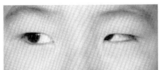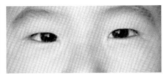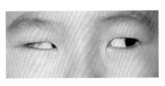

图组 7-1-2-12 非 Duane 眼球后退综合征儿童内转睑裂缩

（岑 洁 刘 彬 瞿正旭）

三、Möbius 综合征

Möbius 综合征是一种至少包括 Ⅵ、Ⅶ 颅神经的广泛性（Ⅴ、Ⅸ、Ⅹ、Ⅺ、Ⅻ 神经均可存在不同程度异常）的先天性颅神经发育异常性疾病。1888 年，德国神经病学者 Paul Julius Möbius 首次报道，其发病率极低（约 2~20/10 000），大多为散发，少数患者有家系报道，但是遗传易感性低（2%）。主要特征为先天性面瘫和眼球水平外转障碍，常合并水平注视麻痹及其与集合功能异常神经支配，82% 患者存在面神经和展神经麻痹，25% 患者存在全眼外肌麻痹，21% 患者存在动眼神经麻痹，10% 患者存在上睑下垂。

（一）主要特征

（1）多为双侧性，少有单侧者；

（2）面无表情呈"面具脸"，张口状态；

（3）大多存在明显内斜视；

（4）展神经麻痹，眼球不能水平外转；

（5）Doll 征（-），突然将患儿的头被动侧转，双眼外转不到位。

（二）其他特征

（1）眼部先天性异常：内眦赘皮、眼睑闭合不全、可造成流泪或溢泪、慢性结膜炎及角膜损害等。

（2）头面部先天性缺陷，包括：小口、耳聋、低位耳、耳廓畸形、舌肌异常、萎缩和震颤（Ⅸ和 Ⅹ 颅神经麻痹），咬肌异常，进而咀嚼和吞咽困难，说话、吐字不清，严重语言发育迟缓，牙齿不整齐或异常，小头畸形等。

（3）先天性心脏病。

（4）手足畸形（带蹼的指／趾、多指／趾、内翻足，甚至是手指、脚趾头的缺失或异常），颈部、胸部、肩部肌肉及肱骨肌肉运动异常等。这些改变似乎与先天性颅神经发育异常关系不大，提示脊髓灰白质存在先天性异常的可能性。

（5）常伴有不同程度的智力低下和自闭症。

（6）部分患儿可有颅内钙化，脑干发育不良。

（三）治疗要点

（1）Möbius 综合征患者常常表现出多系统异常，因此需要包括儿科、眼科、口腔科、神经科、整形外科等合作治疗。

（2）眼科医生要早期发现和治疗角膜暴露、屈光不正、弱视和斜视。

（3）斜视的治疗相对困难，可能需要 2 次以上手术。手术目标是改善第一眼位斜视。因为先天性展神经发育不良或缺如，所以手术很难恢复受累眼的外转功能。

（4）手术设计：因为胎儿期展神经缺如或发育不良，出生时内直肌多发生了不同程度挛缩，全麻后被动牵拉试验往往内直肌受限、紧张。手术首选外直肌的拮抗肌减弱术，即内直肌后徙术，可以超常量后徙内直肌至术中牵拉试验无限制。挛缩肌肉的手术量效关系较正常肌肉大，因此对 Möbius 综合征患者减弱内直肌的量应该比外伤性展神经麻痹患者小。

（5）二次手术：首次手术后如果第一眼位内斜视大于 15PD，术后 6 个月可行二次手术，手术设计可以根据情况行外直肌加强或上、下直肌移位术。

（四）典型病例

例 7-1-3-1 ┊ Möbius 综合征

患儿男，6 岁

6 月龄前即被发现双眼内斜视，后发现面无笑容和表情，汉语拼音中带 "b" 音的字（如 "八" 字）发音不清。曾行内翻足及六指畸形矫正术。

【检查】

眼部检查

视力：右 0.4，左 0.3，能矫正。

第一眼位双眼固定在内斜位，交叉注视（图组 7-1-3-1A 之图 1）。眼球运动：双眼仅能轻微上、下转（图组 7-1-3-1A 之图 3、图 5、图 7、图 9）。不能外转，企图外转时反而集合，内斜角度加大（图组 7-1-3-1A 之图 2、图 6）。企图上、下转时也有集合运动，内斜角度加大（图组 7-1-3-1A 之图 4、图 8）。双眼闭合不全（图组 7-1-3-1A 之图 10），Bell 征阳性（图组 7-1-3-1A 之图 11）。

其他异常体征（图组 7-1-3-1B）

双耳廓平坦、位置下移（图组 7-1-3-1B 之图 1、图 2）。面部肌不能运动，面无表情如 "面具脸"、呈张口状（图组 7-1-3-1B 之图 3）。闭嘴鼓腮时漏气（图组 7-1-3-1B 之图 4），舌及舌肌运动扭曲、皱褶（图组 7-1-3-1B 之图 5），牙齿异常（图组 7-1-3-1B 之图 6）。咀嚼及吞咽困难，吃饭速度极为缓慢（约一小时余），呛咳。六指畸形切除术后（图组 7-1-3-1B 之图 7），内翻足矫形术后（图组 7-1-3-1B 之图 8）。

影像学检查（图组 7-1-3-1C）

颅脑垂直内耳道的斜矢状面 MRI 示面神经缺如（图组 7-1-3-1C 之图 1），眼眶 MRI 检查示双眼外直肌在位（图组 7-1-3-1C 之图 2），双侧展神经缺如（图组 7-1-3-1C 之图 3）。

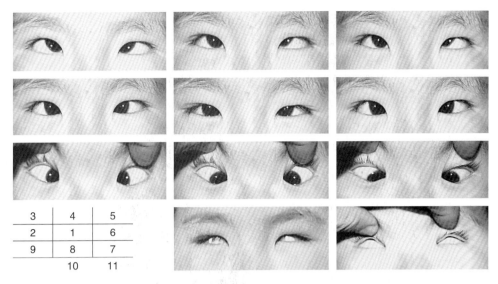

3	4	5
2	1	6
9	8	7
	10	11

图组 7-1-3-1A　Möbius 综合征（双侧）眼部体征　术前

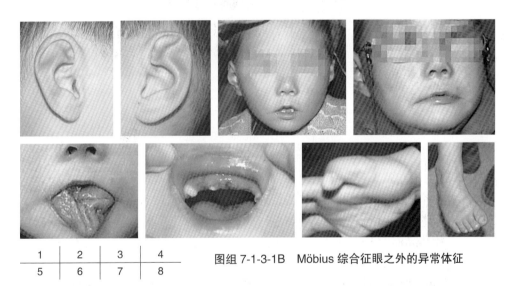

1	2	3	4
5	6	7	8

图组 7-1-3-1B　Möbius 综合征眼之外的异常体征

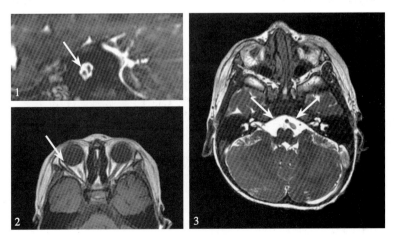

图组 7-1-3-1C　Möbius 综合征影像学表现

【手术】

双眼内直肌后徙各 5mm

术后 3 个月检查：第一眼位及下方眼位大致正位（图组 7-1-3-1D 之图 1、图 8），上转时发生的集合运动得到改善（图组 7-1-3-1D 之图 4），外转及外上转发生的集合运动轻微改善（图组 7-1-3-1D 之图 2、图 3、图 5、图 6）。

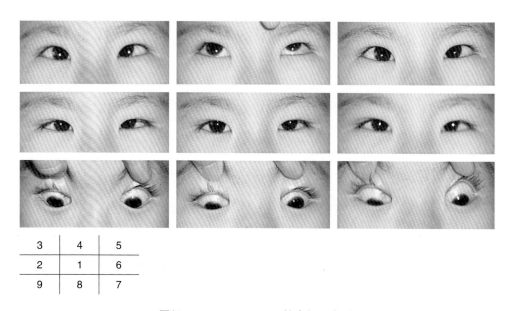

3	4	5
2	1	6
9	8	7

图组 7-1-3-1D　Möbius 综合征　术后

【讨论】

（1）此患者双眼内斜、不能外转且面无笑容，具有展神经和面神经麻痹体征，影像学检查发现双侧展神经及面神经缺如，诊断 Möbius 综合征明确。

（2）该患者除具有展神经和面神经发育异常体征外，还有咀嚼及吞咽困难，舌运动异常，口腔及咽肌运动（发音及吞咽）异常等，表明同时累及第Ⅲ、Ⅴ、Ⅹ、Ⅺ、Ⅻ颅神经。

（3）由于是先天的神经缺如或发育不全，多在生后早期（<6 月龄）即有内斜视，应与婴儿性内斜视进行鉴别，尤其单侧者，Doll 征是鉴别两者的重要方法。

（4）Daune 眼球后退综合征也具有眼球外展功能障碍，但还具有内转睑裂小、眼球后退及外转睑裂大的特征（第七章第一节 Daune 眼球后退综合征部分），可与之鉴别。

（5）影像学证实展神经和面神经缺如，即核和核下性病变（图 7-1-3-1E）。但侧转时出现的集合运动是核上性异常神经支配病变的表现。

（6）该病手术效果较差，主要是争取第一眼位正位。本例当内直肌后徙，得以松弛后异常集合运动得到一定改善。

（7）关于该病的病因学：①尽管仅少数具有家族史，但是存在遗传因素，目前将基因位点定于 13q12.2-q13。还有报道常染色体显性遗传、隐性遗传及 X 连锁隐性遗传等。有学者认为，本病变若局限于Ⅵ、Ⅶ颅神经（可伴原发骨骼畸形）时遗传易感性低（2%），若局限于双侧面瘫，而无眼肌受累者遗传易感性较高。②有人认为系怀孕期间大脑（尤其是椎动脉）血流暂时中断，引起低氧 / 缺血性损伤所致，或怀孕早期使用某些血管收缩剂如可卡因

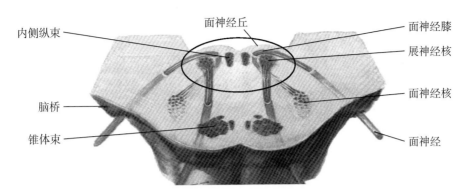

图 7-1-3-1E　展神经和面神经在脑桥的模式图

和麦角胺,以及受伤与之相关。③患儿脑干有坏死钙化,Dooley 等认为脑干钙化的原因是继发于出生之前的脑干缺血,引起脑神经核先天发育不全导致双侧或单侧面神经和展神经缺如。

(8) 患者双眼均不能外转,注视右侧物体时使用已经固定在内转位的左眼,注视左侧物体时使用已经固定在内转位的右眼,即采用"交叉注视"。双眼企图上、下转和侧转时却出现集合运动,是核上性异常神经支配的结果。

(9) 临床上,以双侧展神经和面神经缺如最多见,但也有仅累及单侧者(例 7-1-3-2)。

例 7-1-3-2　Möbius 综合征(左),近视性屈光参差

患儿男,5 岁

出生即被发现右手小,不久发现左眼内斜视、睡觉不能闭眼。一岁左右发现左面无表情,后发现发音不清。

【检查】

视力:右 0.8−0.50DS−0.750DC×140=1.0,左 0.1−6.50DS−1.750DC×140=0.5

第一眼位左眼内斜视(图组 7-1-3-2A 之图 1)、不能外转(图组 7-1-3-2A 之图 5~ 图 7),双眼上转功能不足(图组 7-1-3-2A 之图 3~ 图 5)。但是左眼向外侧、及双眼向上方牵拉均无阻力(图组 7-1-3-2A 之图 10~ 图 12),Bell 征阳性(图组 7-1-3-2A 之图 13)。代偿头位:头向右肩倾(图组 7-1-3-2A 之图 14)。

其他异常体征(图组 7-1-3-2B)

左面肌不能运动(图组 7-1-3-2B 之图 1),左眼不能闭眼(图组 7-1-3-2B 之图 2)。左耳廓异常下移(图组 7-1-3-2B 之图 3)。舌居中但宽大(图组 7-1-3-2B 之图 4)。牙齿略稀疏、反咬合(图组 7-1-3-2B 之图 5),汉语拼音"L"及"S"等字发音不清。右手短小畸形(图组 7-1-3-2B 之图 6、图 7),鸡爪状握拳(图组 7-1-3-2B 之图 8)。双胸大肌及双臂三角肌发育不良,双臂上举无力(图组 7-1-3-2B 之图 9)。

【讨论】

(1) 本例单侧展神经和面神经发育异常,还累及包括第Ⅴ、Ⅹ、Ⅺ、Ⅻ颅神经,体征典型,诊断 Möbius 综合征。

(2) 本例核及核下性神经异常表现在以下方面:

1) 展神经病变的表现:左眼内斜视(图组 7-1-3-2A 之图 1),不能左转(图组 7-1-3-2A 之

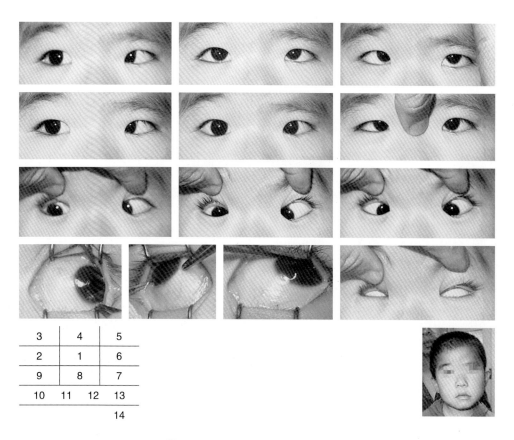

3	4	5
2	1	6
9	8	7

10	11	12	13
			14

图组 7-1-3-2A　Möbius 综合征（左）

眼部体征

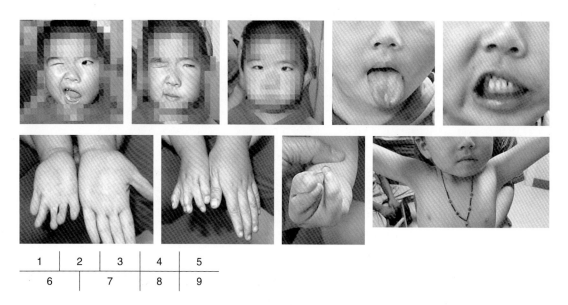

1	2	3	4	5
6		7	8	9

图组 7-1-3-2B　Möbius 综合征（左）

全身体征

图 5~ 图 7)，左眼向外侧牵拉无阻力，可能系患者年幼、内直肌挛缩程度较轻(图组 7-1-3-2A 之图 10)，提示：左眼展神经麻痹，而非内直肌纤维化。

2) 面神经核发育异常的表现：左面肌不能运动(图组 7-1-3-2B 之图 1)，左眼不能闭眼(图组 7-1-3-2B 的图 2)。

3) 其他颅神经异常的表现：舌宽大(图组 7-1-3-2B 之图 4)，牙齿略稀疏反咬合(图组 7-1-3-2B 之图 5)，左耳廓下移(图组 7-1-3-2B 之图 3)。汉语拼音"L"及"S"等字发音不清。

(3) 尽管该病诊断为先天性颅神经异常性疾病，但是右手短小畸形(图组 7-1-3-2B 之图 6、图 7)，鸡爪状握拳(图组 7-1-3-2B 之图 8)。双胸大肌及双臂三角肌发育不良，双臂上举无力(图组 7-1-3-2B 之图 9)等体征与颅神经无关，提示存在脊髓灰白质异常的可能性。

(4) 核上性神经异常表现：双眼上转功能不足(图组 7-1-3-2A 之图 3~ 图 5)，但是各眼上方牵拉无阻力(图组 7-1-3-2A 之图 11、图 12)，Bell 征阳性(图组 7-1-3-2A 之图 13)，提示：下转肌肉无纤维化，支配双眼上转的神经核及肌肉大致正常。患者存在核上性异常神经支配，即大脑对双眼上转共同运动功能支配不良，但通过 Bell 征的神经通道可以支配双眼良好上转。另外，双眼下转时出现了集合运动(图组 7-1-3-2A 之图 7~ 图 9)，提示下转时存在着核上性异常神经支配，即大脑支配双眼下转共同运动时受到了核上的集合通道的支配。

(5) 手指异常多样性，常常单手出现(补充病例 7-1-3-3)。

补充病例 7-1-3-3　先天性颅神经发育异常性疾病，上睑下垂(左)

患儿男，2 岁

自幼左眼上睑下垂、外斜视、上转困难左手四指异常。否认家族史。

【检查】

第一眼位左眼上睑下垂，外斜视 25°，左眼不能内及上转。左手只有四指，除了大拇指外均不能伸直。

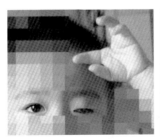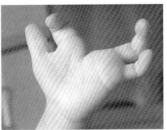

图组 7-1-3-3　Möbius 综合(左)及左手异常

(6) 单侧 Möbius 综合征单侧面部无表情(图组 7-1-3-2C 的图 1)，即令其发笑时仅仅健侧面部出现笑容(图组 7-1-3-2C 的图 1、图 2)，患侧面部冷漠无表情(图组 7-1-3-2C 的图 1、图 3)。为了更形象说明半侧面孔的表情，给予电脑合成图(图组 7-1-3-2C 的图 4、图 5)。

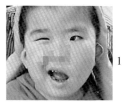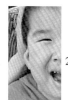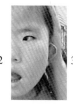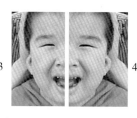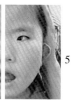

图组 7-1-3-2C 单侧 Möbius 综合征(左)

发笑时的面部表现:1. 全脸;2. 右半边笑脸;3. 左半边冷漠脸;4. 将半笑脸 2 翻转合成的全笑脸;5. 将半冷漠脸 3 翻转合成的面具脸

（岑 洁 田巧霞 王亚夫）

四、水平注视麻痹伴进行性脊柱侧曲

水平注视麻痹伴进行性脊柱侧曲(horizontal gaze palsy with progressive scoliosis. HGPPS)是一种罕见的常染色体隐性遗传性疾病,由第 11 号染色体上 ROB03 基因突变引起,以先天性双眼水平运动缺如、而垂直注视和集合反应正常、进行性脊柱侧弯为临床特征。

展神经核被面神经运动核的轴突围绕,两者共同形成第四脑室底部水平脑桥背侧的一对突起,即面神经丘(图 7-1-3-1E)。横断面 MRI 示该病的面神经丘消失,但是面神经、前庭蜗神经及动眼神经功能均正常,这就意味着该病选择性的展神经核发育不良。双眼水平注视功能是在大脑更高水平的指挥下,由一眼外直肌和对侧眼内直肌参与完成的协调性运动,受展神经核控制。水平运动缺如,例如令被检者双眼右侧注视时右眼不能外转、左眼不能内转但是在大脑其他双眼运动中枢指挥下,在回避水平注视中枢的情况下双眼可以进行相应的水平运动,例如集合运动。

脑桥裂隙征是本病的主要影像表现之一,延髓蝴蝶样改变是本病的另一特征性影像表现。特发性脊柱侧弯的原因尚不明确,但是我们在 Möbius 综合征章节图组 7-1-3-2 的讨论(3)中提出过:尽管该病诊断为先天性颅神经异常性疾病,但是右手短小畸形,双胸大肌及双臂三角肌发育不良等体征与颅神经无关,提示存在脊髓灰白质异常的可能性。目前认为可能与本体感觉传导通路的功能障碍有关。

(一) 主要特征

(1) 先天性共轭性水平注视完全缺如;

(2) 儿童时期发病的进行性脊柱侧弯;

(3) 双眼集合和垂直运动正常;

(4) 展神经核包括运动神经元和中间神经元发育不全,已确定一个遗传位点和致病基因(ROB03 基因,11q23-25)。

(二) 治疗要点

寻找原发病,针对病因处理。如原在位有显性斜视,病情稳定后若第一眼位存在斜视可考虑手术矫正眼位。

例 7-1-4 双侧水平注视麻痹 进行性脊柱侧凸

患儿女,14 岁

7 岁时被家长发现双眼不能外转（此前不详），12 岁时被发现脊柱侧弯，且日渐加重。

【检查】

各眼裸眼视力均为 0.5，可矫正至 1.0。

第一眼位双眼正位（图组 7-1-4 之图 1），双眼主动水平内、外转不能（图组 7-1-4 之图 6、图 2），垂直转动尚可（图组 7-1-4 之图 4、图 8）。双眼缺乏水平扫视和追随运动，垂直扫视和追随运动均存在。无眼球震颤。双眼集合运动存在（图组 7-1-4 之图 10）。脊柱胸段侧凸（图组 7-1-4 之图 11，患者 12 岁脊柱术前照片）。

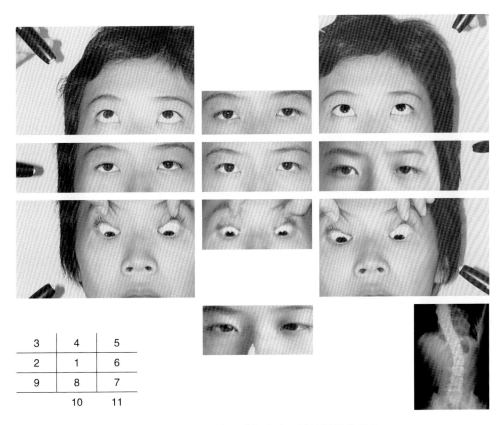

3	4	5
2	1	6
9	8	7

10　11

图组 7-1-4　双侧水平注视麻痹　进行性脊柱侧凸

【讨论】

（1）双眼第一眼位正位，不能水平左右注视。双眼集合运动及双眼垂直共同运动存在，合并脊柱侧弯，符合双眼水平注视麻痹。

（2）先天性水平注视麻痹的病因被认为是展神经核发育不良。MRI 检查往往可发现这类患者脑干发育不全，面神经丘缺失，蝴蝶样髓质，深度的脑桥中线。

（3）遗传学研究支持本病为常染色体隐性遗传性疾病，基因定位于 11q23-25。

（4）部分患者可合并眼球震颤和内斜视。

（5）大部分患儿在幼年时就出现脊柱侧弯，并进行性加重。

（6）鉴别诊断：①先天性内斜视：可存在假性外展不足，但 doll 征（+）。②展神经麻痹：内转运动不受限制,但 doll 征(-)。③Duane 综合征Ⅲ型:虽然内、外转均受限,但具有内转睑裂小、眼球后退的特征性表现。

(杜红 岑洁 许金玲)

第二节 Brown 综合征

Brown 综合征(Brown syndrome)指先天或后天性因素限制了下斜肌的功能,眼球内上转运动受限,向内上方被动牵拉眼球有阻力的眼球运动障碍。1949 年,Harold Waley Brown 首次描述。引起这种上斜肌"缰绳"样改变所致的综合征原因很多,包括先天和后天因素。Jaensch 曾于 1928 年报道了一种由外伤引起的下斜肌功能障碍,当时定义为假性下斜肌麻痹,应当属于后天获得性 Brown 综合征。

(一) 主要特征

(1) 患眼内转时上转受限,上转难过中线;

(2) 患眼向内上方被动牵拉有阻力,严重者不能过内外眦连线的中线;

(3) 患眼外上转运动正常或接近正常。

(二) 其他特征

(1) 多为单侧;

(2) 患眼在第一眼位及外转眼位无或仅有轻度下斜视;

(3) 患眼无或仅有轻度上斜肌亢进,内转时可表现为下斜视,睑裂偶有增大;

(4) 双眼上转时向外展开,表现 V 征;

(5) 偶有复视,但可借头位代偿,头位方向与下斜肌麻痹相似(下颌上举,头向受累侧倾斜,下颌上举的头位有时比头位倾斜更重要);

(6) 下斜肌的肌电图正常;

(7) 患眼内转有时眼球内陷;

(8) 后天性发生者还经常具有:①外伤、炎症等病因,炎症引起者常合并滑车部运动痛;②第一眼位无明显垂直斜视;③牵拉试验不一定阳性。

(三) 治疗要点

(1) 非手术治疗:一些获得性 Brown 综合征可自愈,可进行内上转眼功能锻炼,口服或滑车部位局部使用糖皮质激素治疗炎症。

(2) 手术治疗:对炎症引起的获得性 Brown 综合征患者必须在原发病稳定后才能进行手术。

手术指征:①严重的恒定性先天性 Brown 综合征;②Brown 综合征伴原在位下斜视或下射;③存在代偿头位。

(3) 手术原则:

松解限制,酌情使用上斜肌腱切除、上斜肌断腱、上斜肌腱后徙、上斜肌腱延长等减弱手术。①上斜肌断腱术:直接切断上斜肌肌腱以解除限制,一般可解决 $10^{\triangle}$~$14^{\triangle}$ 的垂直斜视度。②上斜肌后徙术:将上斜肌从止点分离后,后徙一定长度后缝合固定于巩膜壁,或利用闭合缝线将断端悬吊于止点后一定距离,以达到减弱上斜肌的作用。③上斜肌延长术:使用不同材料连接切断的上斜肌两断端,以延长上斜肌。最早报道的延长材料是硅胶带,后提出使用不可吸收性缝线,在保证上斜肌延长的前提下可减少使用硅胶带产生的异物感及瘢痕化等并发症。术毕时必须行被动牵拉试验，以确保术后术眼上转不受限。

(四) 典型病例

例 7-2-1 │ Brown 综合征(右)

患儿男,5 岁

自幼歪头视物,未注意患有斜视。

【检查】

双眼视力正常。

第一眼位角膜映光正位(图组 7-2-1 之图 1),交替遮盖右眼略低于左眼。右和右上诊断眼位双眼运动大致正常(图组 7-2-1 之图 2、图 3),正上方注视时右眼低于左眼(图组 7-2-1 之图 4)。左上方诊断眼位左眼注视时右眼上转不能越过水平中线,明显落后左眼(图组 7-2-1 之图 5-1),强令右眼注视时右眼上转功能无改善,而左眼上转亢进更明显(图组 7-2-1 之图 5),提示右眼下斜肌运动功能障碍。左转眼位:左眼注视时右眼下斜视(有学者认为"下射")(图

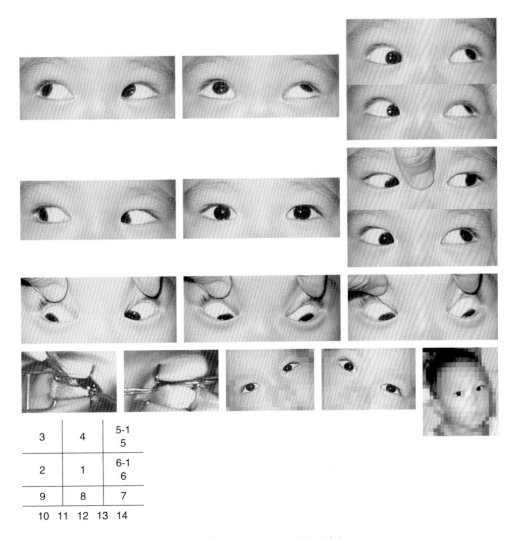

		5-1
3	4	5
2	1	6-1
		6
9	8	7
10 11 12 13 14		

图组 7-2-1 Brown 综合征(右)

组 7-2-1 之图 6-1),强令右眼注视时右眼不能上转到水平位,而左眼明显上斜视(图组 7-2-1 之图 6)。下转各眼位双眼运动大致正常(图组 7-2-1 之图 7~图 9)。代偿头位:头向右肩倾(图组 7-2-1 之图 14)。双眼 Bielschowsky 征阴性(图组 7-2-1 之图 12、图 13)。被动牵拉试验:右眼向左上方牵拉有明显阻力、左眼向右上方牵拉无阻力(图组 7-2-1 之图 10、图 11)。

例 7-2-2 | Brown 综合征(左)

患儿女,7 岁

自幼头向左倾,颈部按摩数月后无好转。

【检查】

第一眼位:角膜映光正位(图组 7-2-2A 之图 1),但存在右高左的隐性垂直斜视。右转时双眼运动大致正常(图组 7-2-2A 之图 2)。右上方诊断眼位右眼注视时左眼上转落后,不过水平中线(图组 7-2-2A 之图 3),强令左眼注视时左眼上转无改善,而右眼明显运动亢进(图组 7-2-2A 之图 3-1)。正上方注视时左眼上转功能得到一定改善(图组 7-2-2A 之图 4、图 4-1)。双眼左转及下转各眼位眼球运动大致正常(图组 7-2-2A 之图 5~图 9)。代偿头位:头向左肩倾(图组 7-2-2A 之图 14)。向鼻上方牵拉试验:右眼无阻力、左眼存在明显阻力(图组

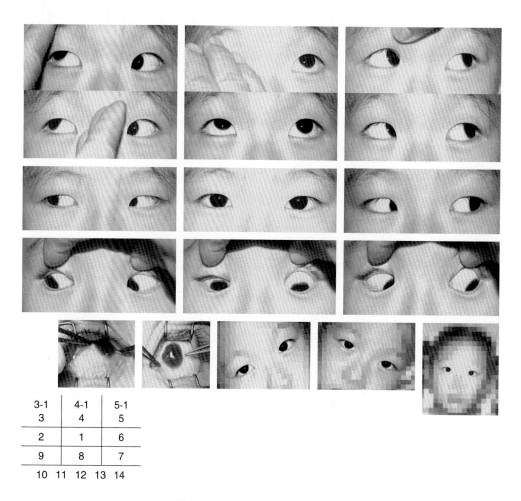

3-1	4-1	5-1
3	4	5
2	1	6
9	8	7

10 11 12 13 14

图组 7-2-2A　Brown 综合征(左)

7-2-2A 之图 10、图 11)。

【手术】

左眼上斜肌断腱,右眼上直肌后徙 3mm。

术后 6 年检查:第一眼位正位(图组 7-2-2B 之图 1),仅存 7$^\triangle$内隐斜视,各诊断眼位双眼运动大致良好、左眼内上转运动障碍明显改善(图组 7-2-2B 之图 2~ 图 9)。头位正(图组 7-2-2B 之图 10)。

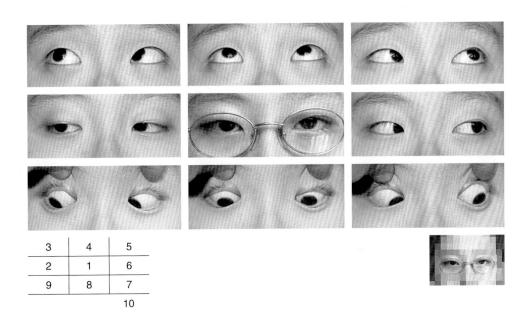

3	4	5
2	1	6
9	8	7

10

图组 7-2-2B　Brown 综合征(术后 6 年)

【讨论】

(1) 1928 年,Jaensch 首次描述了一例在滑雪事故后出现内转眼上转受限的患者,临床表现类似下斜肌麻痹,但是患眼内上方被动牵拉有阻力,认为滑车与眼球前部或赤道之间粘连引起,即为后天获得性上斜肌肌腱结构异常引起的假性下斜肌麻痹。1950 年,Brown 描述了一例先天性、与上述体征相似的病例,手术时发现腱鞘在眼球被动上转时有阻力,当切断腱鞘后阻力随即消失,所以很长时间内 Jaensch-Brown 综合征、上斜肌腱鞘综合征被广泛使用。近年来逐渐认识到有许多异常累及到上斜肌及肌腱、其周围组织甚或滑车均可能造成内转眼上转受限,故 Brown 综合征被广泛使用。

(2) Brown 综合征可分先天性和后天性。

1) 先天性 Brown 综合征的病因包括:①上斜肌肌腱短或张力差;②滑车或者滑车肌腱复合体发育异常。

2) 后天性 Brown 综合征病因较复杂:①外伤,如滑车区域受伤最常见;②感染或炎症因素,包括自身免疫性疾病(风湿性关节炎、系统性红斑狼疮、干燥综合征和 Graves 甲状腺相关疾病等)和鼻窦炎;③医源性因素,主要是上斜肌折叠手术,下斜肌转位术,其次是巩膜环扎术后和青光眼 Molteno 或 Ahmed 阀植入术,甚至鼻窦手术也可致病。

(3) Brown 综合征发病率较低,多见单眼,但约有 10% 的病例可能会出现在双眼。发病年龄较小,Brown 报道 126 例患者中只有 14 例超过 13 岁。偶有家族性报道,同卵双胞胎中也有眼别不同者。Caldeira 综述了有关双胞胎研究的文献,报道异卵女性双胞胎中存在该综合征,尽管 Brown 最初印象认为该综合征较常发生于女性、右眼,但未有大样本研究证实。

先天性异常多在儿童期才被发现,其主要体征:①患眼内上转受限,表现内转眼下斜视,该体征与下斜肌麻痹极其相似。由于临床上单纯的下斜肌麻痹较少见,所以遇到下斜肌功能不足时要考虑该病;②头倾向患侧的代偿头位;③患眼被动牵拉试验阳性:局部或全身麻醉下,将患眼向鼻侧、上方牵拉,其内转、上转难能越过水平线,或抗力很大;④第一眼位患眼轻微低于另眼。

(4) 该病有自发缓解倾向,有作者报道随访 46 个月的 60 例患者,6 例自然改善。Gregersen 和 Rudzinski 观察 10 例在 2 岁前诊断为 Brown 综合征,平均随访 13 年,其中 3 例眼球运动完全恢复正常,其余患者下斜视和内转眼的下斜视不同程度减轻。正因如此,成人少见 Brown 综合征。

(5) Brown 综合征鉴别诊断的讨论

1) 下斜肌麻痹:下斜肌麻痹与先天性 Brown 综合征的临床特征相似,如上斜肌亢进、Parks 征阳性、Bielschowsky 歪头试验阳性和代偿头位(下颌上举,头向受累侧倾斜,下颌上举的头位有时比头位倾斜更重要)等。被动牵拉试验是重要鉴别方法,Brown 综合征向鼻上方被动牵拉试验明显受限,而下斜肌麻痹则无阻抗。另外,Brown 综合征多呈 V 型斜视,而下斜肌麻痹多呈 A 型斜视(补充病例 7-2-3)。

2) 先天性眼外肌纤维化:常累及多条眼外肌(包括提上睑肌),偶有单、双眼下斜肌受限者,从而与 Brown 综合征混淆,但多数先天性眼外肌纤维化患者多方向眼球运动受限,还常伴有全身体征及家族史,无改善倾向。

3) 眼球粘连综合征:常有眼科手术史,由于破坏后部 Tenon 囊,脂肪组织进入前部 Tenon 囊造成组织粘连从而影响患眼向鼻上方运动。

4) 双上转肌麻痹:是指上直肌和下斜肌麻痹,患眼外上转及内上转均受限,被动牵拉试验阴性。

5) 眶底骨折:眶底骨折时上转受限不仅表现在内转位,而且在第一眼位和外转时上转均可受限,此点与 Brown 综合征仅在内转位上转受限不同。

6) Graves 眼病:上转受限明显,与 Brown 综合征类似,但有突眼、上睑退缩、眼睑肿胀等表现,CT 和超声显示眼外肌肥大可与之鉴别。

补充病例 7-2-3　先天性下斜肌麻痹(左,合并内斜视)

患儿女,8 岁

自幼歪头视物。

【检查】

第一眼位右眼注视左眼内下斜视 $+45^{\triangle}$R/L$35^{\triangle}$(图组 7-2-3A 之图 1),左眼注视右眼内上斜视 $+43^{\triangle}$R/L$18^{\triangle}$(图组 7-2-3A 之图 1-1)。水平右转眼位右眼注视时左眼轻度内下斜视(图组 7-2-3A 之图 2),强令左眼注视时左眼不能上转到水平线高度,而右眼明显内上斜视(图组 7-2-3A 之图 2-1)。右上方注视眼位右眼注视时左眼内下斜视(图组 7-2-3A 之图 3),强令左眼注视时左眼能上转到水平线高度注视,而右眼明显内上斜视(图组 7-2-3A 之图 3-1),提示双眼在水平右转及右上转眼位出现明显第一、二斜视角差异(右眼注视为第一斜视角,左眼

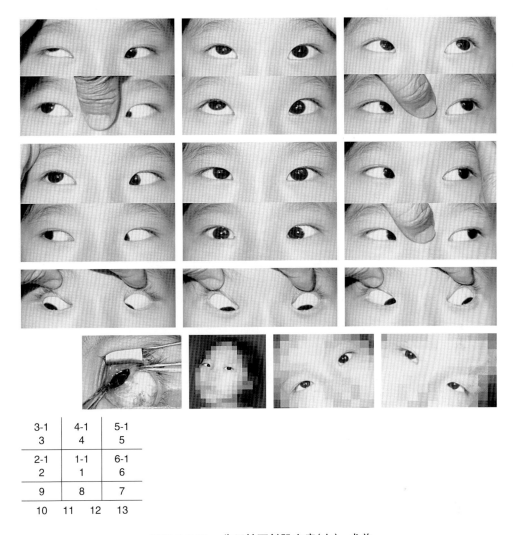

3-1 3	4-1 4	5-1 5
2-1 2	1-1 1	6-1 6
9	8	7
10	11　12	13

图组 7-2-3A　先天性下斜肌麻痹（左）　术前

注视为第二斜视角）。向正上方注视时右眼注视时左眼下斜视（图组 7-2-3A 之 4-1），强令左眼注视时左眼上转功能无改善，而右眼上转轻度亢进（图组 7-2-3A 之图 4）。左侧各注视眼位及下转眼位无论左眼还是右眼注视，双眼运动大致正常（图组 7-2-3A 之图 5～图 9、图 5-1、图 6-1）。代偿头位：头向左肩倾、面向右转（图组 7-2-3A 之图 11）。牵拉试验：左眼向鼻上方牵拉无阻力（图组 7-2-3A 之图 10）。Bielschowsky 头位倾斜试验：双眼均阴性（图组 7-2-3A 之图 12、图 13）。

【手术】

表面麻醉下牵拉试验：左眼内上转无阻力异常，左眼内直肌后徙 5mm，右眼上直肌后徙 5mm。

术后即刻检查：第一眼位正位（图组 7-2-3B 之图 1）。双眼向右上方注视时左眼落后明显改善（图组 7-2-3B 之图 3），其他方向双眼运动大致正常（图组 7-2-3B 之图 2、图 4～图 9）。代偿头位基本消失（图组 7-2-3B 之图 10，视频截图）。Bielschowsky 头位倾斜试验：双眼均阴性（图组 7-2-3B 之图 11、图 12）。

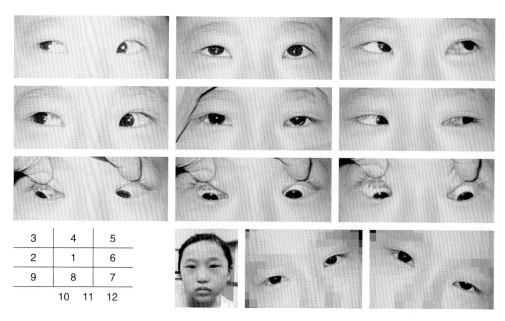

3	4	5
2	1	6
9	8	7
	10 11 12	

图组 7-2-3B　先天性下斜肌麻痹（左）术后

（6）Brown 综合征是一个孤立发生的异常。但也偶有报道合并上斜肌麻痹、DVD 及对侧下斜肌亢进、Hurler-Scheie 综合征、鳄鱼泪，颌动瞬目综合征等。

（7）Brown 综合征治疗的讨论

第一眼位有明显下斜视或有代偿头位者可手术治疗，反之则不需要治疗；外伤引起的经治疗观察不能自行缓解的上斜肌运动限制可考虑手术。有些患者尽管没有良好双眼视觉，但患者习惯使用患眼注视并存在异常头位时也应手术。有些患者第一眼位正位，无代偿头位，只有内转眼位才出现复视，但是只要他们善于避免使用这个眼位注视就不一定手术。单独存在的内转眼位下射者也不是手术指征。

手术治疗的目的是尽力恢复第一眼位的双眼视功能。主要方法为减弱上斜肌，多采用上斜肌断腱法，也有学者报道行上斜肌肌腱延长术或上斜肌后徙术，以避免医源性上斜肌麻痹。上斜肌断腱手术的近期效果显著，被动牵拉试验为阴性，在内转眼位还可以自由地上转，但值得注意的是，一些患者术后会发生上斜肌麻痹。von Noorden 随访了 38 例手术患者达一年以上，有一半术后出现了上斜肌麻痹的典型特征，给予行对侧下直肌后徙术或同侧下斜肌的后徙术。Wright 也曾报道过肌腱完全切除术后出现上斜肌麻痹并发症问题，提出用有机硅胶延长而不是切断上斜肌肌腱，取得了较好效果，且避免了此并发症产生。

后天获得性 Brown 综合征有自发缓解的可能性，除非有手术适应证（如滑车的囊肿或外伤）可以立即手术外，否则应当先保守治疗。

（岑洁 乔彤 许金玲）

第三节　反 向 斜 视

反向斜视（antipodean squint）是一种罕见的有时内斜视、有时外斜视，或当一眼注视时另眼内斜、而另眼注视时该眼外斜的反常现象。此种反向斜视有时与 Hering 神经支配法则相矛盾,不易理解。如间歇性外斜视合并调节性内斜视,或分离性垂直偏斜眼球运动异常、注视方向不同而出现内斜视、有时外斜视,即斜视方向相反。但是,临床上常见的水平斜视合并垂直斜视,例如先天性上斜肌麻痹合并外斜视,遵循 Hering 神经支配法,不属于反向斜视。

(一) 分类及主要特征

1. 间歇性外斜视合并调节性内斜视

1954 年,Konstas 报告了两例,以后久保田、Good、井上等人报告过数例,国内胡聪 1987 年报告过 1 例,以后逐渐增多,患病率 0.4%~0.5%。

(1) 发病年龄早,大多在 2 岁以前,间歇性外斜视往往在调节性内斜视之前出现,1 岁后随着调节的发育,逐渐出现调节性内斜视。

(2) 内斜视与外斜视同时存在,行使调节时可表现内斜视,视远时可表现外斜视。

(3) 中、高度远视,一般在 +4D~ +6D 之间,戴矫正眼镜后内斜视消失。

(4) 斜视角时有变化,难以检查到固定值。但内、外斜视角度均较大,在 ±25° 左右。

(5) AC/A 正常或低于正常。

(6) 多伴有弱视。

2. 分离性垂直偏斜合并内斜视和外斜视:临床上相对较多见。

(1) 存在分离性垂直偏斜视体征。

(2) 发病年龄较早,出生或生后早期即发生外斜视。

(3) 内斜视与外斜视同时存在,外斜视发生较早,与先天因素有关;2~3 岁才出现内斜视,可能与调节因素有关。

(4) 屈光状态以远视最多,戴远视矫正镜后,多数内斜视可获得矫正或减轻。

(5) 斜视度经常变化,有时外斜视,有时内斜视,有时正位,很难获得固定的度数。

(6) 双眼视功能不良者居多。

(7) AC/A 比率正常或低于正常。

3. 分离性水平偏斜(DHD)(参考第五章第二节)。

(二) 治疗要点

由于此类患者大多合并屈光不正及弱视,首先需要充分睫状肌麻痹验光配镜,完全矫正屈光不正,伴有弱视者同时治疗弱视。

(1) 间歇性外斜视合并调节性内斜视

全部矫正远视及内斜视,观察外斜视。对于不明显的间歇性外斜视,若不影响视功能及外观,则不必急于手术。如经常出现外斜视,斜视度数不断进展且控制差,可考虑手术治疗外斜视。

(2) 分离性垂直偏斜合并内斜视和外斜视

有远视者,首先应全部矫正,有碍外观可行上直肌后徙术和外直肌后徙术。无远视者,根据两眼上斜视及外斜视的程度,可分别行上直肌和外直肌后徙术。因有些病例内斜视可逐渐好转,故禁忌行内直肌后徙术。

(3) 分离性水平偏斜(参考第五章第二节)。

| 例 7-3-1 | 3 例间歇性外斜视合并调节性内斜视 |

例 1　患儿女,11 岁。裸眼视近时内斜视(图组 7-3-1 之图 1),正位(图组 7-3-1 之图 2),视远时外斜视(图组 7-3-1 之图 3)。

例 2 患儿男,14 岁。视近时内斜视(图组 7-3-1 之图 a),正位(图组 7-3-1 之图 b),配戴全矫远视眼镜视远时外斜视(图组 7-3-2 之 c)。

例 3 患儿男,6 岁。裸眼视近时内斜视(图组 7-3-1 之图①),正位(图组 7-3-1 之图②),充分睫状肌麻痹后左眼注视右眼外斜视(图组 7-3-1 之图③)。

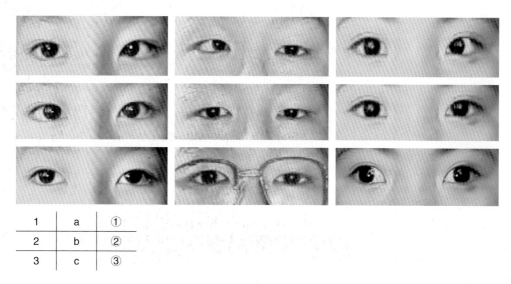

1	a	①
2	b	②
3	c	③

图组 7-3-1 三例调节性内斜视合并间歇性外斜视
睫状肌麻痹验光证实均为中或高度远视

【讨论】

(1) 内斜视或外斜视经常合并垂直斜视,但是内斜视合并外斜视罕见。如例 7-3-1 所述 3 个病例均经过充分睫状肌麻痹客观验光证实为中、高度远视。同一患者同时存在内、外斜视,还可发生于以下情况,但不宜诊断反向性斜视。如:①患者本身存在眼球运动异常,所以注视方向不同,有时会发生内斜视或外斜视(如 Duane 综合征)。② 假性内斜视合并间歇性外斜视。③内斜视(或外斜视)视远、视近斜视角不等,手术后有时会出现视远、视近斜视角不等,个别情况下会发生视远或视近某一方向内斜视、另一方向外斜视。

(2) 我们还遇到一例间歇性外斜视、调节性内斜视、先天性上斜肌麻痹三种斜视同时合并存在的病例(例 7-3-2)。

例 7-3-2 间歇性外斜视合并调节性内斜视及先天性左上斜肌麻痹

患儿女,12 岁

因有时外斜视就诊,否认歪头史。

【检查】

视力:右 0.5+6.25DS +1.25DC × 58 =1.0,左 0.7+5.75DS+1.75DC × 93=1.2

双眼均能注视,第一眼位角膜映光双眼正位(图组 7-3-2A 之图 1),戴镜后正位(图组 7-3-2A 之图 1-1),视近情况下有时内斜视 +25°L/R15°(图组 7-3-2A 之图内 -2、内 -3);视远情况下有时外斜视 20°(图组 7-3-2A 之图外 -4)。右及右上转眼位左眼注视时右眼均下斜视(图组 7-3-2A 之图 2、图 3),右眼注视时左眼均明显上斜视(图组 7-3-2A 之图 2-1、图 3-1),提示左眼下斜肌功能亢进。右下转眼位左眼运动落后(图组 7-3-2A 之图 9),提示左眼上斜肌功能不足。无代偿头位(图组 7-3-2A 之图 10)。Bielschowsky 头位倾斜试验:右眼阴性、左眼阳性(图组 7-3-2A 之图 11、图 12),AC/A=4$^{\triangle}$/D。

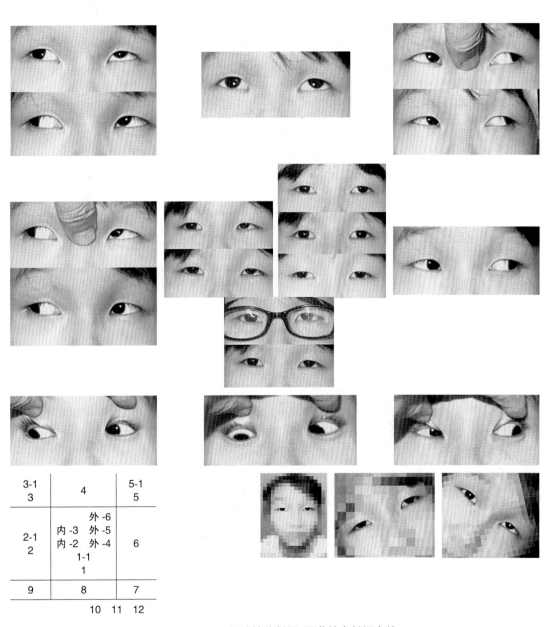

3-1 3	4	5-1 5
2-1 2	外 -6 内 -3 外 -5 内 -2 外 -4 1-1 1	6
9	8	7
	10 11 12	

图组 7-3-2A 间歇性外斜视、调节性内斜视合并
先天性左上斜肌麻痹 术前

【讨论】

患者左眼下斜肌功能亢进、上斜肌功能不足,Bielschowsky 头位倾斜试验阳性等体征,具有典型先天性上斜肌麻痹体征;有时外斜视、有时可以正位,具有间歇性外斜视体征;双眼高度远视,裸眼视近时内斜视,戴镜矫正后视远、视近均能控制正位,具有调节性内斜视体征。

本例与例 7-3-1 不同的是,同时合并左眼上斜肌麻痹。

【治疗】

充分睫状肌麻痹后戴完全矫正眼镜。同时行手术治疗:左眼下斜肌切断并切除,双眼外直肌后徙各 6mm。

术后半年查眼位:第一眼位,视远时、戴镜后角膜映光均正位(图组 7-3-2B 之图 1、图 1-1)。裸眼注视近视力表小 E 字时内斜视(图组 7-3-2B 之图内 -2、图内 -3);视远时单眼遮盖 - 去遮盖时轻度外斜视(图组 7-3-2B 之图外 -4)。右上、下方诊断眼位双眼运动正常(图组 7-3-2B 之图 3、图 9)。无代偿头位(图组 7-3-2B 之图 10),双眼 Bielschowsky 头位倾斜试验阴性(图组 7-3-2B 之图 11、图 12)。

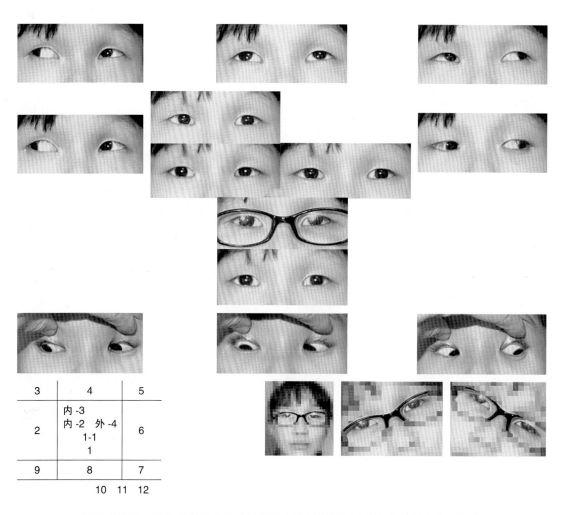

3	4	5
2	内 -3 内 -2　外 -4 1-1 1	6
9	8	7

10　11　12

图组 7-3-2B　间歇性外斜视合并调节性内斜视合并先天性左上斜肌麻痹　术后

例 7-3-3 │ 分离性垂直偏斜合并内斜视和外斜视

患者女,53 岁

自幼眼有时外斜视,初中开始轻度近视,高中开始戴镜,曾多次"散瞳验光"后配镜。约

10余年前出现有时内斜视,全身无特殊疾病。

【检查】

右0.1−3.25DS−0.75DC×180=1.0,左0.2−2.75DS−1.75DC×170=0.8

第一眼位:裸眼及戴镜均可控制正位(图组7-3-3之图1、图1-a),裸眼及戴镜时各眼注视另眼均有时内斜视、且内斜视角多变(图组7-3-3之图1-1、图1-2,图1-b、图1-c),裸眼及戴镜均有时外上斜视(图组7-3-3之图1-3、图1-d)。第一眼位经常右眼高于左眼(图组7-3-3之图1-c),交替遮盖时、特别是用三棱镜中和外斜视后出现交替性上斜视(右眼著)。左下方注视眼位内转眼运动略亢进(图组7-3-3之图7),右下方注视眼位照片的注视方向不理想(图组7-3-3之图9),其他各诊断眼位眼球运动大致正常(图组7-3-3之图2~图6)。遮盖单眼时可见轻微眼球震颤。代偿头位:头向左肩倾(图组7-3-3之图10)。可以集合(图组7-3-3之图11),AC/A=5$^{\triangle}$/D。

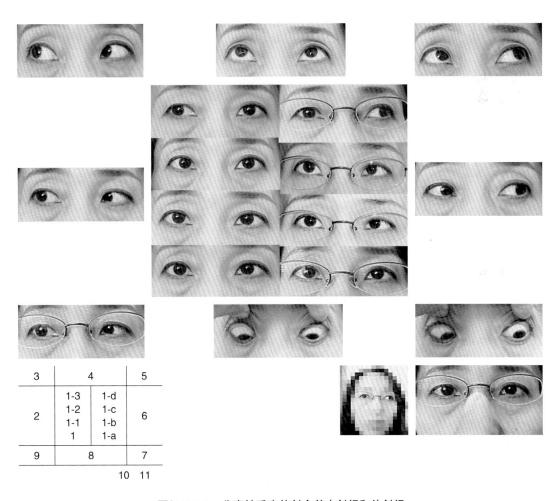

图组7-3-3　分离性垂直偏斜合并内斜视和外斜视

【讨论】

(1)双眼可以控制正位,但有时不自主出现外斜视、有时出现内斜视。双眼在遮盖单眼后均可出现轻度交替性上斜视,存在隐性眼球震颤,故属于分离性垂直偏斜。

（2）该患者 AC/A 比率正常，屈光度是近视（非远视），由于患者已经 53 岁，所以其内斜视与调节关系不大，支持分离性斜视合并内斜视和外斜视。

（3）一般的水平斜视手术后出现视远、视近反方向斜视时，可能与斜视类型及手术设计不合理有关，不宜诊断为反向性斜视（见例 7-3-4）。

| 例 7-3-4 | 间歇性外斜视术后，视远外斜视，视近内斜视

患儿男，18 岁

自幼有时外斜视，5 月前行左眼外直肌后徙联合内直肌缩短术。

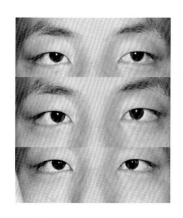

【检查】

右 1.0-0.75DS=1.2，左 1.0-0.75DC×180=1.0

双眼视远及视近时均可以控制正位（图组 7-3-4 之下图），在遮盖去遮盖情况下视近时左眼注视右眼轻度内斜视 $12^\triangle$（图组 7-3-4 之中图），视远时外斜视 $20^\triangle$（图组 7-3-4 之上图），均处于隐性斜视，AC/A=$4^\triangle$/D。此例不宜内外斜视角均较小，尽管存在内外反向斜视体征，但是不宜诊断反向斜视。

图组 7-3-4　间歇性外斜视术后（视近内隐斜视和视远外隐斜）

（许金玲　岑洁　葛金玲）

第四节　甲状腺相关性眼病

甲状腺相关性眼病（thyroid associated ophthalmopathy，TAO）过去命名较多，如内分泌性眼外肌病、恶性突眼和浸润性突眼等。眼球突出伴 Graves 甲亢者又称"Graves 眼病"，对甲状腺功能正常或轻度异常、无甲状腺功能亢进病史和全身体征者则称"眼型 Graves 病"，现统称"甲状腺相关性眼病"。甲状腺相关性眼病主要是视床下部 - 垂体 - 甲状腺系统功能异常引起的眼眶、眼外肌病变，其病情及体征与甲状腺功能异常的轻重程度和发展不一定平行，而是自身免疫过程中眼眶软组织和眼外肌的炎症反应的结果。

（一）主要特征

（1）眼球突出，但双眼突出程度可不同，也有单眼者；

（2）复视和眼球运动障碍，最初常上转受限制，继而水平及垂直运动受限制，严重者被动牵拉试验阳性，尤向上及外转时阻力较著，少见内及下转障碍；

（3）Dalrymple 征：眼球向正前方注视时上睑退缩（lid retraction）、睑裂开大，角膜上方露出的巩膜较正常人宽，存在"凝视现象"，表现为受惊的眼部表情；

（4）von Graefe 征：即眼球下转时上睑迟落（lid lag）；

（5）眼外肌梭形肥大，常累及眼外肌后部，肌附着处正常，此点可与其他类型斜视，如眶肌炎相鉴别。

（二）其他特征

（1）Rosenbach 征：闭眼时眼睑出现细小颤动；

（2）Gifford 征：上睑反转困难；

（3）Joffroy 征：令患者努力开睑时不使用额肌；

(4) Stellwag 征：瞬目减少；

(5) Mobius 征：集合不足；

(6) 睫毛内翻；

(7) 结膜充血，外直肌静脉扩张；

(8) 明显突眼者，可因眶压高而影响视神经功能；

(9) 暴露性角膜炎；

(10) 继发性眼压升高。

(三) 治疗要点

目的主要是缓解眼部不适等临床表现，主要包括：一般支持治疗、糖皮质激素治疗、眼眶放射治疗、手术治疗及其他药物治疗。

(1) 一般支持治疗：TAO 患者应纠正日常生活中的相关危险因素，特别是戒烟。尽管糖皮质激素可改善炎症性症状，但却不能减少 TAO 疾病进展。人工泪液治疗干眼和角膜暴露。复视可采用单眼遮盖的方法去除视觉干扰。眼睑退缩可以通过临时肌肉注射肉毒杆菌毒素得到缓解。

(2) 糖皮质激素治疗：TAO 最常用的药物。糖皮质激素用于活动期中、重度 TAO 和甲状腺相关视神经病变治疗。但需要注意糖皮质激素的不良反应，如血压升高、血糖升高等，甚至引起死亡。因此，患者必须在严密监测下治疗并权衡风险与疗效。

(3) 眼眶放射治疗（ORT）：ORT 对于 TAO 患者的总缓解率可以达到 60%。在一般情况下，ORT 可以改善眼球运动，但不能改变突眼程度和减少病情进展的风险。ORT 是相对安全的方法，但对严重高血压和糖尿病的患者并不适用。此外，白内障的形成也可能与 ORT 相关。

(4) 手术治疗：病情稳定的非活动期（纤维化期）TAO 患者可以采用手术治疗。手术干预 TAO 的顺序应该是：眼眶→斜视→眼睑。

1) 眶减压术：通常是去除内下侧的部分骨壁来增加眼球后部空间，让眼球回退，以减少突眼及对视神经的压迫。活动期 TAO 患者易出现重症眼眶炎症，严重突眼导致角膜暴露，以及难治性青光眼和甲状腺功能障碍性视神经病变。研究已证明眼眶减压术可以维持甚至改善视神经病变患者的视力。

2) 斜视矫正术：减少复视、增加双眼单视视野，尤其是阅读眼位等。手术主要针对肿大纤维化的肌肉进行，后徙受限制的眼外肌，极少采用缩短术，缩短术可能加重眼球运动受限。

3) 眼睑退缩矫正术：①Müller 肌切断术：适用于轻度上睑退缩，严重病例需要切除或离断提上睑肌及上穹隆的悬韧带；②下睑提肌后徙：当下睑退缩量超过 2mm 时可采用，有时联合下睑插片的植入；③肉毒素注射：作用于提上睑肌腱膜及 Müller 肌的肉毒素注射可暂时性缓解上睑退缩。

(5) 其他药物治疗：当高剂量糖皮质激素不能取得良好效果时可以联合应用环孢素 A，但这类药物有较大的副作用，如白细胞减少，肝、肾毒性，从而限制了临床应用。近年来，人们开始尝试使用新型免疫抑制剂（利妥昔单抗、沙利度胺、英夫利昔单抗、依那西普等）治疗 TAO。

(四) TAO 病情的分级及各级的治疗方法

1977 年，美国甲状腺学会（ATA）将甲状腺相关眼病进行分级（NOSPECS 分级）

(1) NOSPECS 分级 0~1 级：患者无明显临床症状和体征时可观察或仅进行对症治疗。

上睑退缩较为明显时可局部注射糖皮质激素以改善外观。国内外也有文献报道局部注射肉毒素治疗上睑退缩可获得短期疗效。严重时可行上睑退缩手术治疗,如提上睑肌延长术、Müller 肌切除术等。

(2) NOSPECS 分级 2 级:已出现累及软组织的症状和体征,如眼部浸润症状、眼胀、流泪等,此级的部分患者可能合并眼外肌肥厚。眼部滴用人工泪液、晚上涂用眼膏均可减轻症状。眼部软组织肿胀严重时可适当使用小剂量糖皮质激素,口服泼尼松 10mg,每日 3 次,持续 2 周。如果眼部软组织肿胀加重或药物治疗效果不佳,可加大糖皮质激素剂量,或改用甲泼尼龙 500~1000mg/d,进行冲击治疗。

(3) NOSEPECS 分级 3 级:眼球突出主要是由于眼外肌肥厚或球后脂肪增生所致。轻度眼球突出在无其他症状时可不治疗;对于眼外肌肥厚较明显、病程在 1 年以内且合并炎性表现者,可行放射治疗;如果眼外肌已纤维化,放射治疗几乎无效。

对于炎性反应明显的眼外肌肥厚者,给予糖皮质激素治疗可有一定疗效,若结合放射治疗则效果更好。对于眼球突出明显而眼外肌无明显肥厚者,可行眼眶脂肪切除术缓解眼球突出,切除 1ml 球后脂肪可以减少眼球突出度 1mm。但对于眼球突出度 >4mm 者,仅切除球后脂肪可能难以起效,而且过度切除脂肪有可能引起严重的手术并发症。当眼外肌肥厚引起严重眼球突出、角膜暴露或压迫视神经病变时,应行眼眶骨性减压术。

(4) NOSPECS 分级 4 级:眼外肌受累,出现复视、限制性斜视等,严重影响患者生活质量。早期糖皮质激素和放射治疗可有一定效果,晚期眼外肌纤维化后可行斜视矫正术。

(5) NOSPECS 分级 5 级:角膜受累,症状较为严重。主要因眼球突出和睑裂闭合不全而导致暴露性角膜炎、角膜溃疡,甚至角膜穿孔。此级治疗的目的是减轻眼球突出,保护角膜,防止穿孔。方法包括涂用眼膏,行外眦缩短、睑裂缝合术等。但根本问题是要缓解眼球突出。如果大剂量糖皮质激素治疗无效,则应尽早行眼眶骨性减压术。

(6) NOSPECS 分级 6 级:视神经受累导致视力丧失,是 TAO 最严重的级别。此时增厚的眼外肌,尤其内直肌、下直肌和上斜肌在眶尖部压迫视神经,引起一系列视神经病变。早期治疗有可能恢复部分视功能,晚期则可能导致视力丧失,后果严重。对于此级患者,大剂量糖皮质激素治疗效果不明显是行眼眶骨性减压术的最佳适应证。

(五) 典型病例

| 例 7-4-1 | 甲状腺相关眼病

患者女,50 岁

10 余年前开始性格急躁,内科诊断甲亢 5 年。复视 5 年,右眼上斜视 3 年。

【检查】

双眼视力正常。

双眼瞬目次数减少,约为检查者的 1/2。双眼球突出,右眼著(图组 7-4-1 之图 1)。第一眼位左眼注视右眼外上斜视(图组 7-4-1 之图 1),闭眼时双眼睑裂闭合不全、右眼著,但是上睑可以覆盖角膜(图组 7-4-1 之图 1-1)。各诊断眼位右眼均高于左眼,右下方最著(图组 7-4-1 之图 2~ 图 9),提示右眼下直肌运动功能明显受限、上睑下落轻度迟滞(图组 7-4-1 之图 9、图 8)。代偿头位为头轻度向右肩倾(图组 7-4-1 之图 10)。

【讨论】

(1) 突眼是该病的重要体征,一般为双侧眼球突出,但程度可不同,也有单眼者。突眼直

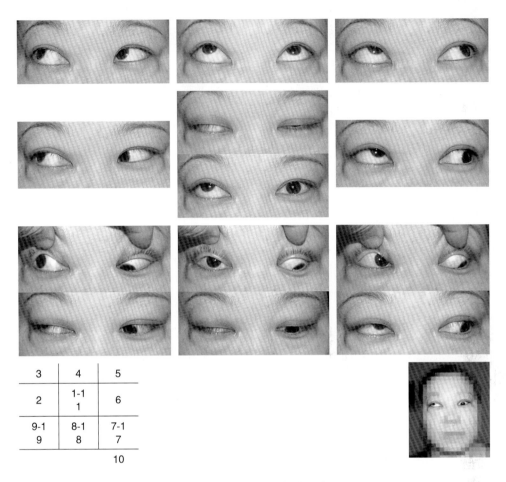

3	4	5
2	1-1 1	6
9-1 9	8-1 8	7-1 7
	10	

图组 7-4-1　甲状腺相关眼病

接原因主要是眶内软组织水肿、炎细胞浸润、脂肪垫增厚。突眼严重者,眼睑闭合不全可致暴露性角膜炎。本例患者双眼眼球突出,右眼较著,睑裂闭合不全,但可以覆盖角膜,所以未发生暴露性角膜炎。

(2) 甲状腺功能亢进患者早期因眼外肌水肿、梭形肥大细胞及炎细胞浸润而产生复视,应与眶肌炎进行鉴别。甲状腺功能亢进主要累及眼外肌后部,肌前部附着点处正常,晚期发生变性及纤维化,出现机械伸展障碍从而限制眼球运动。下直肌受累多见,较少累及外直肌。而眶肌炎患者的眼外肌增粗、边界不规则,眼外肌肌腱止端增大,上直肌最常受累。另外,甲状腺功能亢进初期常常眼球上转受限,与上直肌麻痹非常相似,但被动牵拉试验阳性、CT及实验室检查可与上直肌麻痹鉴别。

(3) 若上睑及其他眼外肌无明显异常,仅表现轻度突眼时应与高度近视眼眼轴过长、引起眼球体积与眶容积之间比例失调造成的眼球位置异常相鉴别。高度近视眼患者近视度数高、B 超及 CT 检查发现眼轴过长、后巩膜葡萄肿等异常,且无甲状腺功能亢进体征。

(4) 上睑下落迟滞是该病重要体征,本例不明显。一些轻型患者可能只存在该体征(补充病例 7-4-2)。

补充病例 7-4-2 甲状腺相关眼病(明显上睑下落迟滞)

患者女,33 岁

复视半年余,发现左眼向下看时露白 3 月,内科诊断甲状腺功能亢进症。

【检查】

双眼视力正常。

第一眼位正位,左眼上睑退缩(图组 7-4-2A 图 1),但是双眼睑闭眼合良好(图组 7-4-2A 图 1-1)。下转各眼位左眼上睑下落迟滞(图组 7-4-2A 图 7-1～图 9-1)。各眼位双眼大致正位、眼球运动大致正常(图组 7-4-2A 图 1～图 9)。眼球无突出。

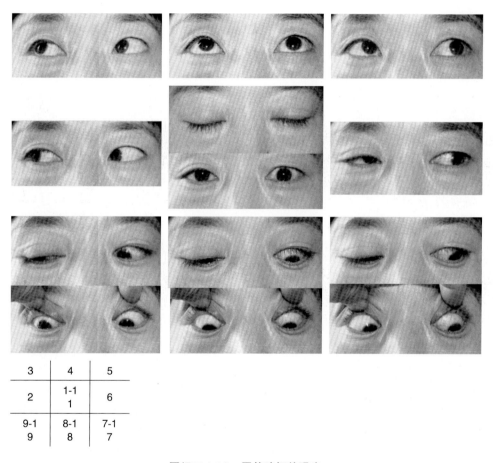

3	4	5
2	1-1 1	6
9-1 9	8-1 8	7-1 7

图组 7-4-2A 甲状腺相关眼病

【补充病例 7-4-2 讨论】

本例主要表现为上睑退缩及下落迟滞,无明显的眼球突出、运动障碍。但是,眼球下转时上睑下落迟滞可见于许多眼病:① von Graefe 征;②假性 von Graefe 征等异常神经支配性病;③眼睑疤痕也可造成下落迟滞(图 7-4-2B),当无明显甲状腺相关眼病体征时,应当认真鉴别。

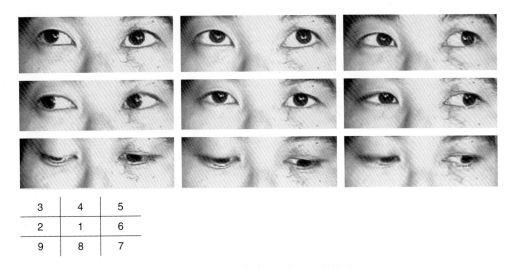

3	4	5
2	1	6
9	8	7

图 7-4-2B 瘢痕引起的上睑下落迟滞

左眼上、下睑存在竖向的瘢痕(图1~图9),第一眼位双眼睑裂等大(图1),各诊断眼位运动大致正常(图2~9),双眼下转眼位左上睑迟落(图7~图9)

(5) 复视和眼球运动障碍是该病的主要临床表现,系眼外肌肿胀肥大和失去弹性、机械伸展障碍所致。初期主要是眼球上转受限制,继而水平及垂直运动依次受限制。严重者被动牵拉试验阳性,尤向上及外转时较著,少见内及下转障碍。

(6) 由于上睑退缩、上方露出的巩膜较正常人宽以及睑裂开大,使患者表现为"凝视现象"。因而,对于眼睑位置改变的患者应仔细检查,首先排除甲状腺相关眼病(补充病例7-4-3)。

补充病例 7-4-3　甲状腺相关眼病(明显凝视体征)

患者男,61 岁

复视两年余,发现右眼上转困难一年,加重 4 月。内科诊断甲状腺功能亢进症 15 年。

【检查】

双眼视力大致正常。

双眼球突出,瞬目次数减少。水平及上方各注视眼位明显凝视(图组7-4-3A 图1~图6),第一眼位左眼注视时右眼明显外下斜视、上睑下落迟滞(图组7-4-3A 图1),其他各诊断眼位均表现右眼下斜视(图组7-4-3A 图2~图9),上方、特别是右上方注视时尤为显著(图组7-4-3A 图3、图4)。代偿头位为下颌上举(图组7-4-3A 图10)。CT 检查示右下直肌肥大,右眼向上牵拉试验阳性。复视像:复视像垂直分离,右上方分离最大,周边物像属右眼。心率 84 次 / 分。

(7) 眼球突出可致睡眠时睑裂闭合不全,但正常情况下存在 Bell 现象(补充病例7-4-3B),故大多数患者无暴露性角膜炎,但重者例外。

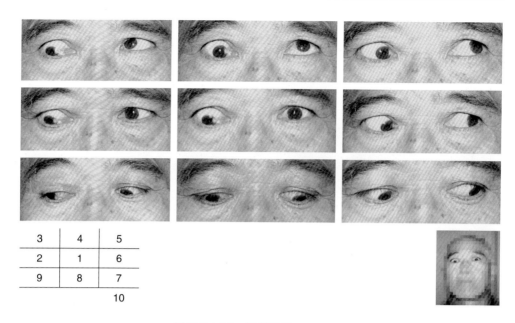

3	4	5
2	1	6
9	8	7

10

图组 7-4-3A 甲状腺相
关眼病明显凝视体征

补充病例 7-4-3B

睡觉时闭眼露白多年,发现甲状腺功能亢进症 3 年,左眼外斜视 1 年。

检查:双眼球轻度突出,双眼睑裂宽均为 9mm,右眼注视时左眼外斜 -30°(图组 7-4-3B 之右图)。双眼存在 Bell 现象:人为轻度助提上睑时几乎见不到角膜(图组 7-4-3B 之中图),强力助提上睑时可见到少许角膜下缘(图组 7-4-3B 之左图)。双眼均无角膜炎。

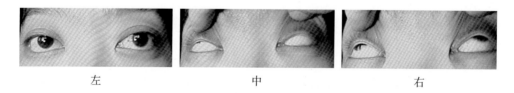

| 左 | 中 | 右 |

图组 7-4-3B 甲状腺功能亢进症相关性眼病的 Bell 现象

---

(8) 该病可以单、双眼发病,双眼轻重相同或不同。与甲状腺功能亢进全身表现可以吻合也可不吻合,甚至甲状腺功能正常仅表现眼肌及运动异常,称为眼型 Graefe 征,如补充病例 7-4-3C 所述为两例程度不同的甲状腺功能亢进症患者的眼部表现。

补充病例 7-4-3C

补充病例 7-4-3C 之图 1~图 4 为 22 岁女性,甲亢病史 3 年,眼球突出半年。

检查见左眼上睑退缩(图组 7-4-3C 之图 2),下转时左眼上睑迟落,睑裂较对侧大(图组 7-4-3C 之图 3)。闭眼时眼睑出现细小颤动(Rosenbach 征)。内科体征:心率 96 次 / 分,双侧甲状腺弥漫性、对称性肿大(图组 7-4-3C 之图 4),FT3:16pmol/L,FT4:50pmol/L。

补充病例 7-4-3C 之图 a~d 为 47 岁女性,否认甲亢史,患者未注意眼部异常,因眼痒就诊。观察 1.5 年后发现 FT3、FT4 阳性改变。检查见双眼上睑退缩,存在凝视现象及受惊的眼部表情(7-4-3C 之图 b),下转时左上睑极轻微迟落(7-4-3C 之图 c)。甲状腺无明显肿大(7-4-3C 之图 d)。

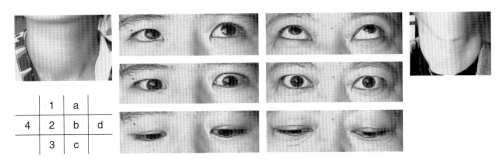

图组 7-4-3C　眼部表现与甲状腺机能异常不吻合的

(9) 手术干预 TAO 的顺序应该是:眼眶→斜视→眼睑。对于斜视角稳定(6 个月以上)的非活动期 TAO 患者可以手术治疗斜视。TAO 患者眼外肌肿胀发生几率的顺序依次为下直肌、内直肌、上直肌、外直肌。因此,最常见累及下直肌和内直肌。术前常规行被动牵拉试验判断肌肉挛缩程度,手术原则为首先解除限制因素。如对多条眼外肌手术应该注意防止眼前节缺血综合征,可行眼外肌联结术,少行缩短术(补充病例 7-4-4)。

补充病例 7-4-4　甲状腺相关性眼病,左眼内直肌、下直肌运动受限

患者女,20 岁

性格急躁近十年,复视 6 年,内科诊断甲亢 5 年,发现外斜视 5 年,左眼上斜视 4 年余。内科终止治疗 2 年,自认为近几年斜视及代偿头位无明显改变。

【检查】

各眼视力正常。双眼瞬目次数减少,低于检者的 1/2。第一眼位左眼注视右眼明显外下斜视(图组 7-4-4A 之图 1),右眼注视左眼明显外上斜视(图组 7-4-4A 之图 1-1)。各诊断眼位右眼均低于左眼,右上方最轻、左下方最著(图组 7-4-4A 之图 2~图 9)右转各眼位左眼内转功能明显不足(图组 7-4-4A 之图 2、图 2-1,图 3、图 3-1,图 9、图 9-1)。右上方诊断眼位左眼注视时右眼运动落后(图组 7-4-4A 之图 3),右眼注视时上转功能无明显改善(图组 7-4-4A 之图 3-1),提示右眼上直肌功能不足。左下方诊断眼位双眼注视时左眼下转功能不足(图组 7-4-4A 之图 7),左眼单眼运动时下转功能亦无改善(图组 7-4-4A 之图 7-1),提示左眼下直肌运动功能不足。代偿头位:11 岁照片示双眼正位且无明显代偿头位(图组 7-4-4A 之图 10),18 岁照片示存在斜视及代偿头位(图组 7-4-4A 之图 11)。嘱内科治疗。

5 年后(25 岁,终止内科治疗 2 年)复诊检查(图组 7-4-4B):斜视情况大致同上。主要表现为第一眼位右眼注视左眼明显外上斜视 $-90^{\triangle}$L/R24$^{\triangle}$ 以上(图组 7-4-4B 之图 1),左眼注视右眼明显外下斜视 $-90^{\triangle}$L/R25$^{\triangle}$ 左右(图组 7-4-4B 之图 1-1)。水平右转各眼位右眼注视时左眼内转功能明显不足(图组 7-4-4B 之图 2、图 2-1,图 3、图 3-1,图 9、图 9-1),右眼均高于左

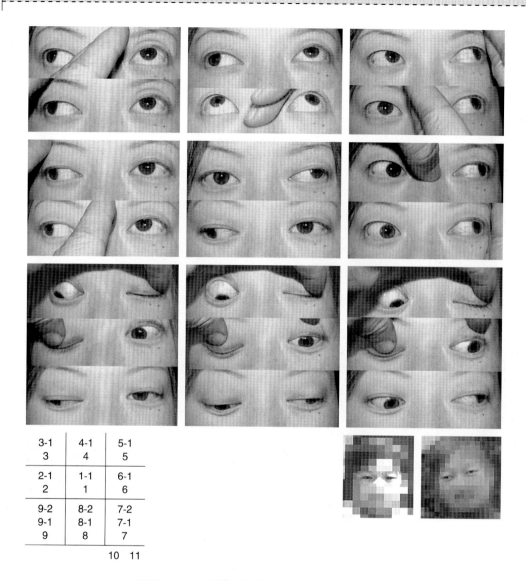

3-1 3	4-1 4	5-1 5
2-1 2	1-1 1	6-1 6
9-2 9-1 9	8-2 8-1 8	7-2 7-1 7

10   11

图组7-4-4A   甲状腺相关眼病(20岁龄检查结果)
左眼内直肌、下直肌运动受限

眼,右上方最轻、左下方最著,几乎不能下转(图组7-4-4B之图2～图9),提示左眼内转及外下方运动明显受限。代偿头位:头向右肩倾(图组7-4-4B之图13)。

【补充病例7-4-4 第一次手术前讨论】

25岁时(终止内科治疗2年),斜视角稳定,代偿头位无明显改变。由于垂直、水平斜视均较著,一次手术不能完全矫正。

【第一次手术】

局麻下行牵拉试验:右眼向上及左眼向鼻侧牵拉有较强阻力(图组7-4-4C之图10～图13)。

手术:右眼下直肌后徙4mm,左眼上直肌后徙3mm,双眼外直肌后徙各8mm。

术后第一日检查:第一眼位右眼注视左眼轻度外上斜视(图组7-4-4C之图1,第一斜视

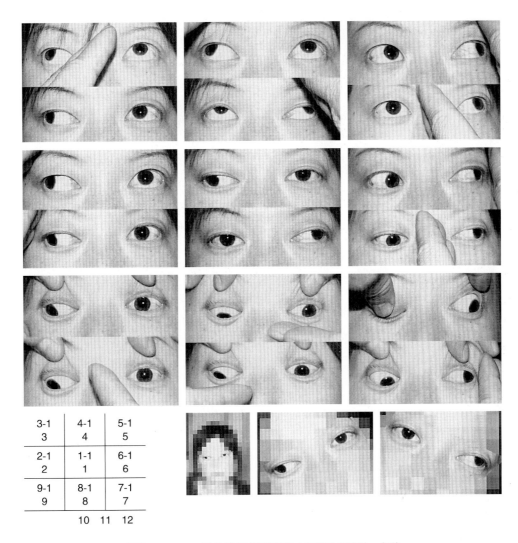

3-1	4-1	5-1
3	4	5
2-1	1-1	6-1
2	1	6
9-1	8-1	7-1
9	8	7
	10 11 12	

图组 7-4-4B　甲状腺相关眼病(24 岁检查结果)　术前

角),左眼注视右眼仍有明显外下斜视(图组 7-4-4C 之图 1-1,第二斜视角),左眼内转功能改善不明显(图组 7-4-4C 之图 2、图 3、图 9),左眼下直肌功能仍不足(图组 7-4-4C 之图 7),右下直肌功能仍亢进(图组 7-4-4C 之图 9)。

第一次术后 5 年(30 岁)检查:第一眼位双眼可以控制正位(图组 7-4-4D 之图 1),右眼注视左眼 $-17^{\triangle}$L/R8$^{\triangle}$(图组 7-4-4D 之图 1-1),左眼注视右眼 $-20^{\triangle}$L/R11$^{\triangle}$(图组 7-4-4D 之图 1-2),左下方注视时左眼虽然能有限下转,但是下直肌功能明显不足(图组 7-4-4D 之图 7),但右下方注视时右眼下直肌亢进较第一次术后次日明显好转(图组 7-4-4D 之图 9)。代偿头位:头向右肩倾(图组 7-4-4D 之图 10)。

【第二次手术】

左眼上直肌再次后徙 3mm,右眼内直肌缩短 4mm。

术后第 1 日检查:第一眼位各眼注视另眼大致正位(图组 7-4-4E 之图 1、1-1),左眼外下转功能得到一定改善(图组 7-4-4E 之图 7),其他诊断眼位运动功能大致正常(图组 7-4-4E 之图 2、图 3、图 5~ 图 7、图 9),代偿头位改善(图组 7-4-4E 之图 10)。

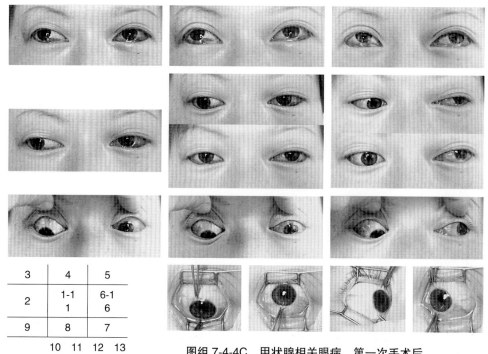

3	4	5
2	1-1 1	6-1 6
9	8	7
	10 11	12 13

图组 7-4-4C　甲状腺相关眼病　第一次手术后

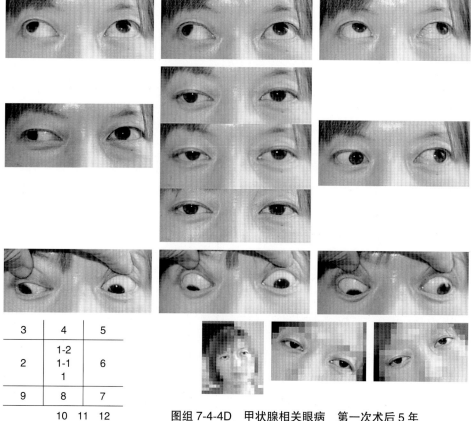

3	4	5
2	1-2 1-1 1	6
9	8	7
	10 11	12

图组 7-4-4D　甲状腺相关眼病　第一次术后 5 年

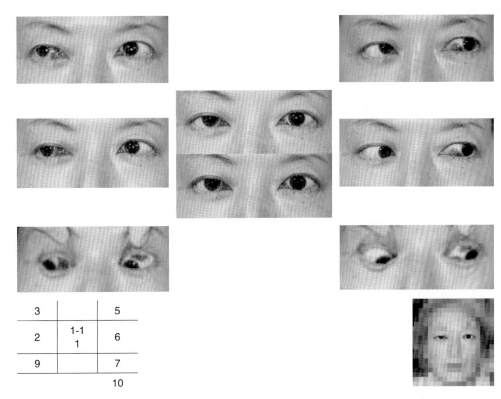

图组 7-4-4E 甲状腺相关眼病 第二次术后

（王琪 岑洁 瞿正旭）

第五节 眶壁爆裂性骨折所致的限制性斜视

眶壁爆裂性骨折（blowout orbital fracture，BOF）指因外界暴力导致眶内压突然升高，使眼眶最薄弱处（内壁、下壁）甚至整个眶骨发生骨折，眶内软组织、肌肉嵌顿于骨折处或疝入鼻窦，导致眼位以及眼球运动出现异常，称为限制性斜视。

（一）主要特征

（1）眼眶部外伤史。

（2）眼睑、眼眶内组织肿胀淤血。

（3）复视：复视像检查所表现的运动障碍肌肉，实际上是其拮抗肌限制所致。

（4）限制性眼球运动障碍：特别是上、下转或两者同时受限。

（5）眼球突出：通常在创伤后立即出现，这是由于伤后眶后部出血、眼外肌、眶脂肪水肿和炎性反应的结果。在一周后水肿消退、出血吸收时好转或眼球内陷。

（6）眼球内陷：严重外伤，骨折范围大，软组织嵌顿于鼻窦较多者，伤后立即出现眼球内陷，睑裂变小。某些即使无眶骨骨折的患者时间久后也会发生眼球内陷，与眶脂肪吸收有关。

（7）眼眶 CT：由于解剖的特点，眼眶内侧壁或／和下壁骨折多见，肌肉移位甚或嵌顿于骨折处。

(8) 被动牵拉试验阳性。

(二) 治疗要点

(1) 无复视或复视在损伤后两周左右消失的患者不必进行眼眶手术。

(2) CT 未显示眼外肌嵌顿,或少量眶内软组织疝入鼻窦者,也可采用非手术治疗(因复视可能是水肿和炎症反应的结果),如:

　1) 给予较大剂量糖皮质激素减轻因挫伤造成的水肿和炎症反应、减少粘连形成。

　2) 使用止血剂和维生素,减少组织出血,促进挫伤引起的运动神经暂时麻痹的恢复。

　3) 严重者给予脱水剂,以减少组织间的水肿。

　4) 功能训练,向眼外肌运动受限方向转动。

　5) 被动牵拉,早期、一些小的软组织粘连通过牵拉可复位,复视立即消失。

(3) 对于经过较长时间观察,眼球运动受限无改善,眼眶 CT 发现存在骨折,软组织尤其眼外肌嵌顿明显且牵拉无效者考虑行眶骨骨折修复手术。手术通过松解嵌顿的肌肉、筋膜、脂肪,植入人工骨板来重建骨性眼眶,治疗复视、眼球运动障碍以及眼球内陷。一般选择在受伤后 2~3 周手术,此时眶内的软组织水肿、出血等都趋向改善或消失。

但眶骨骨折修复后,一些患者嵌顿的组织的牵拉力量不能完全释放时(如骨折部位比较靠后,手术难以触及、或创伤部位组织瘢痕化丧失弹性或眼外肌的麻痹),眼球运动依然可能受限。向上注视出现的轻度复视尚可忽略,但第一眼位及下方视野存在复视或明显下颌上举的代偿头位,观察 6 个月病情稳定后应进行斜视矫正手术。术前行被动牵拉试验,进一步锁定相关肌肉,成人尽力在局麻下手术,应认真检查和调整,放松牵拉肌肉甚或加强拮抗肌,必要时再在另眼上手术。

(三) 典型病例

例 7-5-1 ｜ 眶壁爆裂性骨折(右下壁),限制性斜视

患者男,43 岁

车祸伤后复视、头晕 3 天,保守治疗 11 天。

【检查】

第一眼位右眼外上斜视 $-20^{\triangle}$ R/L $12^{\triangle}$ (图组 7-5-1 之图 1),双眼向上方注视时右眼上转落后,右上方最著,右眼明显下斜视(图组 7-5-1 之图 3),提示右眼上直肌功能不足。双眼向下方注视各眼位右眼下转均落后,左下方最明显(图组 7-5-1 之图 7~ 图 9),提示右眼上斜肌功能不足。其他各眼位眼球运动正常。眼眶 CT 示右眼眶下壁骨折(图组 7-5-1 之图 11)。右眼结膜下及眼睑皮下出血,瞳孔直径右眼 6mm、左眼 4mm(图组 7-5-1 之图 10)。复视像检查:右上方分离大,周边物像均属右眼;左下方分离大,周边物象属于右眼。牵拉试验:向上方、下方主动牵拉受限,尤向右上方、左下方更显著,向各方向被动牵拉无阻力。

【讨论】

(1) 患者第一眼位右眼高于左眼,向右上方注视时却右眼上转落后,向左下方注视时右眼运动亦落后,复视像检查支持右眼上直肌及上斜肌麻痹,患者有车祸病史,眼眶 CT 示右眼眶下壁骨折,主动牵拉试验阳性,因此,该患者为眼眶下壁骨折致眼球运动限制性垂直斜视,眶内血肿可能也是运动障碍的原因之一,而非外伤造成的神经麻痹性斜视。

(2) 在爆裂性眶骨骨折病因中,车祸、拳脚伤占大多数。其中,薄弱的眶下壁骨折最常见,其次是内侧壁骨折。眶底骨折引起下直肌嵌顿,可出现垂直复视。被动牵拉试验主要表现

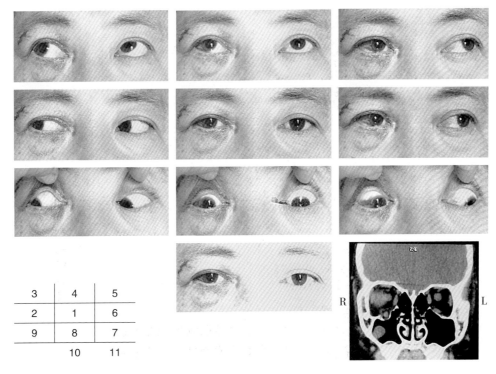

3	4	5
2	1	6
9	8	7
	10	11

图组 7-5-1　眶壁爆裂性骨折（右下壁）
所致限制性斜视

向上方受限,但是由于嵌顿位置、严重程度不同,所以可以存在多方向受限。

（3）当损伤滑车或上斜肌腱鞘时,可出现上斜肌麻痹,即获得性 Brown 综合征。怀疑此征患者早期在上斜肌肌腱处注射糖皮质激素,治疗半年仍无好转者可行上斜肌减弱术。本例眼球运动示右眼上斜肌功能不足,应当注意是否同时损伤了滑车或上斜肌腱鞘,但也不排除下斜肌嵌顿所致的上斜肌功能不足。

例 7-5-2　眶壁爆裂性骨折（内侧壁、下壁）,限制性斜视

患者男,51 岁

1 月前发生车祸,右眼肿胀、上下睑皮下出血、眼球固定在外下方不能向各方向转动、复视。此后右眼肿逐渐消失,斜视逐渐好转,但仍有复视、眼球不能上转。

【检查】

右眼眼球内陷（较左眼陷入 4mm）,第一眼位左眼注视时右眼下斜视（图组 7-5-2 之图 1）,其他各诊断眼位右眼均低于左眼,右上方诊断眼位最著（图组 7-5-2 之图 3、图 3-1）,下方诊断眼位垂直斜视明显减轻（图组 7-5-2 之图 7~图 9）。复视像:垂直交叉复视,右上方分离最大,周边物像属右眼。眼眶 CT 片示右眼眶内侧壁、下壁骨折,内直肌、下直肌移位,下直肌陷入骨折孔（图组 7-5-2 之图 10）。被动牵拉试验:向上牵拉明显有阻力,向外侧牵拉轻度受阻。

【讨论】

（1）该患者受伤后出现斜视、复视,眼眶 CT 显示内侧壁、下壁骨折,表现为眼球后退、眼球上转运动障碍。

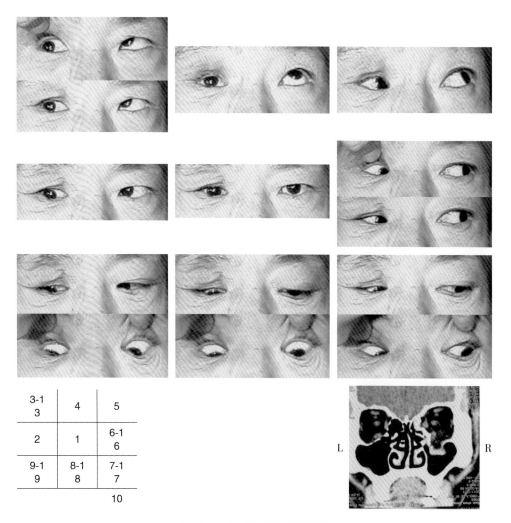

3-1 3	4	5
2	1	6-1 6
9-1 9	8-1 8	7-1 7
		10

图组 7-5-2　眶壁爆裂性骨折

（右内侧壁、下壁）所致限制性斜视

（2）眼眶 CT 示内直肌、下直肌均有移位，但患者内、外转功能无明显受限，主要体征是不能上转，复视像特点等表现为"上直肌麻痹"，被动牵拉试验也主要表现为向上有阻力。因此，尽管内、下壁同时骨折，但下直肌嵌顿明显，临床体征也以下直肌限制为主。这种临床表现的不一致性可能与骨折开口大小、方式、部位、是否伴有眼外肌嵌顿等因素有关。

（3）关于该病的治疗，早期包括牵拉、松解嵌顿的下直肌，全身用激素减轻水肿，观察复视及眼球运动变化。如症状不见好转或嵌顿严重，在 2~3 周内行眶壁修复术。

（田巧霞　岑洁　王亚夫）

第六节　固定性斜视

固定性斜视（strabismus fixus）是指单眼或双眼被固定在某一位置，不能向其他方向运动的一种特殊类型斜视。先天性多因眼外肌被纤维组织代替造成的单或双眼运动受限，眼球固定于特定位置；后天性则是因眼外肌挛缩（多内直肌）引起，有时与高度近视有关。固定性斜视病因较多,可能是具有上述特征的各类病的总称。

（一）主要特征

（1）经常累及内直肌,常伴有严重的内斜视,其次累及下直肌,引起下斜视及上转受限;个别病例还累及外直肌,较少累及上直肌。

（2）眼球多固定在内转、下转或内下转位。

（3）向偏斜的相反方向牵拉眼球时存在明显阻力,严重时几乎牵拉不动且疼痛。

（4）双眼向多方向运动障碍,严重时多方向。

（5）较少合并上睑下垂。

（6）可有代偿头位,但对分析肌肉多无诊断价值。

（7）与先天性眼外肌纤维化存在许多相似之处,其鉴别诊断要点见表7-1-1。

（二）治疗要点

以手术矫正为主,尽力解除挛缩和纤维化肌肉的牵引,使眼球恢复正位。但由于挛缩肌的直接拮抗肌肌力较弱,常需加强拮抗肌才能获得较好效果。

（1）根据严重程度减弱原发肌肉、甚或完全断腱联合结膜后徙术:肌肉断腱后,可将眼球用临时缝线向斜视反方向固定,使之轻度过矫,以加强后徙效果。缝线可在术后5天拆除,其拮抗肌也可做缩短术。

（2）肌肉断腱联合直接拮抗肌前徙术:如为固定性内斜视,则做外直肌前徙,但仍有部分病例达不到美容矫正效果。

（3）眶缘固定术:这是上述2种术式的补充方法。对一些斜度较大的固定性斜视患者,虽然做了挛缩肌肉的完全断腱、结膜后徙和拮抗肌的加强术,但仍不能使眼球正位,可再次行眶缘固定术。即用不吸收缝线将眼球固定在眶缘骨膜上,以达到矫正眼位的目的。也可取自体阔筋膜,一端缝于直肌牵拉眼球于正位,另一端固定于眶骨膜上。

（4）直肌联结（Jensen术）或移植（knapp）术:挛缩的拮抗肌相邻两条直肌联结或移植,原则上应先行挛缩肌的后徙。

（三）典型病例

例7-6-1　固定性内斜视,内直肌纤维化（右）

患儿女,3岁

自幼右眼内斜视,2岁起戴镜治疗,否认家族史。

【检查】

视力不合作,1%阿托品眼膏散瞳验光结果如下:

右 −2.50DS−1.00DC×90,左 −2.75DS−1.25DC×90

第一眼位:左眼注视右眼内斜70$^\triangle$(图组7-6-1A之图1),右眼几乎不能外转(图组7-6-1A之图2、图3、图9),左转大致正常(图组7-6-1A之图5~图7)。代偿头位:自幼有时面向左转(图组7-6-1A之图10~图12),有时面向右转(图组7-6-1A之图13、图14),至今仍不稳定(图组7-6-1A之图13~图16)。存在交叉注视。右眼向右侧牵拉存在强阻力,仅能达到中线位置(图组7-6-1A之图17),眼眶CT示右眼内直肌增粗(图组7-6-1A之图18)。颜面、颌面及全身未见其他异常。

【手术】

手术时牵拉试验:右眼内直肌毫无弹性,不能勾出及缝合。故行内直肌断腱术,术毕全

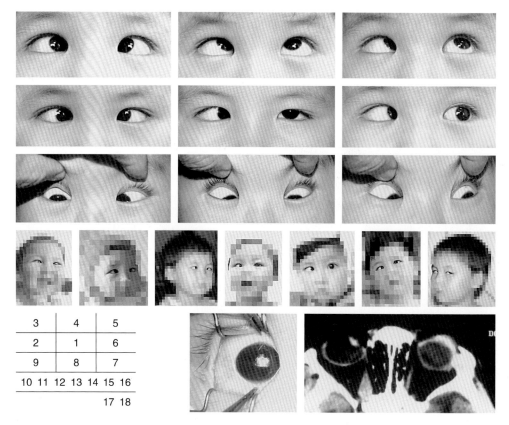

图组 7-6-1A   固定性内斜视（右，角膜上覆盖白色棉片）   术前

麻下眼位正（图组 7-6-1B 之图 10）。

术后 1 周检查：右眼轻度外斜视（图组 7-6-1B 之图 1），内转受限（图组 7-6-1B 之图 5~图 7），右眼外转明显好转（图组 7-6-1B 之图 2、图 3、图 9）。

术后 3 个月检查（图组 7-6-1C）：第一眼位右眼注视左眼轻度内斜视（图组 7-6-1C 之图 1），右眼右转功能正常（图组 7-6-1C 之图 2），双眼左转功能大致正常（图组 7-6-1C 之图 6）。

【讨论】

（1）本例为内直肌纤维化引起的单眼固定性内斜视，右眼严重内斜视、不能外转，被动牵拉试验阳性，眼眶 CT 示右眼内直肌增粗。

（2）手术时因内直肌毫无弹性，无法从附着点处钩出肌肉，只好断腱。断腱后外转功能明显改善，但是近期轻度外斜视、内转受限，手术后 3 个月第一眼位轻度内斜视，内转功能大致恢复。

（3）固定性斜视的讨论

1）固定性斜视可单眼发病，亦可双眼，散发，偶有遗传性。

2）涉及内转肌，单或双眼固定在内转位难以外转者称为固定性内斜视，临床上较为常见。涉及下转肌，单、或双眼固定在下转位，难以上转者，称为固定性下斜视，也惯称为下直肌纤维化（例 7-6-5）。涉及外转肌，单或双眼固定在外转位难以内转者称为固定性外斜视，较少见。临床上，若涉及的肌肉多，眼位不一定单纯为水平方向，常常合并垂直方向的异常。

3）一般情况下固定性斜视无家族史，颜面、颌面及全身无其他异常，偶累及提上睑肌。

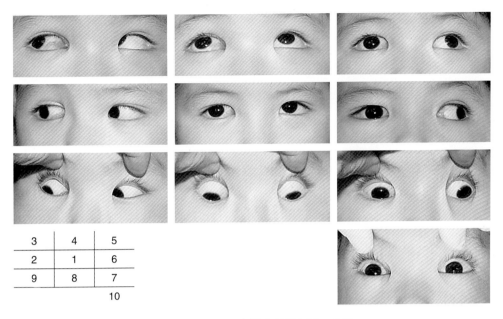

3	4	5
2	1	6
9	8	7
	10	

图组 7-6-1B 固定性内斜视（右） 术后

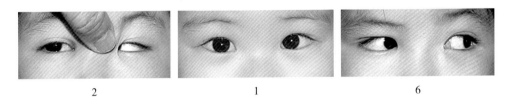

2　　　　　1　　　　　6

图组 7-6-1C 固定性内斜视 （术后 3 个月）

而先天性眼外肌纤维化多为动眼神经干受累,常常累及包括提上睑肌在内的多条眼外肌,大多呈下斜视且合并水平、垂直多方向运动受限,存在典型的上睑下垂及下颌上举的代偿头位,头颅 MRI 影像示动眼神经发育不良,目前已探明的 CFEOM 致病基因 KIF21A、PHOX2A/ARIX、TUBB2B 及 TUBB3,所以常存在家族史,颜面、颌面及全身其他异常(第七章第一节)。

例 7-6-2 固定性外斜视（双）

患者女,22 岁

自幼外斜视,双眼左、右转动不良,否认家族史。

【检查】

第一眼位:左眼为经常注视眼,右眼外斜视 $-95^{\triangle}$L/ R $25^{\triangle}$,右眼上睑随下斜视而下垂,右眼不能注视(图组 7-6-2 之图 1)。水平左右转时,右眼仅能在外斜视的状况下再轻微外转(图组 7-6-2 之图 2)及轻微内转(图组 7-6-2 之图 6);左眼几乎不能内转(图组 7-6-2 之图 2、图 3、图 9),外转也不到位(图组 7-6-2 之图 5~ 图 7)。双眼上、下方运动大致正常(图组 7-6-2 之图 8),右眼在第一眼位上睑轻度下垂,上转时上睑开睑正常且出现重睑(图组 7-6-2 之图 3~ 图 5),提示:右眼假性上睑下垂。代偿头位:面向右转。牵拉试验:双眼向内侧牵拉有阻力,几乎牵拉不动。颜面、颌面及全身未见其他异常。

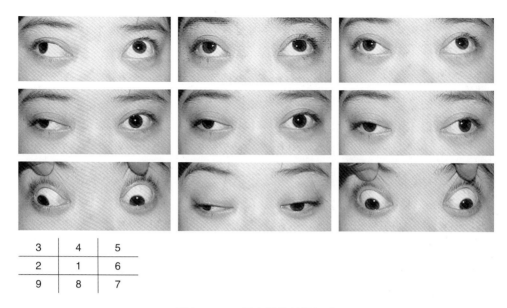

3	4	5
2	1	6
9	8	7

图组 7-6-2 固定性外斜视（双）

【讨论】

（1）累及外直肌者不如内直肌多，特别是双侧。常常伴有严重的外斜视，双侧者尤著。

（2）患眼内转不足甚至不能，固定在外转位。内侧被动牵拉试验双眼均有明显阻力，这是与双侧展神经麻痹的鉴别方法。

（3）右眼在第一眼位因下斜视，所以上睑轻度下垂，上转时上睑开睑正常且出现重睑，提示右眼假性上睑下垂。

例 7-6-3	固定性上斜视（左），形觉剥夺性弱视，先天性小角膜（双），高度近视（双），丝状角膜炎（左）

患者女，62 岁

自幼左眼上斜视，下转运动不良，双眼视力差，否认家族史。

【检查】

视力：右 0.05－11.00 DS－3.25 DC×35=0.2，左 指数 /20cm（因极度内斜无法检查屈光度）。

第一眼位：右眼不能注视，强令右眼注视时左眼极度内上斜视（图组 7-6-3 之图 1），左眼固定在鼻上方，不能注视（图组 7-6-3 之图 1-1）。眼球运动：右眼向各方向运动正常，左眼仅能微微左转，（图组 7-6-3 之图 2-1~ 图 9-1）。无代偿头位。被动牵拉试验：左眼向下及左侧牵拉明显有阻力，几乎牵拉不动。双眼角膜直径较小，右眼 7mm，明显玻璃体混浊，近视性视网膜病变。左眼角膜有丝状物附着，余无法检查。

【讨论】

（1）左眼自幼向鼻上方斜视、被上睑遮盖，即使人为极度向上助开睑也不能使左眼见到大部分角膜，故应患弱视。丝状角膜炎也是长期眼睑覆盖造成。

（2）部分固定性斜视合并高度近视，本例除高度近视外，双眼合并小角膜。由于本例自幼左眼上斜视，下转运动不良，否认家族史，所以诊断固定性斜视，排除与高度近视相关性内斜视。

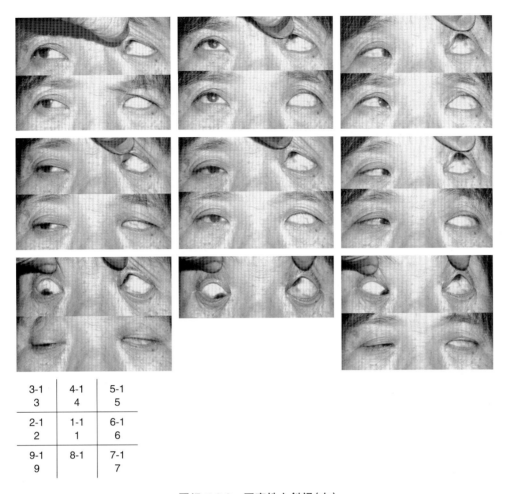

3-1 3	4-1 4	5-1 5
2-1 2	1-1 1	6-1 6
9-1 9	8-1 8	7-1 7

图组 7-6-3 固定性上斜视（左）

（3）临床所见的小角膜多为先天性，但先天性小角膜多伴小眼球，其屈光状态多是远视眼，但亦有近视者，常常合并多种前身异常。本例没有进一步测眼轴长度，其近视是屈光性还是轴性应进一步检查。关于先天性小角膜（例 7-6-4）。

例 7-6-4 固定性上斜视（双），角膜变性（双）

患者女，64 岁

自幼视力不良，双眼上斜视，且青年时期开始逐年加重。10 余年前还能检查眼前节，某医院曾诊断"眼前节异常"。否认家族史。平日生活依靠自己用手助开右眼上睑，勉强视物。

【检查】

视力：右 指数，左 光感。

尽管双眼均无上睑下垂（图组 7-6-4 之图 1、图 10），但因双眼极度上斜视并固定在上转位，需借助额肌并自己用手自助开上睑，才能勉强视物（图组 7-6-4 之图 1-1、图 3~图 5）。水平左右转及下转各眼位无法照相。第一眼位双眼极度上转不能看见角膜（图组 7-6-4 之图 1、图 10），强力人为助开上睑后发现眼球固定在极度上转位，右眼更著，角膜周边变性，半透明灰色角巩膜缘很宽阔，致使小角膜直径更减小。右眼上穹窿非常深，上穹窿结膜极其宽阔松弛(图组 7-6-4 之图 1-1)。上转眼位:左眼能从右上转位向左侧有限转动,仅达中线位置(图组 7-6-4 之图 3~ 图 5)。水平左、右转及下方各诊断眼位双眼眼位几乎与第一眼位相同,丝毫不能再下转也无法照相。无代偿头位(图组 7-6-4 之图 10)。眼眶 CT:右眼上斜视 90°(图组 7-6-4 之图 11)。牵拉试验:右眼向下方牵拉存在极强阻力,几乎牵拉不动(图组 7-6-4 之图 12),左眼向下牵拉存在明显阻力,但是可以牵拉到近水平线位(图组 7-6-4 之图 13)。双脚长度不等(图组 7-6-4 之图 14)。

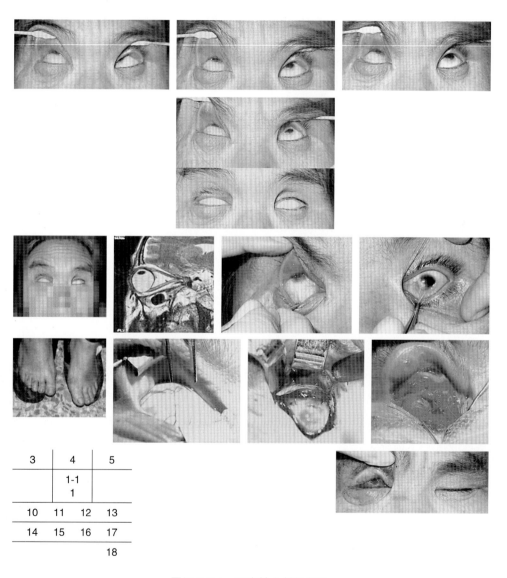

3	4	5
	1-1	
	1	
10	11	12	13
14	15	16	17
			18

图组 7-6-4　固定性上斜视(双)

【手术】

左眼仅仅存在光感,无生活意义,所以未手术。

行右眼手术时,透过下方球结膜看不到正常下直肌痕迹(图组 7-6-4 之图 15),打开结膜发现下直肌处残存蝉翼状菲薄纤细的下直肌,无法缝合及缩短,遂勉强勾出上直肌进行断腱,断腱后眼球可有限下转,但是依然未能显露角膜(图组 7-6-4 之图 16)。再勾出下斜肌,将下斜肌中段折叠后缝合在下直肌止端前,角膜已基本显露(图组 7-6-4 之图 17),但术后次日右眼仍上斜视 30°(图组 7-6-4 之图 18)。

【讨论】

(1) 例 7-6-3 与本例的角膜直径均小,但本例角巩膜缘明显变性,变性的角巩膜缘减小了透明角膜的直径,因此不支持先天性小角膜的诊断。

(2) 该患者双眼上斜视的角度几乎达到 90°,这是笔者毕生所见上斜视之最。上斜视使上穹窿加深、加宽。尽管视力差,仍有明视的欲望,故平时保持额肌用力帮助开睑,致使无上睑下垂但额纹深重。

(3) 左眼尽管上斜视较右眼轻,但是仅存光感视力,考虑到某医院曾诊断"眼前节异常",尽管目前无法查看眼底,但是估计眼球存在严重的器质性病变影响视力。

(4) 本例从 CT 片看出患者右眼上转 90°,眼轴比较长,极大可能患轴性高度近视,致使手术效果较差。本例右眼下直肌纤细菲薄,无法缩短,改将上直肌离断后眼球仅能有限下转。考虑到内、外直肌也可能存在异常,即便正常也不宜进一步与下直肌联结,所以将下斜肌折叠后缝合在下直肌止端,术中右眼下拉到了大致水平位,但是术后第二日依然上斜视 30°,表明此类斜视治疗的困难性。

(5) 下直肌纤维化有时需要和双上转肌麻痹鉴别(例 7-6-5)。

例 7-6-5 | 固定性斜视、下直肌纤维化(右)

患儿男,4 岁

自幼右眼下斜视,不能上转,头向右倾,否认家族史。曾在某院被诊断为"右眼双上转肌麻痹"。

【检查】

视力:右 0.6 +2.00DS +1.75DC×165=0.9,左 0.1 +1.75DS =1.0

第一眼位右眼下斜视,上睑随之下垂(图组 7-6-5A 之图 1),上转各眼位双眼上睑上举均正常(图组 7-6-5A 之图 3~ 图 5),提示右眼假性上睑下垂。第一眼位左眼注视右眼内下斜视 +20^△L/R 55^△(图 1),人为开睑后更清楚(图组 7-6-5A 之图 1-1),右眼不能注视(图组 7-6-5A 之图 1、图 1-1)。各诊断眼位右眼均低于左眼(图组 7-6-5A 之图 2~ 图 6、图 7-1~ 图 9-1,特别是图 3~ 图 5),右转及上转各眼位右眼下斜视角度相似,几乎不能上转(图组 7-6-5A 之图 9、图 2 及图 3~ 图 5)。代偿头位:头向右肩倾(图组 7-6-5A 之图 10)。Bielschowsky 头位倾斜试验:右、左歪头均表现左眼高于右眼(图组 7-6-5A 之图 11、图 12)。娃娃头试验:令其下颌内收时右眼完全不能上转(图组 7-6-5A 之图 13)。牵拉试验:右眼向上方牵拉明显阻力(图组 7-6-5A 之图 14),下直肌离断后向上牵拉良好(图组 7-6-5A 之图 15),提示右眼上转明显受限的原因是下直肌纤维化,非双上转肌麻痹。未发现颌面部及全身异常。

【手术】

手术时牵拉试验:右眼下直肌向上主动及被动牵拉存在明显阻力。右眼下直肌后徙5mm,左眼上直肌后徙 5mm。

术后次日检查:第一眼位右眼残存轻度内下斜视(图组 7-6-5B 之图 1),右眼上转功能得到明显改善(图组 7-6-5B 之图 3~ 图 5),右眼假性睑下垂改善(图组 7-6-5B 之图 1、图 2、图

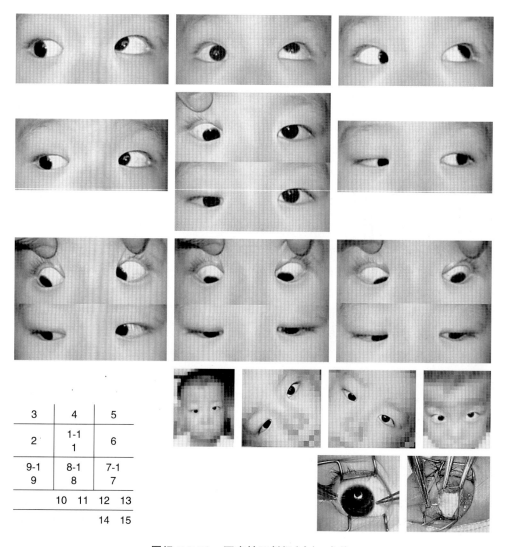

3	4	5
2	1-1 1	6
9-1 9	8-1 8	7-1 7
	10 11	12 13
		14 15

图组 7-6-5A   固定性下斜视（右） 术前

9),右下方注视时右睑裂增大,眼睑下垂体征改善(图组 7-6-5B 之图 9),代偿头位基本消失。

【讨论】

1)下直肌纤维化引起的固定性斜视主要临床表现为患眼上转不足或不能,甚至固定在下转位不动,常与双上转肌麻痹混淆。牵拉试验可进行鉴别,先天性下直肌纤维化向上方的主动及被动牵拉试验均有阻力,而双上转肌麻痹向上的牵拉无阻力,令患者上转时力量小甚或无力。两者手术设计也不尽相同,如双上转肌麻痹手术主要是加强上转肌(knapp 术:内、外直肌全部或部分移位至上直肌鼻侧和颞侧),而下直肌纤维化必须先松解限制因素。例 7-6-5 右眼上方牵拉明显阻力,下直肌无弹性,术中未发现眶内及眼球粘连等异常,将下直肌离断后上转立刻改善,故诊断为下直肌纤维化。

2)单纯下直肌纤维化,一般无需与 CCDDs 相鉴别,但是若合并真性上睑下垂,有家族史,甚至合并其他颜面及全身异常时,尽管手术治疗方法相同也应进一步鉴别。

3)例 7-6-5 第一眼位右眼睑裂小,但上方注视各眼位无上睑下垂体征,再加上患者平时

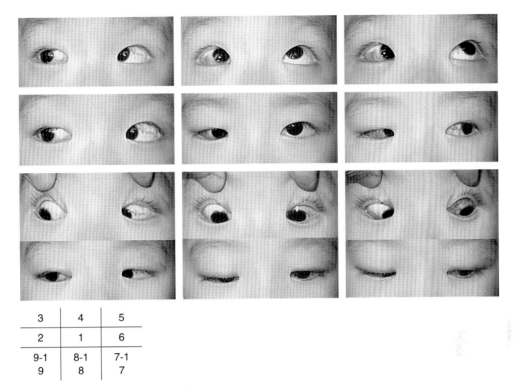

3	4	5
2	1	6
9-1	8-1	7-1
9	8	7

图组 7-6-5B 固定性下斜视（右） 术后

不依靠额肌帮助开睑，是右眼眼位低造成的假性上睑下垂，手术后右眼下斜视减轻，上睑下垂也得到改善更能证实假性上睑下垂。

有些睑裂小的固定性斜视患者在第一眼位就存在重睑沟（提上睑肌行使功能的标志之一），更支持假性上睑下垂（补充病例 7-6-6）。为了对照，特展示一例上直肌麻痹合并真性上睑下垂病例（补充病例 7-6-7）。

补充病例 7-6-6　固定性下斜视、下直肌纤维化，假性上睑下垂（左）

患者女，45 岁

自幼左眼不能上转，上睑下垂，否认家族史。曾被诊断双上转肌麻痹，先天性上睑下垂。

【检查】

视力：右 0.5，左 0.3

第一眼位：右眼注视左眼轻度下斜视、且睑裂小（图组 7-6-6 之图 1，第一斜视角）；左眼注视右眼明显上斜视，且无上睑下垂（图组 7-6-6 之图 1-1，第二斜视角）。各诊断眼位均表现右眼高于左眼，上转时最著（图组 7-6-6 之图 2~图 9）。正上方和水平左右转各眼位均无上睑下垂（图组 7-6-6 之图 2~图 6），下方注视各眼位左眼轻度下斜视（左下方略著）且上睑"下垂"（图组 7-6-6 之图 7~图 9）。下直肌向上方牵拉试验：右眼无阻力，左眼有阻力且患者疼痛（图组 7-6-6 之图 11，图 10 为同龄人非固定斜视患者下直肌牵拉试验照片）。代偿头位：下颌上举，面向右转（图组 7-6-6 之图 12）。双眼 Bielschowsky 头位倾斜试验阴性（图组 7-6-6 之图 13、图 14）。手术时将下直肌松解后双眼正位，"上睑下垂"消失（图组 7-6-6 之图 15）。

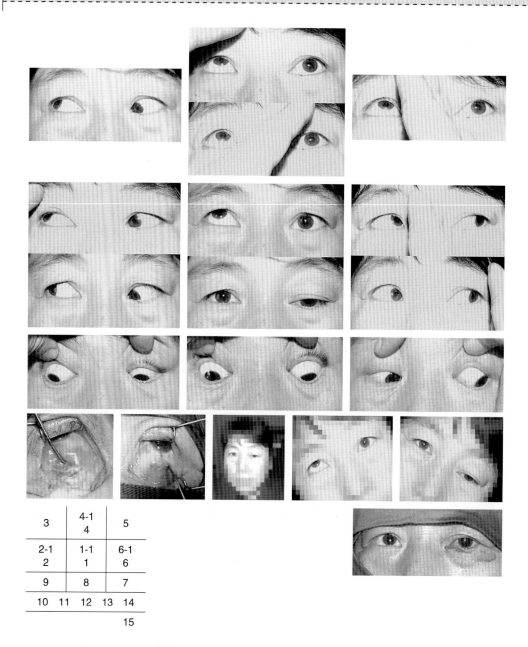

3	4-1 4	5
2-1 2	1-1 1	6-1 6
9	8	7
10 11	12 13	14
		15

图组 7-6-6　固定性下斜视（左）　手术前后

补充病例 7-6-7　上直肌麻痹（左），上睑下垂（双），上睑下垂矫正术（左眼），近视（双）

患者男，19 岁

自幼左眼下斜视，不能上转，头向左倾。16 岁时左眼行上睑下垂矫正手术。其父双上睑下垂。

【检查】

视力：右 0.1-3.00DS-2.25DC×180=0.7，左 0.06-5.75DS-3.75DC×180=0.2

水平及上转各眼位双眼上睑均下垂（左眼上睑缘可见下垂矫正手术瘢痕），右眼凭额肌帮助尚能开睑，左眼有限开睑（图组7-6-7之图1~图6）。第一眼位右眼注视左眼内下斜视+45△R/L 50△（图组7-6-7之图1），余各诊断眼位左眼均低于右眼（图组7-6-7之图1~图6、图7-1~图9-1），上转各眼位垂直斜视更著（图组7-6-7之图3~图5），下转各眼位左眼上睑下落迟滞（图组7-6-7之图9-1~图7-1，下垂矫正手术所致）。Bell征：右眼阳性，左眼阴性（图组7-6-7之图10）。头向左肩倾代偿头位（图组7-6-7之图11）。牵拉试验：左眼向上方牵拉有一定阻力、上直肌主动牵拉毫无收缩力。

其父双上睑下垂，双眼上转功能不足，但是第一眼位双眼能维持在水平位，因此无明显代偿头位（图组7-6-7之图12）。牵拉试验：左眼向上牵拉有强阻力。

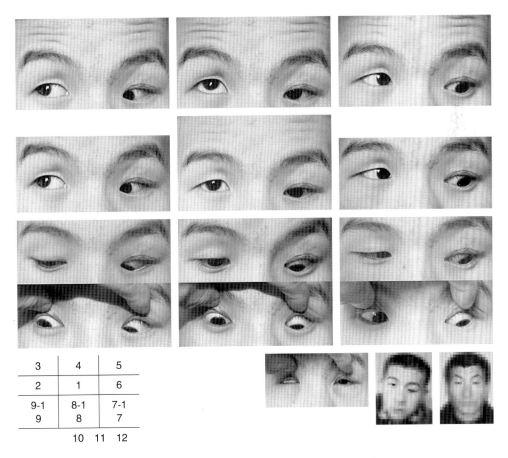

3	4	5
2	1	6
9-1	8-1	7-1
9	8	7
	10 11 12	

图组7-6-7 上直肌麻痹（左），上睑下垂（双），上睑下垂矫正术后（左）

【补充病例7-6-7讨论】

● 补充病例7-6-7与补充病例7-6-6不同。该例自幼双眼上睑下垂（左眼著），双眼上睑在各眼位均下垂，各方注视时均需要额肌帮助开睑，有阳性家族史，下直肌牵拉试验阴性等体征支持先天性上睑下垂。

● 先天性上睑下垂患者经常伴有上直肌麻痹，本患者左眼上直肌无力、Bell征阴性，上直肌主动牵拉无力，均支持上直肌麻痹，不支持固定性下斜视。下直肌牵拉有一定阻力可能与长期下斜视,下直肌挛缩有关,由于上睑下垂可能是最轻的 CCDDs,所以下直肌亦有轻微纤维化的可能性。

● 双眼提上睑肌及左眼的上直肌麻痹的病变部位应当是在右侧动眼神经核部受累(第六章第二节动眼神经麻痹部分)。

● 本例患者父亲第一眼位正位,但也有双眼上睑下垂、上转不足,即具有家族性。

(满辉 岑洁 田巧霞)

第七节　与高度近视相关的内斜视

轴性高度近视可继发眼球运动障碍、斜视,其斜视呈进行性加重,晚期多形成内下斜视,患眼外转、上转严重受限。这种轴性高度近视引发的内斜视又称为重眼综合征(heavy eye syndrome)。

高度近视相关内斜视的发生主要是当眼轴明显增长超出肌锥的容纳范围时,增长的眼球后部突破颞上方薄弱的 Pulley 带,从外直肌和上直肌之间疝出,从而发生外直肌下移、上直肌鼻侧移位引起眼球固定在内下斜位。眼球位置及肌肉的改变与眼眶内结缔组织的病变有着密切的关系。目前认为肌肉间结缔组织,也就是 Pulley 结构及连接带的破坏减弱了对高度近视视轴正位的保护作用。Pulley 结构位于眼球赤道部眼外肌穿过 Tenon 囊处,它由胶原纤维、弹性纤维和平滑肌组织构成,一方面它是肌肉作用的功能起点,另一方面它在眼球各个方向转动时限制肌肉在巩膜上的滑动,只要 pulley 的位置不动,直肌在眼眶深部的肌腹位置并不会单纯因肌止点移位而发生改变。如果 pulley 组织与结构的完整性被破坏,就会使眼外肌在眼球运动过程中过度移位,导致肌肉间对眼球的作用力不平衡。另外,各条眼外肌 pulley 之间有特殊的组织连接带,上直肌与外直肌之间有外直肌 - 上直肌(LR-SR)带连接,它起自上直肌的颞侧缘而止于外直肌的上缘,作用是固定眼外肌及 pulley 结构,使眼球不致向颞上方脱位。颞上方的 LR-SR 连接带在所有的肌肉间连接带中最为薄弱,只有一层肌间膜结构,因此该部位的肌间隔更容易破坏。一些研究发现,高度近视巩膜的改变与 LR-SR 带的退化都与胶原的病理性改变相关,高度近视中巩膜胶原改变发生后巩膜葡萄肿,同时也伴随有眼外肌结缔组织的改变,眼外肌连接带结构退化,从而使肌肉的走行发生改变。

(一) 主要特征

(1) 双眼轴性高度近视,眼球固定在内下方,内斜视和下斜视逐渐加重;

(2) 患眼外展受限,被动牵拉试验阳性;

(3) 单侧或不对称性高度近视者易伴有垂直斜视和假性上睑下垂;

(4) 为后天获得性内斜视,常见于中老年人;

(5) 常伴有高度近视的其他并发症。

(二) 治疗要点

(1) 传统的术式

斜视发生早期,度数较小且没有明显眼球活动受限时,可以行内直肌大量后徙甚至内直肌断腱,联合外直肌缩短术。该方法虽然能在一定程度上改善眼位的偏斜,却只能将眼球固定在第一眼位,患者向各个方向的眼球运动仍受限,且术后效果回退,复发率高。

外转功能严重受限的患者,有学者主张除内直肌大量后徙外,采用 Jensen 术,即上、下直肌的联结来加强外直肌力量,从而使眼球外转,但应注意避免发生眼前节缺血综合征。此外,还有内直肌后徙联合外直肌眶骨膜固定术等。以上的手术方式不能解决已经发展到固定程度的斜视,因为手术方式并非针对该病的发病机制,斜视矫正效果以及眼球运动功能均不佳,且容易复发。

(2) Yokoyama 术(外直肌和上直肌联结术)

2001 年,Yokoyama 首先在欧洲斜视会议中提出,此手术是将外直肌和上直肌联结,使其成为一个肌肉的连接带,将疝出的眼球推回至肌锥内。2002 年,Yamada 进行了 1 例手术,他将外直肌和上直肌纵向劈开约 1/2 宽度、15mm 长度,将上直肌的颞侧 1/2 和外直肌的上 1/2 联结,固定于角膜缘后 7mm 的巩膜上,同时内直肌后徙 8mm,取得了较好效果。这种手术方式重建了生理性肌圆锥,从而有效治疗了高度近视性斜视。此后不同学者研究探讨了 Yokoyama 手术的具体操作方式,并进行了不同程度的改进:如将外直肌和上直肌纵向劈开或不劈开;外直肌、上直肌连结处用不可吸收缝线固定或不固定于巩膜;连接处硅胶环固定或不固定;肌肉连接的位置也不尽相同。尽管迄今为止没有达到共识,但手术原理得到大家公认。外转功能严重受限患者的术后长期效果及是否回退,还期待文献报道。

总体而言,与高度近视相关的内斜视的早期,当斜视度数比较小,眼球无明显运动受限时,可以行传统的后徙 - 缩短术。但当肌肉位置发生改变且斜度较大并且眼球运动受限时,除行内直肌后徙外,应行相应的肌肉连结术。

(三) 典型病例

例 7-7-1　与高度近视相关的内斜视

患者女,74 岁

右眼内斜 10 年,加重 3 年。自幼双眼高度近视,一直未戴镜。双眼白内障手术 1 年。

【检查】

视力:右 0.1-19.00DS=0.1,左 0.15-15.00DS=0.3

眼轴测量:右眼 29.41mm,左眼 27.80mm。

第一眼位:左眼注视右眼内下斜视(图组 7-7-1A 之图 1),右转眼位右眼外转不过中线(图组 7-7-1A 之图 2、图 3、图 9),双眼左转时左眼外转欠 1mm(图组 7-7-1A 之图 6)。双眼上转均不过中线(图组 7-7-1A 之图 3~ 图 5),右眼外上、外下转受限(图组 7-7-1A 之图 3、图 9)。眼眶 CT(图组 7-7-1A 之图 10 为水平扫描,图组 7-7-1A 之图 11 为冠状扫描)示右眼球扩大、向颞上方疝出,内斜视,外直肌向下移位,上直肌向鼻侧移位,内、外直肌不能同时显示在同一水平的 CT 片上。同视机检查(图组 7-7-1B),向右注视时内斜角度更大。

【讨论】

(1) 诊断该病除有内斜视外,高度近视是另一个不能缺少的重要体征。Takao Hayashi 等统计了 38 名患者,近视度从 –6.50D~–26.00D 之间(平均 –18.00DS),71.1% 视力不良。内斜视的发病年龄大多较晚,最小年龄 22 岁。随着年龄增长内斜视度逐渐增大,眼球运动障碍也逐渐加重,最后眼球完全固定于内下方。本患者具有与高度近视相关内斜视的典型体征:①严重轴性近视;②斜视发病年龄较晚,渐进性加重;③外展受限,向外牵拉存在阻力;④眼眶 CT 冠状面示外直肌向下移位,上直肌向鼻侧移位。

(2) 与高度近视相关内斜视分期方法

Takao Hayashi 根据外展受限程度将此病分成 4 期:Ⅰ期外展可过中线;Ⅱ期外展仅达中线;Ⅲ期外展不达中线;Ⅳ期固定于内斜位不能外展。本病例属于Ⅲ期。

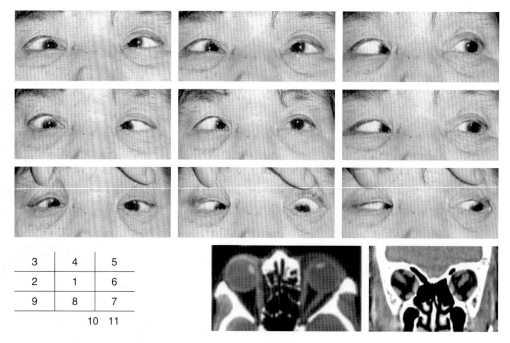

3	4	5
2	1	6
9	8	7

10   11

图组 7-7-1A   与高度近视相关内斜视

（3）高度近视相关内斜视鉴别诊断的讨论

1）由于眼球固定在内斜位且牵拉试验有阻力，牵拉试验疼痛，类似固定性斜视，但大多固定性斜视发生早，非进行性，合并高度近视的几率较小，即使合并高度近视，也非固定性内斜视的直接诱因。

2）与一般近视患者合并内斜视或后天性展神经麻痹造成的内斜视相鉴别：一般近视患者发病早，近视度数不一定过高，斜视也不一定进展，无运动限制，牵拉试验阴性。展神经麻痹造成的内斜视发生突然、存在明显复视及典型复视像，牵拉试验阴性，眼球外转时 EMG 检查记录不到电位或放电较轻。

右	>+60°	+48°	+43°	左
		LEF		

图组 7-7-1B   同视机检查
向右注视时内斜角度更大

（4）与高度近视相关内斜视病因的讨论

Hugonnier、von Noorden 及丸尾敏夫认为是某种原因引起内直肌炎症，使内直肌纤维化，进而运动障碍。也有学者认为系内直肌纤维变性、外直肌异常、外直肌麻痹、异常神经支配等。过去将此病归类在固定性斜视章节中，但是上述学说与高度近视缺少联系，故多数学者认为此病为一种独立的疾病。

Aydin 等认为眼球的增长可能是该病的主要原因，许多学者进行 B 超、CT 及病理检查，B 超均有眼轴的增长或巩膜葡萄肿，CT 示眼球扩大、伴外旋的内斜视，可看到眼球贴于外侧眶壁，外直肌由于拉长、变薄而下滑，从而引起眼球外旋，眼球发生外旋后内、外直肌不能同时显示在同一水平的 CT 片上。近年来，随着 MRI 和 CT 分辨率增高及技术进步，证实伴高度近视的内斜视患者眼球后部增长超越肌锥的正常限度，导致了眼外肌走行路径的改变（图组 7-7-1A 之图 10、图 11），致使上直肌向鼻侧移位导致眼球内收、外展受限，外直肌向下方移位引起机械性下移、上转受限，进一步使眼球从肌圆锥颞上方疝出，导致进展性内斜视和下斜视。Krizok 等报道 35 例近视患者外直肌向颞下象限平均移位 3.4mm。

　　眼眶的结缔组织在眼球运动中起重要作用,结缔组织的异常会导致各种斜视。眼部 4 条直肌周围有 pulley 环绕并固定于眼眶,正如滑车改变了上斜肌的运动方向一样,Pulley 也控制着各自直肌的运动路径。pulley 之间与 Tenon 囊膜连接组成"pulley 带"。最近研究证实:外直肌与上直肌之间的 pulley 带最为薄弱,故眼球向颞上方疝出,形成内下斜视,因此也将之称为"重眼综合征"。Ruter 和 Demer 最近报道了在无高度近视的老年患者中也存在相同机制导致的内斜视,因老年性结缔组织变性而致外直肌 - 上直肌 pulley 带菲薄,下直肌位置下移,使其原来外展作用的外直肌变为下转。

例 7-7-2　　与高度近视相关的内斜视

患者女,65 岁

自幼近视,发现斜视 4 年余。

【检查】

视力:右 0.1 -9.0DS=0.8,左 0.06 -10.0DS=0.6

　　右眼为注视眼,第一眼位左眼明显内下斜视(图组 7-7-2A 之图 1),左眼水平外转、上转及外上、下转均明显受限(图组 7-7-2A 之图 3~ 图 7)。右眼外转及外上、下转轻度受限(图组 7-7-2A 之图 2、图 3、图 9)。自幼至中年时期眼位正(图组 7-7-2A 图 10~ 图 12),年长后,出现左眼内下斜视(图组 7-7-2A 图 13)。

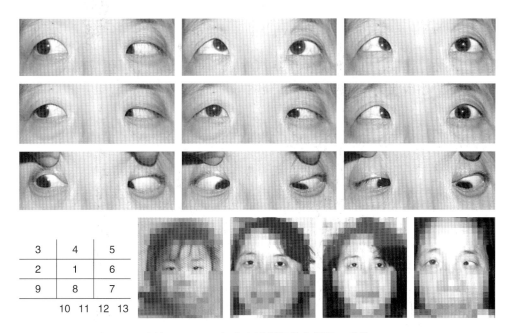

3	4	5
2	1	6
9	8	7

10 11 12 13

图组 7-7-2A　与高度近视相关内斜视　术前

【手术】

左眼内直肌后徙并悬吊,联合 yokoyama 术。

术中见左眼内直肌、内直肌处的筋膜囊及球结膜挛缩,肌肉变性、脆弱易断,左眼向左侧被动牵拉有明显阻力。左眼内直肌后徙 7mm 后,用不可吸收缝线,在赤道部联扎上直肌和外直肌,重建物理性眼外肌平面,并将增长的眼球推回肌锥内。

术后3个月检查:第一眼位正位(图组7-7-2B之图1),双眼侧向及上转运动较术前改善(图组7-7-2B之图2~图9)。

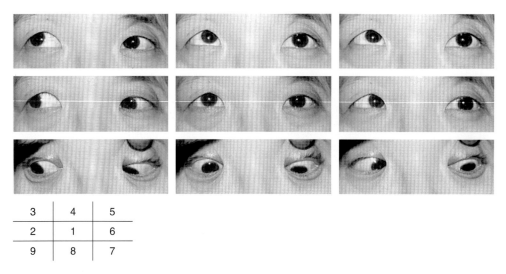

3	4	5
2	1	6
9	8	7

图组 7-7-2B   与高度近视相关内斜视   术后

【讨论】

(1) 该病的治疗难度大、手术效果差且易复发,一直困扰着手术医生。标准的后徙 - 缩短手术对重度内斜视往往无效,而且外直肌的缩短可能会加重肌肉移位。因而,有学者提出将内直肌后徙联合外直肌锚定在外侧眶壁上,术后能有效解决第一眼位内斜视,但眼球运动仍受限。近几年,手术方法已经取得一定进展,部分学者主张肌腱移位术来改变肌肉的方向。2001年,Yokoyama提出将上直肌和外直肌接近肌腹处(肌止点后10~12mm处)联扎,形成肌肉"弹弓",将眼球推回肌锥,手术取得了较好的效果。由于该术式可以重整肌肉的走行,术后眼球能部分恢复内、外转功能,因而得到了迅速普及。

(2) 如能在完全固定前早期进行手术可取得较好的效果,因为:①早期仅进行内直肌后徙和外直肌缩短术即能奏效;②晚期如Ⅳ期,由于内直肌、结膜和筋膜组织的严重挛缩和内直肌的高度紧张,致使手术操作困难;③严重的患者往往需要内直肌后徙联合上、下直肌的联结术;④晚期患者手术效果较差。Takao Hayashi 观察的患者中,施行内直肌后徙联合外直肌缩短术的Ⅰ、Ⅱ期手术效果明显好于Ⅲ期,而Ⅲ、Ⅳ期做了内直肌后徙术再联合上、下直肌联结,其效果也无明显提高。本例外转仅过中线,属于Ⅱ期,因而手术近期效果尚好。

(3) 该病常伴有高度近视的其他并发症(补充病例7-7-3、补充病例7-7-4)。

补充病例 7-7-3   与高度近视相关内斜视,视网膜脱离术后(右)

患者男,37岁

小学年龄发现右眼近视,10余岁开始右眼内斜视,22岁右眼行视网膜脱离手术,手术后仅存光感,且内斜视加重。

【检查】

视力：右 光感（内斜视无法验光），左 0.3−12.50DS+1.25DC×70=0.5

第一眼位左眼注视右眼极度内斜视（图组 7-7-3 之图 1），右眼不能注视（图组 7-7-3 之图 1-1）；右眼向各注视眼位不能转动（图组 7-7-3 之图 2~图 9）。代偿头位：头向右肩倾（图组 7-7-3 之图 10）。牵拉试验：右眼向颞侧牵拉存在强阻力，不能达到中线（图组 7-7-3 之图 11）。CT 影像示右眼轴长较长，明显内斜视（图组 7-7-3 之图 12）。

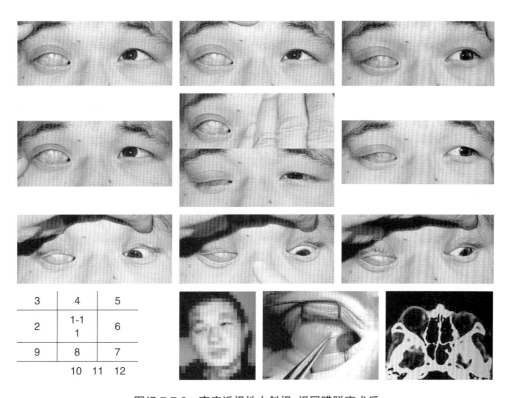

图组 7-7-3　高度近视性内斜视、视网膜脱离术后

例 7-7-4 ┃ 高度近视性内斜视，白内障人工晶体植入术后（左）

患者女，56 岁

自幼双眼近视，35 岁后开始内斜视，逐渐加重，50 岁左眼行白内障人工晶体植入手术。

【检查】

视力：右 0.03−11.50DS+2.75DC×90=0.2，左 0.1（人工晶体）

第一眼位双眼固定在内斜视约 +25° 位置，不能正面注视（图组 7-7-4 之图 1），左眼勉强正位注视（图组 7-7-4 之图 1-1），右眼既不能正位注视（图组 7-7-4 之图 1-2）又不能外转（图组 7-7-4 之图 2、图 3、图 9），左眼外转不到位（图组 7-7-4 之图 5~图 7）。向外牵拉均存在明显阻力（图组 7-7-4 图 10、图 11）。CT 影像示双眼固定在内转位（图组 7-7-4 之图 12）。代偿头位：面向右转、头向左肩倾、下颌上举（图组 7-7-4 之图 13）。

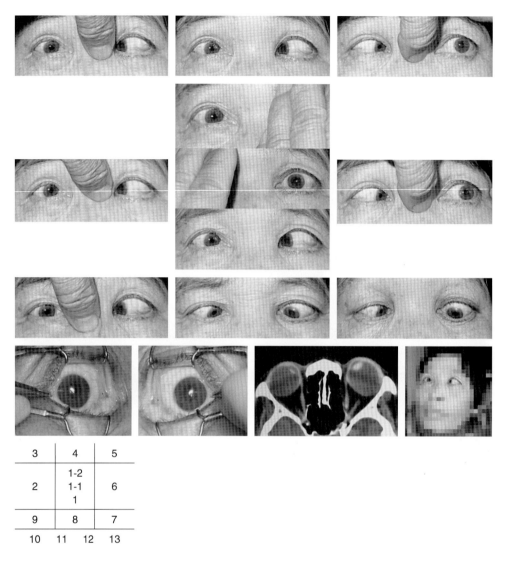

3	4	5
2	1-2 1-1 1	6
9	8	7
10	11　12	13

图组 7-7-4　高度近视性内斜视、白内障人工晶体植入术后(左)

（岑洁　瞿正旭　刘彬）

第八节　慢性进行性眼外肌麻痹

慢性进行性眼外肌麻痹(chronic progressive external ophthalmoplegia, CPEO)是一种罕见的眼球运动障碍疾病。多在 30 岁前发病,病程缓慢。临床特点是:双眼先出现上睑下垂,后逐渐出现眼球运动障碍。眼球向各方向运动均有障碍,最终眼球固定在正中或外斜位,不能转动,瞳孔不受影响,一般无复视。除眼外肌麻痹外,部分可伴有咽部和肢体肌无力、视网膜色素变性、耳聋、糖尿病、心脏传导障碍和内分泌异常等。

Von Graefe 首次描述该病,目前认为 CPEO 为线粒体脑肌病(Mitochondrial Encephalo-myopathy, ME)最常见的一种类型。线粒体的主要功能是产生 ATP 和活性氧,调节细胞内氧化还原平衡和细胞凋亡。线粒体脑肌病是一组线粒体 DNA 缺失或突变导致的细胞呼吸链及能量代谢功能障碍,从而出现多系统、多器官病变。高需氧的骨骼肌和神经组织最易受累。在眼部,眼外肌(包括提上睑肌)及视网膜容易受累,表现为上睑下垂和眼外肌麻痹等症状。CPEO 患者肌肉活检可见破碎红纤维(RRF)样改变。

(一)主要特征

(1)上睑下垂:通常为首发症状,多为两侧对称,少数也可不对称或无上睑下垂或仅单侧上睑下垂。

(2)慢性进行性眼球运动受限,首先受影响的是上转肌。

(3)受累肌肉除提上睑肌和眼外肌外,约 1/4 患者面肌受累,10% 累及四肢肌肉和咽部肌肉。

(4)试验性治疗:用抗胆碱酯酶药物后,上睑下垂及眼球运动受限均无改善。

(二)其他特征

(1)合并线粒体病的其他表现,如身材矮小、共济失调。

(2)合并心脏传导阻滞和视网膜色素变性,称为 Kearns-Sayre 综合征。

(3)骨骼肌活检,破碎红纤维(RRF)是最典型的病理表现。

(4)基因检测是诊断 CPEO 的金标准,CPEO 多由 mtDNA 单一大片段缺失或 A3243G 突变造成,少数与 nDNA 突变有关。

(三)治疗要点

对症和支持治疗,包括长期大剂量使用复合辅酶、ATP、左旋肉碱、维生素 E、B 族维生素以及有氧训练、饮食控制等。应避免使用干扰呼吸链的药物,如丙戊酸钠、巴比妥类、四环素、氯霉素等。

(四)典型病例

例 7-8 | 慢性进行性眼外肌麻痹(双胞胎儿)

患儿男,11 岁

7 岁前生长发育正常(图组 7-8A),7 岁后发现个子矮小、走路不稳、双侧耳聋(电测听示感音神经性耳聋),心电图示左束支传导阻滞,头颅 MRI 示皮质下白质、大脑深部白质和丘脑异常信号。

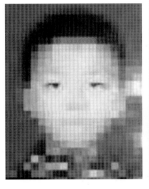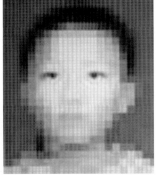

图组 7-8A 慢性进行性眼外肌麻痹孪生兄弟发病前照片

左为双胎儿之兄,右为双胎儿之弟

　　近年来,发现二人双眼上睑逐渐下垂,否认晨轻暮重史(外院曾诊断为重症肌无力,予药物治疗无效),双眼视力进行性下降伴外斜视(图组 7-8B),同时伴有行走无力,喝水吞咽呛咳现象。

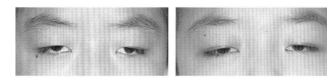

图组 7-8B　慢性进行性眼外肌麻痹孪生兄弟发病后照片(左为双
胎儿之兄,右为双胎儿之弟)

　　眼部检查(图组 7-8C,双胎儿之兄):视力、眼压正常。双眼均上睑下垂,遮盖瞳孔上方1/3~1/2,双眼瞳孔等大,直径约 3mm,直接间接对光反射存在。外斜视,斜视角可变,偶能正位,眼球各向运动受限,仅能轻微外转(图组 7-8C)。

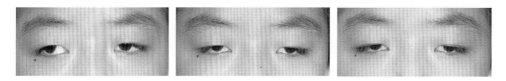

图组 7-8C　慢性进行性眼外肌麻痹孪生兄弟之兄水平眼位图

　　晶状体透明。眼底检查:见双眼视盘边界清,色略黄,视网膜血管细,后极部网膜萎缩,周边大量椒盐状颗粒灰褐色色素。 OCT 示双眼 IS/OS 层缺失,RPE 变薄(图组 7-8D)。

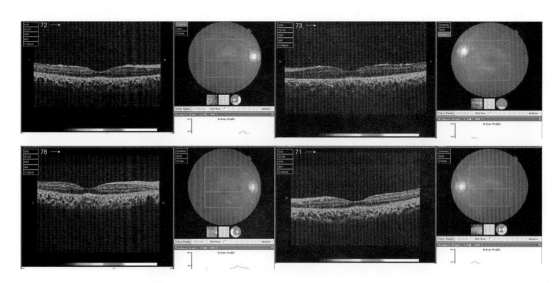

图组 7-8D　慢性进行性眼外肌麻痹 OCT 检查结果(上为双胎之兄,下为双胎之弟)

骨骼肌活检:见大量破碎红纤维(RRF)。

基因检测:双胞胎线粒体 DNA4000 多 bp 的大片段缺失,其父母及对照组(−)。

【讨论】

(1) 该患者临床表现为慢性进行性眼肌瘫痪、色素沉着性视网膜病变、心脏传导阻滞、小脑性共济失调、感音神经性聋,符合 Kearns-Sayre 综合征(KSS)。KSS 临床罕见,且多在年轻时发病。眼外肌瘫痪的进行性加重、上睑下垂极易被误诊为"重症肌无力眼肌型"。该患者最初即误诊为重症肌无力,且进行过药物治疗无效。但重症肌无力临床表现有朝轻暮重现象,常诉复视、疲劳试验症状加重,以及新斯地明试验(+)、肌电图异常等,可帮助鉴别。

(2) 目前,KSS 诊断主要靠临床表现、实验室检查,最终确诊则依赖于肌肉活检。该患者骨骼肌活检及基因检测均得到证实。

(3) 眼外肌广泛纤维化综合征(CFEOM)也可表现眼外肌运动受限,但 CFEOM 为先天性、非进行性,多数有家族遗传,纤维化累及绝大多数或所有眼外肌,表现为自出生后两眼不能睁大且眼球固定,向各个方向不能转动,牵拉试验各方向有阻力,CT 示眼外肌萎缩,病理检查示眼外肌纤维组织增生、变性。该病眼外肌运动受限为后天发病、慢性进行性,且特有的基因检测表现及肌肉活检结果可与之鉴别。

(岑　洁　田巧霞)

第九节　眼型重症肌无力

重症肌无力是一种神经 - 肌肉接头部位因乙酰胆碱受体减少而出现传递障碍的自身免疫性疾病。该病为随意肌的突触后膜乙酰胆碱受体(AchR)的自身免疫性疾病,即血清中的抗 AchR 抗体对受体的封闭,使其不能与乙酰胆碱(Ach)结合。抗体受体复合物在补体 Ca 的参与下可溶解受体,杀伤 T 细胞及淋巴因子可破坏受体,辅助 T 细胞可促进 B 细胞合成抗 AchR 抗体,该抗体之大部分在胸腺内合成,T 淋巴细胞在胸腺内致敏,引起重症肌无力的自身免疫反应的始动抗原也存在于胸腺(即肌样细胞)内。因此,现今治疗的目标基本是针对抗体、淋巴细胞和胸腺组织。

重症肌无力分型比较复杂,眼科医师最关心的是其中的"Ⅰ型",即眼型重症肌无力(ocular myasthenia gravis,OMG)。发病局限于眼外肌,其特征为提上睑肌无力所致的上睑下垂,眼外肌无力则复视、眼位偏斜、眼球运动受限。

(一) 一般特征

(1) 发病年龄 1~70 岁,多发生在 20~40 岁。40 岁以后发病者男性增多,男女比例为 1∶3。幼小患者有自愈的可能性,可在发病 2 月 ~5 年内自愈,成人有加重的倾向。

(2) 发病前常有外伤、上呼吸道感染、分娩、过度疲劳及情绪波动等诱因。

(3) 幼小患者中 60%~70% 是眼型(上睑下垂、复视、斜视及眼外肌功能障碍)。若发病年龄较小(如 3 岁前)且上睑下垂掩盖瞳孔时易引起弱视。青年期发病者多为全身型的一部分。

(4) 50% 患者早期以眼型出现(上睑下垂和复视等),75% 以眼外肌先发(复视和斜视等),90% 的眼肌体征并非一般肉眼观察所能发现,必须认真进行复视像、Hess 屏、腾喜龙(依酚氯铵,Tensilon)试验、EOG(眼球反复作水平平滑运动时会变成阶梯样波形)及 EMG(可作为有用的辅助检查,肌肉运动增加,肌电动作电位频率和强度逐渐减少)等检查。多数患者因单或双上睑的对称或不对称性下垂就诊,稍后出现复视及眼球运动异常。若不治疗,80% 患者可向全身发展。

(5) 受累的横纹肌极易疲劳,活动后易出现功能障碍,有时可达瘫痪的程度,休息或睡眠后减轻,症状易变。

(二) 眼部特征

重症肌无力多发生于眼部,主要表现上睑下垂,上睑退缩,眼外肌麻痹,瞳孔异常及调节、集合异常,而后出现全身肌肉异常。单纯眼型重症肌无力症(ocular myasthenia gravis),长期只有眼部体征,甚至两眼的眼外肌大部分麻痹,眼球完全不能转动,但不出现全身肌肉症状。

1. 眼运动肌异常的特征

(1) 部分或全部眼外肌的完全或不完全功能障碍。

(2) 眼外肌功能异常引起的复视、眼球运动障碍、上睑下垂的程度,常朝轻暮重或休息后减轻、劳累后加重。可出现间歇性斜视。EOG 及 EMG 等检查结果均不稳定。

(3) 使用抗胆碱酯酶药物如新斯的明或 Tensilon 后上述各症状明显减轻或好转,但药物作用消失后病症重新出现。

(4) 疲劳试验阳性:令患者频繁眨眼出现上睑下垂,或左、右转眼后眼球运动异常和复视,以上转障碍为多,其次为内直肌。常单侧或双侧发生,经常从一条眼肌发展至全眼肌麻痹不等。

(5) 瞳孔运动障碍:用红外线电子瞳孔计测定瞳孔对光反应,瞳孔收缩速度低下,静脉注射滕喜龙后可以短时恢复。

(6) 调节和集合异常:重症肌无力患者眼内肌受累存在争论,Manson 观察 9 例重症肌无力患者的调节近点,发现 8 人静脉注射抗胆碱酯酶药物后近点距离缩短 8~15cm。因此,重症肌无力患者不仅横纹肌发生障碍,睫状体内的平滑肌也受到侵犯。

2. 上睑下垂的特征

(1) 发病较突然,但是开始可为单眼,随病情加重逐渐发展为双眼,双眼上睑下垂的程度也可不同。

(2) 休息或睡眠后下垂改善(sleep test),劳累后加重,朝轻暮重。

(3) 睑肌无力:令患者多次眨眼,睑肌活动逐渐减弱、上睑下垂、睑裂变小。

(4) Cogan 眼睑颤动征(Cogan twitch sign):先令患者向下方注视,然后迅速向正前方注视,此时出现上睑一过性向上方过度上举,然后又恢复至原来的上睑下垂位置。也可令患者由下向上转眼,眼睑暂时向上过动,立刻又下垂(irritable lid twitch response)。

(5) 眼上转时上睑下垂较第一眼位轻,但持续上转疲劳后即会上睑下垂(lid-lag test)。

(6) Osber 眯眼征(Osber "peek" sign):患者眼轮匝肌容易疲劳,令其轻度闭眼睛,不久睑裂即稍开大、加宽,露出下方巩膜,类似眯眼状态。

(7) 若被动将一眼上睑上举,则另眼下垂更著(enhanced ptosis)。

(8) 使用抗胆碱酯酶药物后上述各症状明显减轻或好转。

(三) 鉴别诊断

新斯的明试验、Tensilon 试验、EOG 及 EMG 可作为重症肌无力与其他疾病的鉴别依据。

（1）Earon-Lambert 综合征：或称类重症肌无力或伴支气管肺癌的肌无力综合征，其对箭毒异常敏感，对胆碱酯酶抑制剂无效。常于 50 岁后起病，多伴有燕麦细胞癌，肌无力主要表现在肢体远端和躯干，眼外肌较少受累。

（2）甲亢性眼病：有甲状腺机能异常症状，有时伴有上睑下垂、复视、眼球突出及睑裂开大等症状，行甲状腺功能检查可鉴别。

（3）进行性眼外肌麻痹：多 30 岁前发病，开始为双眼上睑下垂，继之眼球运动受限，最后完全不能转动。新斯的明试验阴性，肌电图示神经支配电波完全正常，眼外肌病理检查有明显的变性。

（四）治疗要点

确诊患者应当请神经内科会诊，主要治疗方法是药物治疗联合手术治疗（如胸腺切除），眼科随访。

5 岁以下的重症肌无力患儿易因上睑下垂及斜视发生弱视，应及早给予弱视治疗。

眼型重症肌无力初发时应当积极内科治疗，但是在无全身异常时长期使用激素治疗引起患者忧虑，而斜视手术效果是否持久又令医生困惑。尽管该病的斜视手术存在争论，但是手术常常是许多患者的强烈要求。

（五）典型病例

| 例 7-9-1 |　眼型重症肌无力（双）

患者女，21 岁

自认为 11 岁发烧咳嗽后开始上眼睑下垂，被诊断重症肌无力，在神经科接受治疗，近年近视逐渐加重，要求配镜就诊。

【早晨检查】

视力：右 0.5-2.50DS=1.0，左 0.3-3.25DS=1.0

第一眼位双眼正位、睑裂等大，无上睑下垂，双重睑存在（图组 7-9-1A 之图 1）。双眼右转时双眼右转不到位（图组 7-9-1A 之图 2），双眼左转时左眼左转到位，右眼不到位（图组 7-9-1A 图 6）。双眼仅能轻微上转，上睑轻微上举（图组 7-9-1A 图 3~图 5）；下转眼位除了右眼外转运动略不足外大致正常（图组 7-9-1A 图 7~图 9）。8 岁、9 岁照片示头正位（图组 7-9-1A 之图 10、图 11），13 岁后两张照片出现下颌上举代偿头位（图组 7-9-1A 之图 12、图 13）。

【傍晚检查】

第一眼位双眼正位、睑裂等大，但上睑明显下垂，双重睑消失（图组 7-9-1B 之图 1）。双眼左右转功能减弱（图组 7-9-1B 之图 2、图 6），双眼不能上转，上睑依靠额肌稍能上举（图组 7-9-1B）之图 3~图 5），双眼下转受限（图组 7-9-1B）之图 7~图 9）。出现下颌上举代偿头位。

【讨论】

（1）眼型重症肌无力主要表现是部分或全部眼外肌的完全或不完全功能障碍。轻微者肉眼难辨，凭特殊检查才能发觉，严重者眼球固定不动。功能障碍的眼外肌与神经支配无关，无一定规律。有时表现瞳孔异常、暂时性上睑退缩，有时表现为内转功能减弱、外转时眼球震颤等核间性眼肌麻痹的症状，应注意与之鉴别。由于存在上睑下垂，也应与 CCDDs 鉴别。

（2）幼小重症肌无力患者中 60%~70% 是眼型。本例患者发病于 10 岁，尽管眼球运动明显障碍，但是上睑未遮盖瞳孔，且为双眼程度相同，所以双眼视力良好（近视），并未形成弱视。

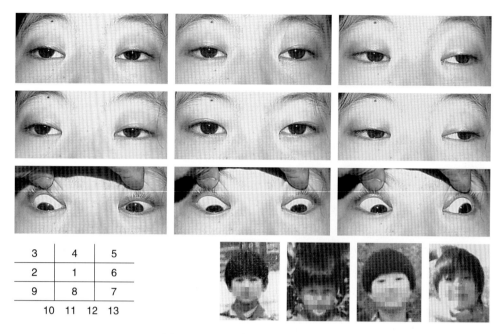

3	4	5
2	1	6
9	8	7

10 11 12 13

图组 7-9-1A 眼型重症肌无力(双)
早晨检查结果

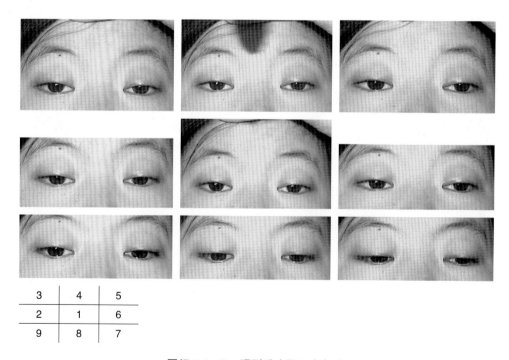

3	4	5
2	1	6
9	8	7

图组 7-9-1B 眼型重症肌无力(双)
傍晚检查结果

(3) 本例患者眼睑下垂和眼球运动障碍的程度在不同时间段明显不同,临床上遇到不符合神经支配法则的眼球运动异常,特别是有朝轻暮重时应首先考虑重症肌无力。

(4) 有时可产生假性近视,但本例经过睫状肌麻痹验光为真性近视。

（5）眼型重症肌无力是否存在眼内肌异常存在争论，我们遇见过瞳孔异常（例 7-9-2）及调节障碍的有关病例（补充病例 7-9-3）。

例 7-9-2　眼型重症肌无力（双眼内、外肌功能障碍）

女，18 岁

患重症肌无力 10 年，在神经内科治疗，4 年前出现时有外斜视，但多数时间正位，被诊断"间歇性外斜视"。近年外斜视加重，朝轻暮重，视近困难。

【检查】

视力：右 0.7−0.75DS=1.0，0.8−0.50DS=1.0

第一眼位，右眼注视左眼 -40$^\triangle$（图组 7-9-2 之图 1），左眼注视右眼 -25$^\triangle$（图组 7-9-2 之图 1-1），上睑位置正常（图组 7-9-2 之图 1、图 1-1）。双眼上下左右运动数分钟后，又令患者持续上转（lid-lag test），一会儿双上睑下垂（右眼更著）、外斜加重（图组 7-9-2 之图 1-2）。右眼内、外转功能均不足（图组 7-9-2 之图 2、图 6），左眼内转功能不足（图组 7-9-2 之图 6），但双眼内外转时睑裂等大，无眼球后退及上、下射（图组 7-9-2 之图 2、图 1、图 6）。下方注视眼位大致

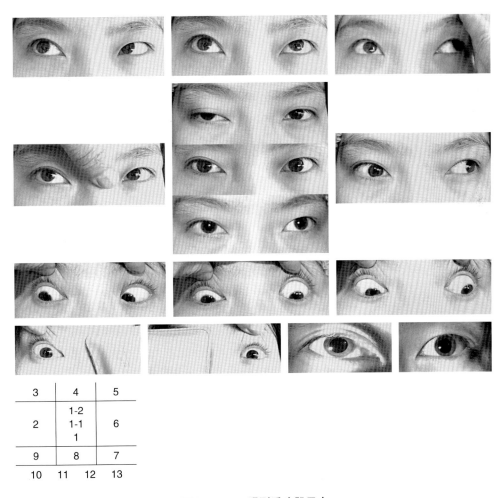

3	4	5
2	1-2 1-1 1	6
9	8	7
10	11	12	13

图组 7-9-2　眼型重症肌无力
（眼内、外肌功能障碍）

正常（图组 7-9-2 之图 7~ 图 9）。双眼视近时瞳孔略缩小（最小 3mm）（图组 7-9-2 之图 10、图 11）。在半暗室内双眼瞳孔直接对光反射弱（图组 7-9-2 之图 12、图 13）。

【讨论】

（1）本患者患因重症肌无力在神经内科治疗 10 年，4 年前有时外斜视，但多数时间正位，近年外斜视加重，朝轻暮重，视近困难。经疲劳试验后上睑下垂加重，双眼运动异常与神经支配不吻合，所以诊断重症肌无力。

（2）瞳孔直接对光反应弱，视近时瞳孔反射弱，且患者轻度近视年仅 18 岁还自述视近困难，表明患者可能存在有瞳孔及调节异常（本病例未查调节近点是重大缺陷）。偶见重症肌无力患者有时瞳孔异常及调节和集合异常，这种眼内肌异常是否是本症的固有体征尚待探讨。

（3）右眼水平运动时内、外转均功能不足，应当与 Duane 眼球后退综合征相鉴别。但本例左、右转眼时无眼球后退，睑裂等大，无上、下射等 Duane 眼球后退综合征的固有体征，反而活动后上睑下垂、外斜视更著，所以排除 Duane 眼球后退综合征。

（4）本患者双眼内转功能均减弱，活动后外斜视更显著，但未见外转时眼球震颤表现。

（5）重症肌无力引起的斜视是否手术存在争论，但是眼型重症肌无力，深受长期用激素引起全身副作用之苦，放弃用药。我们多年来也为强烈要求手术患者进行过手术，斜视手术后远期效果有回退的趋势，请见补充病例 7-9-3。

补充病例 7-9-3   眼型重症肌无力（双）

患者女，36 岁

13 年前产子后开始有时上睑下垂、外斜视，神经内科诊断重症肌无力并进行长期治疗。开始治疗时双眼可以恢复正位，但数年后效果逐渐减弱且全身肥胖臃肿，故于 20 余年前自动放弃药物治疗，眼斜加重 5 年，10 年后斜视稳定（图组 7-9-3A 之图 11、图 12），近几年多次要求手术治疗。

【检查】

视力：右 0.6-1.25DS=1.0，左 0.8-0.25DS=1.0

第一眼位：右眼难能注视，强令右眼注视时左眼斜视超过 $-100^{\triangle}$R/L40$^{\triangle}$（图组 7-9-3A 之图 1）；左眼注视右眼外视超过 $-100^{\triangle}$R/L40$^{\triangle}$（图组 7-9-3A 之图 1-1），右眼闭合不良（图组 7-9-3A 之图 1-2）。在各诊断眼位均明显斜视，运动不良与动眼等神经支配无规律（图组 7-9-3A 之图 1~ 图 9）。幼小时照片双眼正位（图组 7-9-3A 之图 10），20~30 岁照片示明显斜视、激素面容（图组 7-9-3A 之图 11、图 12）。注射新斯的明前调节近点（图组 7-9-3A 之图 13）远于注射新斯的明一小时后调节近点（图组 7-9-3A 之图 14）（手掌为参考距离），左眼睑裂较注射前略微开大、双眼闭眼良好（图组 7-9-3A 之图 1-a、图 1-b、图 1-c）。

【第一次手术】

术前主动牵拉试验：右眼上直肌较下直肌肌力略强，下直肌无力；左眼外直肌较内直肌肌力略强，但是外直肌向内侧牵拉无阻力。

手术设计方案：局麻下逐步核查，按顺序将右眼上直肌后徙、缩短右眼下直肌，左眼外直肌后徙、左眼内直肌缩短。

手术时先右眼上直肌后徙 5mm，此时患者开始重度呕吐，勉强再将左眼内直肌缩短

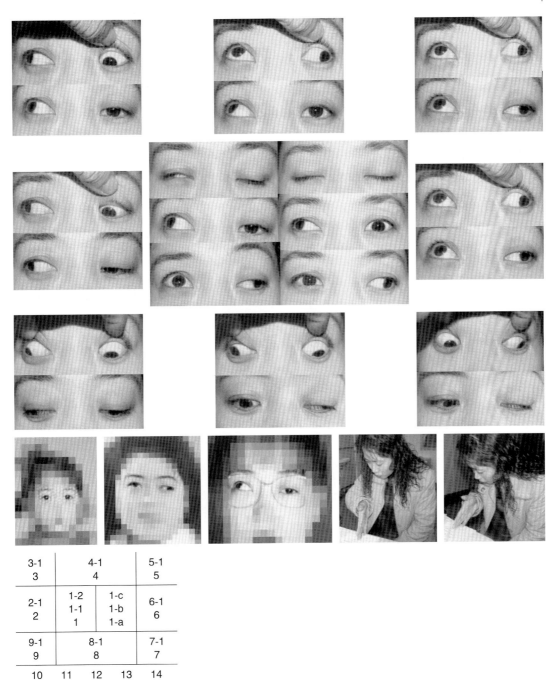

3-1 3	4-1 4		5-1 5
2-1 2	1-2 1-1 1	1-c 1-b 1-a	6-1 6
9-1 9	8-1 8		7-1 7
10	11	12　13	14

图组 7-9-3A　眼型重症肌无力　术前

6mm,患者不能耐受而终止手术。此时检查:第一眼位斜视明显改善(图组 7-9-3B 之图 1),但是右眼内转不足(图组 7-9-3B 之图 5~图 7)。

　　术后 1 年检查:右眼注视时左眼明显外下斜视(图组 7-9-3C 之图 1),上转及左转时左眼运动明显不足(图组 7-9-3C 之图 3~图 7),右眼内转轻度受限(图组 7-9-3C 之图 5~图 7),手术效果明显回退。

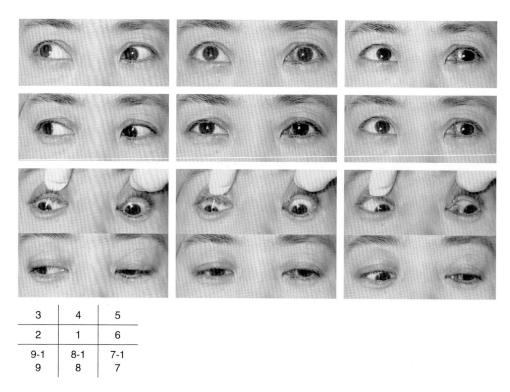

3	4	5
2	1	6
9-1	8-1	7-1
9	8	7

图组 7-9-3B　放弃药物治疗 10 余年的重症肌无力第一次手术后

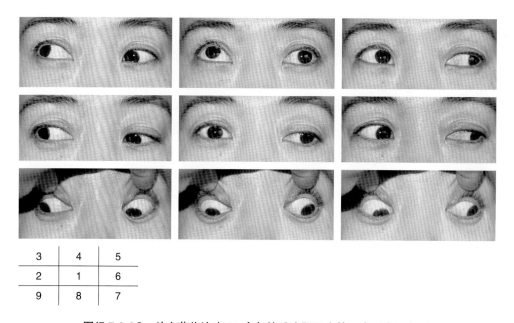

3	4	5
2	1	6
9	8	7

图组 7-9-3C　放弃药物治疗 10 余年的重症肌无力第一次手术 1 年后

【第二次手术】

术前主动牵拉试验:右眼上直肌较下直肌肌力略强,内直肌无力。被动牵拉右眼外直肌无阻力。

手术时,先将右眼内直肌缩短5mm,外斜视明显改善,但是右眼轻度高于左眼,故将右眼上直肌边缘切开。此时检查:第一眼位斜视明显改善(图组7-9-3D之图1),但右眼内转依然不足(图组7-9-3D之图6、图7)。

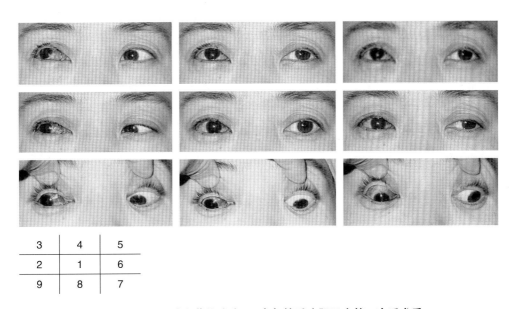

3	4	5
2	1	6
9	8	7

图组7-9-3D 放弃药物治疗10余年的重症肌无力第二次手术后

【补充病例7-9-3讨论】

● 治疗重症肌无力的传统一线药物,包括新斯的明、溴吡斯的明等胆碱酯酶抑制剂,但此类药物仅仅是对症治疗,且不宜长期单独应用。眼型重症肌无力主要适用糖皮质激素激素,但长期应用可产生糖尿病、高血压、骨质疏松、病理性骨折、股骨头无菌性坏死及胃溃疡或消化道出血等副作用。

● 对于病情稳定仍明显斜视、上睑下垂患者可选择手术治疗,但往往效果差、不稳定。本病例仅仅眼外肌运动异常,服用激素后因全身满月体型,自动放弃药物治疗多年,激素体型得到改善,但是双眼明显斜视,手术治疗2次,短期观察效果较好。

(6) 初发的重症肌无力应当与麻痹性斜视相鉴别(补充病例7-9-4)。

补充病例7-9-4 眼型重症肌无力(右)曾被诊断上直肌、提上睑肌麻痹

患儿女,6岁

两周前被发现上睑下垂,有时视物有垂直重影,朝轻暮重。

【检查】

第一眼位:左眼注视右眼轻度下斜视、上睑下垂(图组7-9-4之图1),在检查眼球运动的几分钟之内右眼上睑下垂逐渐加重(图组7-9-4之图1~图1-2),强令右眼注视时左眼轻度上斜视(图组7-9-4之图1-2);在右转、右上转及上转眼位均表现右眼下斜视(图组7-9-4之图

2~图4),在检查及拍照时间内右眼上睑下垂逐渐加重(图组7-9-4之2-1、图3-2、图4-1、图5-1、图6-1),在下方各诊断眼位双眼及眼睑运动大致正常(图组7-9-4之图7~图9)。代偿头位为头向右肩倾、面向左转(图组7-9-4之图10)。家长认为发病前(半个月)右眼正常,但是一个月前照片右眼睑裂较小,左眼轻度内下斜视(图组7-9-4之图11)。

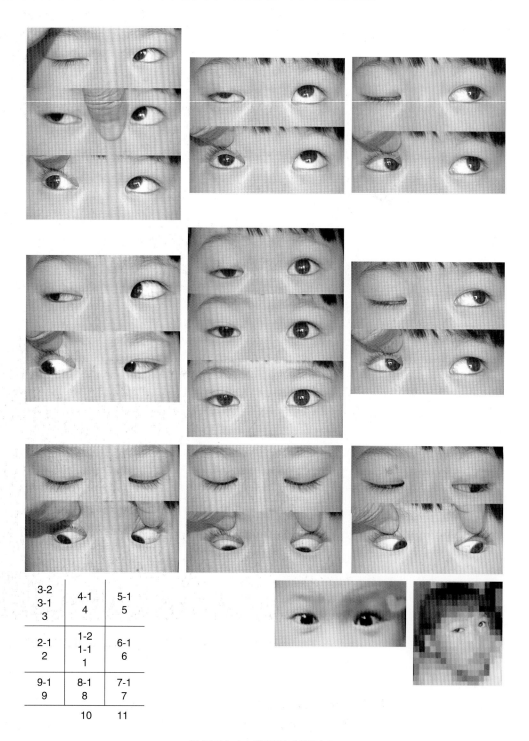

3-2 3-1 3	4-1 4	5-1 5
2-1 2	1-2 1-1 1	6-1 6
9-1 9	8-1 8	7-1 7
	10	11

图组 7-9-4　眼型重症肌无力

注射新斯的明半小时后,水平及上转各眼位右眼睑裂明显增大,垂直斜视明显改善(图组 7-9-4A 之图 1~ 图 6)。

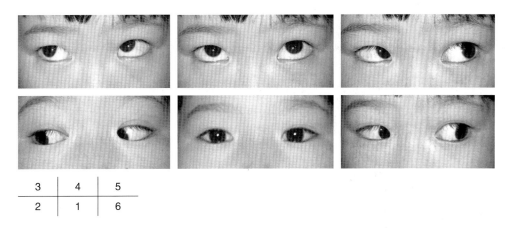

3	4	5
2	1	6

图组 7-9-4A 眼型重症肌无力
注射新斯的明半小时后

(付景珂 乔彤 胡晶晶)

第十节 眶 肌 炎

眶肌炎(orbital myositis)引起的眼球运动异常主要表现为眼外肌麻痹和眼球突出,所以也称为眼球突出性眼外肌炎(exophthalmic ocular myositis),由于是眼眶内的眼外肌炎,所以也称为眼眶肌炎(orbital myositis)。根据病程分为急性眶肌炎和慢性眶肌炎。一般与淋巴浸润、慢性肉芽肿、胶原变性、炎性细胞浸润造成的眼眶血管炎及硬化有关。

(一) 主要特征

(1) 眼球运动障碍甚或严重障碍,且与神经支配无关。

(2) 上睑水肿、下垂,结膜水肿及充血,眶周水肿。

(3) 眼球突出,严重者可突出 5~7mm。

(4) CT 显示受累眼外肌增粗、边界不规则,上直肌最常受累,其次为内直肌,约 50% 的患者受累眼外肌肌腱止端增大。

(二) 其他特征

(1) 急性或慢性发作;急性发作者 1~2 周达到明显程度,自觉眼眶疼痛,眼球运动时疼痛加重,可伴随视力下降和复视,单眼多见。

(2) 慢性者多双眼发病,但可先后,间隔时间长达数月或数年不等。

(3) 任何一条或所有的眼外肌都可受累,但直肌更常受累,斜肌较少受累,受累肌肉作用方向上存在运动障碍,且向该方向运动时疼痛加重。

(4) 发病年龄多在 35~40 岁,女性多于男性。

(5) 若累及视神经,则影响视力。

(6) 可合并上睑下垂。

(7) 局部皮温及体温无异常。

（三）鉴别诊断

（1）Graves眼病：上睑水肿，常见眼睑退缩和下落迟滞眼征，复视发生缓慢，偶有视力障碍，眼球运动受限。CT扫描可见肌腹增粗，而肌腱不受累，80%~90%患者可有甲状腺功能异常。

（2）重症肌无力：上睑下垂有晨轻暮重变化，局部炎症表现较少，通过相关抗体检测、药物试验等检查可鉴别。

（3）眼眶蜂窝织炎：体温升高、眼睑红肿、球结膜充血水肿、眼球突出，视力下降可至无光感，抗生素治疗有效。

（4）全眼外肌麻痹：发病急，眼球向各方向运动障碍，但无疼痛，肌电图表现为肌肉瘫痪不能放电，有轻度眼球突出，无眼外肌肥大和增粗改变。

（5）眶上裂综合征：进行性眼肌麻痹，眼球运动障碍，复视等，且有第V脑神经第1、2支分布区的知觉减退。

（四）治疗要点

眼外肌炎的治疗主要为全身、早期大剂量应用皮质激素，疗程足够长，多用泼尼松。对于有皮质激素禁忌或治疗中不能耐受的患者，可采用放射治疗。

（五）典型病例

例7-10　　急性眶肌炎（双）

患者男，27岁

眼球转动疼痛、复视2周，眼痛加重、结膜充血水肿、视力下降17天。

【检查】

视力：右眼1.0，左眼 指数/30cm。

双眼结膜充血、结膜下出血、水肿，左眼更著。左上睑下垂，因眼球突出致使左睑裂闭合不全（图组7-10之图1~图9）。第一眼位右眼外斜视30$^\triangle$（图组7-10之图1），右眼除向外、外上及上、下方运动正常外（图组7-10之图2~图4、8），其他各眼位方向均不能运动（图组7-10之图5~图7、图9）。左眼几乎固定于正前方，除向下方各眼位存在一定运动功能外（图组7-10之图7~图9），其他各方向均不能运动且疼痛（图组7-10之图2~图6）。眼球突出度：右13mm，左17mm，眶距108mm。

【讨论】

（1）右眼除向外、外上方及上、下方运动正常外，其他各眼位均不能运动；左眼只在下方各眼位运动时存在一定功能，其他方向均不能运动且疼痛，即双眼运动障碍且与神经支配无关。临床上若遇到眼球突出、存在与神经支配不相关的眼球运动障碍、眶组织存在炎性反应、伴随眼痛时，应首先考虑眼眶肌炎。本病例发病较急，所以属于急性眶肌炎。

（2）双眼发病者各眼的严重程度可以不对称，该患者左眼比较严重且典型。

（3）双眼发病者眼位可固定在外转位不能运动，本病例即是。

（4）存在明显眼球突出，左眼严重。

（5）左眼仅有指数视力，说明病情严重，已累及到视神经。

（6）眼眶肌炎与甲状腺相关眼病的鉴别：眼眶肌炎为特发性、一条或多条眼外肌的非特异性炎症，是炎性假瘤的一种亚型。可累及所有眼眶组织及整个眼肌，包括肌腹和肌腱。受累肌肉作用方向上存在限制，且向该方向运动时疼痛加重。而甲状腺相关眼病主要累及后

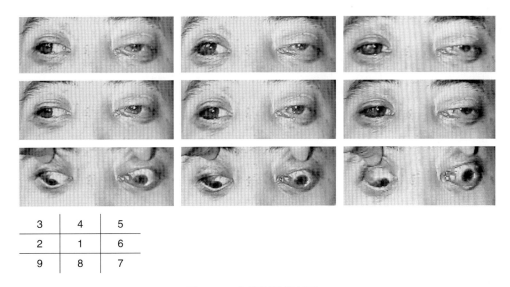

3	4	5
2	1	6
9	8	7

图 7-10　急性眶肌炎(双)

部肌腹。眼球运动限制发生在受累肌肉作用的相反方向。

(7) 该病的发病机制,一般认为与淋巴细胞、浆细胞和嗜酸性细胞浸润,慢性肉芽肿形成有关。眶脂肪坏死,脂质被巨噬细胞吞噬,坏死灶周围聚集多核巨细胞、淋巴细胞、组织细胞、纤维增生和脂性肉芽肿形成。青年患者可能有淋巴细胞、多形核白细胞和嗜酸性粒细胞沉积在血管壁,产生局部破坏。淋巴细胞、偶尔有嗜酸性粒细胞出现在血管的周围,产生眼眶血管炎。也可形成纤维组织增生、胶原变性、炎性细胞浸润造成的硬化改变。

(8) 早期全身、大剂量应用糖皮质激素,疗程足够。如有条件定期行 A 型超声检查并存档,根据超声波反射性增高情况变化调整用量,直至超声检查完全正常后停药。

(王琪　岑洁　胡晶晶)

第十一节　粘连综合征

粘连综合征(adherence syndrome)亦称 Johnson 综合征(Johnson syndrome),是一种眼外肌之间发育性异常或后天因素造成眼外肌间粘连而引起的眼球运动异常,是限制性斜视的一个类型。发育异常中,外直肌鞘和下斜肌鞘以及上直肌鞘和上斜肌鞘粘连最多见。后天性粘连综合征又称为脂肪粘连综合征(fat adherence),眶内手术技巧的不完善是引起该综合征的原因。当外眼手术或意外伤害破坏了后部 Tenon 囊,使脂肪和肌膜进入暴露区,眼球外的眶内脂肪和眶骨相连产生眶骨和巩膜之间纤维瘢痕从而造成运动限制。若手术时破坏了眼外肌肌鞘也可导致脂肪与肌肉粘连,进而导致肌肉运动限制。脂肪粘连综合征最常见于暴露后极部的手术(例如斜肌手术),其次是视网膜脱离的环扎术及任何外眼手术,甚至眼睑整形都可能发生脂肪粘连综合征。

(一) 主要特征

(1) 外直肌和下斜肌之间的异常筋膜粘连可引起假性外直肌麻痹,上直肌和上斜肌腱的粘连可引起假性上直肌麻痹;

（2）被动牵拉试验阳性,如将外直肌的附着点从巩膜上切断后,向外侧被动牵拉试验时外展仍然困难;

（二）治疗要点

粘连综合征的治疗主要是解除粘连。因此,术前行被动牵拉试验,寻找眼球限制因素并解除限制。如果是后天性粘连综合征,建议等斜视稳定半年后再行手术治疗。由于手术设计比较困难,所以尽量局部麻醉,争取术中观察或使用调整缝线。

（三）典型病例

例 7-11-1 ｜ 上方粘连综合征（左上直肌）,视网膜脱离术后（左）

患者男,28 岁

左眼视网膜脱离手术后 2 年（上方裂孔,行上方巩膜垫压术）,手术 2 个月后出现复视。

【检查】

视力:右 0.2–3.75DS = 0.9,左 0.1–5.50DS = 0.4

第一眼位:右眼注视左眼外下斜视 $-15^{\triangle}$R/L20$^{\triangle}$（图组 7-11-1A 之图 1）,左眼注视时右眼外上斜 $-5^{\triangle}$R/L10$^{\triangle}$（图组 7-11-1A 之图 1-1）。右转及右上转眼位双眼运动正常（图组 7-11-1A 之图 2、图 3）,但自正上方开始出现右眼高于左眼及明显外斜视（图组 7-11-1A 之

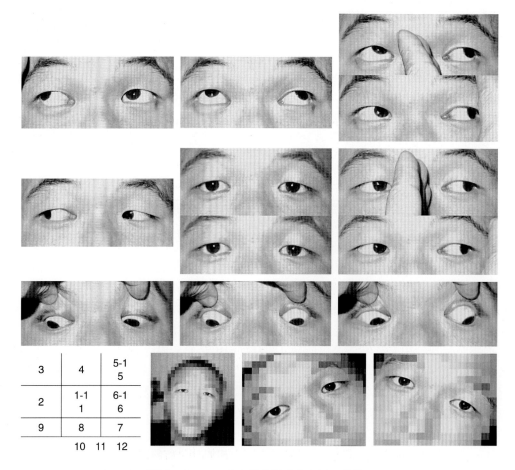

3	4	5-1 5
2	1-1 1	6-1 6
9	8	7
	10　11　12	

图组 7-11-1A　上方粘连综合征（左）　术前

图 4),左上转眼位右眼注视左眼下斜视(图组 7-11-1A 之图 5),左眼单眼注视时上转功能依然不足,右眼上斜视更明显(图组 7-11-1A 之图 5-1),提示左眼上直肌功能不足。下方各诊断眼位双眼运动大致正常(图组 7-11-1A 之图 7~ 图 9)。代偿头位为头向左倾(图组 7-11-1A 之图 10),Bielschowsky 试验:双眼均阴性(图组 7-11-1A 之图 11、图 12)。复视检查:垂直复视,左上方分离大,周边物象属于左眼。左眼上方结膜见手术瘢痕,结膜下见黑色线结。

【手术】

术中发现左眼上方眶组织与上直肌鞘和巩膜上的线结严重粘连,将前部粘连分离后垂直斜视得到改善,又将左眼上直肌缩短 5mm、右眼外直肌后徙 5mm。

术后第一日检查:第一眼位双眼正位(图组 7-11-1B 之图 1),各诊断眼位眼球运动大致正常(图组 7-11-1B 之图 2~ 图 9)。复视和代偿头位消失。

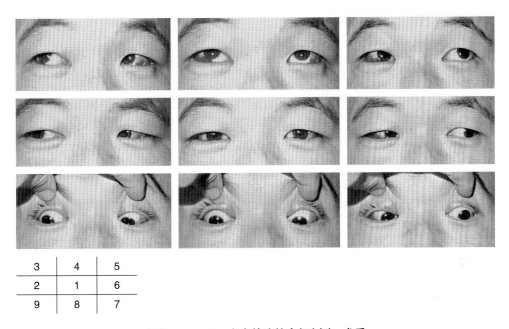

3	4	5
2	1	6
9	8	7

图组 7-11-1B　上方粘连综合征(左)　术后

【讨论】

(1) 患者就诊前 2 年(1998 年)左眼曾行眼球外垫压视网膜脱离手术,此次手术时发现左眼上直肌与周围组织粘连严重,属后天性。这种因眶内机械因素引起的非共同性斜视,其主要体征与上直肌麻痹大致相同。除外垫压视网膜脱离手术外,眼外肌手术也可造成粘连综合征。Parks 发现下斜肌切除 + 部分切除术可发生粘连综合征,他认为是由于纤维脂肪性组织增生,邻近残余的下斜肌断端与 Tenon 囊粘连引起。这种综合征的患者在第一眼位患眼下斜视,不能上转,并且牵拉试验阳性。Parks 统计发现在肌肉附着点进行肌肉部分切除术的 13% 患者,以及下斜肌断腱术的 26% 患者存在这种并发症,但从我们临床经验看并未有如此高的发病率。

(2) 该患者视网膜脱离术后 2 个月方才出现复视,其原因可能是:①瘢痕逐渐形成,收缩牵拉眼球造成复视;②术后近期左眼视力较低,感觉不到复视,随着视力提高逐渐发觉复视。

（3）粘连综合征的治疗方法的讨论

主要是解除粘连。例如颞侧粘连就将外直肌或上直肌暂时从眼球分离，充分分离粘连，努力向相反方向牵拉眼球，以利分离。若是上方粘连综合征则向下方牵拉眼球。若解除粘连后斜视不能得到有效缓解，则再继续进行眼外肌缩短或后徙术。本例是左眼上方粘连综合征，手术时首先是充分分离左眼上方粘连，清除巩膜表面上的视网膜脱离手术的线结，尽管好转，但仍有斜视，故将左眼上直肌缩短。为了防止再次粘连的发生，有学者主张在手术中使用丝裂霉素 C，或者直接注入地塞米松，希望能减少瘢痕的产生，但仍有部分患者术后效果回退，预示再次粘连的发生。所以，提高手术技巧、避免该综合征的产生是手术医生必须重视的问题。

（4）眼外肌发生粘连后，对眼球运动的影响并非一成不变，该例左眼上方粘连影响眼球上转，但有时下方粘连除影响眼球下转外也影响上转，见例 7-11-2。

| **例 7-11-2** | 下方粘连综合征，颧眶骨折复位术后，视神经萎缩（右） |

患者女，18 岁

3 年前发生车祸，右颌面骨折、眶内血肿，伤后右眼睑肿胀完全不能开睑，眼睑消肿后，却发现右眼视力下降明显、转动不良，逐渐外斜视。曾行"眶骨骨折复位手术"，术后仍感左眶面部畸形。

【检查】

视力：右 0.04（不能矫正），左 1.2

第一眼位左眼注视右眼外下斜视 $-60^\triangle$ L/R $10^\triangle$（图组 7-11-2A 之图 1），右眼不能注视（图组 7-11-2A 之图 1-1）。水平左右转及上转各眼位右眼低于左眼（图组 7-11-2A 之图 2~图 6），下转各眼位右眼高于左眼，右下方最著（图组 7-11-2A 之图 7~图 9），提示右眼上、下转功能均受限。但牵拉试验右眼向上方牵拉无阻力（图组 7-11-2A 之图 10）、向下方有阻力（图组 7-11-2A 之图 11）。第一眼位、右转眼位右眼睑裂略小于左眼（图组 7-11-2A 之图 1、图 2），而左转时双眼睑裂大小相等（图组 7-11-2A 之图 6）。双眼下转时右眼上睑下落迟滞，右下方最著（图组 7-11-2A 之图 7~图 9）。无明显代偿头位、左右侧面部（以颧骨为中心）不对称（图组 7-112A 之图 12）。Bielschowsky 试验：双眼阴性（图组 7-11-2A 之图 13、图 14）。受伤前：双眼正位，双侧颧眶骨对称（图组 7-11-2A 之图 15、图 16），右下方注视时无上睑下落迟滞（图组 7-11-2A 之图 17）。右眼视神经乳头呈黄白色，提示视神经萎缩。

【手术】

术中见右眼下方眶内组织粘连明显，分离粘连后上下转动即恢复正常，行外直肌后徙 7mm。

术后第一日检查：双眼正位（图组 7-11-2B 之图 1），各方向运动功能均得到改善（图组 7-11-2B 之图 2~图 9）。左右转时双眼睑裂大小相同，且右眼左、右转时睑裂无差异（图组 7-11-2B 之图 2、图 6）。右眼上睑迟落得到改善（图组 7-11-2B 之图 10，为视频截图）。

【讨论】

（1）右眼上、下转运动功能不足，形似上、下直肌麻痹。但患者有外伤史、眶骨骨折复位术病史，及牵拉试验均支持限制性因素引起的眼球运动异常。手术时发现下方眶内组织粘

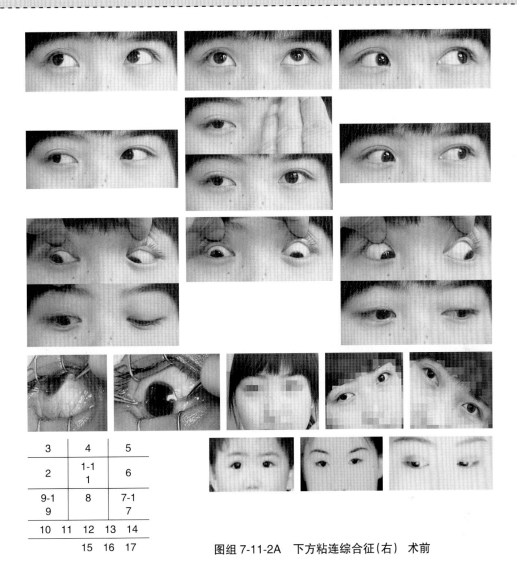

3	4	5
2	1-1 1	6
9-1 9	8	7-1 7
10 11	12 13	14
	15 16 17	

图组 7-11-2A 下方粘连综合征(右) 术前

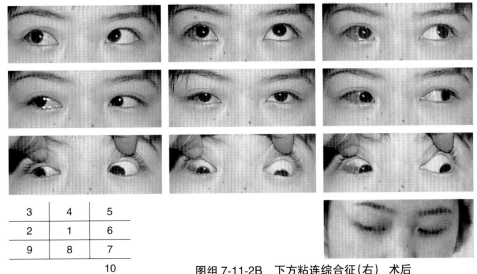

3	4	5
2	1	6
9	8	7
	10	

图组 7-11-2B 下方粘连综合征(右) 术后

连,分离粘连后上、下运动功能恢复正常,进一步证实为下方粘连综合征。

（2）下方粘连综合征与下直肌纤维化存在相似之处,但前者系眶内组织后天性异常,致使眼球与眶壁粘连而影响眼球运动,分离后即眼球运动障碍能缓解。而后者为自发形成,尽管眶内组织可以不同程度纤维化,但瘢痕非粘连引起,松解下直肌,眼球运动只能得到一定程度的改善。

（3）右眼由右侧向左侧水平转动及右下转时睑裂增大,形似异常神经支配。但手术分离下方粘连后不仅眼球运动改善,上睑迟落及双眼睑裂大小不对称也明显改善,证实眼睑的异常也是下方粘连造成而非异常神经支配。

例 7-11-3 | 下方粘连综合征,眶内异物存留（左）

患者女,47 岁

外伤后眼斜、复视 3 年,CT 示左眶内异物,受伤前双眼正位。

【检查】

第一眼位:右眼注视时左眼外下斜视（图组 7-11-3 之图 1）,左眼不能注视（图组 7-11-3 之图 1-1）。各诊断眼位右眼注视左眼固定在外下方不动（图组 7-11-3 之图 1~ 图 9）。CT提示:左眼下方眶内异物,周围组织高密度影（图组 7-11-3 之图 10~ 图 12）。

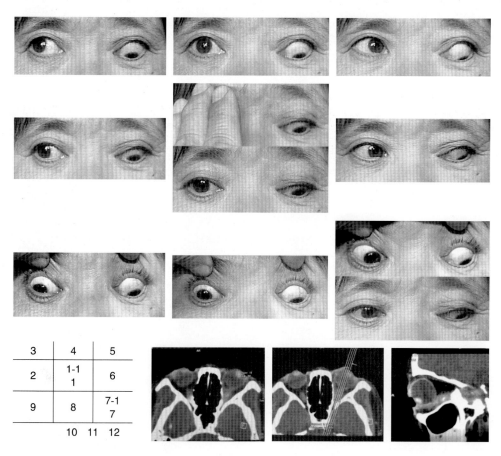

3	4	5
2	1-1 1	6
9	8	7-1 7
	10 11 12	

图组 7-11-3 颅脑外伤、下方粘连综合征

【讨论】

外伤或手术破坏了后部Tenon囊,眶脂肪进入从而发生炎症反应,在眶骨和巩膜之间形成纤维瘢痕,从而限制了眼球运动,即为后天粘连综合征。本例3年前发生外伤,之后出现眼斜、复视,左眼固定于外下方,眼球运动严重受限,CT检查示左眼眶内金属异物,周围高密度阴影,为典型异物进入眶内后引起周围炎症反应、瘢痕形成造成的后天粘连综合征。

例7-11-4 内侧粘连综合征(双),假性翼状胬肉(双),头面部爆炸伤、眶内侧异物取出术后(双)

患者男,49岁

外伤后复视、歪头视物1年半。

1年半前头面部炸伤,双眼及面部皮下多发性异物,急症手术取出面及双眶内侧多块较大异物,眼睑消肿1周后出现复视,并发现双眼外转困难,歪头视物至今。

【检查】

视力:右1.0,左0.6(不能矫正)

双眼内眦结膜充血、假性胬肉及手术瘢痕。第一眼位右眼注视时左眼明显内斜视(图组7-11-4之图1),双眼向外侧运动时右眼轻度外转不足、左眼严重不足(图组7-11-4之图2、图6)。代偿头位为面向左转(图组7-11-4之图10)。复视像:水平同侧复视,左、右侧复像分离均较第一眼位大,但左侧著,左、右侧的周边物像各属外转眼。双眼向外侧被动牵拉各眼均有阻力。下唇外翻,双唇闭合不全(图组7-11-4之图10)。

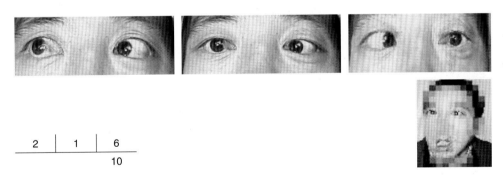

2	1	6
	10	

图组7-11-4 内侧粘连综合征

【讨论】

(1)该例双眼外转障碍,可能为眶内多发性异物取出造成内侧瘢痕粘连所致,双眼向外侧被动牵拉各眼均有阻力可证实。

(2)机械性因素造成的眼球运动障碍与麻痹性斜视体征相似,机械障碍主要有眶内肿瘤、假瘤、眶蜂窝织炎、眶内血肿、眼眶骨折及外伤瘢痕等。鉴别时除注意询问病史外,还应进行牵拉试验及CT等影像学检查。

(岑洁 乔彤 胡晶晶)

第十二节 Crouzon 综合征

Crouzon 综合征(Crouzon syndrome)是一组由多发性颅部骨缝和面部骨缝早闭引起的颅部和面部复合畸形的症候群,常伴颅内压增高症。1921 年,Crouzon 首先报道了此病,故称 Crouzon 综合征,又称鹦鹉头综合征、狭颅综合征等,是以颅骨缝闭合过早、上颌发育不良以及眼球突出等为主要特征的一种综合征。Crouzon 综合征具有明显的常染色体显性遗传模式,约 67% 的病例是家族性的。表达可变性是 Crouzon 综合征的特征,绝大多数基因定位在染色体 10q25-q26 的 FGFR2 基因区域。

颅缝早闭为一条或多条颅缝提前闭合,继发相对应的颅骨发育障碍、头颅畸形等症状。新生儿颅缝早闭发病率约为 1/2500~1/2000。据国外资料统计,在所有颅缝早闭的患者中并发水平和垂直斜视的约占 60%~70%。颅缝早闭伴有其他系统典型畸形的综合征,临床表现为突眼、面中部发育畸形、特殊面容、四肢畸形等。较为常见的类型有 Crouzon,Apert,Pfeiffer,Saethre-Chotzen 综合征等。

(一) 主要特征

(1) 冠状缝早闭,头颅矢状生长过早停滞,前后径相对过短,引起尖头畸形、短头畸形或三角形头畸形。

(2) 眼窝浅,眼球突出,眼距过宽。

(3) 面中部凹陷:额骨、上颌骨向后凹陷,舟状面容。

(4) 鼻梁塌陷,鹰钩鼻,低位双耳,薄短上唇。

(5) 下颌骨相对前突,反向咬合,舌系带畸形,牙发育畸形等。

(6) 斜视:外斜视多见,常伴上斜肌功能减弱、垂直斜视、V 型斜视、眼球外旋转位、眼外肌缺如。

(7) 眼部其他症状:角膜暴露、视神经萎缩视力减退甚或失明,其他少见异常包括圆锥角膜、虹膜和角膜畸形、青光眼和晶状体异位。

(8) 当颅内高压出现时,患儿可有头痛、呕吐、癫痫、脑积水、脑疝、智力发育障碍等一系列症状。

(二) 治疗要点

(1) 定期检查视神经状态,可作为监测颅内压增高的指标,眼科观察角膜暴露情况以及是否威胁视力。

(2) 除非患儿出现眼球脱臼等眼科急症,建议优先行外科颅面骨整形手术。外科手术的目标为早期手术预防或解除高颅压,早期预防智力发育阻滞,改善外观,消除心理影响。眼眶骨及滑车的复位有利于斜视手术预后。颅骨手术年龄越小手术难度越低,颅骨移位恢复效果越好。

(3) 在患儿总体情况稳定后再尽早行斜视手术。第一眼位的水平斜视矫正,V 型斜视如果出现上斜肌肌力不足体征,优先考虑上斜肌折叠,或同时行下斜肌减弱。伴有明显垂直斜视者注意排除下直肌缺如。

(三) 典型病例

例 7-12 | Crouzon 综合征

患儿女,6 岁

家长主诉双眼球突出。外院检查甲状腺功能正常。

【检查】

眼部表现:第一眼位正位(图组 7-12A 之图 1),双眼向右上及左上注视时均表现下斜肌功能亢进(图组 7-12A 之图 3、图 5),双眼向右下和左下注视时均表现上斜肌落后(图组 7-12A 之图 9、图 7)。双眼球突出(右 24mm,左 22mm)、眶距 100mm(较正常小儿增宽)(图组 7-12A 之图 10)。

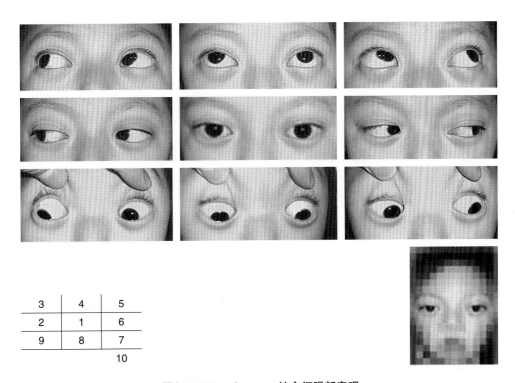

3	4	5
2	1	6
9	8	7

10

图组 7-12A　Crouzon 综合征眼部表现

其他表现:额骨、上颌骨向后凹陷,鼻梁塌陷(图组 7-12B 之图 1、图 2)。眼眶 CT 示眶窝浅、眼球突出(图 7-12B 之图 3),双眼下直肌向鼻侧偏位、内直肌偏上、外直肌偏下(图组 7-12B 之图 4~图 6)。

【讨论】

(1) Crouzon 综合征发生斜视的机制:Crouzon 综合征患儿的肌纤维、胶原纤维与健康人未见明显区别,斜视的发生主要归因于眼部解剖结构异常以及眼外肌的缺如。

(2) 由于额骨、上颌骨向后凹陷、眼球突出,滑车发生相对上斜肌肌止点的后移,穿过滑车的上斜肌走行发生冠状化。同时,由于上斜肌纤维总长度不变,使得上斜肌松弛屈曲、上斜肌力量减弱,造成收缩时不稳定、眼球发生外旋转,并产生一定的垂直斜视。同时,不少患儿被发现肌圆锥先天性的外旋。这两种机制的共同作用会产生较大的眼球外旋,引发后续的眼位改变。

(3) 四条直肌走行方向也发生改变,如上直肌偏向颞上侧,下直肌偏向鼻下侧,内直肌偏上,外直肌偏下。除易发生外斜视外,当患者向上注视时,由于上直肌的外展分力增大眼球

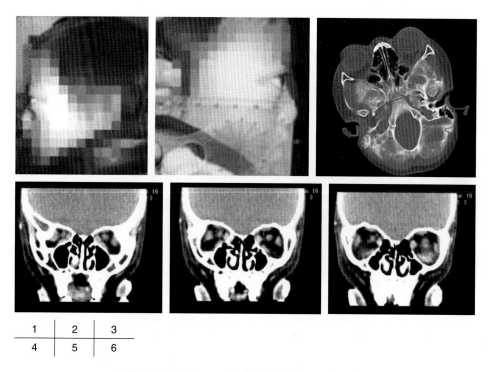

1	2	3
4	5	6

图组 7-12B　Crouzon 综合征头面部、眼眶 CT 表现

外展;当患眼向下注视时,由于下直肌的内收分力增大眼球内收,故导致 V 型斜视。

(4) 眼外肌缺如:与普通斜视患者比较,Crouzon 综合征伴斜视患者眼外肌缺如的发生率更高。Coats 等检查 9 例伴有 V 型斜视的 Crouzon 综合征患者的上斜肌,发现 7 例存在上斜肌缺如,也有报道 Crouzon 综合征患者存在下直肌缺如。

(岑 洁　田巧霞　刘 彬)

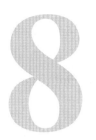

第八章

上 睑 下 垂

上睑下垂（ptosis）是各种原因造成提上睑肌功能障碍引起的上睑运动异常。临床常见的上睑下垂是指动眼神经支配的提上睑肌和交感神经支配的 Müller 肌功能不足或丧失，导致单或双眼上睑下垂，可以先天也可后天发生。本章重点讨论先天性上睑下垂、先天性小睑裂综合征、老年性上睑下垂的诊断和治疗，其他原因引起的上睑下垂及其治疗请见动眼神经麻痹及眼外肌纤维化等章节。

一、先天性上睑下垂

先天性上睑下垂（congenital ptosis or congenital blepharoptosis）主要是动眼神经核至提上睑肌通路先天性发育异常引起。动眼神经核簇的中央后柱支配双侧提上睑肌，此处障碍将引发双侧上睑下垂。动眼神经眶内的上支障碍将引起单侧提上睑肌功能，且经常合并上直肌运动异常。另外在动眼神经核上部位存在的先天性核上性障碍，在特定情况下还会引起复杂的上睑上举异常。

（一）主要特征

（1）上睑下垂，睑裂小，上睑皱褶消失；

（2）双侧者若遮盖瞳孔，患儿为了明视，会借用额肌收缩将眉和上睑一并上提，导致额纹加深；

（3）下颌上举代偿头位，多见于双侧者，形成仰头、皱眉的特殊姿势。

（二）其他特征

（1）出生后不久即被发现；

（2）上睑下垂严重、遮盖瞳孔者易引发形觉剥夺性弱视，尤其单侧者更易引起；

（3）可以合并上直肌或其他眼外肌功能异常，偶合并全身先天异常；

（4）由于提上睑肌与上直肌的密切关系，常同时受累；

（5）双侧多于单侧；

(6) 可有阳性家族史,常染色体显性或隐性遗传;

(7) 严重者颌面部畸形。

(三) 先天性上睑下垂的测量方法

(1) 先天性上睑下垂的分度

通常情况下正常人在自然睁眼、原位注视时,上睑缘位于瞳孔上缘与角膜上缘之间,即上睑缘覆盖上方角膜 1.5~2.0mm 位置。临床上,按测量正前方眼位时睑裂的高度将上睑下垂分为:①轻度下垂:上睑缘位于瞳孔上缘,下垂量约为 1~2mm;②中度下垂:上睑缘遮盖瞳孔的上 1/3~1/2 部位,下垂量约为 3~4mm;③重度下垂:上睑缘下落到瞳孔中央水平线及以下部位,下垂量约为 4mm 或 4mm 以上。

(2) 提上睑肌肌力的分级

用拇指压住患侧整个眉部,完全阻断额肌的提上睑作用。嘱患者尽量向下注视,用厘米尺零点对准上睑缘,再嘱患者尽力向上看,睑缘从下向上提高的幅度(以 mm 计量)即为提上睑肌肌力(注意:手指切勿向下压至眶内,以免阻碍提上睑肌运动,影响检查的正确性)。正常人的提上睑肌肌力在无额肌参与的条件下为 13~l6mm,有额肌参与可增至 16~19mm。根据临床手术选择的需要,将肌力分为:正常(≥10mm),良好(7~10mm),中等(4~7mm),弱(小于 4mm)。一般来说,肌力愈差下垂愈明显。

(四) 鉴别诊断

(1) 重症肌无力

1) 新斯的明试验:肌肉注射新斯的明 0.5mg,15 分钟后观察上睑下垂是否减轻。

2) 冰敷试验:冰敷于下垂的上睑 2 分钟,上睑下垂改善者可能是重症肌无力。

3) 去氧肾上腺素试验:2.5% 去氧肾上腺素 1 滴滴入患眼,5~7 分钟后上睑下垂改善预示可通过药物治疗。

4) 胸部 CT 检查以排除胸腺瘤。

(2) Horner 综合征:可行可卡因和羟苯丙胺试验,怀疑疼痛性 Horner 综合征需行颈部 CT 或 MRI 检查以排除颈动脉夹层动脉瘤。

(3) 怀疑 Kearns-Sayre 综合征需请心内科会诊检查。

(4) 怀疑眼眶占位病变应行眼眶 CT 或 MRI 检查。

(5) 怀疑第Ⅲ脑神经麻痹需行头颅 CT 或 MRI 检查。

(五) 治疗要点

手术为该病的主要治疗方法。

先天性上睑下垂患儿应注意观察是否遮盖瞳孔,是否引起形觉剥夺性弱视,以确定手术时机。轻、中度上睑下垂,不影响视觉发育时可以延至 3~5 岁后酌情手术;重度影响视觉发育的上睑下垂,特别是单侧上睑下垂是形觉剥夺性弱视的危险因素,2 岁或更早即应手术;不影响视力发育的单侧上睑下垂可于 3 岁以后酌情矫正。伴有眼外肌麻痹,需先矫正斜视后再矫正上睑下垂。伴有睑裂狭小综合征,先行内、外眦成形术,半年后再行上睑下垂矫正术。

手术方式

(1) 缩短或增强提上睑肌肌力的手术

1) 提上睑肌缩短术:提上睑肌缩短术是通过缩短提上睑肌来增强其肌力,进而提高上睑位置。因此,肌力越好,术后效果越佳。如果肌力小于 4mm,则所需加大缩短量,术后易造成睑裂闭合不全及明显的上睑迟滞,且远期矫正效果差。因此,临床常用于提上睑肌肌力

≥4mm 的先天性、老年性、外伤性或其他类型的上睑下垂。提上睑肌肌力越好、下垂越轻,缩短量越少;反之,则越多。

2）提上睑肌折叠术:是提上睑肌缩短术的又一种术式。本术式不仅具有一般提上睑肌缩短术符合生理要求、疗效可靠、睑功能恢复良好、瞬目自然等优点,而且因术中不需分离提上睑肌后面、不剪开其侧角、不切除肌肉,具有手术简便、时间短、对组织损伤小,术后反应轻等优点。

（2）借助额肌力量的手术

常见的手术方式有额肌瓣、额肌筋膜瓣悬吊上睑,和利用自体或异体材料悬吊额肌和上睑。额肌瓣悬吊术是直接利用额肌力量的手术,适用于治疗重度上睑下垂或复发性重度上睑下垂。

（3）减轻提上睑肌负荷手术:主要包括睑板部分切除术,它通过切除部分上睑板,减轻提上睑肌的负荷以达到治疗上睑下垂的目的。常作为提上睑肌缩短和前徙术的一部分,对轻度的先天性上睑下垂及曾做上睑下垂手术但术后出现矫正不足,或睑内翻倒睫导致角膜损伤者有较好的疗效。优点为方法简便,容易掌握,缺点为适应范围受限。

（4）Müller 肌缩短术:虽然上睑的提升主要依靠提上睑肌的收缩,但 Müller 肌对维持提上睑肌的张力相当重要。当 Müller 肌兴奋时,可增宽睑裂 2mm 左右。因此部分学者采用缩短 Müller 肌,或同时行提上睑肌腱缩短和前徙或合并睑板结膜的部分切除来治疗轻度的上睑下垂。由于 Müller 肌并非提上睑的主要动力肌肉,因此,只是对于提上睑肌肌力 >10mm,下垂量 <2mm 的轻度上睑下垂有一定的疗效。

（5）利用提上睑肌与上直肌联合筋膜鞘(CFS)的手术:CFS 是上直肌和提上睑肌之间的筋膜组织,对于重度下垂患者,可将此结构与睑板缝合增强悬吊效果。但因该筋膜与上直肌相联系,所以缝合固定时容易出现上直肌功能障碍,术中应避免此情况发生,术后需严密观察有无复视、下斜视并发症。

先天性上睑下垂手术术式的选择一般遵循以下原则:从手术方法是否符合生理特点的角度看,首选的应该是提上睑肌缩短和前徙或肌腱折叠等方法。但也应根据提上睑肌肌力来选择:①当提上睑肌肌力 >7mm,患者仅表现为轻度下垂时,多采用提上睑肌折叠、提上睑肌缩短的方法来进行矫正,也有报道利用单纯睑板切除或结膜 -Müller 肌切除来进行矫正。②当提上睑肌肌力 4~7mm,患者表现为中度下垂时,多采用提上睑肌缩短手术即可达到较好的矫正效果。③当提上睑肌肌力 <4mm,患者表现为重度下垂时,则可采用额肌相关手术进行矫正。

（六）典型病例

| **例 8-1** | 先天性上睑下垂（双）,形觉剥夺性弱视（左）

患儿男,16 岁

左眼睑裂小,上眼睑上抬困难,视力不良。

【检查】

视力:右 1.2−0.25DS =1.5,左 0.04+2.75DS=0.1

第一眼位双眼正位,双眼上睑下垂,左眼著,右眼凭额肌力量开睑大致正常（图组 8-1A 之图 1、图 1-1）。双眼运动大致正常（图组 8-1A 之图 2~ 图 9）,但上睑下垂（图组 8-1A 之图 2-1~ 图 6-1）。向上方注视时右眼需要额肌帮助才能有限开睑,左眼即便额肌帮助仍然不能正常开睑(图组 8-1A 之图 3-1~图 5-1)。下转各眼位眼睑运动大致正常(图组 8-1A 之图 7~图 9)。4 岁时轻度下颌上举代偿头位(图组 8-1A 之图 11),现在无代偿头位。

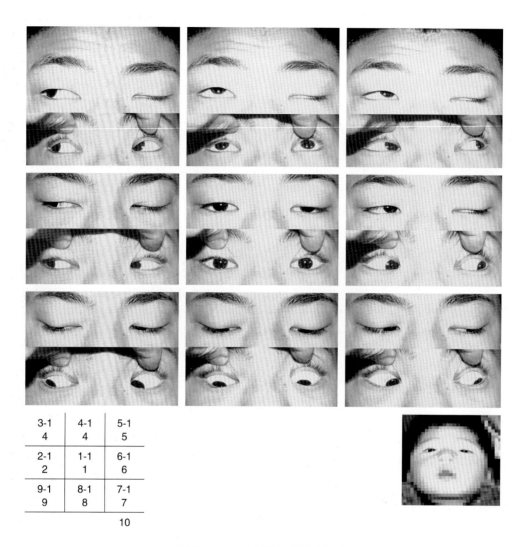

3-1 4	4-1 4	5-1 5
2-1 2	1-1 1	6-1 6
9-1 9	8-1 8	7-1 7

10

图组 8-1A　先天性上睑下垂(双)

【讨论】

(1) 正常眼睑位置:①睑裂上、下高度为 6~11mm,多为 9~10mm,超过 11mm 为睑裂过大;②上睑睑缘位于角膜上缘下方 1.5~2mm,遮盖大于 2mm 即可诊断为上睑下垂;③下睑缘遮盖下角巩膜缘 1~2mm,在开睑时可以向下活动 1~3mm。

(2) 眼睑运动受动眼神经、交感神经及面神经支配。动眼神经路径长,不同部位障碍引发下垂情况和程度不同,当动眼神经核簇中央后柱障碍时将发生双侧上睑下垂,双眼下垂的程度经常不同。本例即属于动眼神经核簇中央后柱障碍,左眼重于右眼。

(3) 临床上多数患者双眼上睑下垂呈不对称性,甚至一侧用额肌帮助能很好的开睑。欲判断是否双侧受累困难时,可用手指压住眉弓限制额肌帮助,使患者仅能凭提上睑肌睁眼来进行鉴别(图组 8-1B)。双眼对称的上睑下垂可以凭额肌力量、下颌上举的代偿头位注视,患者形成眉弓上提、额纹加深的特有面容和仰头视物的特殊姿势(图组 8-1C)。

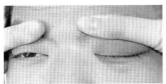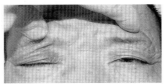

图组 8-1B 压迫眉弓排除额肌帮助开睑方法(两例)

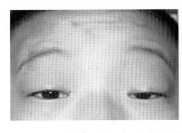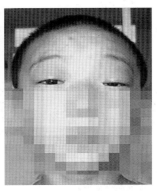

图组 8-1C 双眼对称的单纯性上睑下垂

左图:双眼上睑下垂对称,睑裂等大,额纹深;右图:下颌上举代偿头位

(4)上睑下垂未遮盖瞳孔者较少发生弱视,且能保存一定双眼视觉;严重者遮盖瞳孔,将导致形觉剥夺性弱视。例 8-1 幼年时还企图凭下颌上举代偿头位及额肌帮助努力保持双眼注视(图组 8-1A 之图 11),但是由于左眼较重,即使再努力也无济于事。因此,到 7 岁、8 岁时头位逐渐消失,左眼形成形觉剥夺性弱视,进而破坏了双眼视觉。因此,对于不对称的双眼上睑下垂特别是单侧上睑下垂应早期手术,以防治弱视(图组 8-1D)。

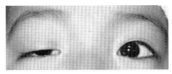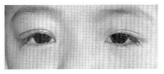

术前   术后

图组 8-1D 右眼上睑下垂、形觉剥夺性弱视

(5)若双侧提上睑肌障碍,其病变多在动眼神经核部(第六章第二节动眼神经麻痹部分),因此,有学者认为双眼单纯的上睑下垂可能是最轻的 CCDDs,尤其存在明显家族史者。若单侧提上睑肌障碍,病变部位多发生在动眼神经眶内的上支(补充病例 8-2)。

补充病例8-2　先天性上睑下垂(左)

患儿男,5岁

出生后左眼上眼睑下垂,下垂程度朝暮相同。

【检查】

双眼视力正常。第一眼位左眼上睑下垂,遮盖上1/3瞳孔(8-2A之图1),提上睑肌肌力弱(提上睑肌仅能提睑2mm)。正前方及上方各眼位左眼上睑下垂、睑裂均小于右眼(8-2A之图1~图6),下方各眼位双眼睑裂大致相等(8-2A之图7~图9)。人为助开左上睑后观察各诊断眼位双眼眼球运动无异常(8-2A之图1-1~图9-1)。左上直肌功能正常(8-2A之图5、图5-1)。无代偿头位。新斯的明试验阴性。

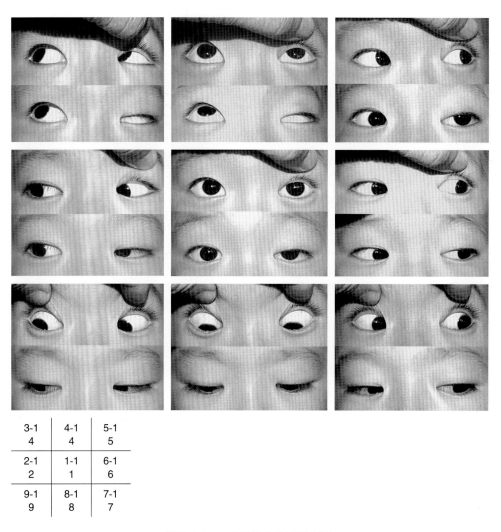

3-1	4-1	5-1
4	4	5
2-1	1-1	6-1
2	1	6
9-1	8-1	7-1
9	8	7

图组8-2A　先天性上睑下垂(左)

(6) 上睑下垂可伴有其他先天异常,常见小睑裂综合征(blepharophimosis syndrome)。患者有上睑下垂、睑裂小及反向内眦赘皮(图组8-2B)。

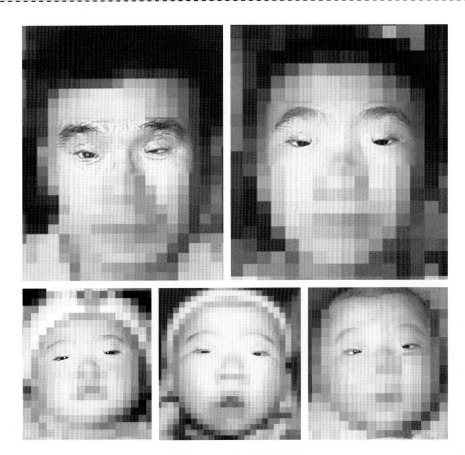

图组 8-2B　小睑裂综合征
上排示父子同患；下排为另一家族三个不同患者

（7）提上睑肌手术主要依靠提上睑肌肌力选择手术方式，并参考患儿年龄因素。一般情况下，幼年患儿，应选择创伤小、手术时间短的术式。例8-3、例8-4选择的是提上睑肌缩短术，例8-5为额肌瓣悬吊术。

例 8-3 ┃ 先天性上睑下垂（右）

患儿女，12岁
出生不久被发现左眼上眼睑下垂，下垂程度朝暮相同。

【检查】
视力：右1.0，左1.0。
第一眼位右眼上睑下垂，压迫眉弓排除额肌作用后右眼上睑缘遮挡约1/3瞳孔，提上睑肌肌力6mm；左眼上睑缘遮挡角膜约2mm，提上睑肌肌力约11mm（图组8-3之左图）。双眼Bell征（+），无代偿头位，新斯的明试验阴性。
右眼采用提上睑肌缩短术，术后3个月眼睑位置良好，上睑下垂矫正（图组8-3之右图）。

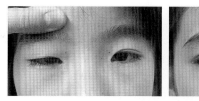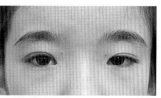

图组 8-3　右眼先天性上睑下垂

左图(术前):右眼上睑无重睑皱襞;右图(术后)

例 8-4　先天性上睑下垂(双)

患者男,21 岁

自出生被发现双眼上睑下垂,左眼著,无朝轻暮重。

【检查】

视力:右 0.8,左 0.6

第一眼位双眼上睑下垂,左眼著。右眼上睑缘遮挡角膜至瞳孔上缘,提上睑肌肌力 8mm;左眼上睑缘遮挡 1/2 瞳孔,提上睑肌肌力 4mm(图组 8-4 之左图),双眼 Bell 征(+),新斯的明试验阴性。

行双眼提上睑肌缩短术,术后 6 个月眼睑位置良好,上睑下垂得到矫正(图组 8-4 之右图)。

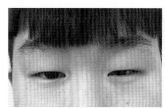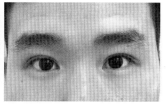

图组 8-4　双眼先天性上睑下垂

左图(术前),右图(术后)

例 8-5　先天性上睑下垂(左)

患儿男,4 岁

出生后被发现左眼上眼睑下垂,无朝轻暮重,无下颌瞬目。

【检查】

视力:右 0.8,左 0.8

第一眼位左眼轻度抬眉、上睑下垂(图组 8-5 之左图)。压迫眉弓排除额肌作用后左眼睑裂明显减小,上睑缘遮挡约 1/2 瞳孔,提上睑肌肌力 4mm;右眼上睑缘遮挡角膜约 2mm,提上睑肌肌力约 10mm(图组 8-5 之中图)。双眼 Bell 征(+),下颌上举代偿头位。

左眼行额肌瓣悬吊术,术后 1 个月上睑下垂矫正(图组 8-5 之右图)。

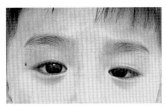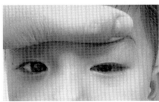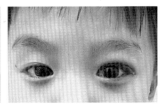

图组 8-5　左眼先天性上睑下垂

左图:自然状态下双眼睑裂;中图:压迫眉弓后示左眼睑裂缩小;右图:左眼上睑下垂矫正术后

二、先天性小睑裂综合征

先天性小睑裂综合征(blepharophimosis ptosis epicanthusinversus syndrome,BPES)临床相对罕见,是一种常染色体显性遗传性疾病,多呈家族性发病,也可散发。1921 年,由 Komoto 描述,又名 Komoto 综合征。其典型特征为睑裂狭小、上睑下垂、内眦间距增宽及反向型内眦赘皮,同时可伴鼻梁低平、下睑外翻、上眶缘发育不良等一系列眼睑和颜面部发育异常,面容较特殊。近年来,分子生物学研究确定小睑裂综合征的致病基因位于染色体 3q23 的 *FOXL2* 基因。可分为两个亚型:Ⅰ型多为父亲传代,外显完全,表现为眼睑畸形伴女性患者卵巢功能早衰和不育,男性患者生育正常。Ⅱ型父母传代机会均等,不完全外显,表现仍有眼睑畸形,无生育功能障碍。

(一) 主要特征

(1) 双眼发病,下颌上举、抬眉视物。

(2) 典型特征(Komoto 四联征):睑裂狭小(睑裂横径及高度均狭小)、上睑下垂、内眦间距增宽及反向型内眦赘皮。

(3) 下颌上举的代偿头位。

(二) 其他特征

(1) 眼部表现:无重睑皱襞,屈光不正,弱视,上眶缘发育不良,下睑外翻。

(2) 全身特征:生长发育障碍,心脏先天发育异常,头颅小,宽鼻梁,鼻背塌陷,弓形腭,智力低下,女性不孕。

(三) 治疗要点

先天性小睑裂综合征严重影响患儿面貌,视功能及身心发育,屈光不正、弱视、斜视发生率远高于正常人群,应早期手术。以 3~5 岁为宜,因过早手术将影响手术效果。目前,大部分主张分期手术,一期先行睑裂开大术,半年后再矫正上睑下垂。如有弱视,尽早行弱视治疗。

手术方式:

1. 睑裂开大术

(1) 内眦成形术:大多选择"Y-V"成形术、Mustard 内眦成形术以开大内眦,改善内眦间距;

(2) 外眦成形术:一般采用 Fox 外眦成形术、Imere "Z" 外眦成形术。

2. 上睑下垂矫正术　因为先天性小睑裂提上睑肌肌力差,一般采用额肌瓣悬吊矫正上睑下垂。

（四）典型病例

| 例8-6 | 小睑裂综合征，形觉剥夺性弱视（双）

患儿男，5岁

出生后双眼睑裂狭小。

【检查】

视力：右0.2，左0.3

第一眼位双眼睑裂狭小（睑裂横径及高度均狭小），上睑下垂，双侧抬眉凭额肌力量助开上睑。睑裂宽度15mm，睑裂高度：右眼2mm，左眼3mm，内眦间距40mm，提上睑肌肌力1mm，双眼Bell征（+），反向型内眦赘皮。代偿头位：下颌上举（图组8-6）。

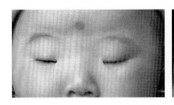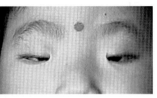

图组8-6　先天性小睑裂综合征

左图，一岁；右图，五岁

| 例8-7 | 先天性小睑裂综合征

患者男，24岁

自出生双眼睑裂狭小、上睑下垂。

【检查】

双眼视力正常。第一眼位双眼睑裂狭小，双眼上睑下垂，双侧抬眉凭额肌力量助开上睑，额纹加深。睑裂宽度约20mm，睑裂高度：右眼5mm，左眼6mm。提上睑肌肌力2mm，双眼Bell征（+），双眼反向型内眦赘皮，下颌上举视物（图组8-7之左图）。

行双眼内眦"Y-V"成形联合额肌瓣悬吊术，术后3个月上睑下垂矫正、额纹消失、眉眼间距减小（图组8-7之右图）。

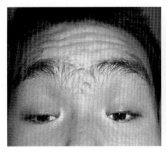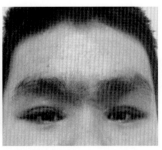

图组8-7　先天性小睑裂综合征

左图：术前；右图：双眼内眦成形联合上睑下垂矫正术后

三、老年性上睑下垂

老年性上睑下垂（Senile ptosis or senile blepharoptosis）属于后天性腱膜性上睑下垂,其主要致病原因是提上睑肌功能减退。随着年龄增长,提上睑肌腱膜有自行断腱或裂开形成裂孔的倾向,同时可伴有腱膜附着点部分脱离,造成提上睑肌腱膜乏力。另外,老年眼睑皮肤松弛使眼睑负重、弹性减退以及眶隔薄弱等,更容易引发生睑下垂。

(一) 主要特征

(1) 上睑下垂,睑裂减小,上睑皮肤皱襞不明显或增宽,向下注视时下垂加重。

(2) 代偿性眉上提,眉睑间距加大,额纹加深。

(3) 上睑下垂程度与提上睑肌功能不成正比,即术前测定为严重的肌力低下,而实际肌肉收缩的生理功能是正常或比较正常。

(4) Müller 肌功能正常。

(二) 其他特征

(1) 双眼发病,少见单眼发病。

(2) 眼睑皮肤变薄、松弛,可伴上眶区凹陷。

(3) 偶合并上直肌或其他眼外肌功能异常。

(4) 术中常见:提上睑肌腱膜变长,出现裂孔,部分或全部从睑板表面断裂,有的出现脂肪样变性。

(5) 组织学观察:提上睑肌腱膜变性、脂肪化、肌纤维减少。

(三) 鉴别诊断

(1) 老年性眼睑皮肤松弛:该病上睑缘位置正常,但是上睑皮肤松弛,遮挡部分睑裂,造成外观睑裂变小,为假性上睑下垂。

(2) 重症肌无力

1) 新斯的明试验:肌肉内注射新斯的明 0.5~1mg,30 分钟后观察上睑下垂是否减轻。

2) Tensilon 试验:检查效果最显著。

(3) 交感神经性上睑下垂:可卡因和肾上腺素试验或 10% 新福林(去氧肾上腺素)试验:将浸有 1∶10 000 肾上腺素和 5% 可卡因的小棉片置于结膜上穹窿,或 10% 去氧肾上腺素滴于结膜上穹窿,10 分钟后如上睑提高,说明 Müller 肌有功能,可除外交感神经性上睑下垂。

(4) 第Ⅲ颅神经麻痹(参考第六章第一节和第二节)。

(四) 治疗要点

手术为唯一有效的治疗方法。

手术时机:在遮挡视线或影响外观、患者要求的情况下可以手术。

手术方式:

(1) 提上睑肌腱膜缩短术:适用广泛,该术式主要是加强提上睑肌力量,或将从睑板附着点裂开或断裂的提上睑肌腱膜复位于睑板,恢复正常解剖结构和正常生理功能,达到矫正上睑下垂的目的。由于老年性上睑下垂提上睑肌解剖结构和功能存在很多不确定因素,易发生过矫。所以,手术因人而异,提上睑肌腱膜缩短量不应单纯按照术前提上睑肌肌力、下垂量决定,术中应预置结扎缝线观察上睑缘提上睑肌腱膜缩短量。

(2) 提上睑肌腱膜折叠术:适用于肌力大于 8mm 轻度老年性上睑下垂,该方法简单,手术时间短,术后反应轻,若术中需要大量折叠时,为减少臃肿,建议改为提上睑肌腱膜缩短术。

由于老年性上睑下垂的发病机制是提上睑肌腱膜的解剖结构异常,而肌肉的生理功能正常,所以恢复其正常的解剖位置是治疗的关键。鉴于此,即使术前测得提上睑肌肌力小于 4mm 甚至是 0mm,也可以选择提上睑肌缩短术或提上睑肌折叠术,而不像先天性上睑下垂通常是根据提上睑肌力量的强弱选择加强提上睑肌力量或利用额肌的手术方式。

（五）典型病例

例 8-8　老年性上睑下垂（双）

患者男,53 岁

双眼上睑下垂近 5 年,右眼重,无朝轻暮重。

【检查】

视力:右 0.6,左 1.0

第一眼位双眼上睑下垂,右眼著,双侧抬眉凭额肌力量助开上睑。右眼上睑缘遮挡角膜至瞳孔下缘,提上睑肌肌力 5mm;左眼上睑缘遮挡角膜至瞳孔上缘,提上睑肌肌力约 10mm（图组 8-8 之左图）。双眼 Bell 征（+）,无代偿头位,新斯的明试验阴性。

行右眼提上睑肌腱膜缩短联合前徙术,术后 10 天上睑下垂矫正,眼睑位置良好（图组 8-8 之右图）。

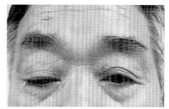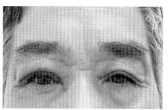

图组 8-8　双眼上睑下垂

左图（术前）:双眼上睑下垂,右眼重,双侧抬眉;右图（术后）:右眼
上睑下垂矫正术后 10 天

例 8-9　老年性上睑下垂（双）

患者男,80 岁

双眼上睑下垂 20 年余,无朝轻暮重。

【检查】

视力:右 0.4,左 0.4

第一眼位双侧抬眉视物,双眼上睑下垂,双上睑皮肤松弛明显。右眼上睑缘遮挡 1/3 瞳孔,提上睑肌肌力 8mm;左眼上睑缘遮挡 1/2 瞳孔,提上睑肌肌力 6mm（图组 8-9 之左图）。双眼 Bell 征（+）,无代偿头位,新斯的明试验阴性。

行双眼提上睑肌腱膜缩短联合前徙及皮肤松弛矫正术,术后 10 天上睑下垂及皮肤松弛矫正（图组 8-9 之右图）。

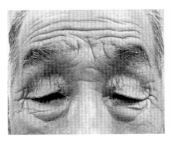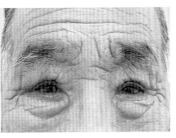

图组 8-9　双眼上睑下垂

左图(术前):双眼上睑下垂;右图(术后):双眼上睑下垂矫正联合皮肤松弛矫正术后

（刘桂香　李燕飞　李　健）

第九章

斜 视 治 疗

第一节 概　　述

1. **历史**　斜视矫正手术可追溯到 18 世纪早期,Le Cat 在他的著作中首次提出眼外肌切开治疗斜视。1839 年 10 月,柏林的普外科医生 Johann Friedrich Dieffenbach 首次在著名的 Charite 医院,为 7 岁的特发性内斜视儿童进行了内直肌肌肉切除术。此后,手术治疗斜视迅速传遍了美国和欧洲。但之后因为出现了很多大角度的过矫患者,这种手术带来的兴奋很快被淡化。1857 年,Von Graefe 与 Helmholtz,Donders 和 Bowman 作为现代眼科学的创始人,定义了肌肉切除术的适应证,发明了可控的后徙术,并逐渐取代直肌的切除术。直肌切除术只用在一些特殊、少见类型斜视,如内分泌性眼肌病、先天性纤维化的患者。而斜肌的切除术仍沿用至今。

2. **斜视治疗目的**　主要目的是恢复双眼视功能,取得功能治愈。只有在功能治愈无望时,才降级美容治愈。其次,斜视矫正手术还能消除患者精神和社交上的不良障碍,伴有代偿头位的垂直斜视,还有防治头面部和骨骼发育畸形作用。对于婴幼儿,应首先消除斜视引起的视觉缺陷,如治疗弱视、抑制等,待两眼视力平衡后再针对斜视行手术或非手术治疗。而对于残存一定双眼视觉的成人斜视患者以消除复视、努力恢复双眼视觉为目的,没有双眼视觉的成人患者以美容治疗为主。

3. **治疗时机**　一经出现体征即应治疗,原则上 2 岁以前矫正斜视预后较好。发病年龄越早、治疗延误时间越长视觉异常恢复越困难。但各种斜视治疗的紧迫程度不同,如生后早期发生的内斜视,即使早期手术也难以恢复双眼视觉,而对于曾经有过间歇性的外斜视,即使在年龄较大时手术也有恢复双眼视觉的可能性。

第二节 非手术治疗

斜视的非手术治疗包括可能存在的弱视、光学矫正、药物治疗和视能矫正训练等。

一、弱视治疗

一些斜视患儿同时伴发远视、近视和散光从而导致屈光不正性或屈光参差性弱视，单眼持续斜视也可引起斜视性弱视。因此，配戴矫正眼镜和遮盖优势眼等弱视治疗是必需的，即使斜视手术完成后，仍应继续治疗直至弱视治愈。

二、光学治疗

1. 框架眼镜 屈光性调节性内斜视给予全矫眼镜；而部分调节性内斜视则在充分麻痹睫状肌后验光、配戴全矫眼镜，经治疗观察至少半年后再次评估眼位，确定是否手术。对于高 AC/A 调节性内斜视，建议配戴双光镜治疗视近出现的内斜视。外斜视，尤其是间歇性外斜视，如伴发近视，则需配戴足矫眼镜加强集合能力，以更好的维持正位状态，减轻对双眼视觉的破坏及不适症状。

2. 三棱镜 一些小度数斜视或其他原因暂不手术的斜视，为矫正眼位、维持双眼视觉发育和消除复视等症状，可配戴三棱镜。单眼小于 8PD 的可直接加到光学镜片，而 8PD 以上需要配戴压贴三棱镜。

三、药物治疗

早在 20 世纪 70 年代，Alan B. Scott 即将去神经药物局部应用于眼外肌来替代手术。常用的为 A 型肉毒素(Botulinum Toxin type A)，这种神经毒素具有化学去神经作用，注入后可以作用于肌肉周围运动神经末梢、神经肌肉接点(即突触处)，抑制突触前膜释放神经递质，阻断乙酰胆碱的释放，从而使肌肉张力下降或瘫痪，肌肉处于暂时性麻痹，其拮抗肌的收缩作用相对有效，达到治疗斜视目的。目前，主要用于后天性麻痹性斜视，当注射到麻痹肌的拮抗肌后，可消除复视，为患者提供有用双眼视觉、改善生活质量，同时避免拮抗肌挛缩，等待麻痹肌功能恢复。另外，也可用于小度数斜视，周期性、急性斜视和甲状腺相关性眼病等特殊类型斜视，以及术后残余或过矫性斜视的治疗。近年来，部分学者也用于婴儿性斜视治疗。

通常每条直肌注射 A 型肉毒素的初始剂量为 2.5U，再次注射剂量取决于初次治疗的效果。操作在肌电图仪指示下完成，使用单极电极，将一电极置于患者前额部，另一电极置于眶外侧缘(外直肌注射)或内眦角(内直肌注射)，嘱患者向被注射肌肉作用的对侧方向注视。注射外直肌时，在角巩膜缘后 8mm~10mm 处进针，注射内直肌则从泪阜下进针(针尖斜面对向巩膜以免损伤睫状血管)，沿肌肉方向走行，直到检测到清晰的肌电图信号，缓慢注入肉毒素，并将针头在原位保持 30 秒，以便减少肉毒素从针道中渗出至周围其他组织中。下直肌注射可经下穹隆结膜进针，进针角度偏向鼻侧 25°(应避免误注入下斜肌)。如果无法判断针头位置，嘱患者向上方注视，如果肌电图信号增强，则说明针头在下直肌内而非下斜肌内。为了使注射更加准确，也可切开结膜、暴露肌肉，在直视下注射。方法：表面麻醉，眼外肌止端旁切开结膜约 2mm，分离结膜和 Tenon 囊，暴露巩膜和肌肉止端，斜视钩钩全肌肉，轻轻将肌肉提起使肌肉与巩膜表面分离,经结膜进针,在肌肉内行程 4mm~5mm,边退针边注射,将药物注入肌肉或肌鞘内,术毕球结膜切口自然闭合或缝合 1 针。

注射后 48 小时内眼位不会改变,最佳矫正效果出现在 2 周后,可维持 2~3 个月。内直肌注射后可能出现暂时性上睑下垂和 / 或垂直斜视(发生率约 20%),但极少持续 6 个月以上。值得注意的是,有注射针穿透巩膜(发生率为 1/1000)和球后出血可能。

四、视能矫正训练

可以作为补充和巩固手术效果的方法,眼科医师完成双眼视觉和眼球运动等相关检查及功能评估,由视能矫正师(orthoptist)指导患者进行弱视和双眼视觉的训练。

第三节   手 术 治 疗

一、手术目的

通过改变眼外肌长度或附着点位置,改变眼外肌紧张度来矫正眼位,进而达到重建双眼单视功能,还可以矫正眼、面、颈畸形,消除复视、视疲劳症状目的。如果不能重建双眼视觉,也能起到美容作用。斜视手术不能笼统定义为美容手术,因为斜视是一种异常视觉和异常眼球运动状态,手术不但可以消除这些异常,而且可以避免进展,例如有间歇性表现的斜视及早治疗,不但可以避免发展成恒定性斜视,而且也可能使其获得双眼视觉。

二、手术时机

原则上越早越好。垂直斜视超过 $10^\triangle$、水平斜视超过 $15^\triangle$,只要检查诊断清楚即应手术。一般情况下婴儿性内斜视 1 岁前后,部分调节性内斜视配戴充分矫正眼镜观察半年、残存斜视角不再变化时,即可对残存的内斜视手术。间歇性外斜视,双眼视功能受损,或出现视疲劳、斜视角逐渐加大即应手术。而先天性麻痹性斜视为防颜面畸形应在 3 岁前进行。后天性麻痹性斜视,需排除脑部及其他疾患,经治疗半年以上排除了内科治疗必要、斜视角稳定才考虑手术治疗。

三、术前检查

(一) 全身检查

术前应对患者进行全身常规检查,了解患者的一般健康情况,如体温、脉搏、血压、血常规、凝血常规、肝肾功能、心脏功能、有无呼吸道感染等,尤其对于全身麻醉手术的患儿更应仔细排除手术禁忌。

1. **心脏情况**   常规对患者心脏情况进行评估,包括问诊、听诊及心电图检查等,如患有心律失常或其他心血管疾患时,最好暂不手术,以免术中因精神紧张或眼 - 心反射导致意外。必要时请心内科会诊。

2. **血压**   血压过高或过低的患者不宜手术,高血压患者,手术时精神紧张有引发脑血管意外或心脏意外的风险;低血压病人,则有虚脱危险。术前给予治疗,待血压恢复正常后再进行手术。

3. **出血、凝血时间** 出血、凝血时间异常或血液病患者应当请血液科治疗正常后进行手术。术中出血不但会给手术带来不便,术后还会继续出血,形成局部血肿、机化和粘连等,妨碍肌肉收缩和舒张功能,影响矫正效果。

(二)眼部检查

术前进行视力、屈光、眼压及眼前、后节的一般常规眼科检查,排除其他眼病。详细、系统进行斜视检查,如眼位、三棱镜斜视度测量、眼球运动、AC/A、三级视功能、注视性质等多项检查,评估单眼和双眼视功能,作出正确诊断,进而设计手术方案及预测手术效果。麻痹性斜视,术前应检查麻痹肌运动功能评估麻痹肌的麻痹程度,明确是全麻痹还是不全麻痹(不能过中线,多为全麻痹;如能过中线,则为不全麻痹)。还应检查有无拮抗肌或配偶肌过强等续发改变。此外,必须进行牵拉试验鉴别麻痹性及限制性运动障碍性斜视。不合作的小儿需在全麻下进行被动牵拉试验,或者手术暴露眼外肌后深入检查有无先天性眼外肌解剖结构发育异常,如有限制因素首先解除。值得注意的是,全麻中使用的琥珀酰胆碱(短效双向作用的肌松剂),能缓解眼外肌的持续性收缩作用,可能会影响被动牵拉试验结果的准确性。

由于手术方式是根据术前反复检查结果认真制定的,除非被动牵拉试验或术中发现了解剖学异常,不要轻易改变手术方案。例如,全麻后发现斜视角与术前检查不同,或者全麻术毕时发现未醒患者仍处于内斜视或外斜视眼位,不宜据此作为手术修正的标准,清醒后多数患者会表现理想正位。

四、手术选择

选择正确的手术方式很大程度上取决于眼球运动检查结果。斜视手术的基本原则就是减弱过强肌肉、加强不足肌肉,通过改变眼外肌的作用力来矫正眼位偏斜。如果眼球在某个方向上运动过强,则减弱该方向运动的主动肌;如果某个方向上的运动不足,则加强该方向的主动肌。由于内直肌对视近斜视角矫正作用大,而外直肌对视远斜视角矫正作用大,所以,对于视近斜视角大于视远的内斜视患者,应首选内直肌减弱术,而视远斜视角大于视近的外斜视患者,则首选外直肌减弱术。

但具体手术方案还应结合患者的全身及局部条件等因素,据力学原理综合考虑分析,使手术设计更为完美。基本原则如下:

1. 共同性斜视 不但要根据斜视种类设计手术,还要注意斜视的分型,例如间歇性外斜视的集合不足型,以加强内直肌为主;而对于分开过强型,以减弱外直肌为主。

2. 合理分配手术量,无论后徙还是缩短,一条肌肉不应承受过大手术量,例如 $70^{\triangle} \sim 80^{\triangle}$ 外斜视,若选择一眼的外直肌后徙联合内直肌缩短可能会引起外转受限和复视,分配在双眼的三条水平肌手术更合理。

3. 恢复双眼共同运动的肌力平衡 例如能交替性注视的大角度斜视,若需两条肌肉手术,最好将手术量分配在双眼,这样更有利于恢复双眼共同运动的生理平衡。

4. 无双眼单视者,手术尽量做在视力差眼。

5. 首先保证正前方及下方视野的正位和双眼单视功能,如加强上转肌和减弱下转肌效果相同,首选前者;同样,如果患者正前方及前下方双眼单视功能尚好,即便其他方位没有双眼单视,也不应手术,以免顾此失彼。

6. 麻痹性斜视,手术量选择在最大斜视度视野的一对肌肉,手术避免过矫及产生旋转复视,因患者对于过矫更难以耐受。

7. 如健眼注视首先减弱直接拮抗肌,而患眼注视应减弱配偶肌。

8. 复杂类型斜视,如垂直合并水平斜视时可分次进行手术。

9. 多条肌肉麻痹时,主要解决正前方斜视,如正前方和下方斜视度数小或不斜视可不手术。

五、手术量计算

不宜单纯追求固定手术量,应当在常规手术量的前提下个性化设计手术量。精确的术前检查＋科学的手术设计＋准确的术中观察＋丰富的个人经验是得到良好手术效果的保证。

初学者,尤其年轻医生经常根据教科书所罗列的各肌肉、不同操作方式所能矫正的三棱镜斜视度数,刻板的设计手术方式、手术肌肉及手术量,企图借这种看似精确的手术设计得到良好的手术效果。但各专著的手术量计算方法,源于不同医师手术结果回顾性分析得到的平均手术量,面对复杂的临床患者,由于肌肉的性质、与周围组织关系、神经冲动等个体差异,都必须根据术前检查结果,按照前述的手术原则,针对性的设计手术。另外,由于眼外肌解剖生理特点及力学的复杂性,手术结果的可变性,再加上患者的视觉状态、手术技巧、肌肉暴露的方式、分离的程度、肌肉的张力、节制韧带是否被切断、缝线的位置、术中和术后是否出血,形成粘连和瘢痕形成的倾向、结膜弹性、肌肉止端的解剖学异常等等,这些都是影响手术效果的变量。即便上述多项变量最终可能达到标准化,仍有影响手术结果的未知因素存在。因此,斜视手术的所谓"正位下台"虽然是医患的共同愿望,但不能保证术后100% 正位却是广大医学实践给出的科学定律。尤其一些间歇性斜视患者,尽管手术结束时眼位已被矫正,术后出现矫正不足的病例并非罕见。更困难的是有些斜视要求适当过矫,有些斜视要有欠矫,这样有利于患者预后,这一点很难向患者讲清楚。

最常见的手术量计算表(见表 9-3-1)可以作为初学者的指南,但斜视手术的成功率不但与术前准确检查有关,还与手术者操作密切相关,具体设计手术时要考虑到该表的局限性,决不可拘泥于简单数字来作为手术矫正的唯一依据。每位手术医生都必须通过定期随访手术结果,逐渐积累经验,建立并不断完善自己有效的手术量。

表 9-3-1　手术设计量表

肌肉(mm)	矫正斜视度(PD)	肌肉(mm)	矫正斜视度(PD)
内直肌后徙或缩短 1mm	3~5	上,或下直肌后徙或缩短 1mm	2~4
外直肌后徙或缩短 1mm	2~3	下斜肌切断并切除	7~15
内 - 外直肌联合退 - 缩 1mm	10	上斜肌断腱	10,甚至以下

手术设计时,需要考虑:

1. 斜视度越大,每毫米后徙或缩短所矫正的手术效果越明显。

2. 婴儿眼球尚未达到成年大小,眼轴比较短,同样的量要比年长儿童和成年人效果更明显。

3. 还必须考虑到患者的视觉状态,具有良好的双眼视觉功能的患者,手术的目标是恢复完全正位,而没有双眼视功能的患者,手术目标是美容。

4. 单眼视力差(如重度弱视,器质性病变造成的单眼视力差)患者手术量不足,眼位可能回退到原斜视位置,否则如过矫,眼位可能会向相反方向发展。因此,要告知患者其手术可能与预期效果有差异,还有多次手术的可能性。

5. Kappa 角可影响眼位外观,当视轴位于瞳孔轴鼻侧,则角膜映光点在瞳孔中央偏鼻侧,外观似外斜视称为阳性 Kappa 角;当视轴位于瞳孔轴颞侧,则角膜光点在瞳孔中央偏颞侧,外观似内斜视称为阴性 Kappa 角。为假性斜视,不能手术,尤其具有正常视网膜对应患者。

六、麻醉

绝大多数成年人可表面麻醉或局部麻醉手术,不合作小儿及焦虑、紧张的成人应全身麻醉手术。

1. 局部麻醉 包括表面麻醉和结膜下注射麻醉。

(1)表面麻醉:一般采用盐酸奥布卡因滴眼液或用盐酸丙美卡因滴眼液(爱尔卡因)术前结膜囊滴眼 3 次(必要时术中适量增补),术中还可以加适量盐酸肾上腺素注射液局部滴眼以减少术中出血。

(2)注射麻醉:开始手术时,用 0.1% 利多卡因及 1:1000 盐酸肾上腺素混合液注射在手术部位的结膜下。不仅可以提供非常好的镇痛效果,还能减少眼心反射、术后恶心呕吐的发生(注意:不要将麻药注射于肌鞘或肌组织内)。

2. 全身麻醉 尽管斜视手术选择何种全身麻醉方式存在争论,目前一般采用丙泊酚 1~2mg/kg 静脉注射,七氟烷 3% 麻醉诱导,术中七氟烷吸入和丙泊酚持续泵入麻醉,根据需要间断给予芬太尼 1ug/kg 静脉推注,术中使用喉罩通气,也可选用瑞芬太尼持续泵入。上述麻醉方式复苏快、下床活动早、恶心呕吐发生率低且镇痛效果好。如联合结膜下局部浸润麻醉更能达到有效镇痛,减少术后烦躁的发生率。另外,必须全程监测心律及血氧饱和度以保证患者的生命安全。

全身麻醉前禁食:既往强调术前 8 小时禁饮食,近年来,随着国内外相关研究的开展与深入,禁食时间的标准比我们预想的要短一些。2017 年 1 月 3 日,最新版美国麻醉医师学会(ASA)发表的《健康患者择期手术前禁食及降低误吸风险的药物使用实践指南》中,发布了在麻醉或镇静下接受择期手术的健康患者(包括婴幼儿、儿童)麻醉前禁食时间(表 9-3-2)。

表 9-3-2 手术麻醉前建议禁食时间

食物种类	最短禁食时间(h)
清饮料	2
母乳	4
婴儿配方奶粉	6
牛奶等液体乳制品	6
淀粉类固体食物	6
油炸、脂肪及肉类食物	一般≥8 小时,可能需要更长时间

清饮料是指清水(例如白开水)、碳酸饮料、糖水、清茶和黑咖啡(不加奶),也包括没有渣的果汁。易消化的固体,大多是指面粉及谷类食物,诸如面包、面条、馒头、米饭等。不易消化的固体,主要是指肉类和油炸类食物,应在手术前至少 8 小时停止进食。

麻醉前评估:择期手术患者必须有适应手术的健康身体。麻醉前应当认真询问病史、用药史、既往麻醉的反应,以及其他病史、全身情况进行详细评估。儿童最好有儿科医师来检查,上呼吸道感染患者至少恢复1周、无上呼吸道感染症状再全麻手术。与斜视发病相关的染色体异常、代谢失常和先天发育异常同样对麻醉有所影响,术前需仔细鉴别诊断,作麻醉前评估。

七、眼部术前准备

标记要手术的眼别及眼外肌。术前表面麻醉后,结膜囊及眼球表面用0.09%~0.11%聚维酮碘皮肤黏膜冲洗消毒液(安尔碘)彻底冲洗1分钟。皮肤消毒用0.45%~0.55%的聚维酮碘消毒液擦拭3遍,消毒的范围,一般应上至发际、下至鼻尖和鼻唇沟、两侧应达两鬓发际并包括面颊和颞部,由内向外,由中心向周边擦洗消毒,消毒区内不遗留未擦及的空隙。睫毛及眉毛丛内常藏有灰尘等,消毒该部位时应作为消毒重点。斜视手术一般都应消毒双眼,即使是单眼手术亦应如此,因为术中需要进行眼位观察,铺消毒巾时,也应露出双眼以便术中、术毕观察眼位矫正情况,尤其局麻手术。

八、手术操作

(一) 结膜切口及分离筋膜组织

理想的结膜切口有助于快速寻找肌肉,简化手术操作、减小结膜创口和增加术后美容效果。目前采用的结膜切口各有优点和缺点。最常用的是穹窿部切口,优点是伤口较隐蔽,术后可不缝合,一个切口可做相邻两条肌肉,但暴露肌肉稍困难,需助手密切配合;肌肉止端切口易暴露肌肉,但容易伤及肌肉、切口暴露于睑裂;角膜缘梯形切口便于结膜后徙,主要用于机械性限制因素引起的斜视。

结膜切口完成后,于肌肉附着点旁边,将肌间膜剪开一小口,斜视钩由切口进入肌腱和巩膜之间,直达整个肌腱宽度,然后将肌肉轻轻钩出,钝性分离节制韧带、肌间膜,暴露肌肉。

分离肌肉时注意:①尽量钝性且不要过多分离,尤其不要撕破肌腱和损伤肌肉,否则出血多,影响手术操作,而且术后粘连影响手术效果。②直视下进行,动作要轻柔,不可盲目使用斜视钩或其他机械在结膜下乱钩乱捞,特别是上、下斜肌的手术。③斜视钩钩住肌肉时,要轻轻牵拉,不可很用力或突然牵拉肌肉。否则,患者不易耐受,甚至出现较重的眼-心反射。

(二) 处理肌肉

主要有肌肉后徙术、肌肉缩短术、肌肉断腱术、肌肉移位术、肌肉联扎术等术式。

1. 减弱肌肉力量手术

1) 直肌的后徙(recession of the rectus muscle):主要是直肌后徙,其次是斜肌后徙。钩出和暴露直肌,分离肌肉周围的节制韧带和肌间膜。肌肉分离好后,6-0可吸收缝线于肌肉止点后2mm处双臂套环缝合肌肉,根据术前计划缝合于止端后巩膜板层。

值得注意的是,上直肌后徙术可并发上睑后退,下直肌后徙术可并发下睑下垂、睑裂开大。因此,后徙量一般不宜超过5mm(DVD等手术除外)。分离上直肌时,适当分离上直肌和提上睑肌间的解剖联系,尤其相对大量的后徙(>5mm,如DVD、内分泌眼病或眼外肌的纤维化后退到10mm)时,以免并发上睑后退。下直肌和下眼睑的睑板之间有纤维连接,当分离下直肌时,必须非常小心,应特别注意分离下直肌与Lockwood韧带和Müller肌间的解剖联系,以防止术后下睑后退(后徙量大时,重新将后退的下直肌肌鞘缝合也可避免)。另外,在钩出上直肌时要避免意外钩住上斜肌的肌腱及筋膜,分离下直肌时,应注意支配下斜肌的神经在下直肌止端后 12mm 处的外缘进入下斜肌。

后徙肌肉时,一些医生喜欢常规悬挂肌肉到原止端,而不是缝合在巩膜上。手术时先将眼球向一侧牵拉,然后测量悬挂线长度,缝合结束后眼球回到原眼位后其悬挂的止端大有前移的可能,从而影响手术效果。所以,这种悬挂式只用于一些特殊情况,例如菲薄巩膜或暴露巩膜受限制的患者、进行巩膜外垫压视网膜手术者。

2) 下斜肌减弱术:减弱下斜肌的手术方式包括下斜肌切断加部分切除、后徙及前转位、去神经支配术等,每种方法都有它的优缺点和适应证,去神经支配术很少用。

下斜肌切除术(myectomy of the inferior oblique):实际是下斜肌切断加部分切除,这是目前被广泛使用的简单、有效和并发症少的术式。通过颞下方的结膜切口节段性切除下斜肌,以减弱功能亢进的下斜肌,最适合近穹窿结膜切口。切开结膜后,钝性分离,暴露巩膜,牵拉切口的边缘暴露环绕眼球的下斜肌,直视下完整钩出全部肌肉,用两把斜视钩向两侧钝性分离筋膜,进一步暴露肌肉(保证肌鞘完整),用两把止血钳在斜视钩处钳夹住肌肉(止血钳间的距离约 5~8 毫米),切除止血钳之间的肌肉,残端彻底电灼或热灼止血,以预防出血及肌肉残端重新附着在巩膜或 tenon 囊上。此手术技巧要点是充分暴露并在直视下完整钩出下斜肌,如盲目钩取,易损伤肌肉出血、遗漏部分肌肉、误钩出眶脂肪、甚至损害涡静脉。其次,必须切除包括肌鞘在内的全部下斜肌肌肉纤维,不可遗留部分甚至一束肌肉(特别是肌肉后缘部分容易漏掉),否则会明显影响手术效果,甚至可能使手术全然无效。因此,切除完成后必须仔细检查是否有残存肌束。

下斜肌后徙术(recession of the inferior oblique muscle):结膜切口及下斜肌分离方法同上,在下斜肌止端附近用 6-0 可吸收缝线做双臂缝合,用剪刀将肌肉从巩膜离断,后徙缝合于巩膜上。后徙的手术量根据下斜肌亢进程度确定,手术技巧要点同下斜肌切除术。另外,下斜肌的止点异常多变,所以更要注意找全肌肉。有学者认为下斜肌后徙术的优势在于可定量和防治过矫,尤其是双侧垂直斜视不对称的患者。但是,该术式引起挛缩粘连综合征的发生率要多于切除术,这是由于手术使颞下方纤维组织增生,并向上延伸到下直肌,进而引起肌肉的挛缩,临床表现为术后外转位上斜视大于内转位,主动牵拉试验时上转受限。

下斜肌前转位术(advancement of the inferior oblique muscle):将下斜肌转移到下直肌附着点前外方 1mm 处巩膜。近几年该术式曾一度流行。一些医生认为前转位术更加有效,但并没有得到大数据证明,而且还可能产生睑裂的变化,或内上转受限问题,因此,下斜肌转移到下直肌外侧不要超过 2mm。

3) 肌肉后固定缝线术(posterior fixation suture):又称 Faden suture,主要是用于直肌的减弱,尤其是水平肌的减弱,在内直肌手术中最有效,外直肌效果较差。手术时,根据要固定的量将 5-0 不吸收缝线置于肌肉两侧约 1/3 肌宽度,重新缝合到赤道后巩膜以创建新的止点。此手术对原在位眼位影响较小,主要用于原在位正位的轻微非共同性斜视患者,如轻微外展麻痹,原在位及向健侧注视均双眼单视,向患侧注视存在复视,术后虽然内转轻微受限,但不会影响原在位的双眼单视。如原在位存在明显的斜视,就需要联合内直肌后徙术。

4) 上斜肌减弱术:上斜肌减弱术与下斜肌减弱术类似,也有许多术式,例如切断或部分切除、后徙、硅胶延长等,手术医生常常根据患者病情和手术者对每种手术的理解和熟练程度选择手术方式。

减弱上斜肌前部肌腱主要减弱上斜肌的内旋作用,减弱后部肌纤维主要减弱上斜肌的垂直运动功能而少影响其内旋作用。因而,如欲解决内旋斜视时应选择部分断腱术。但上斜肌断腱术效果往往难以预测,不如下斜肌切断术效果稳定,仅仅在矫正下方视野的垂直斜视、A 型斜视及内旋转斜视时比较有效。上斜肌断腱术很少过矫,但是一旦过矫就会引起干扰生活的下方视野的复视,所以,断腱术较适合上斜肌明显亢进,尤其无双眼视觉的患者,存在正常双眼视觉患者要慎用。

病情较轻,但是内收受限的患者,建议选择后徙术,或通过硅胶来延长肌腱,从而减弱上斜肌功能。硅胶延长肌腱在治疗 Brown 综合征、伴有上斜肌亢进的 A 型斜视中较断腱术效果较好。然而,该手术存在胶管移位、粘连和发生术后反应问题,而且较后徙或断腱术操作略复杂。

上斜肌的肌腱切除术(tenotomy of the superior oblique muscle):自从 Parks 和 Helveston 将该手术改进为直视下暴露和分离上斜肌腱后,几乎避免了以前经常发生的所有并发症,例如术中损伤提上睑肌、上直肌、眶隔从而造成上睑下垂、下斜视及眶脂肪脱出等。本手术采用颞上或鼻上方结膜切口,分离结膜下组织,斜视钩钩取上直肌,使眼球转向颞下方,眼睑拉钩沿切口的边缘向上牵拉,暴露上斜肌肌腱(该肌腱在 Tenon 囊中就像一个闪闪发亮的白带)。用小钩钩取肌腱并将其向前拉,用剪刀准确分离出肌腱,将肌腱从肌鞘里拉出切断。如欲截除一段肌腱,则将肌腱放在两个止血钳之间铺开然后夹紧,用剪刀切除。肌腱具有坚韧的一致性,不同于其他组织,应该很容易被识别,但是,切不可将 Tenon 囊错认为是肌腱。

上斜肌后徙术(recession of the superior oblique muscle):采用颞上象限结膜切口暴露上斜肌,在上直肌的颞侧暴露的巩膜和上斜肌肌腱止端。用斜视钩插入上直肌止点下方,请助手向正下方牵拉眼球,并用小眼睑拉钩向上牵拉结膜,进一步暴露上斜肌止端,分别在上斜肌止点的前、后部做双臂缝合,用剪刀充分分离肌腱,用卡尺测量标记巩膜,根据术前设计的手术量将肌腱缝合到巩膜新止点处。

5)肌腱或肌肉边缘切开术(marginal myotomy of a rectus muscle):于肌附着点后 5~6mm 处,自肌肉的一侧边缘,垂直肌肉走行方向,酌情切开肌肉宽度的 1/2~4/5,然后再于对侧边缘,紧贴肌肉附着点,切开肌腱相同宽度,两切口相互平行,但方向相反,两切口之间的距离超过 5mm。当肌腱或肌肉被切开后,由于肌肉本身的张力,使切口被牵开,从而使肌肉得以延长。一条肌肉边切可矫正斜视度 10°~15°,痉挛或肌力过强的肌肉边切的矫正效果可能更大一点。该手术通过减少收缩的肌纤维数量以及延长肌肉来达到减弱肌肉力量,并没有改变力矩。其优点为手术操作简单,不需缝合,故无缝穿巩膜的危险。缺点:因它是不可逆性且手术量不易掌握,矫正效果差异较大,故不作为常规首选手术。主要用于已经手术后欠矫、度数轻微的斜视,或巩膜壁很薄、视网膜外垫压术后的患者。

2. 加强肌肉力量手术

临床常用手术方法是缩短长度、肌肉折叠或向角膜缘前徙肌肉止端。肌肉缩短联合拮抗肌后徙是最常用的手术方式,单独缩短没有单独后徙有效,后徙能增强和稳定缩短的效果。但过度缩短可能导致反方向的眼球运动受限,必须避免。

1)直肌缩短术(resection of the rectus muscle):暴露肌肉后,充分分离以适应缩短的量。用两个斜视钩钩取肌肉(不能过分的牵拉肌肉,因为切除的量是根据不牵拉肌肉时的长度确定的),从附着点量取手术设计缩短的长度,6-0 或 5-0 可吸收缝线缝合肌肉,并从附着点将肌肉切除,再重新对位缝合在原止点处。垂直直肌缩短与前述的后徙术相似,也应适当分离上直肌和提上睑肌、下直肌和 Lockwood 韧带及 Müller 肌之间的联系,以免引起睑裂缩小。

2)下斜肌缩短术(resection of the inferior oblique muscle):将下斜肌在其止端缩短。由于

手术效果差,又临近黄斑等重要结构,因此较少被医生使用,临床以选择减弱下斜肌的配偶肌-对侧眼上直肌,或拮抗肌-同眼的上斜肌更为合理。

3)上斜肌加强术:包括上斜肌折叠术、上斜肌前徙术。

上斜肌折叠术(tucking of the superior oblique muscle):在上方角巩膜缘做牵引缝线向下方拉眼球,在颞上方做结膜和 Tenon 囊切口,用斜视钩钩取上直肌附着点并牵拉斜视钩,使眼下转,眼睑拉钩向上牵拉切口后边缘扩大切口后,用斜视钩提起上直肌的颞侧边缘,暴露上斜肌腱,根据设计量用 Burch 肌腱折叠器折叠上斜肌,5-0 可吸收缝线系紧。由于上斜肌折叠计算量欠准确,所以折叠完成后一定要做被动牵拉试验,核实该眼内上转时有无受限及其程度,不合适时要及时调整。上斜肌肌腱折叠的范围一般为 6~12mm,折叠多少不仅取决于垂直斜视度也取决于肌腱的松紧度,先天性上斜肌麻痹患者的肌腱往往比后天获得性麻痹患者松弛,所以折叠量应适当增大。此手术对加强眼的内下转功能和矫正外旋转斜视非常有效。常见的手术并发症是眼内上转受限,即假性 Brown 综合征,尽管有些患者在数个月后消失,但也有永久受限者。因此,术前应常规进行牵拉试验,准确判断肌腱松紧度,设计适当折叠量以避免此假性 Brown 综合征的产生。

上斜肌前移和侧向移位术(anterior and lateral displacement of the superior oblique tendon):又称 Harada-Ito 术,主要用于后天性上斜肌麻痹所致的外旋斜视,将肌腱向前和颞侧移位来治疗上斜肌麻痹性患者的外旋转斜视。经典的 Harada-Ito 术是将上斜肌扇形止端的前部 1/2 纤维分离,于止端约 3~5mm 处用 5-0 双臂不吸收铲针缝线缝合,然后将上斜肌止端的前部牵拉前移(不切断),重新缝合到外直肌附着点上缘后 8mm、偏外 2mm 处板层巩膜上。改良的 Harada-Ito 术是将上斜肌前 1/2 纤维分离,从止端处缝合后切断,重新缝合固定于外直肌附着点上缘后 8mm、偏外 2mm 处板层巩膜,这种的移位术式更有效,更常采用。

3. 直肌后徙联合缩短术

在同一只眼中,减弱主动肌合并加强拮抗肌,可大大增加手术效果,稳定手术结果。该手术方式根据斜视类型、斜视度数、眼球运动等因素确定是缩短为主还是后徙为主,个体化制定手术量。水平直肌通常的手术量:内直肌后徙不超过 5mm,合并的外直肌缩短量不超过 8~10mm,或外直肌后徙不超过 8mm,合并的内直肌缩短量不超过 7mm。垂直直肌,后徙不超过 5mm,合并拮抗肌缩短不超过 5mm。斜肌联合手术在垂直斜视超过 25PD 时用。

4. 可调整缝线(adjustable sutures)

用调整缝线术来重新连接后徙或缩短的肌肉到巩膜上,术后通过拉紧或放松缝线来调节肌肉的松紧度,进一步调整眼位,可降低再次手术的风险。主要用在多次手术或限制性斜视(瘢痕,挛缩)及术后效果不可预测的患者。缝合肌肉和缝合肌肉到巩膜附着点的方法同缩短术,但是要注意来回移动缝线几次以扩大巩膜隧道,便于以后调整用。缝线打结时,先用一个单一的结,然后用一个双结留长后使用,缝线打三重结。调整缝线在术后第一天进行,如果术后眼位满意,即没有必要调整,将活结打紧或再打第三个结。

术后调整需在表面麻醉下进行,但牵拉肌肉时仍伴随着隐隐的疼痛,儿童和一些焦虑的成年人、心动过缓或其他心脏疾病的患者不适合调整缝线手术,局麻手术可在术中调整,所以不必使用该手术。

5. 眼外肌移位手术

直肌移位或联扎术(transposition or muscle-union of the rectus muscle) 利用相邻两条直肌全部或 1/2 肌幅移植或联扎来加强肌肉力量。联扎术在改善麻痹肌作用方向的眼球运动障碍并不理想,尽管联合拮抗肌的后徙可获得短暂效果,但术后回退至原斜位的可能性很高,尤其对于全麻痹眼外肌。肌肉移位术在改善向麻痹肌作用方向上的眼球运动可能效果更好,如上直肌或下直肌的外侧部分移位至外直肌以改善外展麻痹。但如果联合进行了麻痹肌缩短和拮抗肌后徙,再同时行移位术,即破坏两条以上直肌的完整性,会出现眼前节缺血的严重并发症风险。因此,术者在施行全肌腱移位术时,至少要保留一条直肌完好,且这条直肌既往无手术史,即使部分肌腱移位术也要慎重。

1) 水平直肌移位术(vertical transposition of the horizontal muscles):将内、外直肌向下或向上移位治疗垂直斜视。治疗上斜视时止点向下移位;治疗下斜视时止点向上方移位。如再联合后徙或缩短术,可同时治疗垂直与水平斜视。移位 1 个肌腹宽度可有效矫正 $8^\triangle \sim 13^\triangle$ 垂直斜视。在治疗双上转或双下转肌麻痹时,可将水平直肌全部或部分移位至上直肌或下直肌,以改善眼球的垂直运动障碍,称为 Knapp 术。以双上转肌麻痹为例,采用角膜缘切口暴露水平直肌,用 6-0 双针可吸收缝线线缝合肌肉,离断外直肌并酌情上移(一般不宜高过上直肌附着点颞侧处),同理,内直肌移位至上直肌附着点鼻侧。对于老年患者,建议选择1/2 直肌肌幅宽移位,也可获得类似效果,并可减少眼前节缺血风险。另外,手术在显微镜下操作,保留睫状血管非常重要。

2) 垂直直肌移位术(horizontal transposition of the vertical muscles):垂直直肌水平移位治疗水平斜视,当水平直肌最大量手术仍不能完全矫正眼位时,垂直直肌向颞侧移位可治疗内斜视,向鼻侧移位可治疗外斜视。手术借助显微镜仔细分离,尽量保留睫状前血管以防发生眼前节缺血。在治疗严重的展神经麻痹时还可以采用 Jensen 直肌连轧术,方法是将外直肌、上直肌、下直肌的肌腱处从中央分开,上、下直肌的外侧 1/2 分别与外直肌上、下 1/2 部分联结,以改善眼球的外转受限。该手术未离断肌肉,减少眼前部缺血的风险,所以可以联合内直肌大量后徙一次完成。但对于老年患者,还是建议选择部分 Knapp 术。

3) 水平与垂直肌肉移位治疗 A-V 征:水平肌肉向上或向下移位或垂直肌肉向鼻侧或颞侧移位。暴露肌肉和手术技巧与直肌的徙后和缩短术类似,但需要注意的是球结膜的切口需向要移位的方向适当扩展,以获得良好的手术视野,直肌止端需要缝合至与角膜缘平行,双眼对等移位,移位的肌幅宽度要达到 1/2~1 个肌幅。内直肌总是移向 A-V 型斜视的 A 或 V 字的尖端,外直肌总是向 A 或 V 字的开口移,简称 MALE(Medial recti to Apex;Lateral recti to Empty),单眼视力差者可同时移一只眼的内、外直肌,移位的方向原则同上。

(三) 结膜的缝合

一般采用连续缝合,不需打结,便于术后拆线,尤其是小儿。缝合时,注意疏密、松紧恰当,既密又紧结膜瘢痕反而较明显。一般情况下缝合结膜不困难,但是斜视度数较大、眼位偏斜时间较久或有结膜瘢痕者,斜视侧(例如明显外斜视的外侧)结膜较少和 Tenon 囊的弹性可能严重受损紧张(这也是眼球运动受限的机制之一),此类患者眼外肌减弱术后勉强关闭结膜切口将会影响手术的效果。为解除结膜及 Tenon 囊的机械限制,不必勉强缝合结膜口,可将退缩的结膜用 6-0 可吸收缝线间断缝合固定在前部的巩膜上。

九、手术风险和并发症

斜视手术相对安全,但仍存在手术风险和并发症,术前应向患者及家属交代。

(一) 麻醉的并发症(complications of anesthesia)

当代麻醉技术明显提高,斜视手术全身麻醉风险极小,但是麻醉风险程度严重,一旦发生不但威胁顺利手术,甚至累及患者生命安全,所以不容忽视。心脏骤停和窒息是威胁患儿生命的严重并发症,麻醉师必须掌握现代的心肺复苏技术,眼科医生具备协助麻醉医生抢救心脏骤停的能力。另外,遗传性的或者先天性的恶性高热尽管少见,但却是全麻的另一致命性并发症。因此,详细询问病史,手术中持续监测心率、呼吸、血氧饱和度、体温等生命体征,手术中禁用琥珀胆碱,以减少发生这些严重并发症的风险。一些全身性的疾病,如卟啉病或者琥珀胆碱过敏症,可以导致全麻中或术后严重并发症,麻醉医生应当详细询问病史,并排除患者及其家族成员中对麻醉制剂异常反应史。

(二) 眼 - 心反射 (oculo-cardiac reflex)

因压迫眼球或牵拉眼外肌(尤其是内直肌)可导致三叉神经 - 迷走神经反射,表现为窦性心动过缓和其他心律失常,如室性二联率、交界性心动过缓和窦性停搏等。影响眼心反射的因素很多,包括手术技巧、内直肌手术以及麻醉药物等。心动过缓通常在解除牵拉肌肉等刺激后立即恢复,故全身麻醉全过程中应当持续开启可发声的心率监护仪,协助术者和麻醉师观察和监护。一旦发生眼 - 心反射,立即停止手术操作,也可静脉推注适量抗交感药物(阿托品 $20\mu g/kg$)。为预防此并发症,缓慢、渐进的牵拉肌肉,或者附加结膜下局部浸润麻醉也可以减少眼 - 心反射的发生。

(三) 眼 - 胃反射 (oculo-stomach reflex)

发生机制与眼 - 心反射大致相似,主要表现为恶心、呕吐,甚至腹痛等,发生率为10%~80%。发生于手术过程中的主要见于局部麻醉手术患者,多由于强力牵拉眼外肌所致,而且往往由于呕吐而污染手术野,或有的患者反应严重而不得不终止手术。术后发生的大多发生在术后数小时,一般不超过24小时,严重患者可持续数日不能进食。引起的原因很多,如:①年龄,儿童、青春前期儿童最高;②性别,女性多见;③焦虑;④镇痛药物,如类鸦片药物可增加发生率;⑤气道插管;⑥胃胀;⑦一些诱导麻醉剂,如一氧化二氮增加发生率,而丙泊酚发生率最低;⑧术式,如 Faden 术增加发生率。

(四) 术中并发症

1. 巩膜穿孔 (perforation of choroid)　缝合针穿过巩膜时过深穿透巩膜,发生率约为0.4%~1.5%。尽管穿透巩膜引起视网膜脱离、眼内炎乃至眼球萎缩等严重并发症并不高,但往往给医生和患者造成巨大的精神压力。发生后必须立刻检查视网膜情况,全身给予抗生素以避免眼内炎的发生,将患者转诊至视网膜专业医生诊治。视网膜专业医生并不一定首选视网膜冷冻或光凝手术,一般情况下会通过裂隙灯和眼底检查,观察视网膜情况,密切观察发现和排除眼内感染、视网膜裂孔的发生。

在分离或离断肌肉时若损伤肌肉止点的巩膜,必须细致缝合,并且用热凝或冷冻包绕伤处,术后需密切观察视网膜。因为手术时用力牵拉斜视钩,造成附着点巩膜变形,会引起剪刀误伤。在行眼外肌纤维化或固定性斜视手术时,因为不能直视剪切部位,凭手感剪切纤维化肌肉和组织更要特别小心,尤其是巩膜薄的高度近视及不合作患者。

2. 肌肉滑脱 (loss or snapped muscle)　肌肉滑脱是斜视手术中较为棘手的并发症。术中发生的原因主要是缝合肌肉深度不够、甚至只缝合了肌鞘,其次是切断肌肉时直接损伤缝线导致断裂,肌肉从钳中滑脱以及缝合巩膜过浅等。术后发生的肌肉滑脱,表现为术后最初双眼正位,突然出现斜视,眼球运动非共同性,患者自觉复视等。

术中肌肉滑脱,手术者要冷静,在足够照明下(显微镜)充分暴露视野,在怀疑肌肉的所在位置的 Tenon 囊中,双手持镊子交替地沿着肌肉走行的方向寻找红色肌肉组织,重新缝合复位。切不可盲目扯拉,造成局部组织水肿出血,增加寻找困难。缺乏经验时应当立即请上级医师帮助或关闭切口转给更专业医师完成。对于时间较久寻找困难的患者,可以借助神经影像学,特别是 CT 或 MRI 检查帮助定位滑脱的肌肉,以便决定是否再尝试或者放弃针对该肌肉手术。在一些内直肌滑脱的病例中,若滑脱的内直肌位置后退太远、找寻困难时,可考虑上、下垂直肌肉移位。

3. 出血(hemorrhages) 分离结膜、特别是暴露肌肉过程中损伤血管都会导致出血,肌肉切断之后也会出现巩膜 - 肌肉止端出血。绝大部分的出血,短时压迫后均可控制。出血过多凝结及结痂将影响手术和手术效果,手术中注意轻柔操作,尽力不破坏肌鞘,以及细致缝合肌肉,对细小血管电凝或热凝是避免出血的有效方法。

(五)术后并发症

1. 感染(Infections) 发生率很低(约 1/30 000),但是斜视术后的眼内炎是严重并发症之一,可导致眼球萎缩与失明。大多数眼肌手术后发生的眼内感染与巩膜穿孔有直接的关系,但有些发生机制不明确。一般情况下可通过良好的手术技巧与常规使用铲针来避免。

2. 眶蜂窝织炎(Orbital cellulitis) 发生率较低(约 1/2000)。虽然此并发症严重到有危及生命的可能性,但大剂量静脉及局部抗生素治疗多可有效控制。因此,手术后仔细检查手术眼、及时发现这一并发症的早期症状非常重要。

3. 缝线脓肿(suture abscess) 不常发生,往往因不良缝合材料及其污染造成。表现为术后局限性迅速红肿,形成脓肿,需切开并将脓液引流,抗炎处理。

4. 缝线反应(suture reactions) 主诉眼部不适,痒,球结膜水肿;还可伴有结膜反应性充血,眼睑肿胀。自从广泛使用吸收缝线后这一并发症几乎绝迹。

5. 肉芽肿(granulomase) 缝合材料、棉纤维、或睫毛等异物误入伤口后导致的非变态反应性排异反应,特点是在结膜下眼肌切口上方形成局限的、轻微充血的团块状隆起组织,常与巩膜形成一蒂状粘连。随着可吸收缝线质量提高及无粉手套的普及,其发生率日渐减少。若是轻微隆起可点用糖皮质激素滴眼液,必要时手术切除肉芽肿。

6. 结膜囊肿(conjunctival cysts) 封闭伤口时,若埋入了结膜上皮,伤口易增生形成,囊肿内充满透明液体,这些液体可以在局麻下用针刺的方法排空。如囊肿复发,可手术切除。

7. 眼前部缺血(anterior segment ischemia) 这是一种少见且严重的并发症,手术直肌条数超过 2 条以上破坏睫状前动脉造成。临床表现为术后 24 小时内角膜上皮水肿、增厚、后弹力层皱褶、房水混浊。时间久后出现节段性虹膜萎缩、固定的瞳孔扭曲和白内障,甚至形成眼球萎缩。成人、老年患者比儿童易发。关于眼外肌术后多久建立侧支循环,即再次手术的"安全期"目前仍不明确,但建议成年患者水平直肌术后至少 6 个月后再做垂直直肌手术。手术显微镜或小型放大镜下从眼肌中将前睫状血管显微分离,穹隆结膜做切口保留角膜缘周边的循环,可减少发生眼前节缺血的风险,特别是老龄患者。治疗包括糖皮质激素激素、高压氧疗法。

8. 角膜小凹、巩膜小凹(corneal or scleral dellen) 系泪膜中断或角膜局部干燥导致。表现为角膜缘周围的角膜或 / 和巩膜发暗、半透明状的斑块状,在水合作用后消失,干燥后又重新出现,需要与角膜缘溃疡区别。易出现在角膜缘切口术式,预防要点是角膜缘切口的缝合要平滑以及切除多余的结膜,可防止近角膜缘处组织的隆起而产生角膜小凹、巩膜小凹。治疗是牢固包扎术眼 24 至 48 小时即会好转,严重者可用结膜瓣覆盖裸露的巩膜即可治愈。

9. 屈光异常变化（refractive error）　主要是术后散光，一般认为是眼外肌术后暂时的眼肌力量的不平衡造成角膜曲率改变导致，也可诱发角膜地形图改变，但多数异常表现在3个月后恢复，极少数角膜散光会遗留下来。因此，若更换矫正眼镜，应在直肌手术后3~4个月后进行。

10. 复视（diplopia）　共同性斜视的患者经眼外肌手术改变眼位偏斜后，当注视目标移出抑制性盲点区域时就会产生复视。只要术眼有一定视力，患者的术后复视就会出现，持续时间短者几分钟，长者一周甚至是终生，持续时间的长短取决于患者抑制或者忽视复视的能力，此能力随着年龄增大而减弱，故持续性复视更普遍存在于成年患者。尽管年幼小儿容易形成新的抑制，对复视产生耐受较快，但是儿童斜视术后立即产生复视的比率较成人高，这一点和成年人不同。术前必须向患者告知这种持续性的、令人不适的复视的风险，甚至于亲自让患者体验复视，方法是将三棱镜放置在试镜框架眼镜上，来模拟完全或接近完全的矫正斜视状态，让其理解复视及对视觉带来的影响，同时，也要告知尽管这种方式可引起复视，并不表明术后一定出现。

患者对术后复视的耐受程度取决于其个性，理智冷静的人将会及时地调整，很快的忽视复视，认真又偏执者刻意寻找，复视将会日益困扰生活，这不仅发生在视力正常的斜视眼患者，即使有重度弱视眼患者尽管复视图像是很模糊，仍可能会给患者造成相当大的困扰。如持续性复视严重影响生活时，可用三棱镜矫正，或者再次手术。

值得注意的是，一些患者融合幅度过小，术后往往出现融合无力性复视，这种复视像位于视野的中心部位，而且像距较近，很难主动抑制两像中的一个，干扰较重，往往成为难以耐受的术后复视（insufferable post-operative diplopia）。为了预防这种情况的发生，术前应认真测定患者的融合范围，若发现患者的融合功能不佳或融合幅度过小，应进行融合功能训练，待融合范围明显扩大后，再做手术为佳。已发生的融合无力性复视，亦可进行融合训练或配戴三棱镜消除复视。

11. 过矫（overcorrections）　即便是有经验的医生也难免手术过矫，过矫可发生在术后早期或者几个月，甚至几年，过矫可能伴随着非共同性复视，可发生在减弱的眼肌伴随眼球运动障碍，也可发生在运动功能正常的患者，最常见于一条眼外肌减弱联合其拮抗肌加强的手术。建议观察至少1~2月或更长的时间考虑再次手术，过矫患者的手术设计要根据被动牵拉试验结果。判断过矫是由于过度减弱还是过度加强，如果是过度减弱被动牵拉试验结果是阴性；如果是过度加强，则在向加强眼肌作用相反方向牵拉时有限制，应减弱上次手术加强的肌肉。应当注意的是术后第一天出现大角度过矫、眼球运动障碍，必须怀疑肌肉滑脱，应立即手术探查。因为随着时间的推移，眼外肌退缩的位置越远，寻找越困难。

12. 睑裂变宽或缩窄（width or narrowing of fissura palpebrae）　斜视手术致睑裂变宽或缩窄者，主要见于上、下直肌手术。若上、下直肌后徙手术量较大，又没有将直肌与眼睑间的联系有效分离，往往造成眼睑后退，而使睑裂变宽，甚至造成角膜与睑缘之间的巩膜外露（即露白，主要见于下直肌）、假性眼球突出和假性垂直斜视等。同样，上、下直肌的较大量的缩短手术，如没有将直肌与眼睑间的联系分离好，往往造成睑裂缩窄、假性眼球后退。所以，为了防止此种情况发生，在做上、下直肌手术时，应充分分离其与眼睑之间的联系。已发生下睑后退者，则应将一部分筋膜缝合于下直肌附着处的两侧，但应注意勿过度，以免下睑外翻。

13. 粘连综合征（adherence syndrome）　主要见于下斜肌手术，偶见于其他肌肉手术。

此并发症的产生多由于手术操作不当,过多损伤周围组织(特别是 Tenon 囊组织)所致。主要表现为除眼位不正外,眼球运动也有不同程度的受限,尤其向手术肌肉的对侧和同侧运动时受限更明显,被动牵拉试验阳性。此并发症一旦发生,处理相当困难。因此,手术操作一定要轻柔细致,尽量避免过多损伤;严格无菌操作,防止感染发生;减轻炎症反应和出血等不良情况。

十、术后管理

(一) 住院天数与术后复查

随着斜视技巧的提高,住院天数已经大大缩短。目前医院的住院时间主要受全麻恢复时间影响,而不是由手术效果来确定,全麻清醒后大多数患者可以离开医院,如果在入院前一天就完成实验室和体格检查,当天患者就可以从康复室出院。

所有患者术后 24 小时均需检查,检查重点是观察眼位,发现明显的过矫,排除外部或眼内感染等并发症。合作者必须进行裂隙灯显微镜、眼底检查。手术后 3 到 4 天是出现及排除眼内炎的关键时期,所以要格外注意眼是否充血加重,眼睑肿胀。嗜睡或者发烧的患儿,要求家长们携患儿立即返院,如果路途较远,立即到当地眼科就诊。成年患者嘱咐密切关注术眼是否有视力下降。术后 1 周患者要再次复诊,检查眼部情况及评估眼位。术后 1 个月新的眼位基本稳定,复诊重点是术后效果评估,包括全面的眼球运动分析。

(二) 眼部包扎

术眼包眼常规在术后第一天打开,如包眼(尤双眼)令患儿不适,有情绪困扰,可选择不做任何眼部包扎。但如果做了复杂的眼肌手术,为了减轻术后水肿,还是选择包扎 24 小时。做调节缝线的术眼采用包扎时避免不慎牵拉到缝线。

(三) 药物治疗

常规用抗生素眼药水点眼预防感染,含皮质激素的眼药水可减少伤口渗出,并可减轻眼部反应性充血,尤其一眼进行 2 条以上肌肉手术患者。但需要注意发生激素性青光眼的危险,一旦出现眼压升高,患者表现为眼球胀痛、视力下降,婴幼儿与儿童患者易发生。因此,对年幼患者用激素时尤其要谨慎,选择低浓度激素眼药可减低此风险的发生。

(刘桂香　闫桂刚　徐琳琳)

参考文献

1. Abrahamsson M, Magnusson G, Sjostrand J. Inheritance of strabismus and the gain of using heredity to determine populations at risk of developing strabismus. Acta Ophthalmol Scand, 1999, 77 (6): 653-657.

2. Albert DG. Personal communication. In Parks MM: Annual review: Strabismus. Arch Ophthalmol, 1957, 58: 152.

3. Antonyshyn O, Gruss JS, Kassel EE. Blow-in fractures of the orbit. Plast Reconstr Surg. 1989, 84 (1): 10-20.

4. Archer SM, Sondhi N, Jelveston EM. Strabismus in infancy. Ophthalmology, 1989, 96: 133-137.

5. Ashok Garg, Emanuel Rosen. Instant Clinical Diagnosis in Ophthalmology: Strabismus. Jaypee Brothers Medical Publishers. 2010, 273-282.

6. Awaya S, Sugawara M, Komiyama K, et al. Studies on stereoacuity in four constant exotropes with good stereoacuity, with a special reference to the Titmus stereo test and EOG analysis. Acta Soc Ophthalmol Jpn, 1979, 83: 425.

7. Bechac G, Gigaud M, Mathis A: An uncommon etiology of bilateral excyclophoria with macular pseudo-ectopia: stenosis of the aqueduct. Bull Soc Ophthalmol Fr, 1982, 82: 1031-5.

8. Berk AT, Koçak N, Ellidokuz H. Treatment outcomes in refractive accommodative esotropia. J AAPOS, 2004, Aug; 8 (4): 384-388.

9. Berlit P. Isolated and combined pareses of cranial nerves Ⅲ, Ⅳ and Ⅵ. A retrospective study of 412 patients. J Neurol Sci, 1991, 103: 10.

10. Biedner B, Marcus M, David R, et al. Congenital constant exotropia: surgical results in six patients. Binocular Vision, 1993, 8: 137-140.

11. Birch EE, Wang J. Stereoacuity outcomes after treatment of infantile and accommodative esotropia. Optom Vis Sci, 2009, Jun; 86 (6): 647-652.

12. Biglan AW, Davis Cheng KP, Pettapiece MC. Infantile exotropia. J Pediatr Ophthalmol, 1996, 33: 79-84.

13. Biglan AW. Ophthalmologic complications of meningomyelocele: a longitudinal study. Trans Am Ophthalmol Soc, 1990, 88: 389-462.

14. CJ. MacEwen, Richard MC. Manual of Strabismus Surgery, Butterworth-Heinemann, 2003 年 7 月, ISBN 0-7506-5248-9.

15. Campion GS. Symposium: the A and V patterns in strabismus, clinical picture and diagnosis. Trans Am Acad

Ophthalmol Otolaryngol, 1964, May-Jun; 68: 356-362.

16. Carlson MR, Jampolsky A. An adjustable transposition procedure for abduction deficiencies. Am J Ophthalmol, 1979, 78: 382.

17. Caroline MacEwen, Richard Gregson. Manual of Strabismus Surgery. Elsevier, 2003.

18. Chang JH, Kim HD, Lee JB, et al. Supermaximal recession and resection in large-angle sensory exotropia. Korean J Ophthalmol. 2011 Apr; 25(2): 139-41.

19. Chatzistefanou KI, Ladas ID, Droutsas KD, et al. Three horizontal muscle surgery for large-angle infantile or presumed infantile esotropia: long-term motor outcomes. JAMA Ophthalmol. 2013 Aug; 131(8): 1041-8.

20. Clark RA, Miller JM, Rosenbaum AL, et al. Heterotopic muscle pulleys or oblique muscle dysfunction? J AAPOS, 1998, 2(1): 17-25.

21. Cobbs WH, Schatz HJ, Savino PJ. Nontraumatic bilateral fourth nerve palsies. A dorsal midbrain sign. Ann Neurol, 1980, 8: 107.

22. Costenbader FD. Symposium: The 'A' and 'V' Patterns in Strabismus. Introduction. Trans Am Acad Ophthalmol Otolaryngol, 1964, 68: 354-355.

23. Creig S Hoyt, Alexei Pesic. The many enigmas of intermittent exotropia. Br J Ophthalmol, 2012, 96: 1280-1282.

24. Dale RT. Fundamentals of ocular motility and strabismus. Grune & Stratton, New York, 1982, 259-272.

25. David A. Plager. A and V Patterns. In: M. Edward Wilson, Richard A. Saunders, Rupal H. Trivedi. Pediatric Ophthalmology: Current Thought and A Practical Guide. Berlin: Springer-Verlag. 2009, 163-177.

26. Davidson JL, Rosenbaum AL, McCall LC. Strabismus surgery in patients with myasthenia. J Pediatr Ophthalmol Strabismus, 1993, 30: 292.

27. Demer JL, Miller JM. Magnetic resonance imaging of the functional anatomy of the superior oblique muscle. Invest Ophthalmol Vis Sci, 1995, 36: 906-9113.

28. Demer JL. Mechanics of the Orbita. Dev Ophthalmol, 2007, 40: 132-157.

29. Dutton JJ. Management of blow-out fractures of the orbital floor. Surv Ophthalmol, 1991, Jan-Feb; 35(4): 279-280.

30. Elizabeth C. Engle. Applications of Molecular Genetics to the Understanding of Congenital Ocular Motility Disorders. Annals of the New York Academy of Sciences. 2002, 956: 55-63.

31. Fells P. Surgical managemant of paralytic strabismus. Br J Ophthalmol, 1974, 58: 255-265.

32. Fernandez i R, Gangitano C, et al. The third nerve transection and regeneration in rats with preliminary results on the sixth nerve transection and regeneration in guinea pigs. Neurol Res, 1988, 10: 221-224.

33. Freedman HL, Kushner BJ. Congenital ocular aberrant innervation--new concepts. J Pediatr Ophthalmol Strabismus, 1997, Jan-Feb; 34(1): 10-16.

34. Friedman Z, Neumann E, Hyams SW, et al. Ophthalmic screening of 38,000 children age 1 to 21.2 years in child welfare clinics. J Pediatr Ophthalmol Strabismus, 1980, 17: 261.

35. Gadia R, Sharma P. Clinical characteristics of spontaneous late onset comitant acute nonaccommodative esotropia in children. Indian J Ophthalmol, 2007, Jul-Aug; 55(4): 318-319.

36. Glaser, JS.; Siatkowski, RM. Infranuclear disorders of eye movement. Neuroophthalmology, 1999, 405-460.

37. Gobin MH. Sagittalization of the oblique muscles as a possible cause for the "A," "V," and "X" phenomena. Br J Ophthalmol, 1968, 52: 13-18.

38. Gottlob I, Jain S, Engle EC. Elevation of one eye during tooth brushing. Am J Ophthalmol, 2002, Sep; 134(3): 459-460.

39. Gurwood AS, Terrigno CA. Duane's retraction syndrome: literature review. Optometry, 2000, Nov; 71(11): 722-726.

40. Guyuron B, Bokhari F, Galloway DV, et al. Oculonasal synkinesis. Plast Reconstr Surg, 1994, Aug; 94(2): 251-253.

41. Guyuron B, Bokhari F, Galloway DV, et al. Oculonasal synkinesis. Plast Reconstr Surg, 1995, 95(6): 1127.

42. Habot-Wilner Z, Spierer A, Barequet IS, et al. Long-term results of esotropia surgery in children with developmental delay. J AAPOS. 2012 Feb; 16(1):32-5.

43. H Haggerty, S Richardson. The Newcastle Control Score: a new method of grading the severity of intermittent distance exotropia. Br J Ophthalmol, 2004, 88:233-235.

44. Hannerz J. Recurrent Tolosa-Hunt syndrome: a report of ten new cases. Cephalalgia, 1999, 19 Suppl:3.

45. Harrad RA, Shuttleworth GN. Superior rectus-levator synkinesis: a previously unrecognized cause of failure of ptosis surgery. Ophthalmology, 2000, Nov; 107(11):1975-1981.

46. Helgren ME, Squinto SP, Davis HL, et al. Trophic effect of ciliary neurotrophic factor on denervated skeletal muscle. Cell, 1994, 76:493-504.

47. Helveston EM, et al. Surgicle Treatment of superior Oblique Palsy. Trans Am Ophthalmol Soc, 1996, 94:315-328.

48. Helveston EM, Neely DF, Stidham DB, et al: Results of early alignment of congenital esotropia. Ophthalmolgy, 1999, 106:1716.

49. Heo H, Lee SH, Yoon KC, et al. Rectus pulley instability as a cause of Y-pattern exotropia revealed by magnetic resonance imaging. Arch Ophthalmol, 2008, 126(12):1776-1778.

50. Hermann JS. Masked bilateral superioe oblique paresis. J. Pediatr. Ophthalmol. Strabismas, 1981, 18:43-48.

51. Hickey Wf, Wagoner Md. Bilateral congenital absence of the abducens nerve. Virchows Arch, 1983, 402(1):91-98.

52. Hiles DA, Davies GT, Costenbader FD: Long-term observations on unoperated intermittent exotropia. Arch Ophthalmol, 1968, 80:436.

53. HilesDA, Biglan AW. Early surgery of infantile exotropia. Trans PA Acand Ophthalmol Otolaryngol, 1983, 36:161-168.

54. Huang S, Wang F, Hong G, et al. Protective effects of ciliary neurotrophic factor on denervated skeletal muscle. J Huazhong Univ Sci Technolog Med Sci, 2002, 22:148-151.

55. Huber A. Electrophysiology of the retraction syndromes. Br J Ophthalmol, 1974, 58:293-300.

56. Hunt WE, Brightman RP. The Tolosa-Hunt syndrome: a problem in differential diagnosis. Acta Neurochir, 1988, 42:248-250.

57. Hunter DG, Ellis FJ. Prevalence of Systemic and Ocular Disease in Infantile Exotropia Ophthalmology, 1999, Oct; 106(10):1951-1956.

58. Hunter DG, Kelly JB, Buffenn AN, et al. Long-term outcome of uncomplicated infantile exotropia. J AAPOS, 2001, Dec; 5(6):352-356.

59. Jacobson DM: Isolated trochlear nerve palsy in patients with multiple sclerosis. Neurology, 1999, 53:877.

60. Jampolsky A: Vertical strabismus surgery. In Transactions of the New Orleans Academy of Ophthalmology. St Louis, Mosby-Year Book, 1971, 366.

61. Jeffrey L. Bennett. Developmental Neurogenetics and Neuro-Ophthalmology. J Neuro-Ophthalmol, 2002, 22:286-296.

62. Katsumi H, Takaaki K, traumatic trochlear nerve palsy following minor occipital impact. Neurol Med Chir (Tokyo), 2000, 40:358-360.

63. Kenneth W. Wright, Peter H. Spiegel, Lisa Thompson. Handbook of Pediatric Strabismus and Amblyopia. Springer; 2006.

64. Kim, J.H., Hwang, J. M.. Presence of the abducens nerve according to the type of Duane's retraction syndrome. Ophthalmolog, 2005, 112(1):109-113.

65. Knapp P. Vertically incomitant horizontal strabismus: the so-called "A" and "V" syndromes. Trans Am Ophthalmol Soc., 1959, 57:666-699.

66. Kodsi S. arcus Gunn jaw winking with trigemino-abducens synkinesis. AAPOS, 2000, Oct; 4(5):316-317.

67. Kodsi SR, Younge BR: Acquired oculomotor, trochlear, and abducent cranial nerve palsies in pediatric patients.

Am J Ophthalmol, 1992, 114: 568.

68. Kono R, Demer JL. Magnetic resonance imaging of the functional anatomy of the inferior oblique muscle in superior oblique palsy. Ophthalmol, 2003, 110: 1219-229.

69. Krohel GB, Mansour AM, Petersen WL, et al. Isolated trochlear palsy secondary to a juvenile pilocytic astrocytoma. J Clin Neuro Ophthalmol, 1982, 1: 119.

70. Krzystkowa K, Pajakowa J: The sensorial state in divergent strabismus. In Orthoptics. Proceedings of the Second International Orthoptics Congress. Amsterdam, Excerpta Medica, 1972, 72.

71. Kuklik, M. Poland-Mobius syndrome and disruption spectrum affecting the face and extremities: a review paper and presentation of five cases. Acta Chirurgiae Plasticae, 2000, 42(3): 95-103.

72. Kushner BJ. Management of Diplopia Limited to Down Gaze. Arch Ophthalmol, 1995, 113(11): 1426-1430.

73. Kushner BJ. "A," "V", and other alphabet pattern strabismus. In: Taylor D, Hoyt CS, eds. Pediatric Ophthalmology and Strabismus. 3rd ed. London, England: Elsevier Saunders; 2005: 922-932.

74. Lau FH, Fan DS, Yip WW, et al. Surgical outcome of single-staged three horizontal muscles squint surgery for extra-large angle exotropia. Eye(Lond), 2010, 24(7): 1171-1176.

75. Lee JY, Ko SJ, Baek SU. Survival analysis following early surgical success in intermittent exotropia surgery. Int J Ophthalmol. 2014 Jun 18; 7(3): 528-33.

76. Li Jiang, Joseph L. Magnetic Resonance Imaging of the Functional Anatomy of the Inferior Rectus Muscle in Superior Oblique Palsy. Ophthalmology, 2008, Novembe; 115(11): 2079-2086.

77. M. Edward Wilson, MD, and Judith Hoxie, CO. Facial Asymmetry in Superior Oblique Muscle Palsy. J Pediatr. Ophthalmol Strabismus, 1993, 30: 315-318.

78. Magee AJ. Minimal values for the A and V syndromes. Am J Ophthalmol, 1960, 50: 753-756.

79. Manson PN, Iliff N. Management of blow-out fractures of the orbital floor. II. Early repair for selected injuries. Surv Ophthalmol, 1991, Jan-Feb; 35(4): 280-292.

80. Matsuo T, Hayashi M, Fujiwara H, et al. Concordance of strabismus phenotypes in monozygotic versus multizygotic twins and other multiple births. Jpn J Ophthalmol, 2002, 46: 59-64.

81. Möbius syndrome. The free encyclopedia. Wikipedia, 2009, 8(5).

82. Molinari A. Crocodile tears and retraction syndrome. Klin Monatsbl Augenheilkd, 1996, Jan; 208(1): 56-57.

83. Morrison DG, Emanuel M, Donahue SP. Surgical management of residual or recurrent esotropia following maximal bilateral medial rectus recession. Arch Ophthalmol, 2011, 129(2): 173-175.

84. Moore S, Cohen RL. Congenital exotropia. American Orthoptic Hournal, 1985, 35: 68-70.

85. Nguyen PN, Sullivan P. Advances in the management of orbital fractures. Clin Plast Surg., 1992, Jan; 19(1): 87-98.

86. Noorden GK von, Murray E, Wong SY. Superior oblique paralysis. A review of 270 cases. Arch Ophthalmol, 1986, 104: 1771.

87. O'Connor AR, Stephenson TJ, Johnson A, et al. Strabismus in children of birth weight less than 1701 g. Arch Ophthalmol, 2002, Jun; 120(6): 767-773.

88. Ohtsuki H, Hasebe S, Tadokoro Y, et al. Synoptometer analysis of vertical shoot in Duane's retraction syndrome. Ophthalmologica, 1992, 204(2): 82-87.

89. Ozkan SB, Aribal ME, Sener EC, et al. Magnetic resonance imaging in evaluation of congenital and acquired superior oblique palsy. J Pediatr Ophthalmol Strabismus, 1997, Jan-Feb; 34(1): 29-34.

90. Packer AJ, Bienfang DC. Aberrant regeneration involving the oculomotor and abducens nerves. Ophthalmologica, 1984, 189(1-2): 80-85.

91. Patel HI, Dawson E, Lee J. Surgery for residual convergence excess esotropia. Strabismus. 2011 Dec; 19(4): 153-6.

92. Pennefather PM, Clarke MP, Strong NP, et al. Risk factors for strabismus in children born before 32 weeks' gestation. Br J Ophthalmol, 1999, May; 83(5): 514-518.

93. Pennefather PM,Tin W. Ocular abnormalities associated with cerebral palsy after preterm birth. Eye,2000, Feb;14(Pt 1):78-81.

94. Porter JD,Burns LA,McMahon EJ. Denervation of primate extraocular muscle:a unique pattern of structural alterations. Invest Ophthalmol Vis Sci,1989,30:1894-1908.

95. Procianoy E,Procianoy L. Prevalence of horizontal deviation pattern changes with measurements in extreme gazes. Eye,2008,22(2):229-232.

96. Richards BW,Jones FR,Younge BR. Causes and prognosis in 4278 cases of paralysis of the oculomotor, trochlear,and abducens cranial nerves. Am J Ophthalmol,1992,113:489.

97. Rod,Foroozan. 2014-2015 Basic and Clinical Science Course(BCSC):Neuro-Ophthalmology Section 5. San Francisco,United States:American Academy of Ophthalmology,2014.

98. Rush JA,Shafrin F:Ocular myasthenia presenting as superior oblique weakness. J Clin Neuro Ophthalmol, 1982,2:125.

99. Rutstein RP. Update on accommodative esotropia. Optometry,2008,Aug;79(8):422-431.

100. Saleem QA,Cheema AM,Tahir MA,et al. Outcome of unilateral lateral rectus recession and medial rectus resection in primary exotropia. BMC Res Notes. 2013 Jul 8;6:257.

101. Sato M,Yagasaki T,Kora T,et al. Comparison of muscle volume between congenital and acquired superior oblique palsies by magnetic resonance imaging. Jpn J Ophthalmol,1998,Nov-Dec;42(6):466-470.

102. Sato M. Magnetic resonance imaging and tendon anomaly associated with congenital superior oblique palsy. Am J Ophthalmol,1999,127:379-387.

103. Schalij-Delfos NE,de Graaf ME,Treffers WF,et al. Long term follow up of premature infants:detection of strabismus,amblyopia,and refractive errors. Br J Ophthalmol,2000,Sep;84(9):963-967.

104. Scherer SS. Reinnervation of the extraocular muscles in goldfish is nonselective. J Neurosci,1986,6:764-773.

105. Schworm HD,Rudolph G. Comitant strabismus. Curr Opin Ophthalmol,2000,Oct;11(5):310-317.

106. Scobee RG. Esotropia. Incidence,etiology,and results of therapy. Am J Ophthalmol,1951,Jun;34(6):817-833.

107. Sibony PA,Evinger C,Lessell S. Retrograde horseradish peroxidase transport after oculomotor nerve injury. Invest Ophthalmol Vis Sci,1986,27:975-980.

108. Sidikaro Y,Noorden GK von:Observations in sensory heterotropia. J Pediatr Ophthalmol Strabismus,1982, 19:12.

109. Simonsz HJ,Kolling GH. Best age for surgery for infantile esotropia. Eur J Paediatr Neurol,2011,May;15(3):205-208.

110. Slavin ML,Einberg KR. Abduction defect associated with aberrant regeneration of the oculomotor nerve after intracranial aneurysm. Am J Ophthalmol,1996,May;121(5):580-582.

111. Smith DE;Cibis GW. Discordant Duane's retraction syndrome in monozygotic twins. Am J Ophthalmol,1996, 122(5):749-750.

112. Sondhi N,Archer SM,Helveston EM,Development of normal ocular alignment. J Pediatr Ophthalmol Strabismus,1982,25:210-211.

113. Souza-Diaz C. Surgical management of superior oblique paresis. In Moore S,Mein J,eds:Orthoptics,Past, Present,Future. Miami,Symposia Specialists,1976,379.

114. Sterne GD,Coulton GR,Brown RA,et al. Neurotrophin-3-enhanced nerve regeneration selectively improves recovery of muscle fibers expressing myosin heavy chains 2b. J Cell Biol,1997,139:709-715.

115. Takao H,Hiroyasu I and Toshio M. Clinical feature and surgery for acquired peogressive esotropia associated with severe myopia. Acta Ophthaimol Scand,1999,77:66-71.

116. Thomas S,Guha S. Large-angle strabismus:can a single surgical procedure achieve a successful outcome. Strabismus,2010,18(4):129-136.

117. Urist MJ. The etiology of the so-called A and V syndromes. Am J Ophthalmol,1958,46(6):835-844.

118. Urrets-Zavalia A,Solaris-Zamora J,Olmos HR. Anthropological studies on the nature of cyclovertical squint. Br J Ophthalmol,1961,45:578-596.

119. Verzijl,H. T.,van der Zwaag,B.,Cruysberg,J. R.,et al. Mobius syndrome redefined:a syndrome of rhombencephalic maldevelopment. Neurology,2003,61(3):327-333.

120. von Noorden GK,Avilla CW. Refractive accommodative esotropia:a surgical problem? Int Ophthalmol,1992, 16(1):45-48.

121. von Noorden GK,Campos EC. Binocular vision and ocular motility:theory and management of strabismus. 6th ed. St Louis:Mosby,2002.

122. Von Noorden GK,Olsen CL. Diagnosis and surgical management of vertically incomitant horizontal strabismus. Am J Ophthalmol,1965,60(3):434-442.

123. William E. Scott and Stephen P. Kraft. Pediatric Ophalmology and Strabismus. Transactionsof the New Orleans Academy of Ophthalmology. Raven Press,New York,1986.

124. Wong AM. Timing of surgery for infantile esotropia:sensory and motor outcomes. Can J Ophthalmol,2008, Dec;43(6):643-651.

125. Wright,Kenneth W,Spiegel,et al. A- and V-Patterns and Oblique Muscle Overaction. In:Pediatric ophthalmololgy and strabismus The Requisites In Ophalmology. 1st ed. St. Louis:Mosby,1995:253-261.

126. Wutthiphan S,Poonyathalang A. Abducens-oculomotor synkinesis following acquired sixth nerve palsy. J Pediatr Ophthalmol Strabismus,2002,Nov-Dec;39(6):362-364.

127. Yazdian Z,Kamali-Alamdafi M,Ali Yazdian M,et a1.Superior oblique tendon spacer with application of adjustable suture far treatment of Brown syndrome.J AAPOS,2008,12(4):405-408.

128. 范佳燕,范先群.睑裂狭小综合征 FOXL2 基因突变及其临床表现.中国实用眼科杂志,2010;28(2): 102-104.

129. 何彦津,宋国祥,田文芳等.爆裂性眶骨骨折诊断与治疗.中华眼科杂志,1997,33(6):447-449.

130. 赫雨时.临床眼肌学.上海:上海科学技术出版社,1964.

131. 吉冬昉,李冬梅,高丽萍,等.加强提上睑肌力量的手术方式治疗老年腱膜性上睑下垂.国际眼科杂志, 2007;7(1):245-247.

132. 亢晓丽,韦严.如何理解外直肌超常量后徙术.中华眼科杂志,2014,50(7):485-488.

133. 亢晓丽,韦严,赵堪兴等.改良的 Yokoyama 术治疗高度近视眼限制性内下斜视.中华眼科杂志,2011, 47(11):972-977.

134. 李爽,李冬梅,艾立坤等.先天性小睑裂综合征患者屈光状态分析及分期手术治疗.眼科,2009(006): 388-391.

135. 李雪,范瑞,钟瑞佳,等.家族性先天性睑裂狭小综合征.国际眼科杂志,2012;12(3):594.

136. 孟祥成.小儿临床眼病.哈尔滨:黑龙江人民出版社,1990.

137. 宋德胜,陈霞.双眼外直肌后徙术和单眼一退一截术治疗儿童基本型或假性外展过强型间歇性外斜视的疗效比较.眼科新进展,2016,36(9):867-869.

138. 孙莉,卢家红,陆肇曾.以眼部表现为主线粒体脑肌病的临床和病理特点.中国实用眼科杂志,2010;28 (7):776-779.

139. 王安肯,亢晓丽.颅缝早闭与斜视.中华眼科杂志,2016;52(8):626-630.

140. 王涛,王利华.残余性或复发性斜视的手术治疗.眼科新进展,2015,35(9):891-895.

141. 杨景存.眼外肌学.郑州:河南科学技术出版社,1994.

142. 杨军,李冬梅,欧阳天祥,等.上睑下垂诊治专家共识.中华医学杂志,2017;97(6):406-411.

143. 刘桂香,胡聪,李慧.婴幼儿外斜视临床相关因素分析.中国实用眼科杂志,2005,23(5):470-474.

144. 胡聪,宋立英,孔庆兰.辐辏麻痹(附一例报告).眼科新进展,1985,5(2):30-31.

145. 胡聪,宋立英,孔庆兰.内外共存性斜视.眼科新进展,1987,1987,7(3)46-47.

146. DeRespinis PA,Caputo AR,Wagner RS,Guo S. Duane's retraction syndrome. Surv Ophthalmol 1993,38(3): 257-288.

147. 日本の眼科 . 日本眼科医会 . 日本第一印刷所,1990~2000.

148. 日本眼科学会雑誌 . 東京北区西ケ原 3-45-10 株式会社杏林舍,1990~2000.

149. 日本眼科医师会雑誌 . 株式会社杏林舍,1990~2000.

150. 山本裕子 . 斜視弱視の诊断检查法 . 第一版 . 日本医学书院出版株式会社 .

151. 藤野贞 . 神经眼科臨床のために,日本医学書院株式会社,1991.

152. 丸尾敏夫 . Essentials of ophthalmology,第 V 版 . 医齿藥出版株式会社,1991.

153. 丸尾敏夫 . 斜視・弱視アトラス,第二版,日本金原出版株式会社出版,1986.

154. 丸尾敏夫 . 眼筋麻痺の诊断と治療 . 第 3 版 . 日本金原出版株式会社,1983.

155. 魏艳飞,陈金卯,陈霞琳,等 . 单眼外直肌超常量后徙联合拮抗肌截短术治疗大角度知觉性外斜视的临床疗效分析 . 眼科新进展,2016,36(9):860-862.

156. 眼纪 . 日本眼纪委会发行 . 日本印刷株式会社,1990~2000.

157. 眼科 . 日本金原出版株式会社,1990~2000.